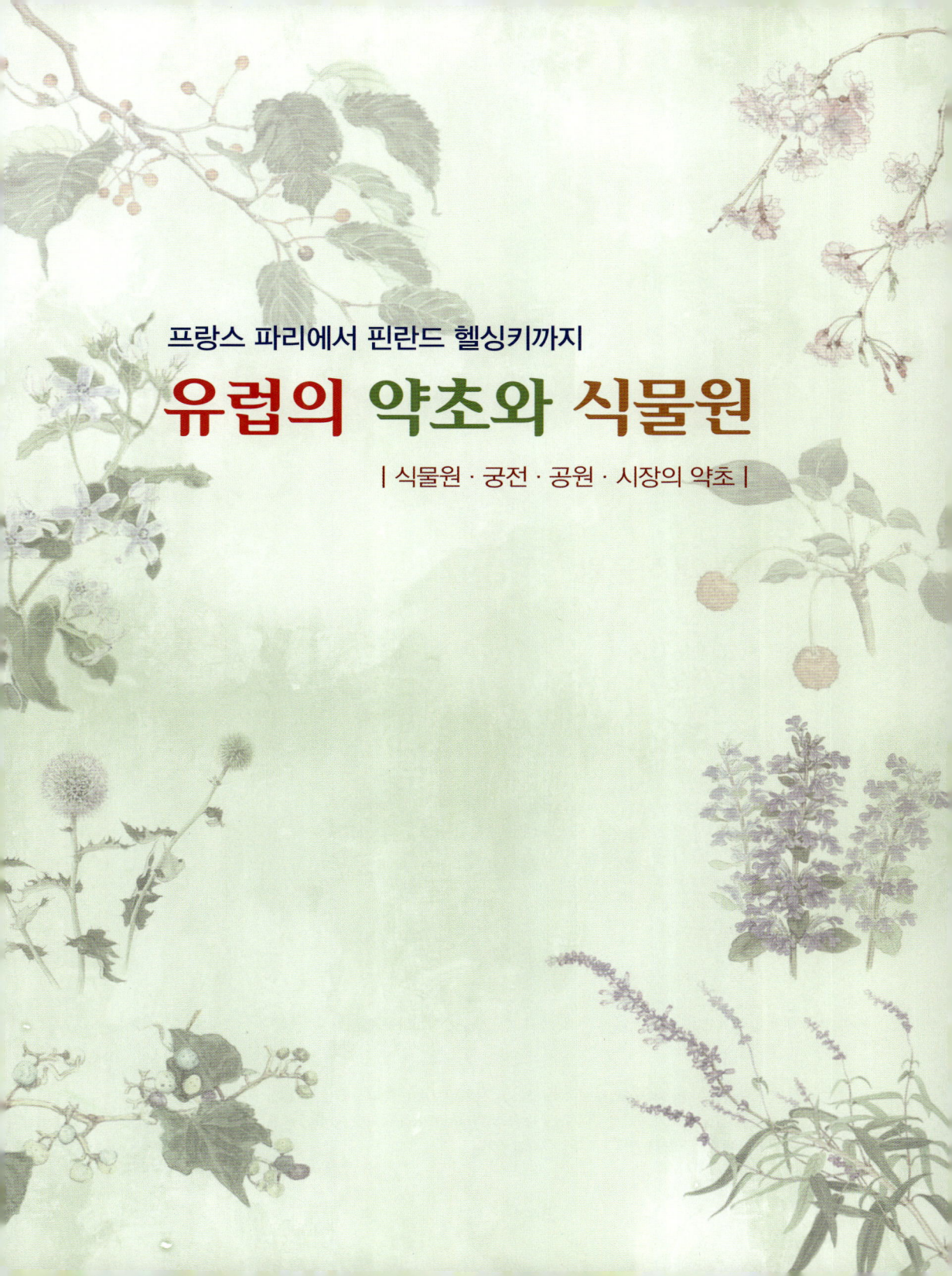

프랑스 파리에서 핀란드 헬싱키까지
유럽의 약초와 식물원
| 식물원 · 궁전 · 공원 · 시장의 약초 |

유럽의 약초와 식물원

초판인쇄 : 2020년 6월 10일
초판발행 : 2020년 6월 15일

글·사진 ｜ 박종철
펴 낸 이 ｜ 고명흠
펴 낸 곳 ｜ 푸른행복

출판등록 ｜ 2010년 1월 22일 제312-2010-000007호
주　　소 ｜ 경기도 고양시 덕양구 통일로 140(동산동)
　　　　　 삼송테크노밸리 B동 329호
전　　화 ｜ (02)356-8402 / FAX (02)356-8404
E-MAIL　 ｜ bhappylove@daum.net
홈페이지 ｜ www.munyei.com

ISBN 979-11-5637-111-3 (93510)

※ 이 책의 내용을 저작권자의 허락 없이 복제, 복사, 인용, 무단전재하는 행위는
　 법으로 금지되어 있습니다.

※ 이 도서의 국립중앙도서관 출판예정도서목록(CIP)은 서지정보유통지원시스템 홈페이지
　 (http://seoji.nl.go.kr)와 국가자료종합목록 구축시스템(http://kolis-net.nl.go.kr)에서
　 이용하실 수 있습니다.(CIP제어번호 : CIP2020004399)

프랑스 파리에서 핀란드 헬싱키까지

유럽의 약초와 식물원

| 식물원 · 궁전 · 공원 · 시장의 약초 |

글·사진 약학박사 박종철
국립순천대학교 한약자원개발학과 교수

푸른행복

| 일러두기 |

1. 약초 조사를 위해 필자는 14년간 중국, 일본을 각각 50여 차례 다녀왔으며 동남아시아, 남아시아, 중앙아시아는 물론 유럽의 식물원과 재배지를 찾아 약초 사진을 촬영했다. 세계 22개 나라의 147곳 식물원과 재배지에서 약 7,300종의 식물을 카메라에 담았다. 이 약초 사진과 학명은 모두 데이터베이스화했다.

2. 본 책자는 7,300종 식물의 사진 중에서 유럽의 12곳 식물원, 12곳의 궁전과 정원, 15곳의 유럽 길거리에서 자라는 주요 약초들의 사진과 효능 그리고 그곳 자료를 정리하여 제작한 것이다. 모든 사진은 필자가 촬영한 사진을 사용했다.

3. 식물원, 궁전과 공원, 시장을 찾아가는 위치, 주소, 홈페이지, 전화번호와 개원시간 등을 실어 독자들이 찾아갈 수 있는 안내서 역할을 하고자 했다.

4. 현장의 사정에 따라 약초 재배에 차이가 날 수 있다.

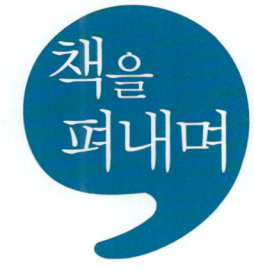

유럽의 식물원·궁전과 공원·시장의 약초를 찾아서

프랑스의 파리 식물원에서 19일간 매일 이곳을 찾아 식물원에 재배되어 있는 거의 모든 약초를 사진 촬영한 후 983종 식물 학명을 정리했다. 체코 프라하 시내에 위치한 카를대학교 식물원의 유용식물 구역에서도 이곳의 식물을 거의 다 촬영하여 44과 157종의 학명을 분석했다.

스위스의 취리히 식물원에서는 2시간의 짧은 체류 시간 동안 167종 식물의 사진 1,211장을 확보했으며 그 분량은 9기가바이트다. 스위스의 베른 식물원에서도 2시간 동안 173종 식물의 사진 1,220장, 9기가바이트 분량을 찍었다. 오스트리아의 잘츠부르크대학교 식물원에서는 14.8기가바이트 분량으로 297종의 약용식물 사진을, 빈대학교 식물원에서는 10기가바이트 분량의 209종 식물 사진을, 그리고 크로아티아의 자그레브대학교 식물원에서는 11.8기가바이트 분량의 232종 약초의 사진을 촬영했다.

이렇게 촬영한 사진은 우선 컴퓨터에 표지판의 학명을 입력하고 다시 세계적인 식물 학명 홈페이지인 〈the Plant List〉에서 그 학명을 일일이 대조하는 작업을 한 것이다. 학명의 정명과 이명을 구별하고 촬영 소재지를 기록하여 모두 7,300종의 약초를 데이터베이스화했다.

7,300종의 약초 중에서 유럽의 식물원과 재배지, 궁전, 시장, 길거리의 약초 사진을 다시 정리했다. 찾았던 유럽의 나라는 서유럽의 프랑스, 스위스, 오스트리아, 독일, 벨기에, 동유럽의 체코, 남유럽의 크로아티아, 스페인 그리고 북유럽의 핀란드, 스웨덴, 노르웨이, 덴마크, 에스토니아의 13개국이다.

 체코의 카를대학교 식물원을 포함한 12곳의 식물원, 프랑스의 헝지스 국제시장을 포함한 6곳의 시장, 오스트리아의 헬브룬 궁전을 포함한 12곳의 궁전과 정원 그리고 알프스와 유럽 길거리에서 자라는 약초의 사진과 그곳 자료를 조사하여 책자에 게재했다. 관심 있는 독자들이 개인적으로 찾아갈 수 있는 길라잡이 역할을 하고자 이들 장소의 주소, 홈페이지와 지도도 실었다.

 필자는 유럽 곳곳을 다니며 여러 개의 렌즈를 넣은 무거운 카메라 가방을 짊어지고 쭈그려 앉아 약초 사진을 얻었지만 아픈 어깨 때문에 일반 카메라를 던져 버리고 이제는 대신 가벼운 스마트폰으로 약초를 기록하고 있다. 이 사진들은 약초를 공부하고 산업화하시는 분들께 유럽 약초의 훌륭한 정보가 되어, 하시는 연구와 산업에 도움이 되었으면 좋겠다.

 프랑스에서 여러 가지 편의를 봐주신 한국관광공사 박재석 실장, 독일 라팅엔(Ratingen)시 회젤(Hösel)에서 많은 도움을 주신 김정구 회장과 이혜숙 여사, 독일 뒤셀도르프대학교 식물원을 안내해 준 Houda Bellagnech Ahmari 씨 그리고 약초 정리와 자료의 번역을 도와준 남민우, 박나슬 학부생에게 감사드린다. 스위스, 오스트리아, 크로아티아와 북유럽을 함께 찾은 순천대학교의 장영인 명예교수, 송명현 명예교수, 고진광 교수께 고마움을 전한다. 출판을 승낙해 주시고 모든 호의를 베풀어 주신 푸른행복출판사의 고명흠 대표와 직원 여러분께도 감사드린다.

2020년 5월
국립순천대학교 생명산업과학대학 한약자원개발학과 교수
순천대학교 한의약연구소장
박종철

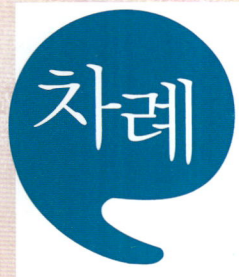

일러두기 / 4
책을 펴내며 / 5

| 서유럽 |

제1장 프랑스의 약초

【식물원의 약초】
01	파리 식물원의 약초	14
02	파리 오테이유 식물원의 약초	31

【궁전 · 성 · 정원 그리고 약초】
03	베르사유 궁전과 약초	38
04	퐁텐블로 궁전과 약초	50
05	앙부아즈 성과 약초	58
06	샹티이 성과 숲	68
07	샹보르 성과 약초	77
08	보 르 비콩트 성과 약초	84
09	지베르니 정원과 약초	89

【시장과 약초】
10	파리 교외의 헝지스 국제시장과 약초	97
11	파리 바스티유 시장과 약초	103
12	파리 교외의 불로뉴 비양쿠르 시장과 약초	109
13	파리 아시아 식품 시장과 약초	114
14	루앙 구시장과 약초	118

【길거리 약초】
15	프랑스 길거리의 약초	122

제2장 스위스의 약초

【식물원의 약초】
01	제네바 식물원의 약초	134
02	베른 식물원의 약초	142
03	취리히 식물원의 약초	151

【알프스에서 만난 약초】
04	융프라우 트래킹에서 만난 약초	159
05	뮈렌 트래킹에서 만난 약초	164

【로마 유적과 길거리 약초】
06	취리히의 로마 유적과 약초	170
07	인터라켄 길거리의 약초	179

제3장 오스트리아의 약초

【식물원의 약초】
01	잘츠부르크대학교 식물원의 약초	186
02	빈대학교 식물원의 약초	194

【궁전·성·정원 그리고 약초】
03	잘츠부르크 미라벨 정원과 약초	203
04	잘츠부르크 호엔잘츠부르크 성과 약초	210
05	잘츠부르크 헬브룬 궁전과 약초	216
06	잘츠부르크 운터스베르크 산과 약초	225
07	빈의 괴테 그리고 미국능소화	230
08	빈 시내의 약초	236

제4장 독일의 약초

01	뒤셀도르프대학교 식물원의 약초	242
02	베를린 티어가르텐 공원의 약초	251

제5장 벨기에의 약초

01	브뤼셀과 브뤼헤 그리고 약초	262

| 동유럽 |

제6장 체코의 약초

01	카를대학교 식물원의 약초	272
02	프라하 시립식물원의 약초	283

| 남유럽 |

제7장 크로아티아의 약초

【식물원의 약초】

01	자그레브 식물원의 약초	294

【관광지 · 시장 그리고 약초】

02	자그레브 시장과 약초	304
03	두브로브니크의 협죽도, 세이지와 올리브나무	311
04	자그레브 길거리의 약초	318

제8장 스페인의 약초

01 구엘 공원과 바르셀로나 시내 그리고 약초	324

| 북유럽 |

제9장 북유럽(핀란드, 스웨덴, 노르웨이, 덴마크, 에스토니아)의 약초

01 핀란드, 스웨덴, 노르웨이의 자작나무	336
02 스웨덴의 스톡홀름 시청과 감라스탄의 올리브나무	344
03 스웨덴 모로쿨리엔 안내소의 약초	354
04 노르웨이 길거리의 약초	360
05 덴마크 코펜하겐 식물원과 왕의정원	370
06 에스토니아 탈린의 600년 약국의 약초	378

참고문헌 / 388
찾아보기 / 389

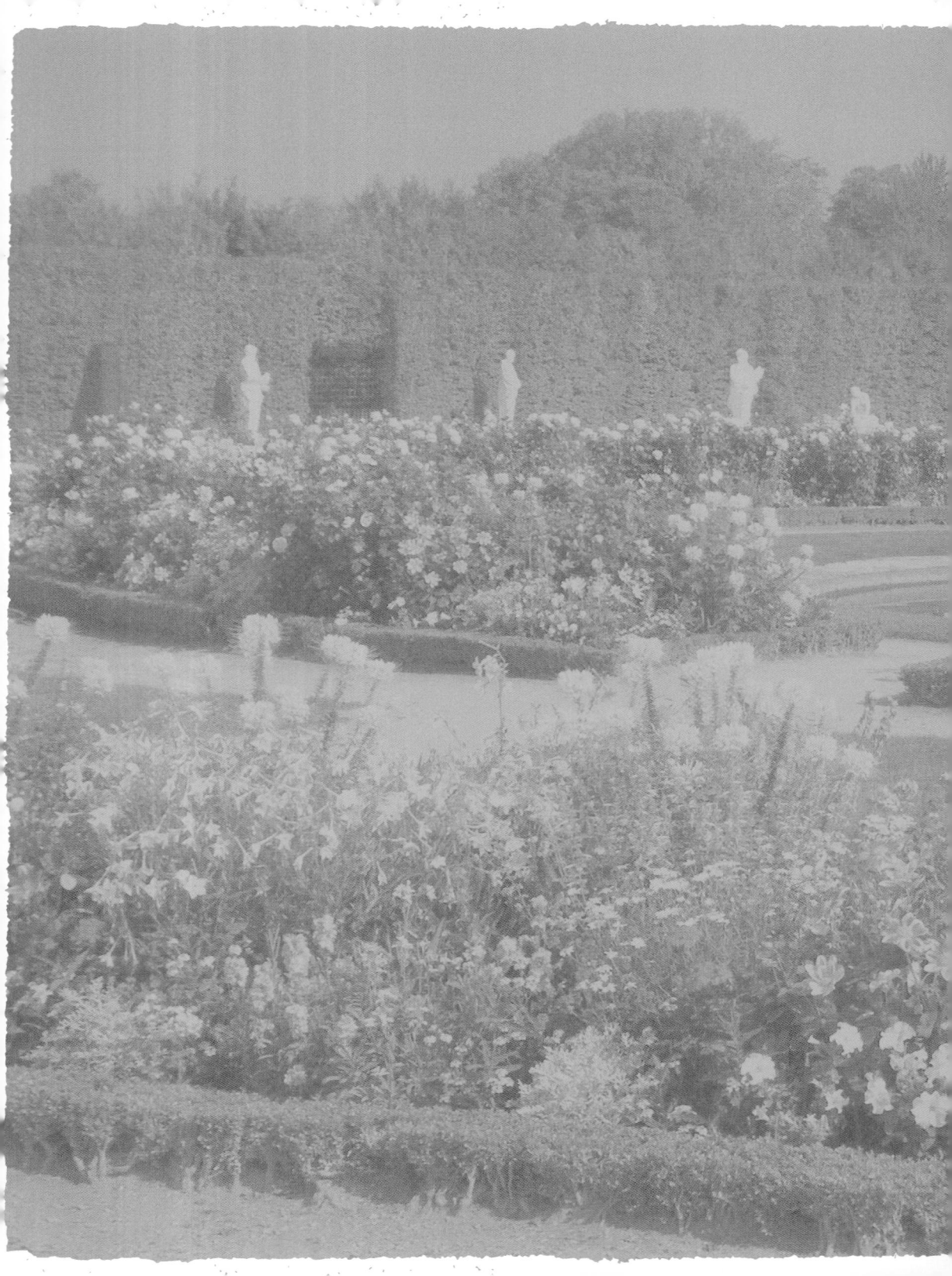

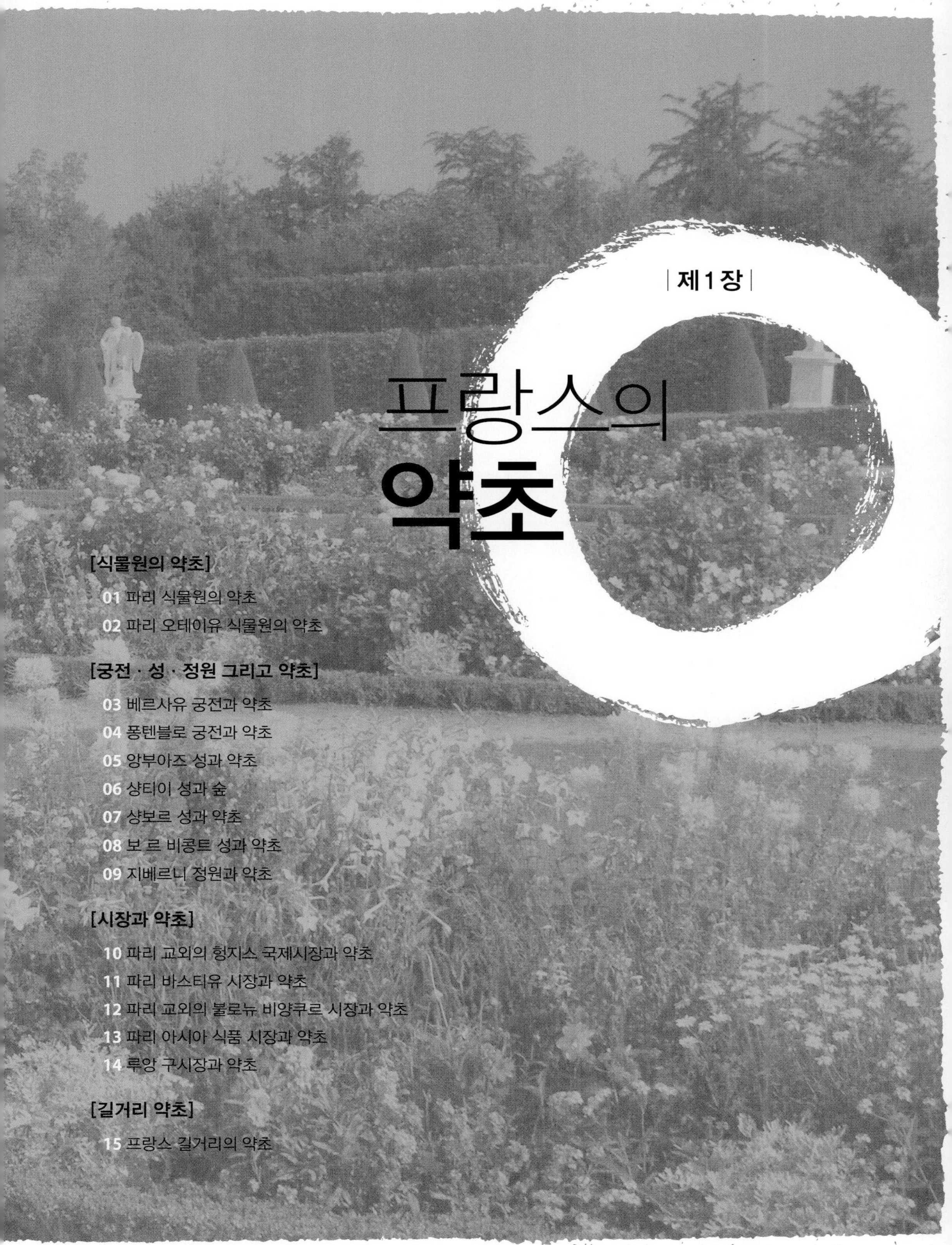

| 제1장 |

프랑스의 약초

[식물원의 약초]
- 01 파리 식물원의 약초
- 02 파리 오테이유 식물원의 약초

[궁전 · 성 · 정원 그리고 약초]
- 03 베르사유 궁전과 약초
- 04 퐁텐블로 궁전과 약초
- 05 앙부아즈 성과 약초
- 06 샹티이 성과 숲
- 07 샹보르 성과 약초
- 08 보 르 비콩트 성과 약초
- 09 지베르니 정원과 약초

[시장과 약초]
- 10 파리 교외의 헝지스 국제시장과 약초
- 11 파리 바스티유 시장과 약초
- 12 파리 교외의 불로뉴 비양쿠르 시장과 약초
- 13 파리 아시아 식품 시장과 약초
- 14 루앙 구시장과 약초

[길거리 약초]
- 15 프랑스 길거리의 약초

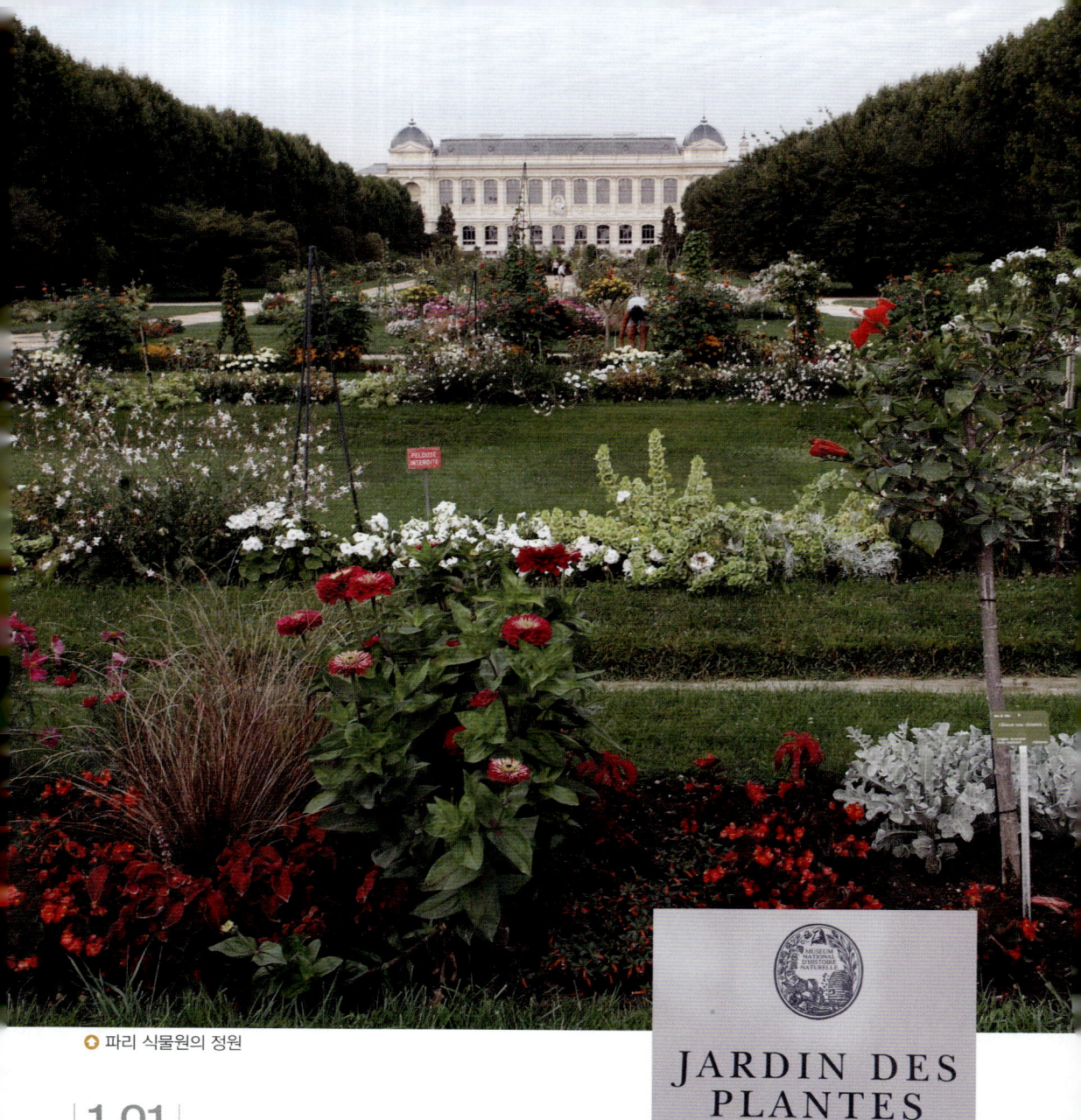

○ 파리 식물원의 정원

| 1.01 |

파리 식물원의 약초

식물원 옆에는 식물학교, 자연사박물관

　프랑스를 대표하는 파리 식물원의 정식 명칭은 프랑스어로 'Le Jardin des Plantes'(영어명: Paris Botanical Garden)이다. 국립자연사박물관 산하인 이곳은 루이 13세의 내과의사였던 기 드 라 브로스(Guy de La Brosse)가 1626년 창안하였고 1635년에 약용식물원으로 설립하여 일반인에게는 1640년부터 공개하였다.

　파리 시는 행정구역상 20개 구로 이루어져 있는데 센 강이 흐르는 파리 중심지의 남쪽인 5구에 식물원이 자리하고 있다. 지하철 10호선의 오스텔리츠 역(Gare d'Austerlitz)에 내리면 인근에 파리 식물원이 바로 나온다. 면적이 28헥타르(1㏊=1만㎡)인 이 식물원은 약용식물로 가득 찬 식물학교를 중심으로 온실, 생태원, 고산식물원, 장미원 등으로 이루어져 있다.

◎ 파리 식물원 들어가는 길

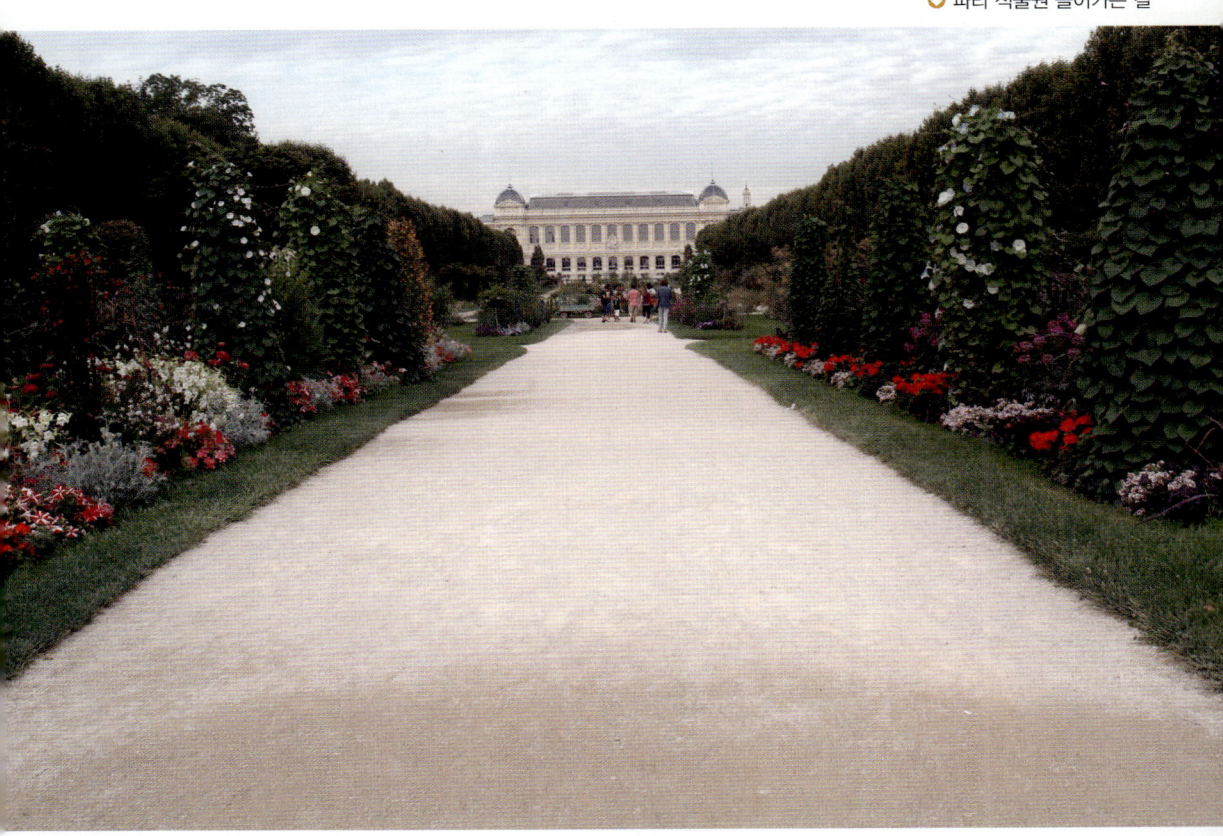

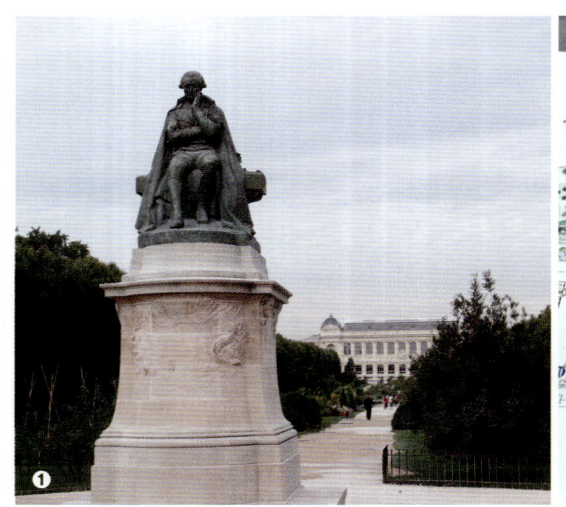 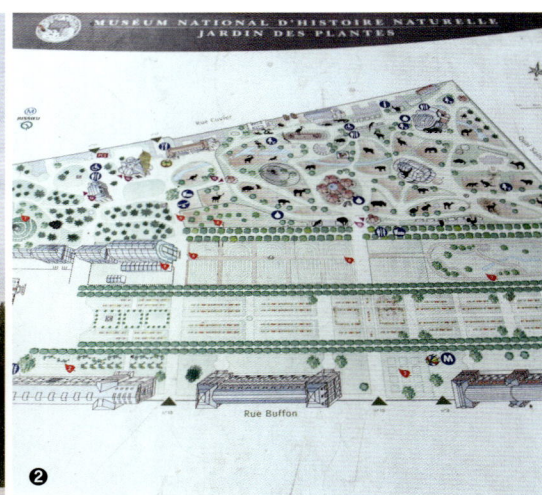

❶ 파리 식물원 입구의 동상 ❷ 파리 식물원 안내도

파리 식물원 정문 안의 높은 동상을 지나면 정면에는 자연사박물관 건물이 있고 가운데는 아름다운 꽃들로 장식된 길다란 직사각형의 프랑스식 정원이 펼쳐져 있다. 왼편에는 비교해부·고생물 박물관이 있으며 오른편에 식물학교와 생태원이 마련되어 있다.

방문객 반기는 식물학자들

정문에서부터 한참을 두리번거리면서 깊숙이 들어와야 하는 약용식물원 격인 식물학교는 따로 담장을 막아서 약용식물을 보호한다. 안으로 들어서면 프랑스의 명예를 드높인 유명한 식물학자 네 사람이 먼저 나와 방문객들을 맞이한다. 주인공은 긴 이름의 장 바티스트 피에르 앙투안 드 모네 드 라마르크(Jean Baptiste Pierre Antoine de Monet de Lamarck, 1744-1829)를 비롯하여 피에르 마그놀(Pierre Magnol, 1638-1715), 조제프 드케슨(Joseph Decaisne, 1807-1882), 장 로빈(Jean Robin, 1550-1629)이다.

이들의 얼굴 사진과 업적도 안내판에 적어 알려준다. 매력적으로 디자인한 안내판은 비바람에도 화학적으로 손상이 되지 않도록 반영구적으로 보존이 가능한 철판으로 제작해 놨다. 어떻게 철판인데 이토록 부드러운 느낌이 가득하게 제작했을까 하는 탄성이 나오며 안내판에서 눈길을 뗄 수 없었다. 식물명을 적어 놓은 표찰도 부족함이 없다.

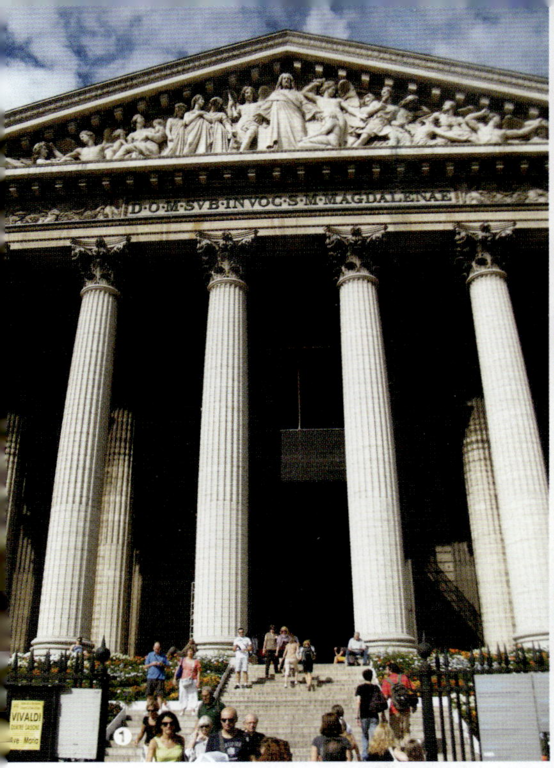

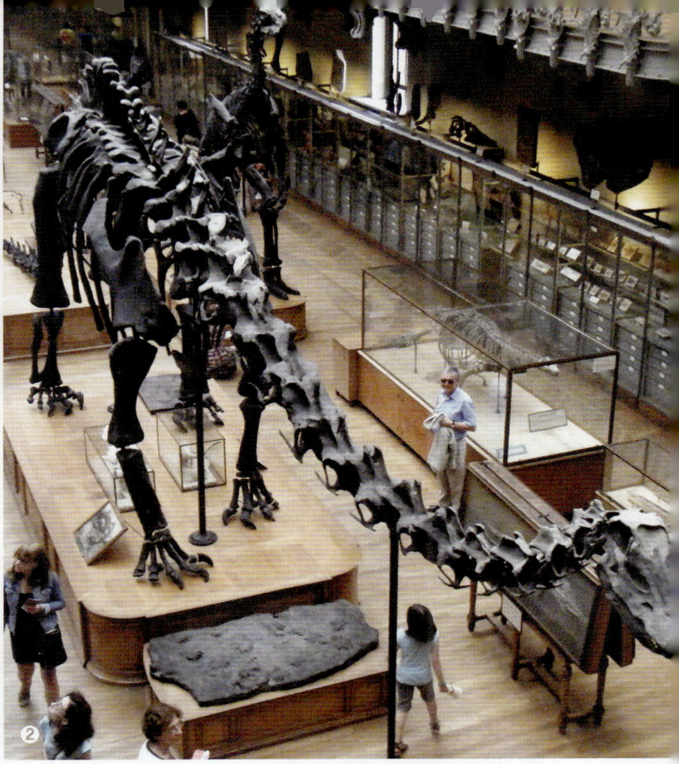

❶ 식물원 옆에 있는 비교해부·고생물 박물관 전경　❷ 식물원 옆의 비교해부·고생물 박물관 내부

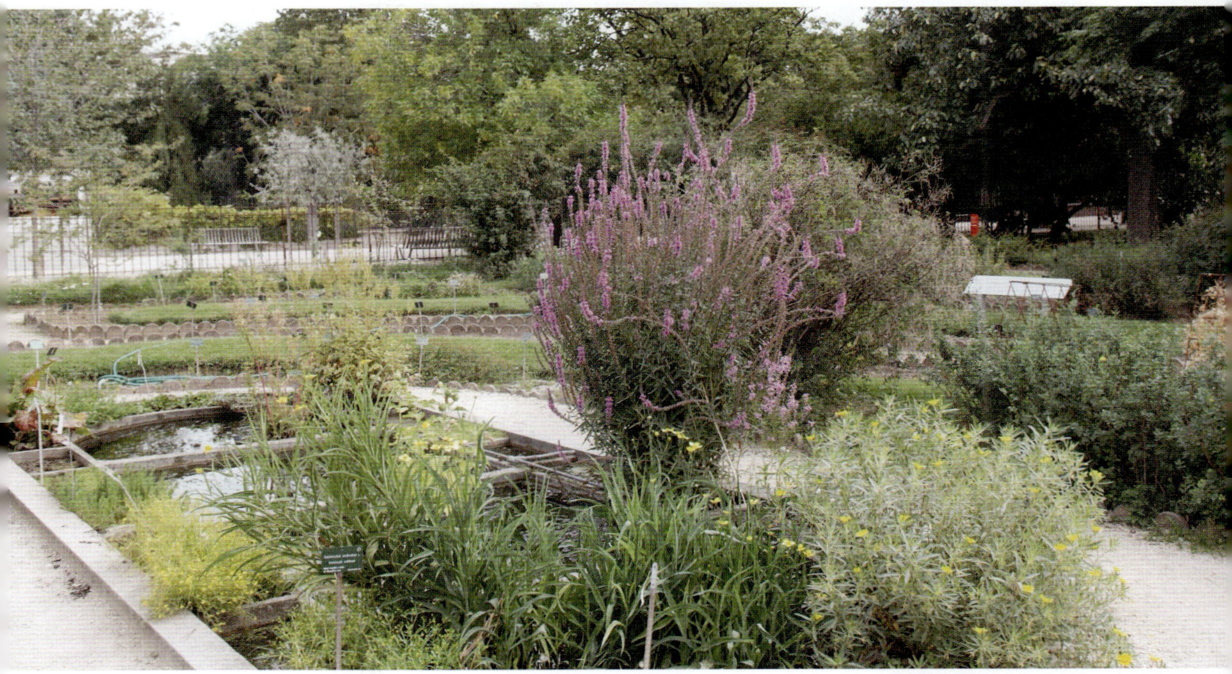

❸ 약용식물원 격인 식물학교의 전경

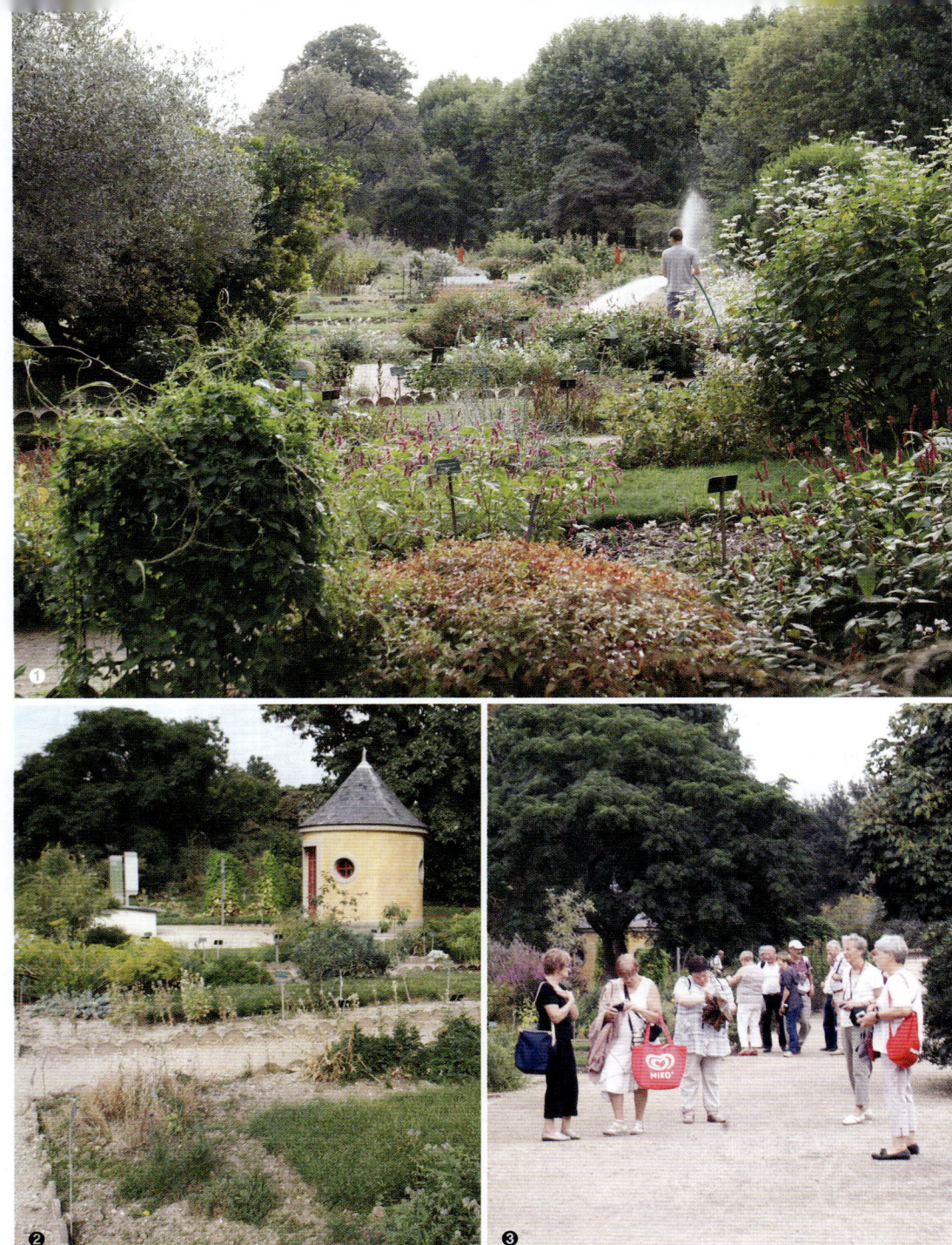

❶ 식물학교의 전경   ❷ 약용식물의 보물창고인 식물학교의 전경
❸ 약용식물이 가득 찬 식물학교를 찾은 시민들

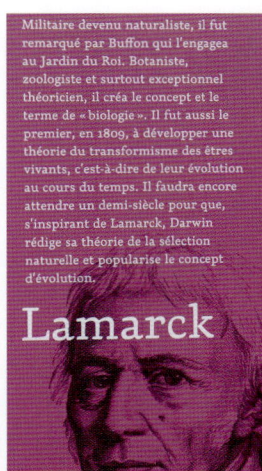
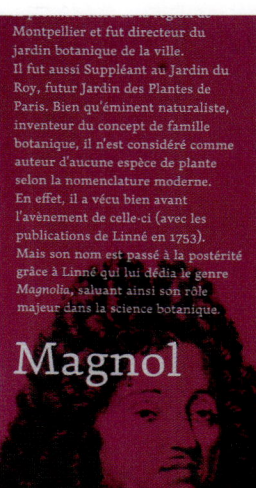
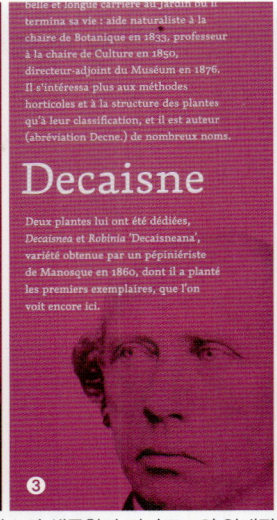
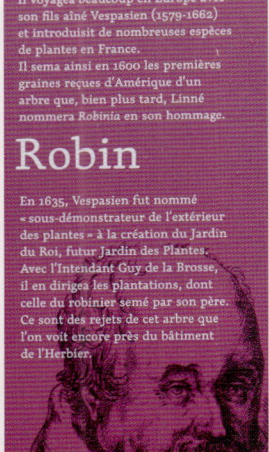

❶ 프랑스의 생물학자 라마르크의 안내판　❷ 식물학자 마그놀의 안내판
❸ 식물학자 드케슨의 안내판　❹ 식물학자 로빈의 안내판

　　라마르크는 프랑스의 생물학자이지만 동물학자, 진화론자, 박물학자 등 많은 명칭이 따라 붙는다. 식물 학명에서 장 바티스트 라마르크를 명명자로 표기할 경우 Lam.으로 약자를 표시한다. 예를 들어 목화의 학명은 *Gossypium indicum* Lam.으로 쓰는데 여기에 명명자인 라마르크의 이름을 나타낸다. 마그놀은 프랑스의 식물학자이다. 1694년에 몽펠리에(Montpellier) 대학교의 의학교수로 임명되었고 1696년에 식물원 원장으로 임명되었다. 목련의 학명은 *Magnolia kobus* DC.이다. 여기서 속명인 마그놀리아는 마그놀을 기념하여 붙인 이름이다. 식물 학명에서 마그놀을 명명자로 표기할 경우 약자는 Magnol으로 표시한다.

　　드케슨은 당시 프랑스의 지배하에 있던 벨기에에서 태어나 파리로 가서 프랑스 자연사박물관의 정원사로 파리 식물원의 지위를 높였다. 식물학자 쥐시외(Adrien-Henri de Jussieu, 1797-1853)의 조수가 되었으며 해조류에 대해서도 관심을 가졌다. 식물 학명에서 드케슨을 명명자로 표기할 경우 이의 표준 약칭은 Decne.으로 표시한다. 으름덩굴의 학명 *Akebia quinata* (Houtt.) Decne.에서 명명자인 드케슨의 이름을 볼 수 있다. 로빈은 프랑스의 약사이자 원예가이며 앙리 3세, 앙리 4세, 루이 13세 때 궁정정원사로 일했다. 식물 학명에서 로빈을 명명자로 표기할 경우 J.Robin으로 표시한다.

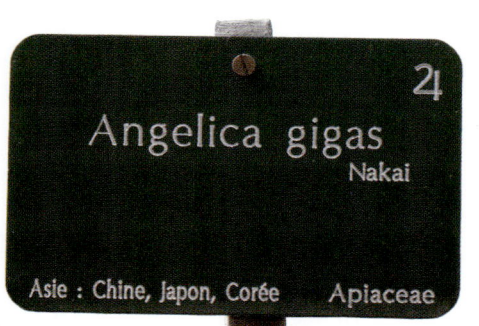

◐ 참당귀 팻말에 한국이 표기되어 있다.

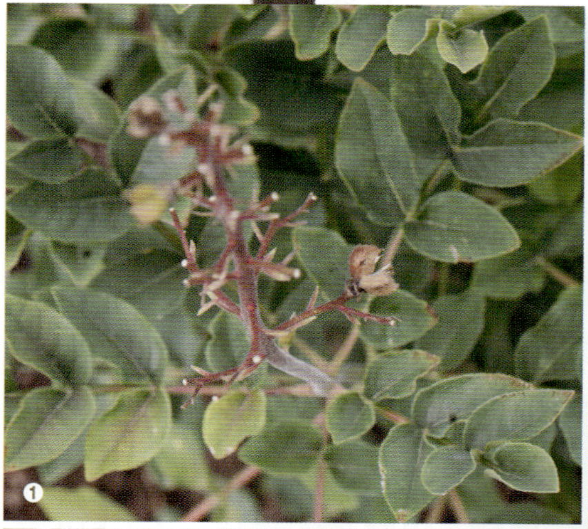

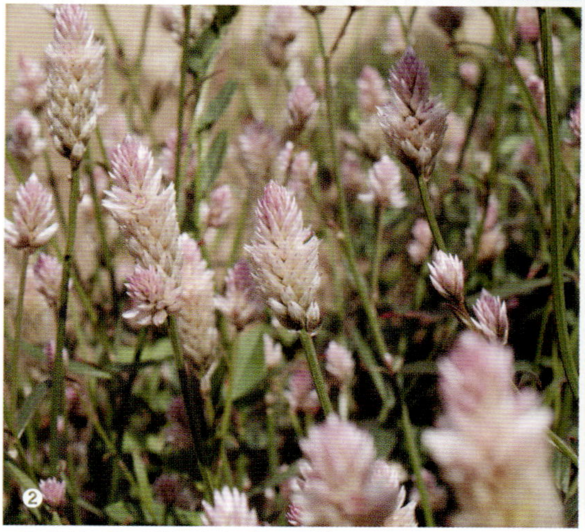

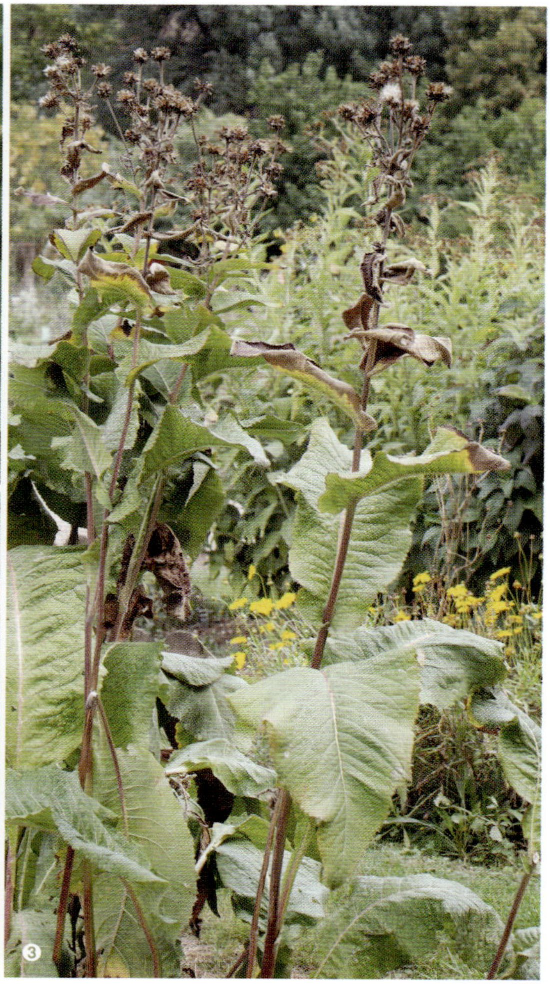

❶ 백선 ❷ 개맨드라미 ❸ 토목향

한국 특산식물, 참당귀

세계의 수많은 식물자원을 수집하여 정리해 놓으니 우리가 한약으로 사용하는 식물이 먼저 눈에 들어온다. 유럽 식물원들을 답사하고 있지만 그중에서도 한약으로 쓰는 식물은 여기서 으뜸으로 많이 본 것 같다. 먼저 눈에 띄는 식물이 참당귀(*Angelica gigas*)다. 한국의 당귀인 이 식물 표찰에는 분포 지역을 '중국, 일본, 한국'으로 표기해 놨다. 참당귀는 한국 특산식물이니 한국만 기재해 놨으면 좋았을 텐데 하는 아쉬운 생각이 든다. 그렇지만 한국서 멀리 떨어진 프랑스의 식물원에서 '한국'을 만나니 반갑기 그지없다.

이 식물원에서 재배 중인 주요 한약 식물은 독활, 백선, 회향, 구기자나무, 맥문동이다. 거풍제습(祛風除濕, 팔다리를 잘 쓰지 못하고 마비되며 아픈 증상을 치료한다) 효능의 독활(*Aralia cordata*), 청열조습(清熱燥濕, 열기를 식히고 습기를 말린다) 약효가 있는 백선(*Dictamnus albus*), 산한지통[散寒止痛, 한사(寒邪)를 없애고 통증을 멎게 한다] 작용의 회향(*Foeniculum vulgare* subsp. *vulgare*), 건비화위[健脾和胃, 비(脾)를 건강하게 하여 위(胃)를 편안하게 한다] 효능의 토목향(*Inula helenium*) 그리고 자보간신[滋補肝腎, 간(肝)과 신(腎)을 보양한다] 약효의 구기자나무(*Lycium chinense*)가 심어져 있다. 맥문동으로 쓰는 소엽맥문동(*Ophiopogon japonicus*)과 계관화로 사용하는 개맨드라미(*Celosia argentea*)도 보인다.

우리나라 의약품 공정서에서 한약 구맥으로 쓰는 기원식물은 패랭이꽃(*Dianthus chinensis*)과 술패랭이꽃(*Dianthus superbus*)인데 이들 두 식물을 함께 심었다. 낙석등도 공정서에 기재된 두 가지 기원식물인 마삭줄(*Trachelospermum asiaticum*)과 털마삭줄(*Trachelospermum jasminoides*)이 모두 보인다.

마, 잇꽃, 개똥쑥, 자란, 만삼, 삼, 독말풀

한약인 산약으로 쓰는 마(*Dioscorea batatas* Decne.)가 자라고 있다. 이 식물의 학명 속에 파리 식물원에 서 있는 프랑스 식물학자인 드케슨의 이름이 Decne.으로 표시되어 있다. 홍화로 사용하는 잇꽃(*Carthamus tinctorius*), 청호로 쓰는 개똥쑥(*Artemisia annua*), 백급의 기원식물인 자란(*Bletilla striata*), 곽향으로 사용하는 배초향(*Agastache rugosa*), 백굴채로 이용하는 애기똥풀(*Chelidonium majus*), 지유로 활용하는 오이풀(*Sanguisorba officinalis*), 당삼으로 사용하는 만삼(*Codonopsis pilosula*), 목적으로 쓰는 속새(*Equisetum hyemale*), 마인으로 이용하는 삼(*Cannabis sativa*), 다투라로 쓰는 독말풀

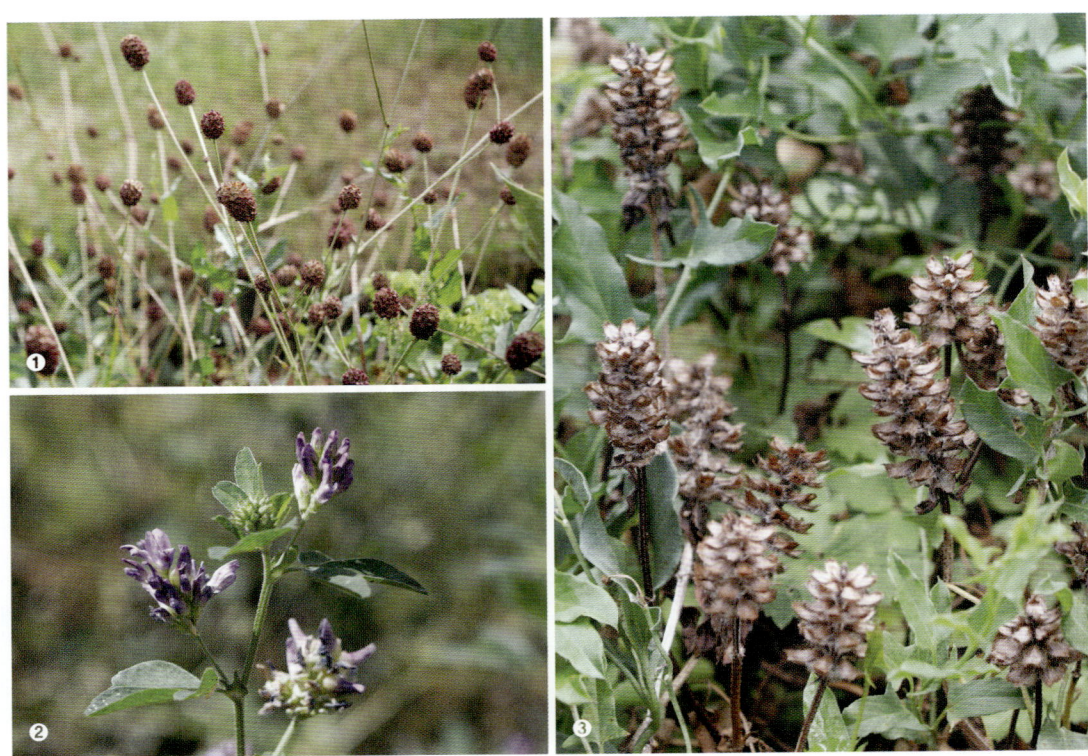

❶ 오이풀 ❷ 자주개자리 ❸ 하고초

(*Datura stramonium*)도 잘 재배하고 있다.

약용식물인 감국(*Dendranthema indicum*), 비파나무(*Eriobotrya japonica*), 익모초(*Leonurus sibiricus*), 삼백초(*Saururus chinensis*), 마편초(*Verbena officinalis*), 초피나무(*Zanthoxylum piperitum*), 개산초(*Zanthoxylum planispinum*), 디기탈리스(*Digitalis purpurea* subsp. *purpurea*)도 심었다.

필자가 촬영한 식물 중에서 한글 식물명이 알려져 있는 나머지 약용식물을 정리하면 다음과 같다. 골풀(*Juncus effusus*), 까마중(*Solanum nigrum* subsp. *nigrum*), 하고초(*Prunella vulgaris*), 남가새(*Tribulus terrestris*), 남천(*Nandina domestica*), 넓은잎쥐오줌풀(*Valeriana officinalis* subsp. *sambucifolia*), 눈개승마(*Aruncus dioicus*), 대청류(*Isatis tinctoria*), 도라지(*Platycodon grandiflorum*), 돌소리쟁이(*Rumex obtusifolius* subsp. *obtusifolius*), 둥굴레(*Polygonatum odoratum*), 띠(*Imperata cylindrica*), 묵밭소리쟁이(*Rumex conglomeratus*), 미국자리공(*Phytolacca americana*), 부들(*Typha latifolia*), 살구(*Prunus armeniaca*), 세이지(*Salvia officinalis*), 소리쟁이

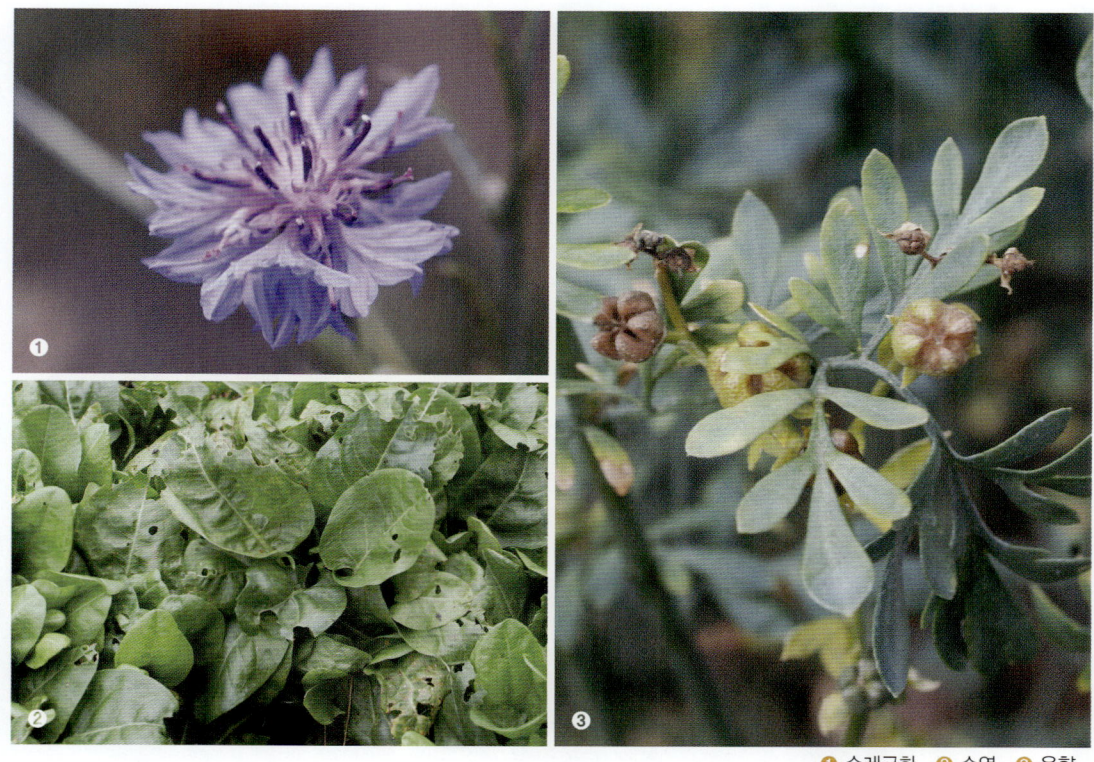

❶ 수레국화 ❷ 수영 ❸ 운향

(*Rumex crispus*), 소철(*Cycas revoluta*), 쇠비름(*Portulaca oleracea* subsp. *oleracea*), 수염패랭이꽃(*Dianthus barbatus* subsp. *barbatus*), 아마(*Linum usitatissimum*), 율무(*Coix lacryma-jobi*), 자주개자리(*Medicago sativa* subsp. *sativa*), 창질경이(*Plantago lanceolata*), 초롱꽃(*Campanula punctata*), 치커리(*Cichorium intybus*), 큰꿩의비름(*Sedum spectabile*), 탱자나무(*Poncirus trifoliata*), 한련화(*Tropaeolum majus*), 향모(*Hierochloe odorata*)를 구역별로 나누어 재배하고 있다.

주니퍼, 수레국화, 캐러웨이, 운향, 수영

향신 식물로는 주니퍼(*Juniperus communis* var. *saxatilis*), 수레국화(*Centaurea cyanus*), 캐러웨이(*Carum carvi*), 운향(*Ruta graveolens*), 수영(*Rumex acetosa*)이 보인다. 주니퍼는 열매에 강한 향미가 있어 고기에 향을 돋우는 데 사용하거나 화장품 원료로 활용하기도 한다. 미국 원주민들이 피임제로 사용했다는 기록도 있다. 이 식물원에서 촬영한 주니퍼 사진은 필자가 약초책을 쓸 때 중요하게 다루고 여러 번 언급했던 만큼 고마운 식물이다. 수레국화는 팔랑개비국화로 잘 알려져 있는 국화과 향신 식물이다. 꽃잎만 따서 샐러드에 넣어 먹을 수 있으며 말린 꽃은 허브차로도 활용한다. 강장, 이뇨작용의 효능도 있다.

캐러웨이는 장회향이라고도 부르며 우리나라 《식품공전》에 '식품에 사용할 수 있는 원료'로 수재하고 있다. 이 식물은 후추 맛이 나는 향신료로, 씨 가루는 커리 파우더를 만드는 데 이용하며 소화불량에 사용할 수 있다. 운향은 루라는 영어 이름으로 더 잘 알려져 있다. 유럽 남부가 원산지이나 우리나라에서도 자주 볼 수 있는 향신료다. 샐러드에 쓴맛을 내기 위해 사용하지만 쓴맛이 강해서 적은 양만 써야 할 것이다. 한약인 수영은 변비에 효능이 있고 이뇨, 해독의 약리작용도 있다. 수영보다 식품명인 소럴이란 영어명으로 일반인들에

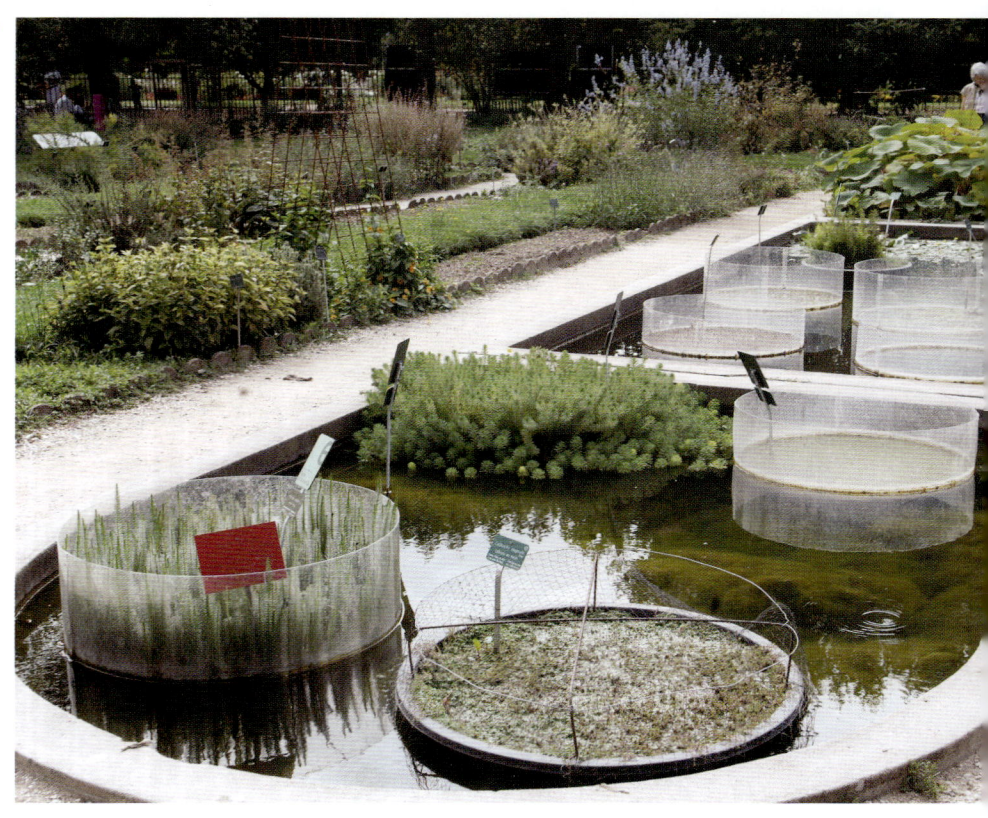

식물원 내의 연못

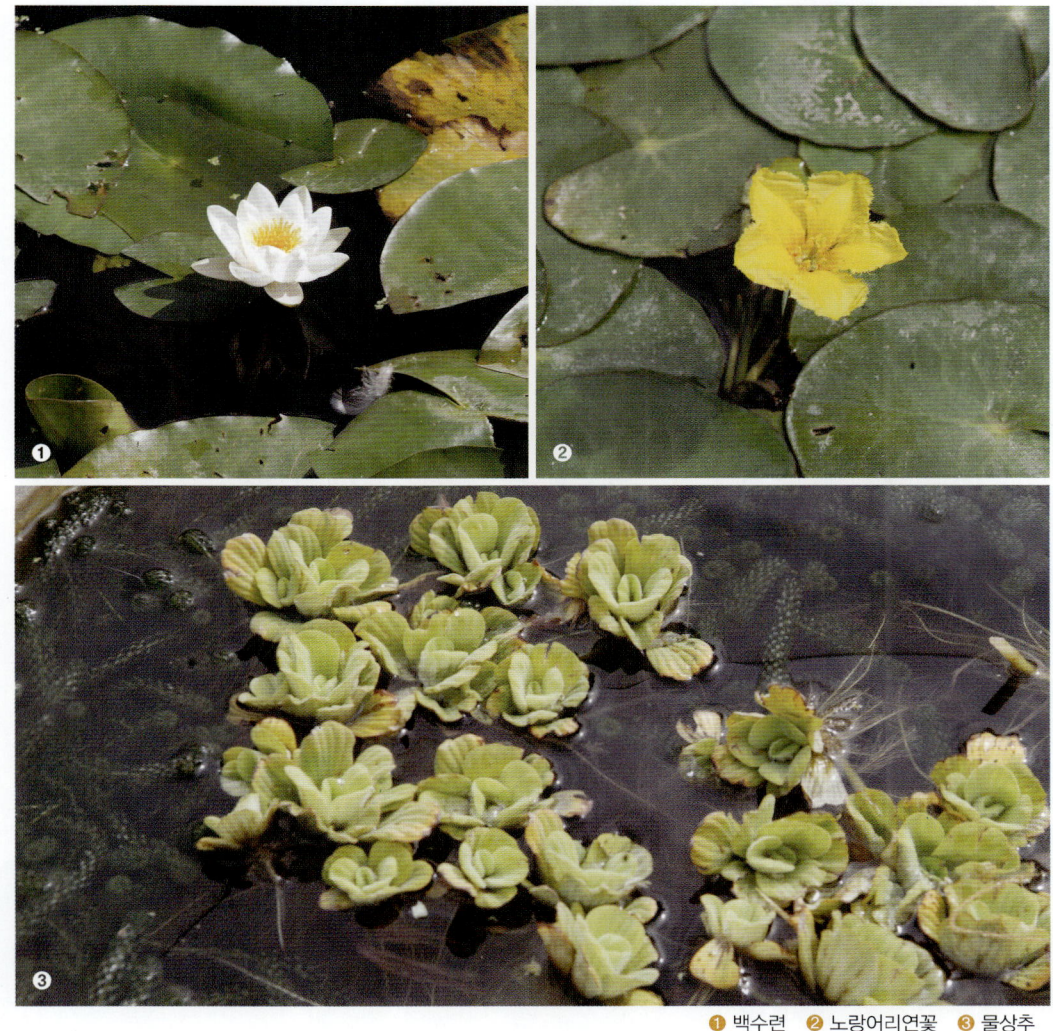

❶ 백수련　❷ 노랑어리연꽃　❸ 물상추

게도 잘 알려진 향신료다. 우리나라 《식품공전》에 잎, 뿌리를 먹을 수 있다고 규정하고 있다. 수영은 어린 생잎을 샐러드에 넣어 먹고 프랑스 전통 요리에서부터 자주 등장한다.

　식물원 가운데에 위치한 작은 연못에는 연꽃(*Nelumbo nucifera*)을 비롯하여 백수련(白睡蓮, *Nymphaea alba*), 노랑어리연꽃(*Nymphoides peltata*), 물상추(*Pistia stratiotes*), 처녀고사리(*Thelypteris palustris*), 생이가래(*Salvinia natans*), 수마치(水馬齒, *Callitriche stagnalis*), 쇠뜨기말풀(*Hippuris vulgaris*), 나도좀개구리

파리 식물원의 약초　25

밥(*Lemna minor*), 앵무새깃(*Myriophyllum aquaticum*), 칼라 릴리(마제련, 馬蹄蓮, *Zantedeschia aethiopica*), 아졸라 필리쿨로이데스(*Azolla filiculoides*) 등의 수생식물이 자라고 있다.

거대한 철골구조의 온실

약용식물의 보물창고인 식물학교 입구 건너편에는 거대한 철골구조로 된 온실이 세워져 있다. 온실로 들어가면 카카오나무가 있고 그 앞에는 열매 속의 카카오 씨를 보여주는 진열품이 전시되어 있다. 온실의 숲속에는 반문목적(班紋木賊, *Equisetum variegatum*), 쇠뜨기류(*Equisetum ferrissii*), 목적류(*Equisetum hyemale* var. *affine*) 식물도 보인다.

파리 식물원은 시민들의 휴식처 겸 식물 학습장이라 찾는 사람들이 많다. 한창 사진 촬영 중인데 조용한 정원에서 갑자기 귀를 울리는 호루라기 소리가 난다. 고개를 돌렸더니

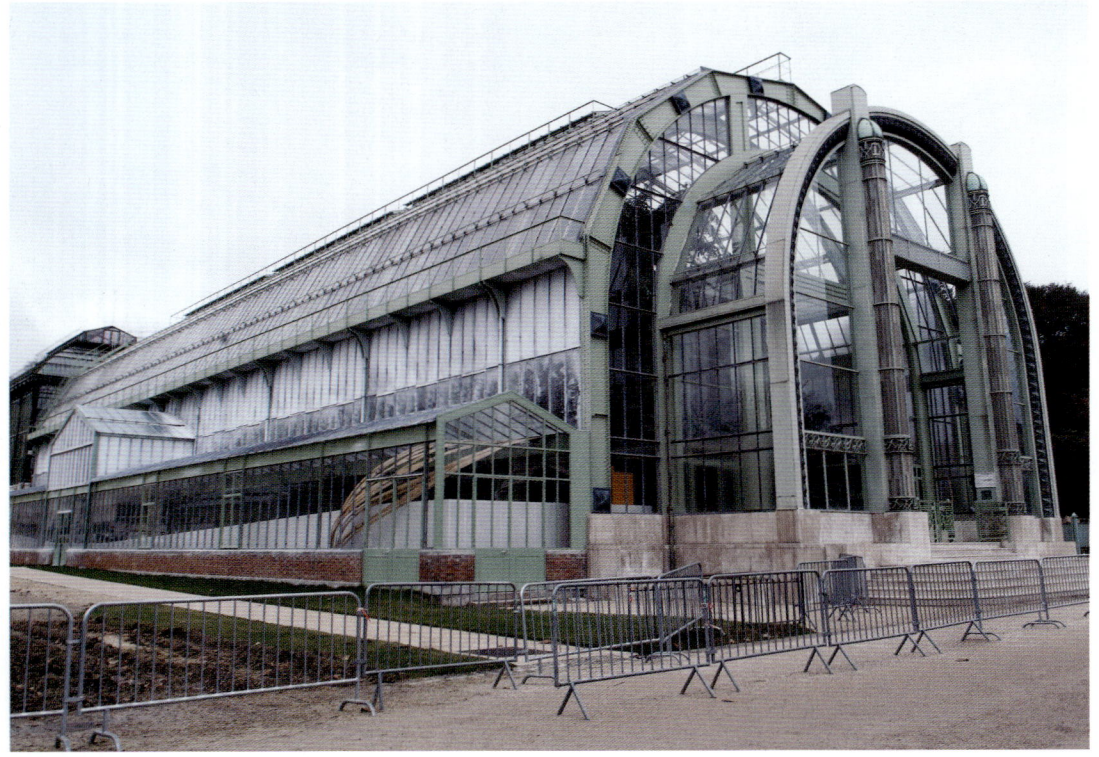

◯ 식물원의 온실 전경

경비원이 자전거를 탄 사람을 발견해 부른 것이다. 알고 보니 이곳은 자전거에서 내려 끌고 가야지 타고 가면 안 되는 곳이었다. 촬영을 하다 보면 식물 위치가 애매하여 화단 안으로 조금씩 들어서는 경우가 있다. 이곳에서도 몇 번씩 화단 안으로 약간 들어가 찍다 보니 필자의 모습이 신경 쓰인 모양이다. 잠깐 찍고 바로 나왔는데도 멀리서 식물에 물 뿌리던 관리인이 필자를 봤는지 다가와서 주의를 준다. 이곳저곳에서 식물원을 보호하려는 사람들이 바삐 움직이고 있다.

식물원 경내에는 화장실이 없다. 근처 건물도 대개의 프랑스 건물이 그렇듯이 안으로는 들어갈 수가 없다. 할 수 없이 식물원 밖의 공중화장실을 찾는다. 무거운 카메라 가방을 메

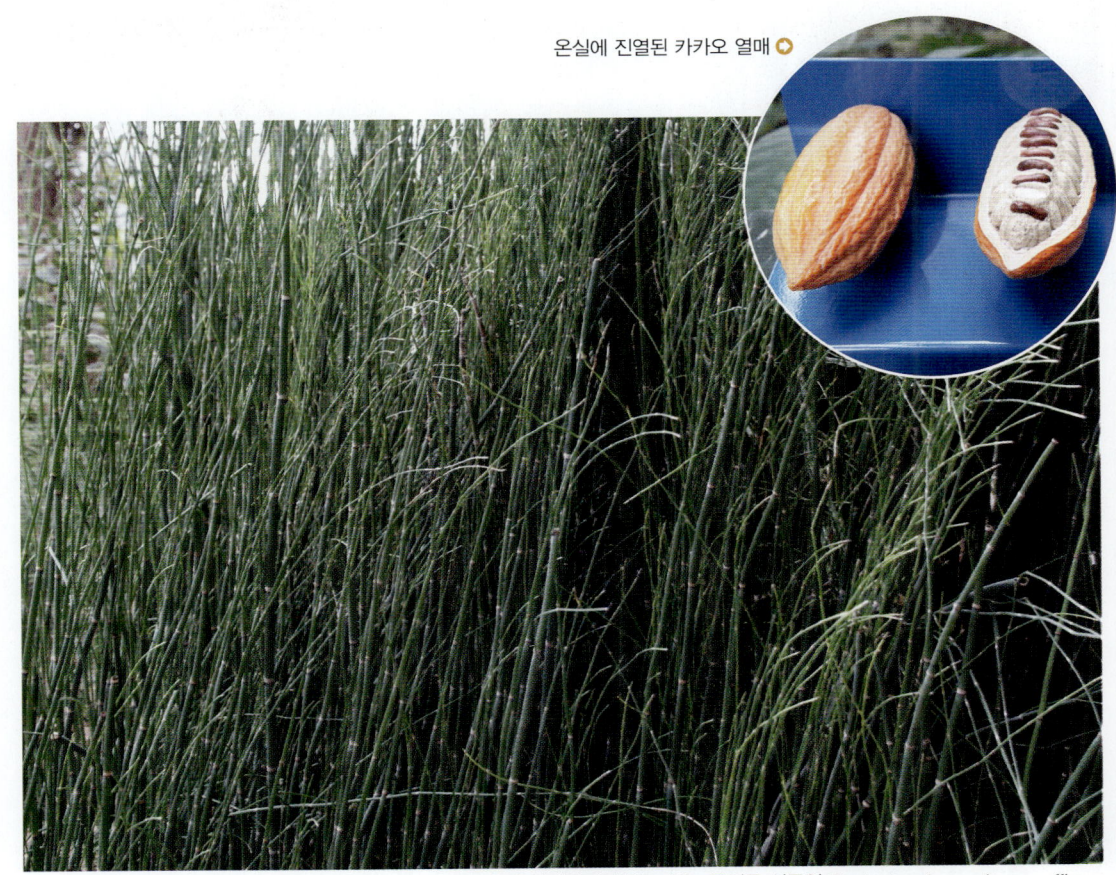

온실에 진열된 카카오 열매 ◐

◐ 온실에서 재배하고 있는 목적류 식물인 *Equisetum hyemale* var. *affine*

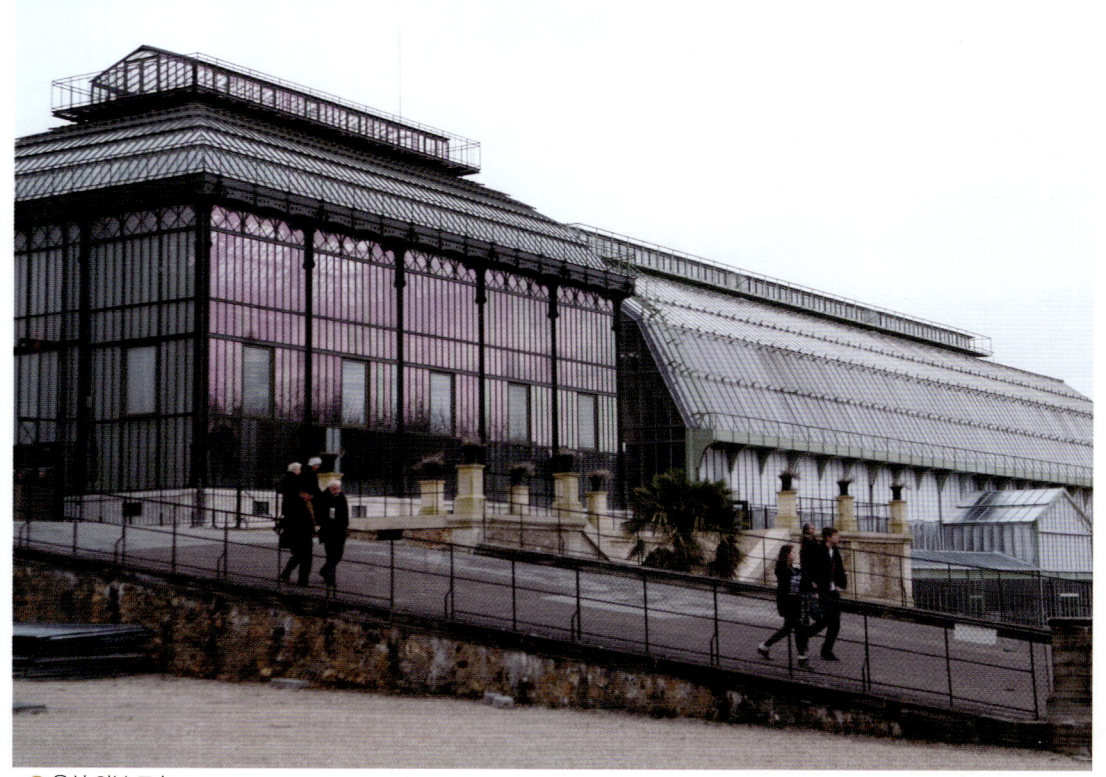
○ 온실 외부 모습

고 지친 몸을 이끌고서 멀리 떨어진 공중화장실 앞에서 줄 서서 기다리는 일이 보통 힘든 일이 아니었다. 선진국이라는 프랑스에서 화장실 이용이 이렇게 불편한지 절로 한숨이 나온다. 시행착오를 거치고서 다음 날에는, 근처 카페로 들어가서 화장실을 사용하려고 했으나 거기는 또 카페 영수증에 표시된 비밀번호를 알아야만 들어갈 수가 있었다. 이리저리 불편하기 짝이 없는 선진국 화장실의 민낯을 체험한다.

또한 식물원 경내에는 식당이나 음료수 판매대가 없다. 그러니 식사는 준비한 빵으로만 해결해야 하고 가져온 두 병의 물로 한나절을 버텨야 했다. 식수가 떨어졌을 때는 7월의 한여름 더위 속에서 진행하는 촬영 작업에 숨이 턱턱 막혔다. 옆에서 물을 마시고 있는 아이의 모습이 그렇게 부러울 수가 없을 정도였다.

이런 불편함을 겪어내며 며칠에 걸쳐 파리 식물원으로 출근하면서 이곳에서 보이는 거의 모든 초본식물을 촬영할 수 있었다. 필자가 파리 식물원에서 촬영한 식물은 982종이며 약 7천여 장의 사진을 확보했다. 이를 정리해 보니 제일 많이 차지하고 있는 과명은 국화과(Asteraceae)로서 147종이다. 다음으로 벼과(Poaceae) 89종, 꿀풀과(Lamiaceae) 63종, 장미과(Rosaceae) 57종, 콩과(Fabaceae) 39종, 석죽과(Caryophyllaceae) 38종이다. 가지과(Solanaceae), 사초과(Cyperaceae), 미나리과(Apiaceae), 미나리아재비과(Ranunculaceae), 십자화과(Brassicaceae), 인동과(Caprifoliaceae), 질경이과(Plantaginaceae)가 그 뒤를 따르고 있다. 이 식물 사진들은 한 장 한 장마다 찌는 날씨 속에서 다리를 쭈그렸다 폈다 무수히 반복하여 힘들게 짜낸 결과물이다. 하지만 지금도 여러 가지 자료에 활용하고 있어 가치를 가늠할 수 없이 얼마나 고마운 사진들인지 모른다. 촬영한 약용식물은 필자의 연구실에 소중히 보관 중이다.

  스위스, 오스트리아의 식물원 홈페이지에는 자국 언어와 영어가 함께 기술되어 있어 내용을 이해하는 데 도움이 되었지만, 파리 식물원의 홈페이지는 오로지 프랑스어로만 되어 있어 자료 확보에 애로점이 많았다.

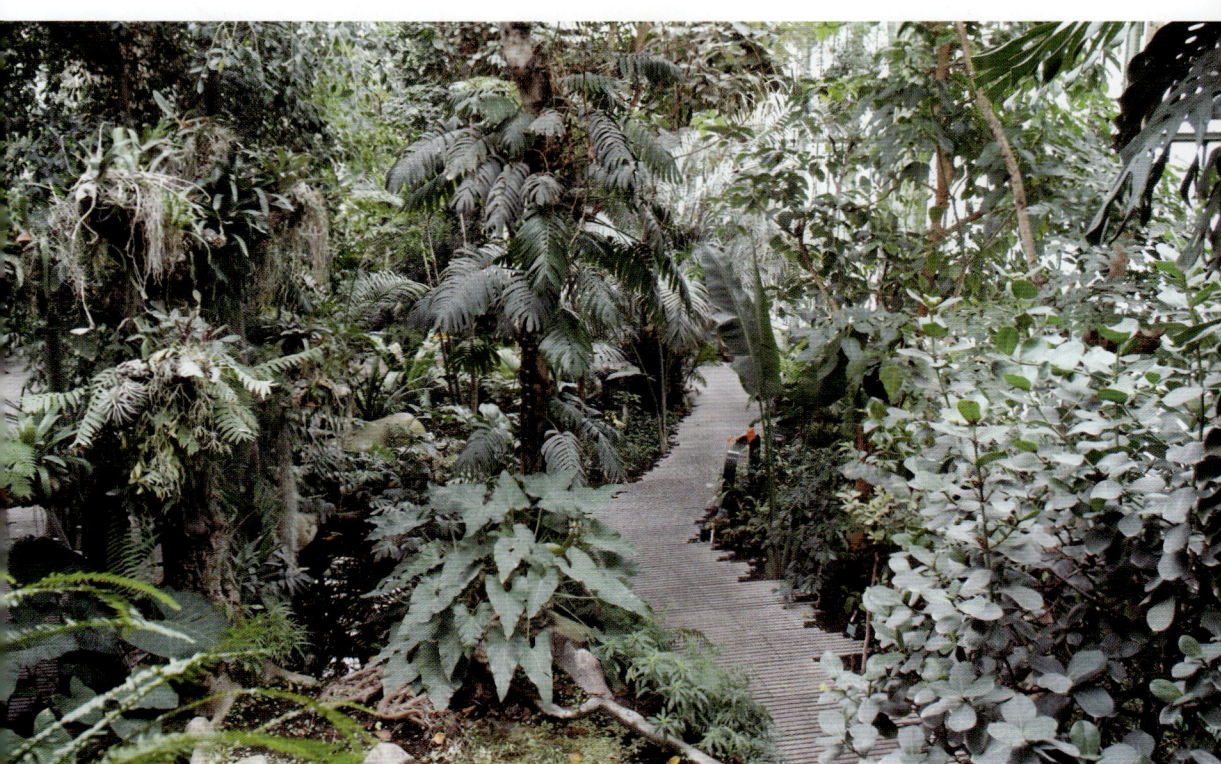

◉ 온실 내부 모습

- 위치 : 파리 시 5구에 속해 있으며 센 강 근처에 있다. 지하철 10호선 오스텔리츠 역(Gare d'Austerlitz)에서 하차. 국립자연사박물관 옆에 위치
- 홈페이지 : http://www.jardindesplantes.net/
- 설립 연도 : 1635년
- 면적 : 28헥타르
- 운영시간 : 7시 30분~17시 45분(4월~10월 중순)
  8시 30분~17시 30분(10월 중순~3월)
- 입장료 : 무료
- 주소 : 57 rue Cuvier, 75005 Paris, France
- 전화번호 : +33 1 40 79 56 01

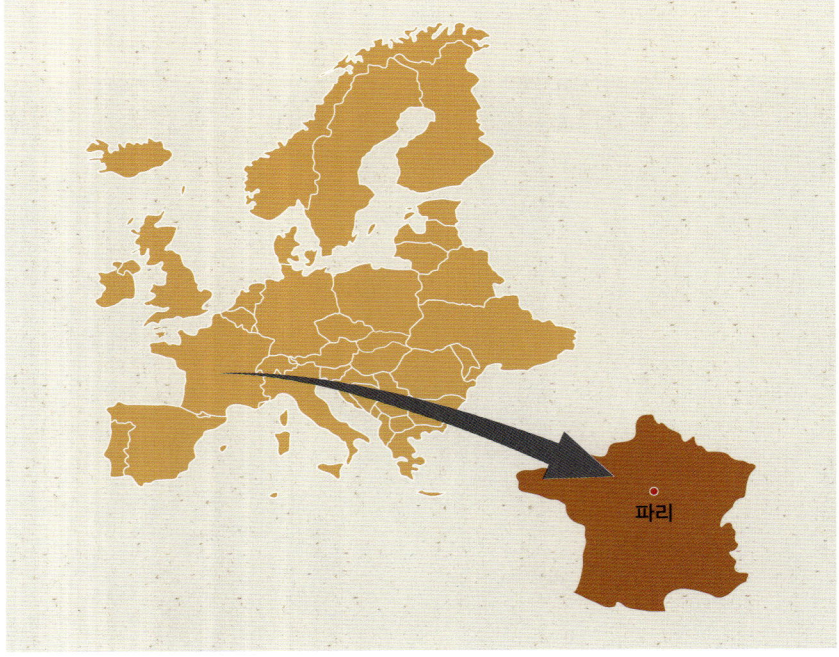

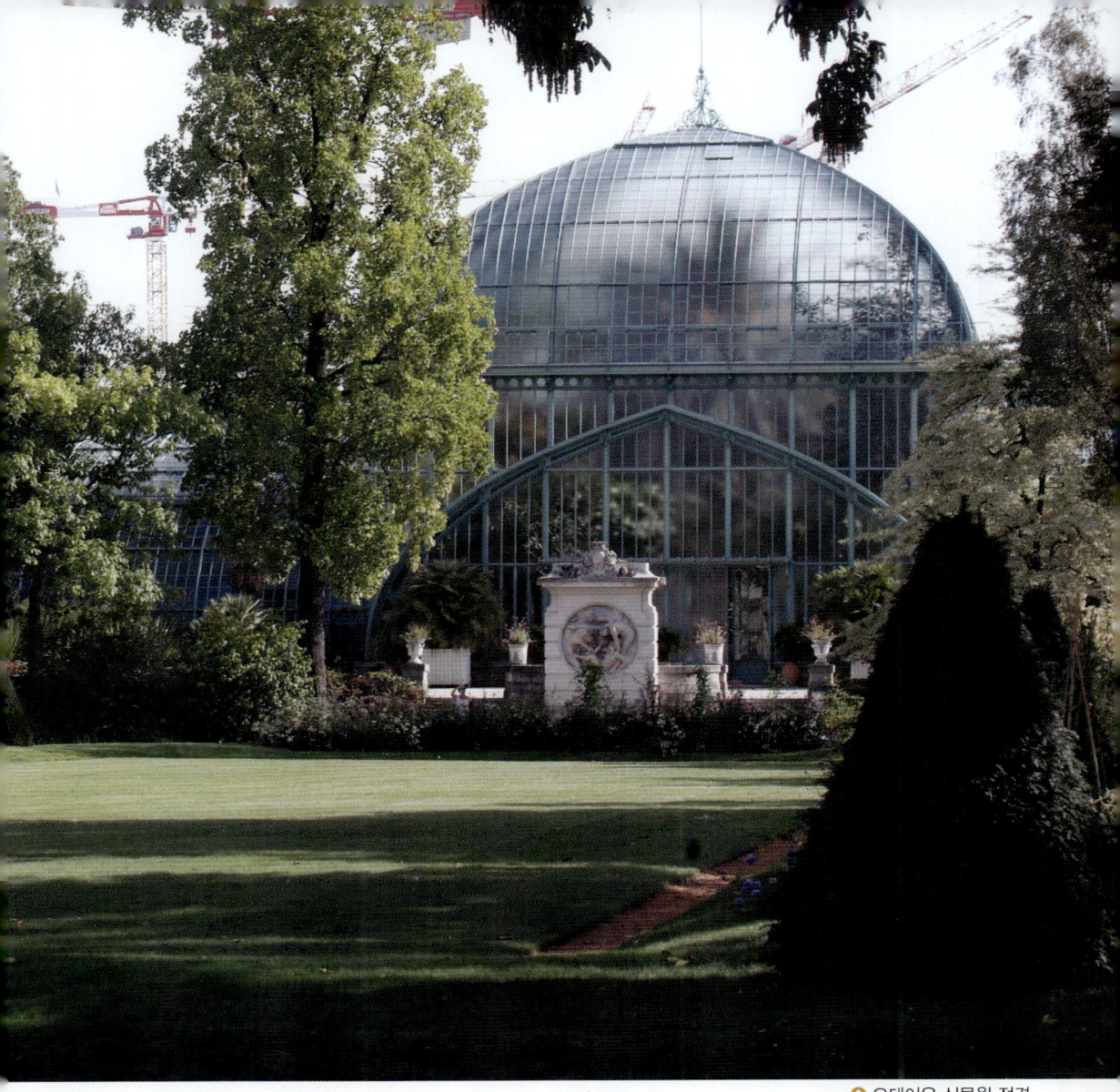

◯ 오테이유 식물원 전경

| 1.02 |

파리 오테이유 식물원의 약초

불로뉴 숲 인근의 식물원

오테이유 식물원(프랑스어: Jardin des Serres d'Auteuil)은 파리 시의 서남쪽에 위치하며 파리 16구에 있다. 식물원은 '파리 도시의 식물원'(프랑스어: Jardin botanique de la Ville de Paris) 기관의 소속이다. 이 기관 산하에는 4개의 정원이 있다. 파리 시 서쪽인 불로뉴 숲 방향에는 오테이유 식물원과 바가텔 공원(프랑스어: Parc de Bagatelle)이 있으며, 파리 시 동쪽인 뱅센 숲 쪽에는 브뢰이유 학교 수목원(프랑스어: Arboretum de l'École du Breuil)과 파리 꽃 공원(프랑스어: Parc floral de Paris)이 있다. 파리 시의 동서 외곽에 각각 2개의 정원이 조성되어 있는 셈이다. 4개 정원의 전체 면적은 83헥타르(1㏊=1만㎡)이며 모두 파리 시에서 운영한다. 오테이유 식물원 인근의 불로뉴 숲은 파리 시 서부에 위치한 거대한 삼림공원으로 시민의 휴식장소로 잘 알려진 곳이다. 이 숲은 1929년에 파리 시로 편입되었다.

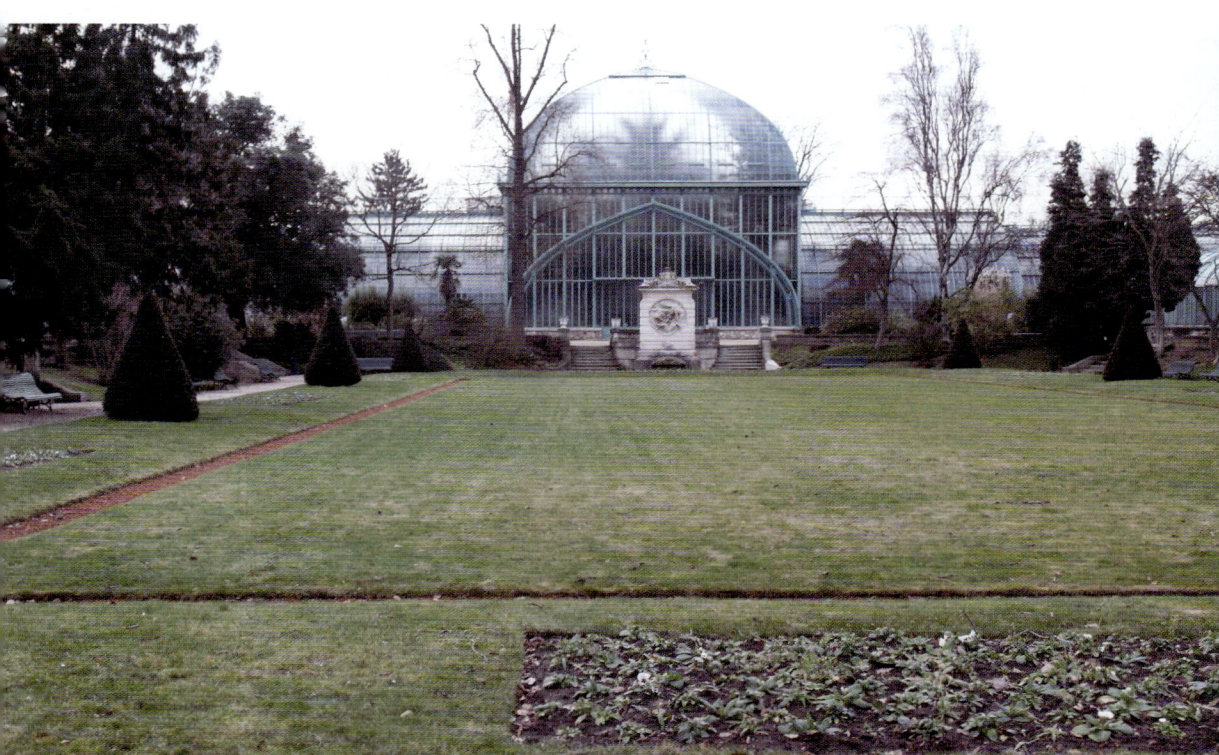

🔵 오테이유 식물원 전경

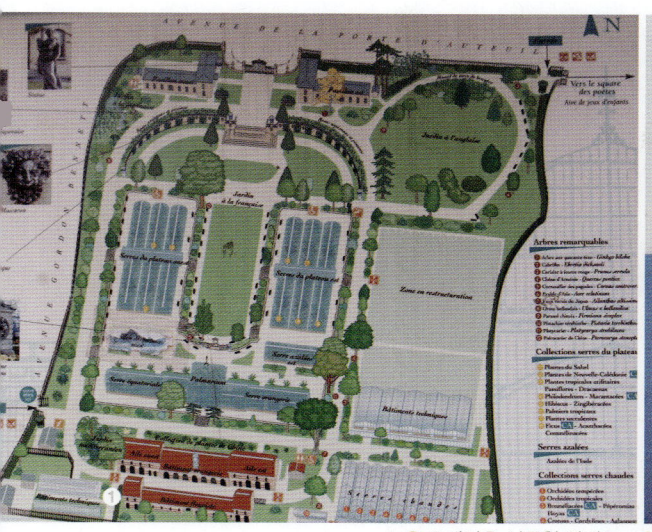

❶ 오테이유 식물원 안내도　❷ 식물원이 소속되어 있는 '파리 도시의 식물원' 기관의 안내판

　　오테이유 식물원은 루이 15세 시절인 1761년에 설립되었다. 면적은 6헥타르로 규모가 작으며 1998년에 '파리 도시의 식물원' 기관의 소속이 되었다. 필자가 파리 근교에서 장기 체류하던 중 우연히 운좋게 발견한 식물원이다.
　　정문에 들어서면 왼편에 영국 정원이 있고 맞은편에는 프랑스 정원이 설치되어 있다. 식물원 안에는 육중한 구조로 된 온실이 여럿 있어 이 식물원 명칭에도 '온실(프랑스어: serre)'이라는 글자가 들어 있다. 식물원 안내판에는 식물원 조감도와 함께 '파리 도시의 식물원' 기관에 대한 소개문이 정리되어 있다.

작약, 찔레꽃, 명자나무, 목향유

　　식물원 야외에서 한약으로 쓰는 약용식물인 작약(*Paeonia lactiflora*), 찔레꽃(*Rosa multiflora*), 명자나무(*Chaenomeles speciosa*)를 만난다. 양혈조경[凉血調經, 혈열(血熱)을 식히고 월경을 순조롭게 한다], 염음지한(斂陰止汗, 체액과 땀의 배출·배설을 억제한다) 효능의 작약은 월경불순, 복통에 유효하며 부정기 자궁출혈, 자궁에서 분비물이 나오는 증상에 사용하는 한약이다. 찔레꽃의 열매는 영실이란 한약이다. 영실은 청열해독[清熱解毒, 열독(熱毒)을 해소한다], 거풍활혈[祛風活血, 풍(風)으로 인해 저체된 혈행을 잘 통하게 한

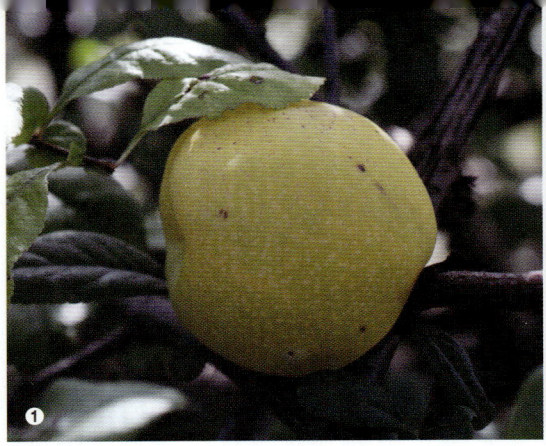
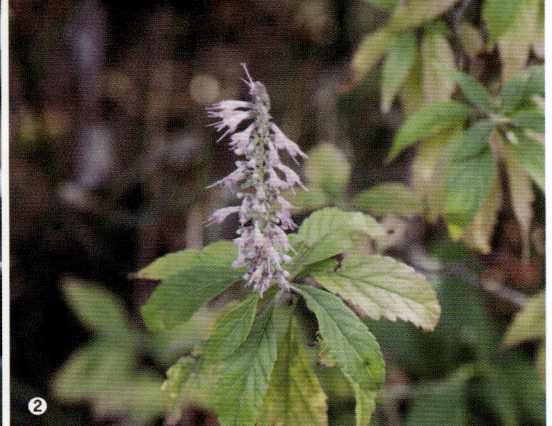

❶ 명자나무 ❷ 목향유

대의 한방 효능이 있으며 팔다리를 잘 쓰지 못하고 마비되며 아픈 증상, 관절 부위가 부드럽지 않은 증상을 낫게 한다.

명자나무의 열매는 모과이다. 이것은 화위서근(和胃舒筋, 위장을 편안하게 하고 근육을 이완시킨다), 거풍습[去風濕, 풍사(風邪)와 습사(濕邪)를 없앤다]의 한방 효능이 있다. 그래서 팔다리에 경련이 일어 당기고 아픈 증상을 치료하고 근육을 이완시켜 혈맥과 경락이 잘 통하게 한다. 시호와 유사한 시호속 식물(Bupleurum fruticosum), 향유와 비슷한 식물인 목향유(木香薷, Elsholtzia stauntonii), 작약의 일종인 페레그리나 작약(Paeonia peregrina)도 심어져 있다.

인디고는 천연염료 중에서 가장 많이 사용된 청색 염료인 쪽의 색소다. 쪽과 유사한 히말라야 인디고(Indigofera heterantha)가 보인다. 식물원의 버베리(자벽, 刺檗, Berberis vulgaris)는 호흡기 질환, 감기 등에 사용하는 호주의 전통 약이다. 차, 젤리, 시럽으로 먹기도 하고 황색 염료에 쓰인다. 향신료인 세이지 이름이 들어간 예루살렘세이지(Phlomis fruticosa)도 자라고 있다. 꽃잎은 따서 그늘에 말려 향기 주머니의 제작에 사용하는 이 식물은 이탈리아, 그리스, 터키가 원산지이다.

줄사철나무, 매발톱나무, 천선과나무, 큰꿩의비름, 체리월계수, 세지수선국

줄사철나무(Euonymus fortunei), 매발톱나무(Berberis amurensis), 삼나무(Cryptomeria japonica), 일본조팝나무(Spiraea japonica), 천선과나무(Ficus erecta), 큰꿩의비름(Sedum spectabile), 라벤더(Lavandula angustifolia), 포르투갈월계수(Prunus lusitanica), 체리월계수(Prunus laurocerasus)가 분포하고 있다.

세지수선국(細枝繡綫菊, Spiraea myrtilloides), 아이비(Hedera helix), 운남납매(雲南臘梅, Chimonanthus

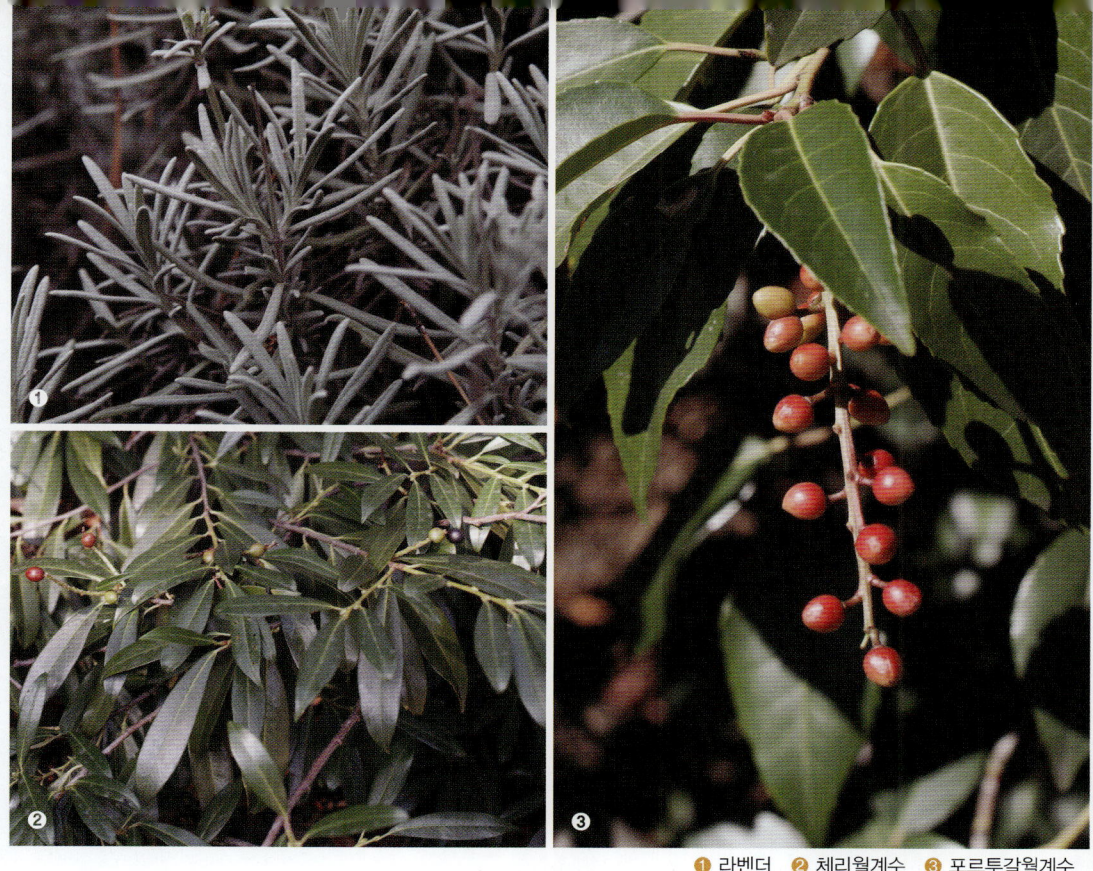

❶ 라벤더 ❷ 체리월계수 ❸ 포르투갈월계수

yunnanensis), 자홍주(刺紅珠, *Berberis dictyophylla*), 중국댕강나무(나미조, 糯米条, *Abelia chinensis*), 천서협미(川西荚蒾, *Viburnum davidii*), 칼리코 꽃(*Aristolochia littoralis*), 포엽순자(泡葉栒子, *Cotoneaster bullatus*), 피라칸사(*Pyracantha coccinea*)도 보인다.

  식물원 인근에는 프랑스 기업으로 세계적인 대형 할인점인 까르푸가 있다. 우리나라에서 철수한 까르푸를 본고장인 프랑스에서 다시 만났다. 매장 안에서 손님이 직접 상품의 바코드를 입력하고 장바구니에 담는 모습은 당시 선진 문물을 보는 것 같아 신기했다. 여기서 프랑스의 기능성 식품, 향신료, 채소를 구입해서 사진 촬영을 해뒀는데 이들은 귀국 후 필자의 훌륭한 약초 자료가 되어 주었다.

한국서 첫선 보이는 식물원

  오테이유 식물원에 대한 정보는 우리나라에서 전혀 찾을 수 없으니 아마 한국에서 첫선

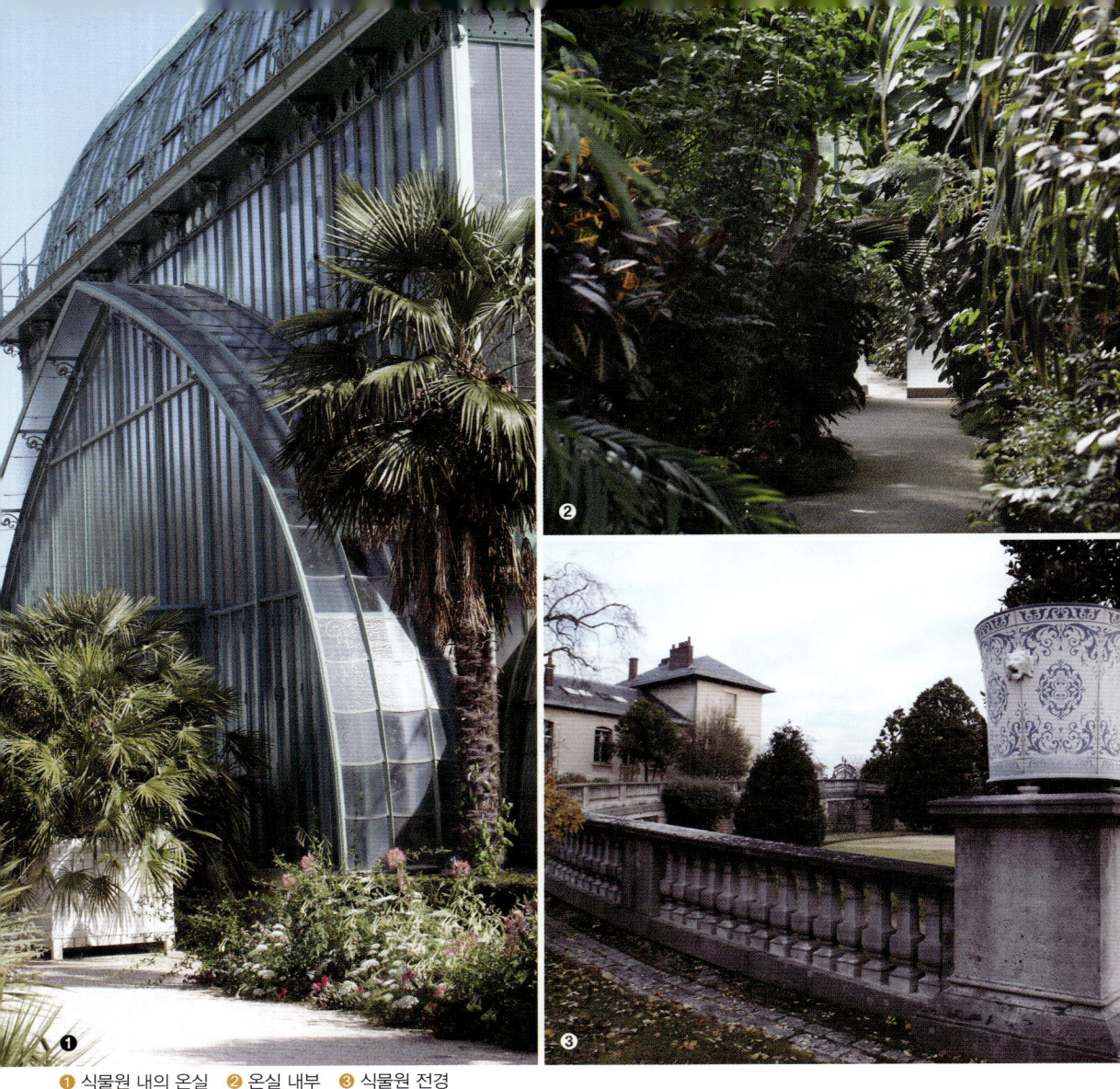

❶ 식물원 내의 온실　❷ 온실 내부　❸ 식물원 전경

을 보이는 식물원이 아닐까 생각한다. 파리의 센 강 남쪽에서 동서로 다니는 지하철 노선은 10호선이다. 이 지하철의 서쪽 종점이 불로뉴-퐁 드 생클루(Boulogne-Pont de Saint-Cloud) 역인데, 종점의 두 정거장 전의 역인 포르트 도테이유(Porte d'Auteuil) 역에 내리면 오테이유 식물원으로 갈 수 있다. 시내버스 32번, 123번, 241번을 타고 포르트 도테이유 버스 정류소에 내려서 잠깐만 걸어가도 식물원을 만난다.

- 위치 : 지하철 10호선의 포르트 도테이유(Porte d'Auteuil) 역에 내려 도보로 갈 수 있다. 인근에 대형 할인점인 까르푸가 있다.
- 파리 관광 안내소의 오테이유 식물원 홈페이지 : https://www.parisinfo.com/musee-monument-paris/71157/Jardin-des-serres-d-Auteuil-Jardin-botanique-de-la-ville-de-Paris
- '파리 도시의 식물원' 기관의 홈페이지 : http://www.paris.fr/jardinbotaniquedeparis
- 설립 연도 : 1761년
- 면적 : 6헥타르
- 운영시간 : 8시, 9시~17시, 18시, 19시 30분, 20시 30분(계절에 따라 다름)
- 휴원일 : 없음
- 입장료 : 무료
- 주소 : 3 Avenue de la Porte d'Auteuil, 75016 Paris, France
- 전화번호 : +33 1 40 72 16 16

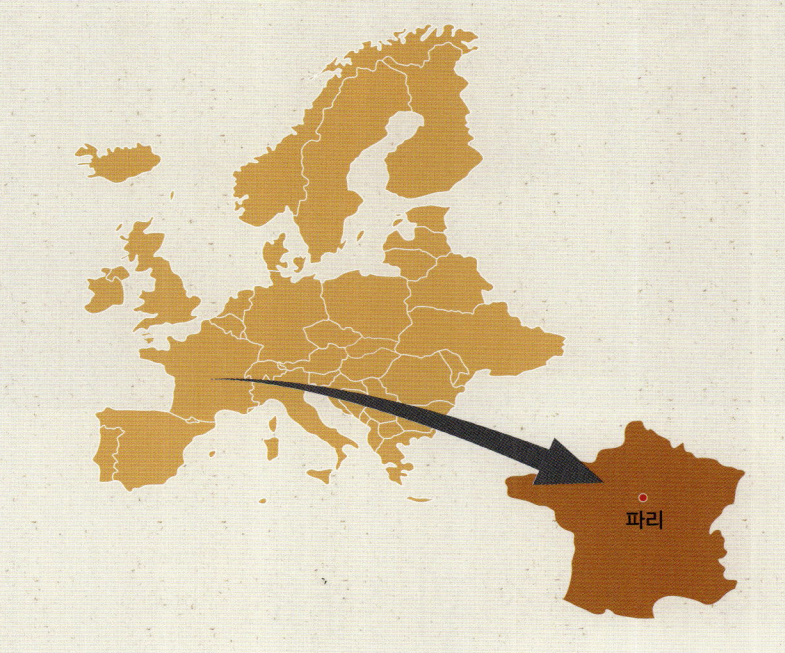

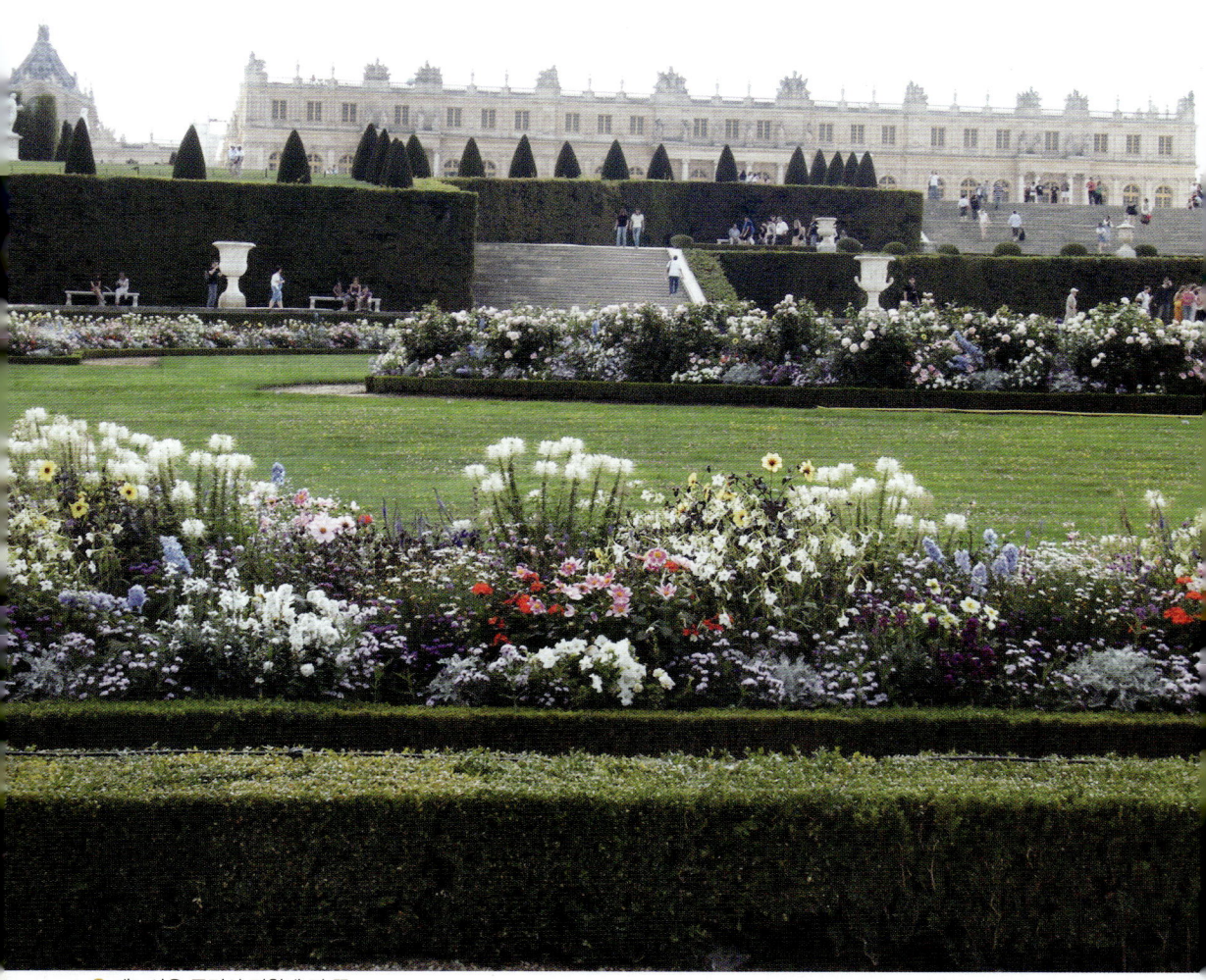

○ 베르사유 궁전의 정원에 핀 꽃

| 1.03 |

베르사유 궁전과 약초

거대한 정원과 대운하의 궁전

　베르사유 궁전(프랑스어: Château de Versailles)은 프랑스의 '태양왕' 루이 14세의 영광과 영원한 권력을 과시하기 위해 대대적으로 지은 궁전이다. 파리에서 남서쪽으로 22km 지점에 위치하여 50년이라는 긴 시간과 어마어마한 비용을 들여 완성할 수 있었다. 아버지 루이 13세 때까지 왕실 사냥터로 조그마한 별장과 울창한 숲이 있던 베르사유는 루이 14세에 이르러 새롭게 태어났다. 궁전을 나와 건물 뒤로 가면 확 트인 전망 아래 끝없이 펼쳐져 있는 거대한 정원과 대운하가 나타난다.

　베르사유 정원을 거닐다 고목이 된 회화나무(*Sophora japonica*)를 만났다. 나무에는 하얀 꽃이 수북이 달려 있었다. 한방에서는 꽃을 괴화라 부른다. 이날 베르사유에 핀 회화나무의 괴화는 양혈지혈(涼血止血)과 청간명목(淸肝明目)의 효능이 있다. 회화나무의 다른 약용 부위인 잘

○ 베르사유 궁전의 정문

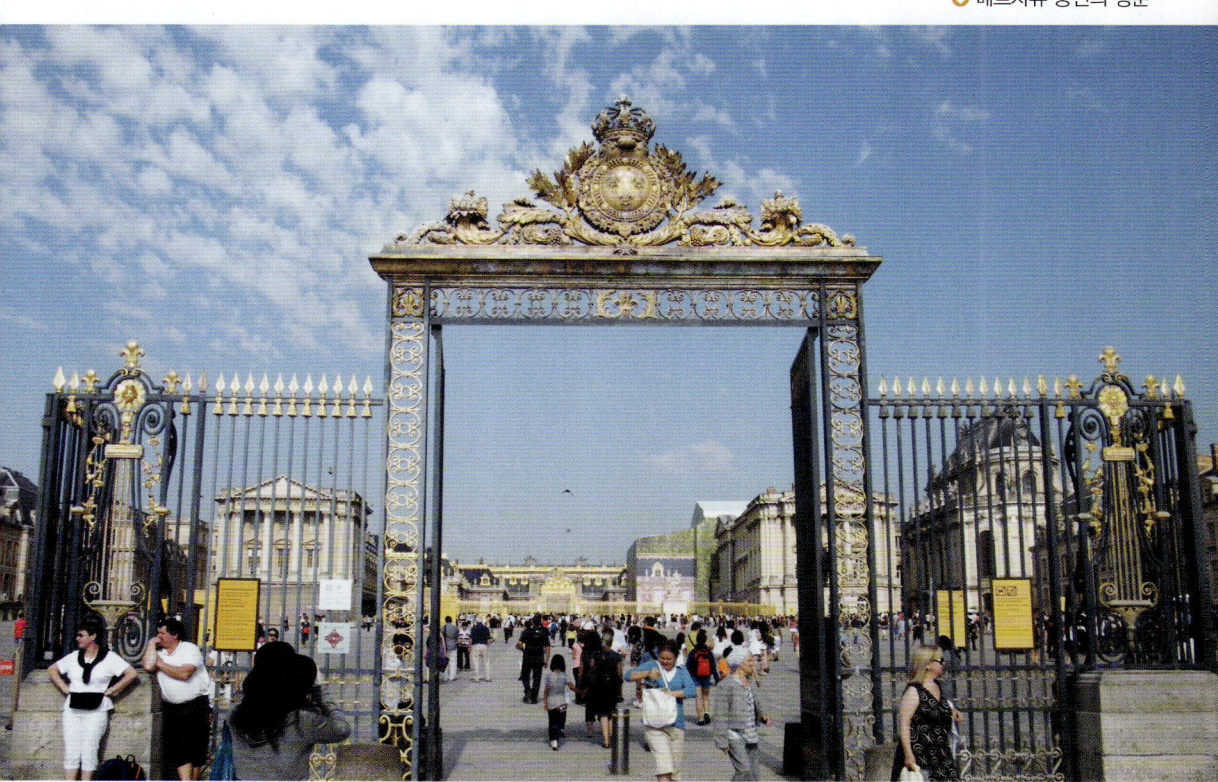

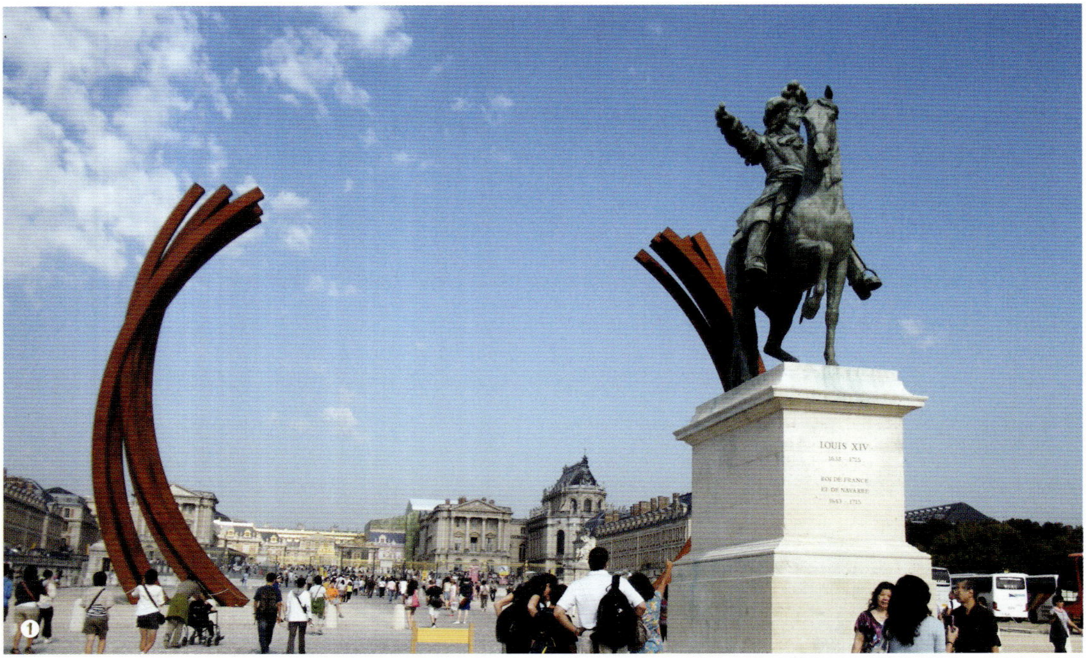

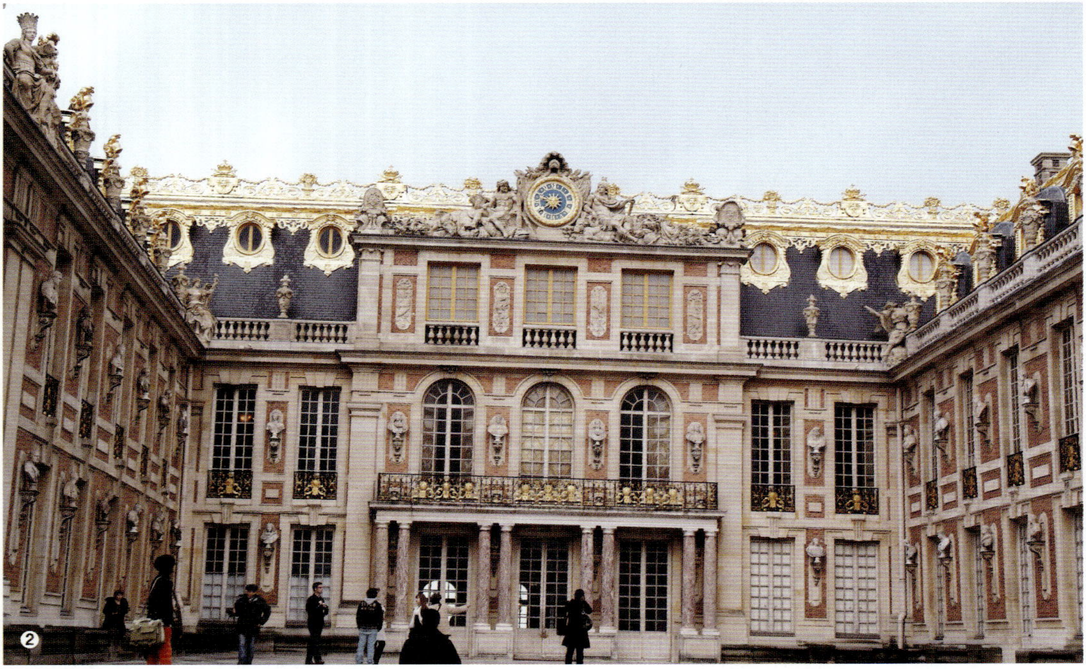

❶ 베르사유 궁전 앞의 루이 14세 동상　❷ 베르사유 궁전의 전경

익은 열매는 한방에서 괴각이라 부른다. 이의 효능은 청열사화(清熱瀉火), 양혈지혈로서 머리가 어지럽고 눈앞이 아찔한 증상 그리고 마음이 번거롭고 답답하여 괴로운 증상을 낫게 하며 눈 충혈에도 활용할 수 있는 한약이다.

'왕비의 촌락'의 식물

베르사유 궁전 안으로 깊숙이 들어가면 '왕비의 촌락'(프랑스어: Hameau de la Reine)이 나온다. 베르사유 궁전에서 제공하는 한글 안내장에 '촌락'으로 번역되어 있어 이를 따른다. 마리 앙투아네트는 궁정 건축가에게 호숫가에 작은 장식용 촌락을 짓도록 했다. 여러 채의 건물이 세워져 있고 건물마다 채소를 심은 정원이 딸려 있다. 궁정 생활에 염증을 느낀 마리 앙

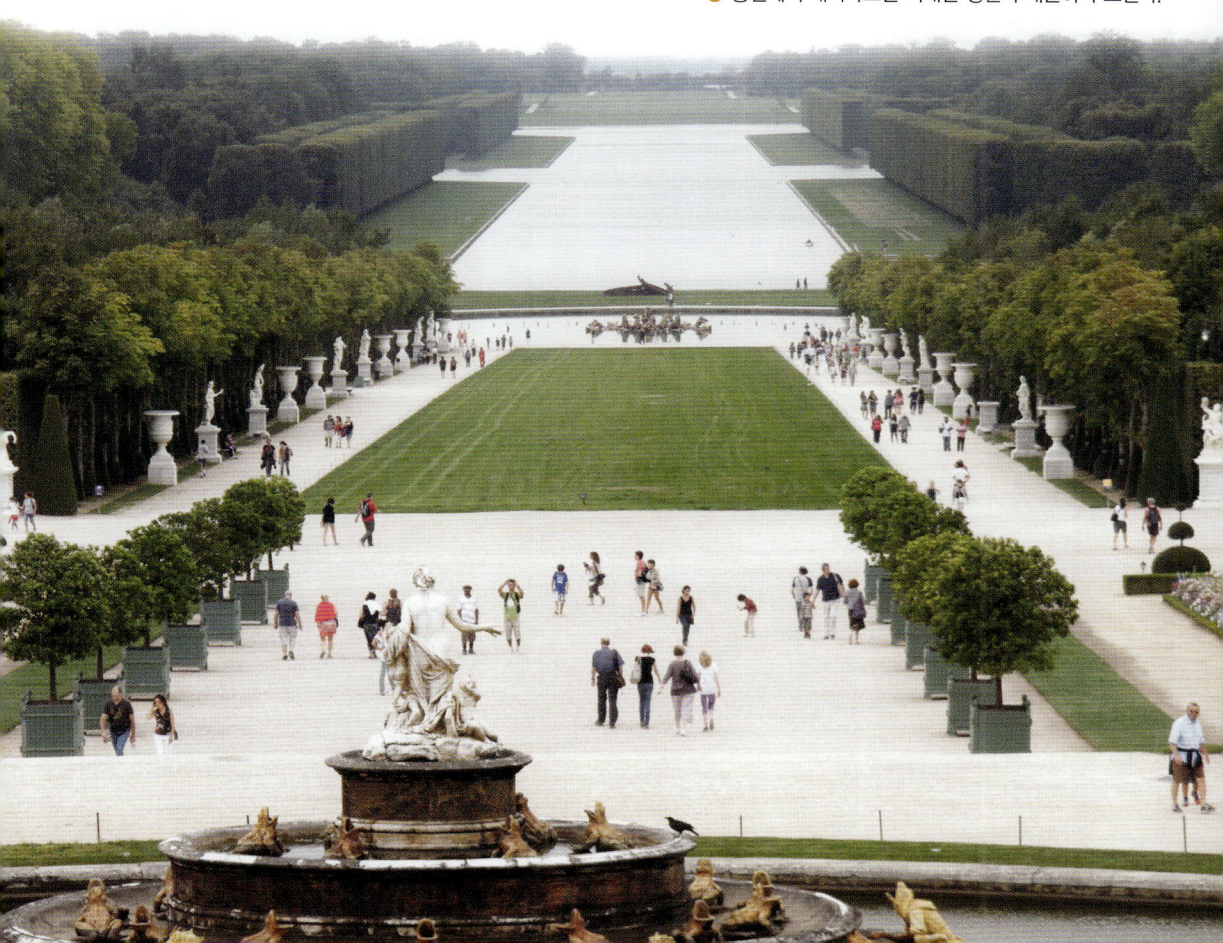

○ 궁전에서 내려다보면 거대한 정원과 대운하가 보인다.

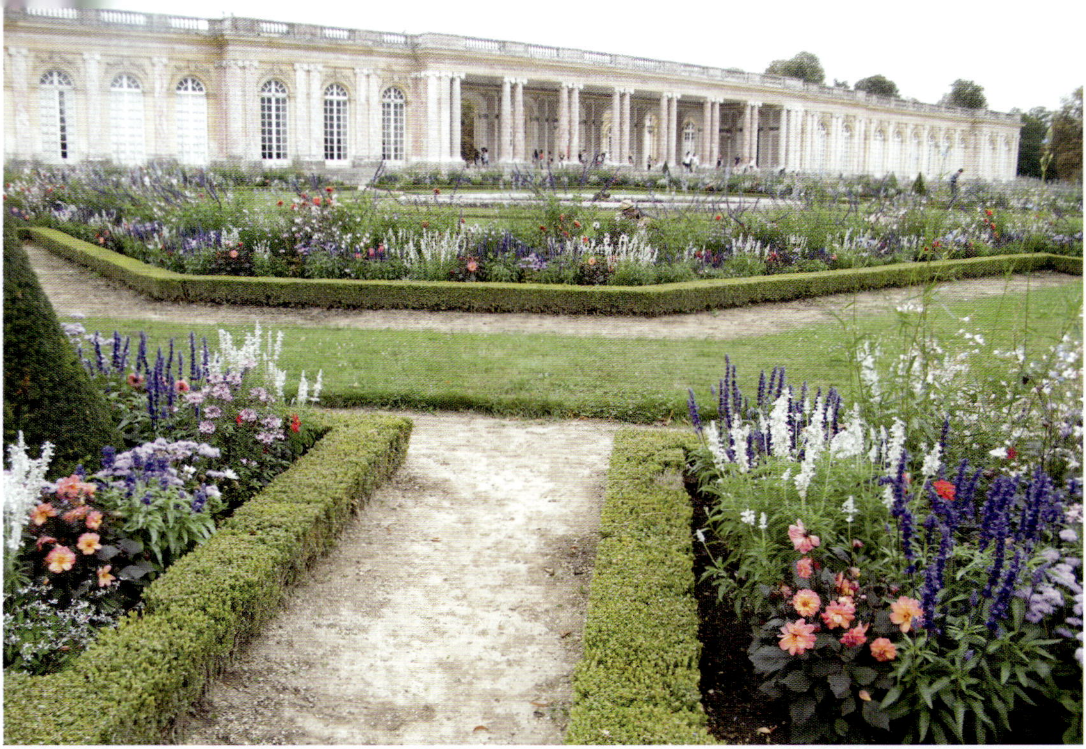

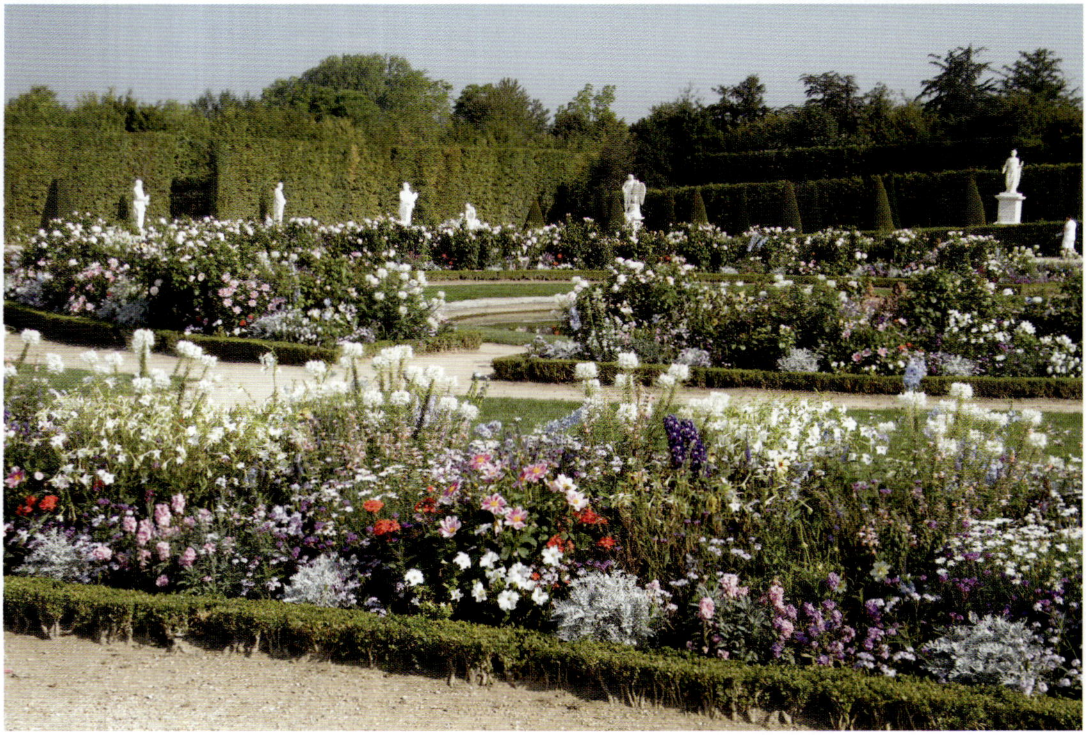

🌼 궁전 정원에 핀 꽃

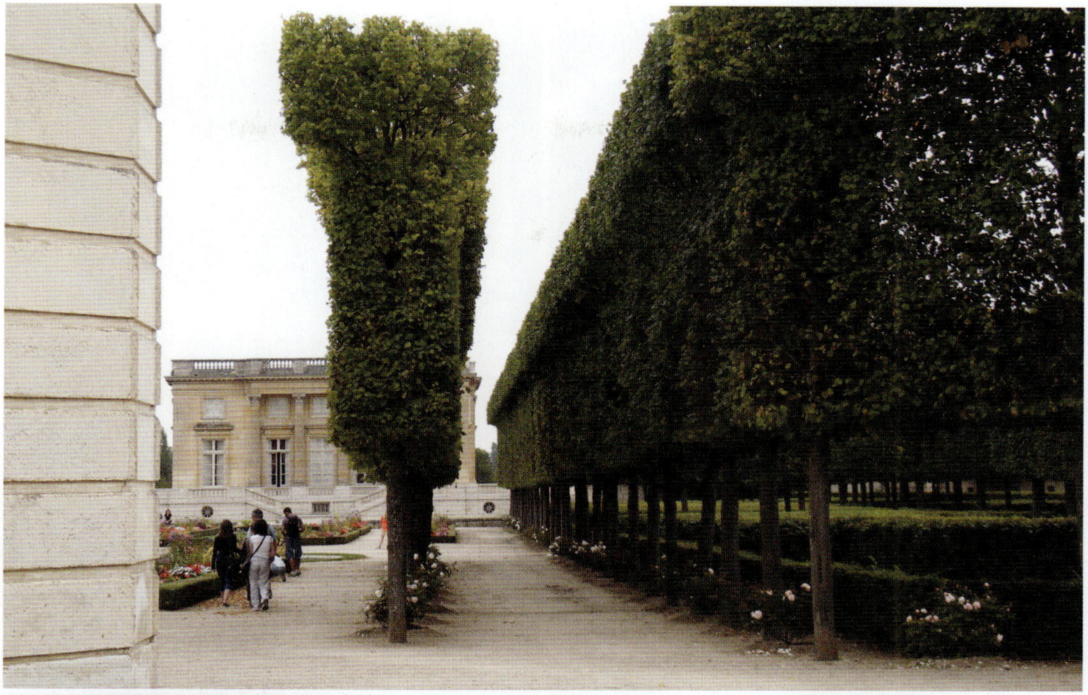

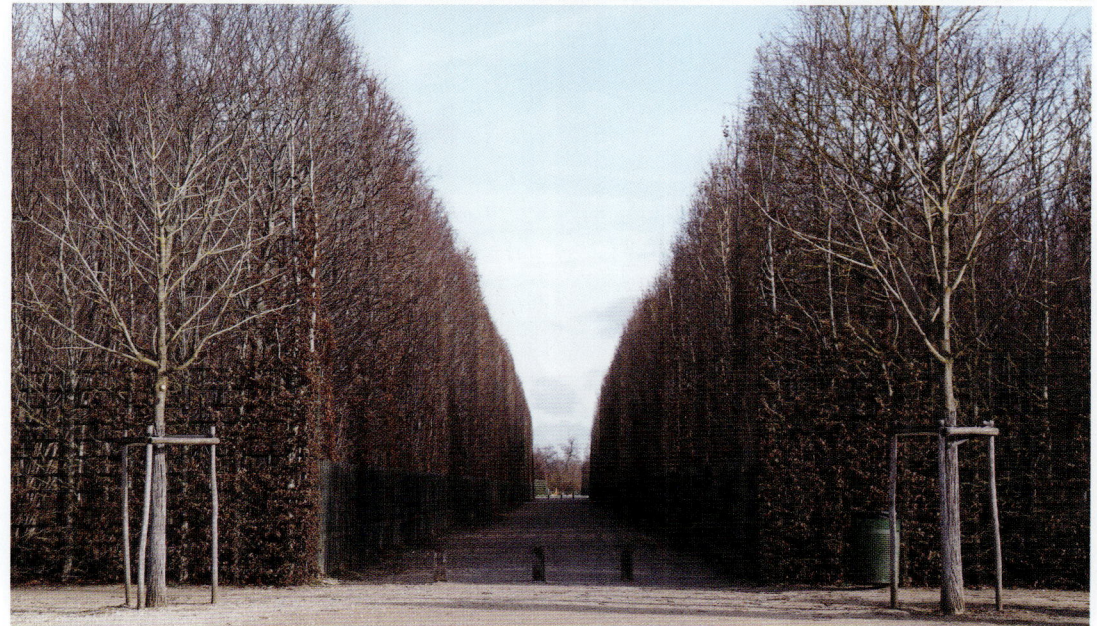

◆ 궁전 안의 숲길

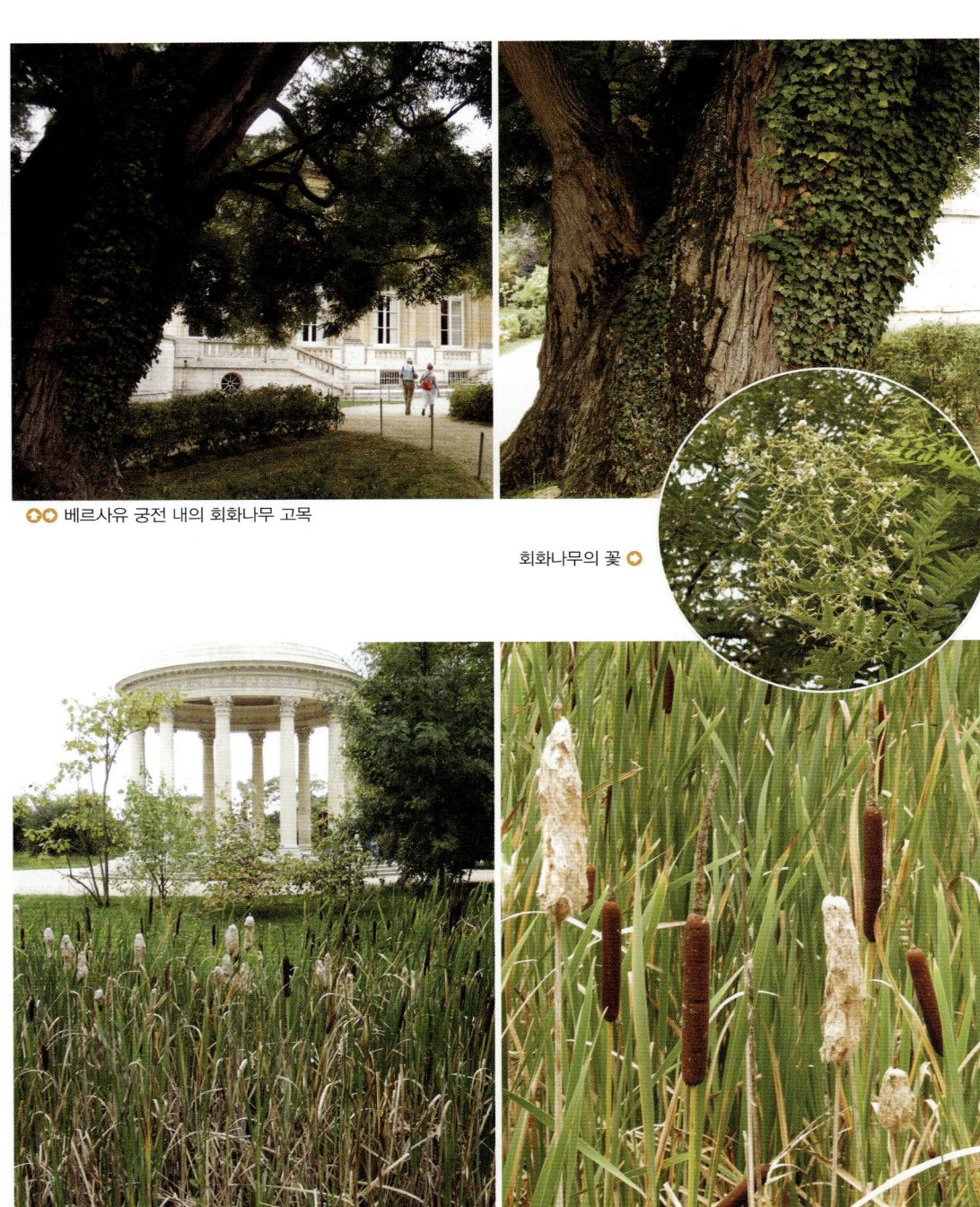

◐◐ 베르사유 궁전 내의 회화나무 고목

회화나무의 꽃 ◑

◐◐ 궁전 안에 심어진 부들

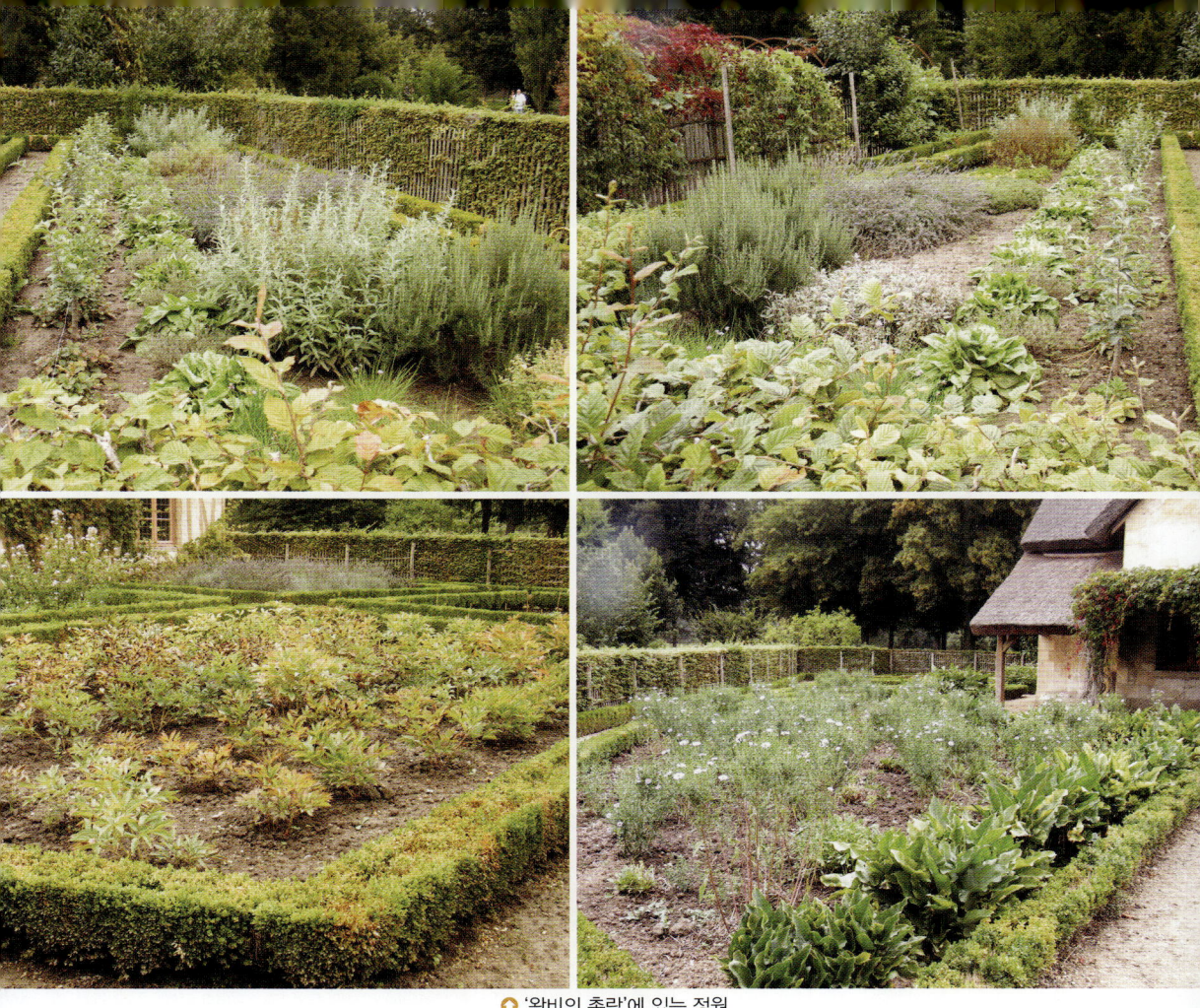

⬢ '왕비의 촌락'에 있는 정원

투아네트의 서민 체험이다.

'왕비의 촌락'의 밭에는 아티초크(*Cynara scolymus*)를 대량 재배하고 있어 사진으로 열심히 기록해 두었다. 아티초크는 두화(頭花)를 활용하는 식용 및 약용식물이다. 두화는 꽃대 끝에 많은 꽃이 뭉쳐 붙어서 머리 모양을 이룬 꽃으로 두상화와 같은 말이다. 지중해 연안이 원산지인 이 식물은 프랑스, 스페인, 이탈리아, 미국이 세계 최대의 생산지이나 지금은 우리나라 제주도, 전남 지역에서도 재배하고 있다. 두화에는 시나린 성분이 함유되어 있고 엽산, 마그네슘이 풍부한 채소이다. 인도에서는 술 마신 후 숙취에 좋다고 하여 차로 음용한다. 간염, 지방간, 황달을 치료하고 지방질 음식을 소화시키는 담즙이 잘 배출되도록 도와

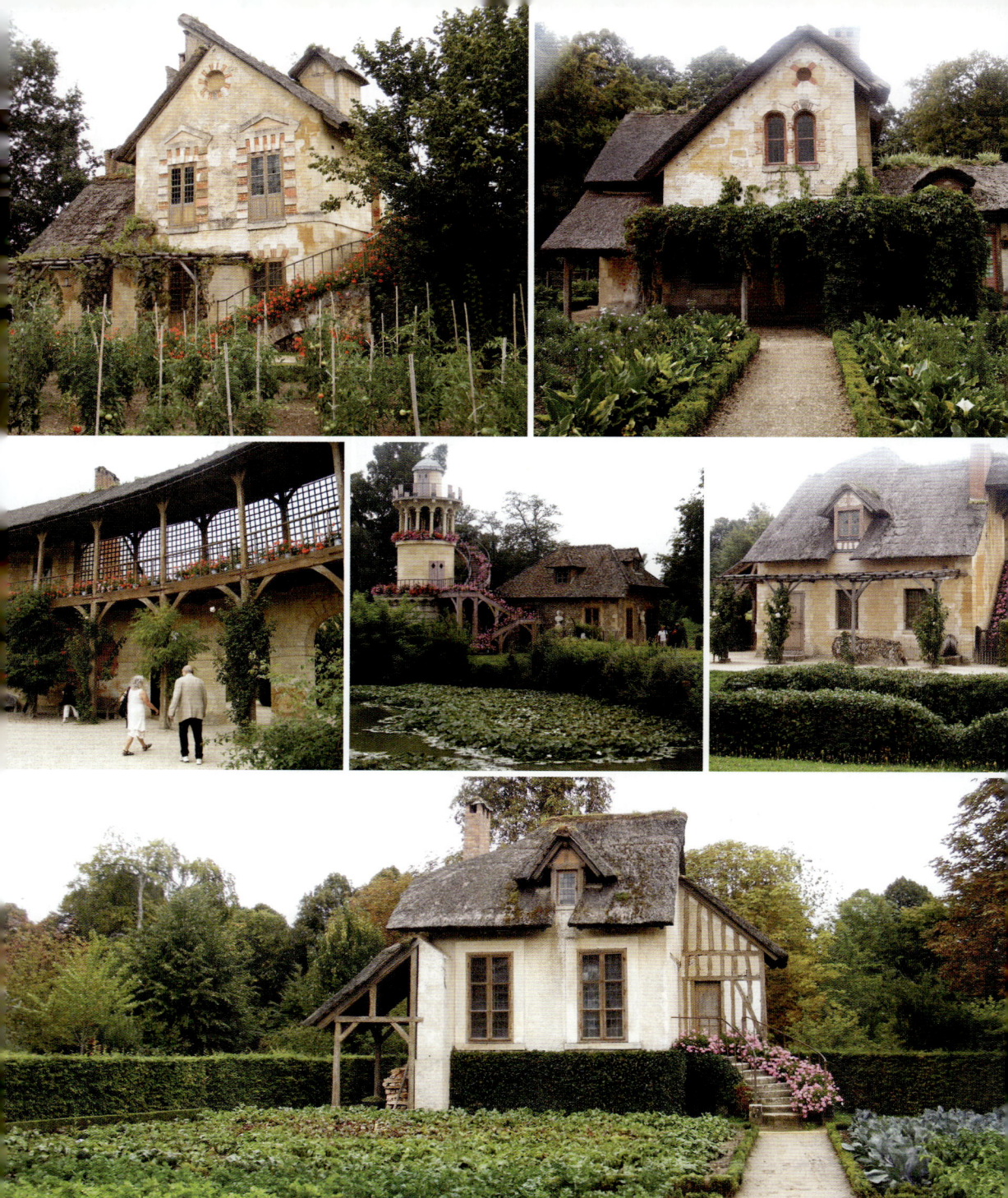

✿ 베르사유 궁전 안의 '왕비의 촌락' 건물

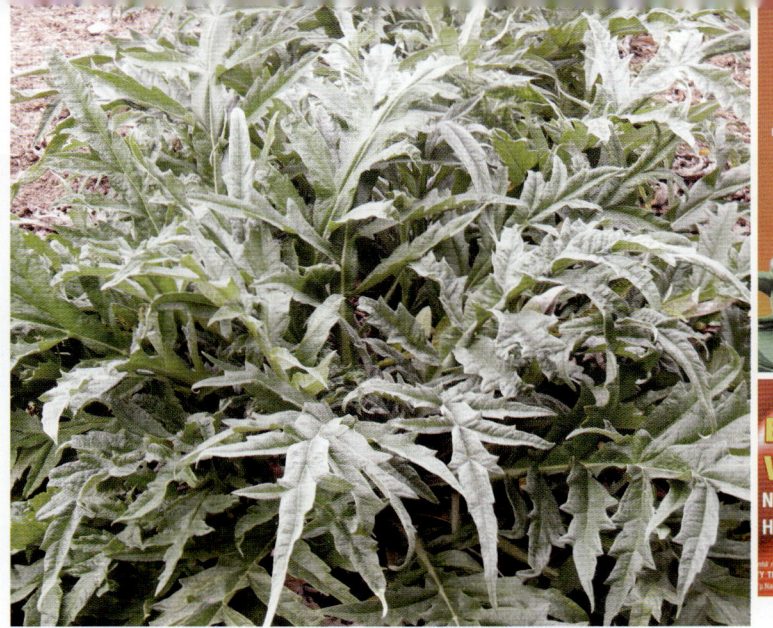

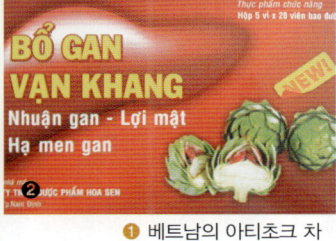

❶ 베트남의 아티초크 차
❷ 아티초크가 함유된 베트남 의약품

◐ '왕비의 촌락' 정원에서 재배 중인 아티초크의 어린잎

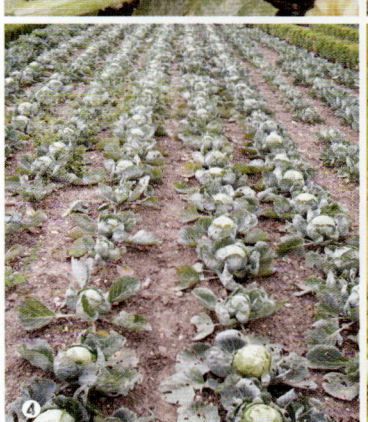

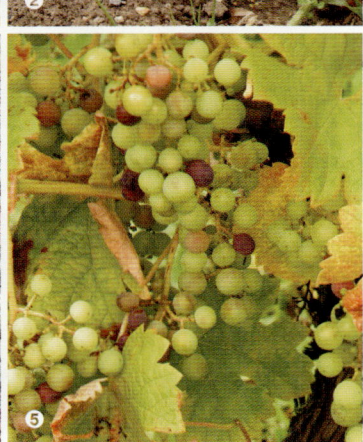

❶ '왕비의 촌락' 정원의 애호박
❷ '왕비의 촌락' 정원의 호박
❸ '왕비의 촌락' 정원의 콩
❹ '왕비의 촌락' 정원의 양배추
❺ '왕비의 촌락' 정원의 포도

베르사유 궁전과 약초   47

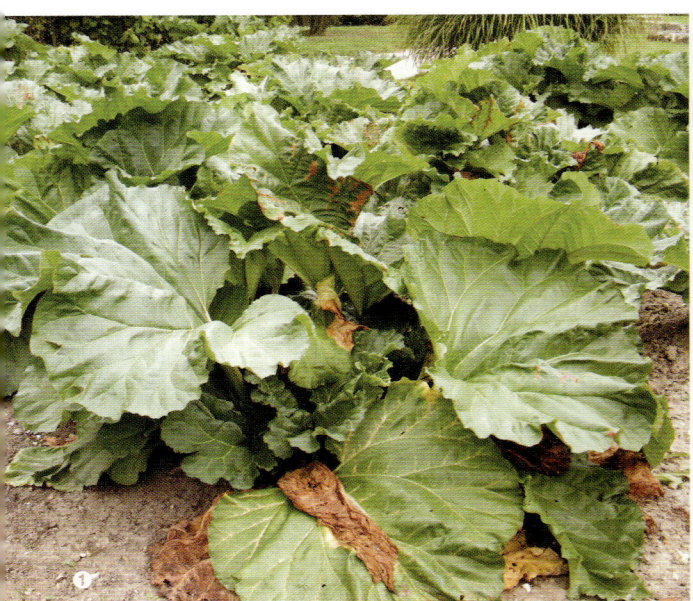 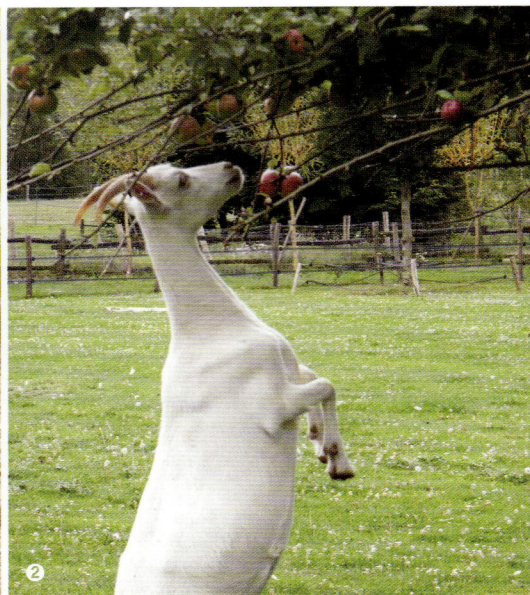

❶ '왕비의 촌락' 정원의 루바브 ❷ 염소가 사과를 따기 위해 앞발을 치켜들고 있다.

주는 이담작용이 있다.

　필자가 이전에 찾았던 베트남의 백화점 식품 매장에서 아티초크 차가 보였고 약국에서도 아티초크를 베이스로 한 의약품을 팔고 있다. 의약품은 아티초크 700mg에다 한약 편축(마디풀의 전초) 300mg, 메꽃과의 식물 300mg, 여우구슬 200mg으로 구성되었다. 이 약용식물들은 베트남에서 간염, 간경화 치료에 사용하고 있다. 우리에겐 아직 대중적이지 않은 아티초크지만 외국에서는 많이 활용하고 있다.

　'왕비의 촌락'에서는 대황 종류인 루바브(Rheum rhabarbarum)도 보인다. 서양에서 중요한 채소로 취급하는 루바브는 잎자루를 연화시켜서 사용하는데 맛이 시고 향기가 있다. 잎자루의 껍질을 벗겨 썰고 삶아서 샐러드에 섞기도 하지만 파이, 젤리, 잼 등 디저트에 활용한다. 많이 먹으면 설사를 일으키므로 잎은 식용하지 않지만 변비 치료에 효과적이다. 이 외에도 부들, 블루베리, 애호박, 양배추, 피망, 콩이 고루고루 자라고 포도나무, 사과나무도 심어져 있다. 염소들이 사과를 따기 위해 앞발을 높이 치켜든 모습은 방문객들의 호기심 어린 시선을 사로잡기에 충분했다.

Tips

- 위치 : 파리에서 남서쪽으로 22km 지점에 위치
- 홈페이지(영어) : http://en.chateauversailles.fr/
- 운영시간(궁전) : 9시~18시 30분(성수기) / 9시~17시 30분(비수기)
- 운영시간(정원) : 7시, 8시~18시, 18시 20분, 18시 30분(계절에 따라 변경)
- 휴원일(궁전) : 월요일, 일부 공휴일
- 주소 : Place d'Armes, 78000 Versailles, France
- 전화번호 : +33 1 30 83 78 00

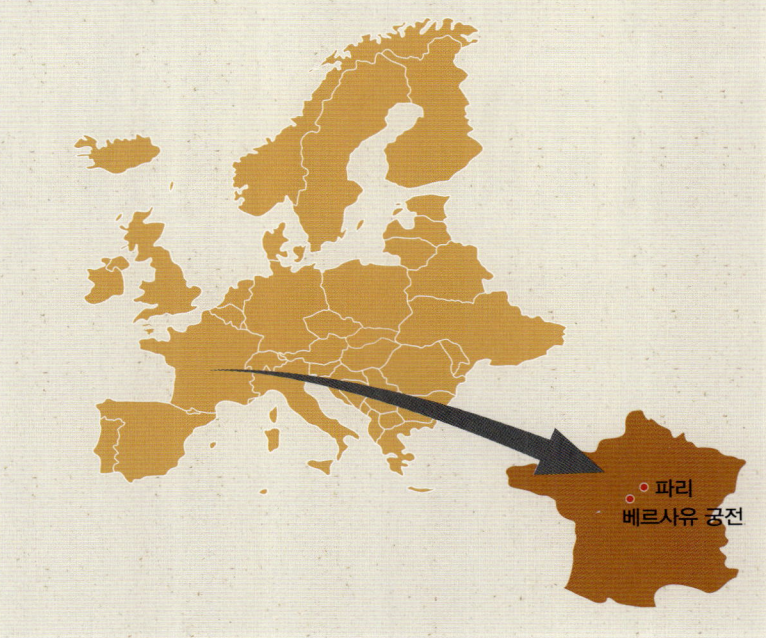

베르사유 궁전과 약초

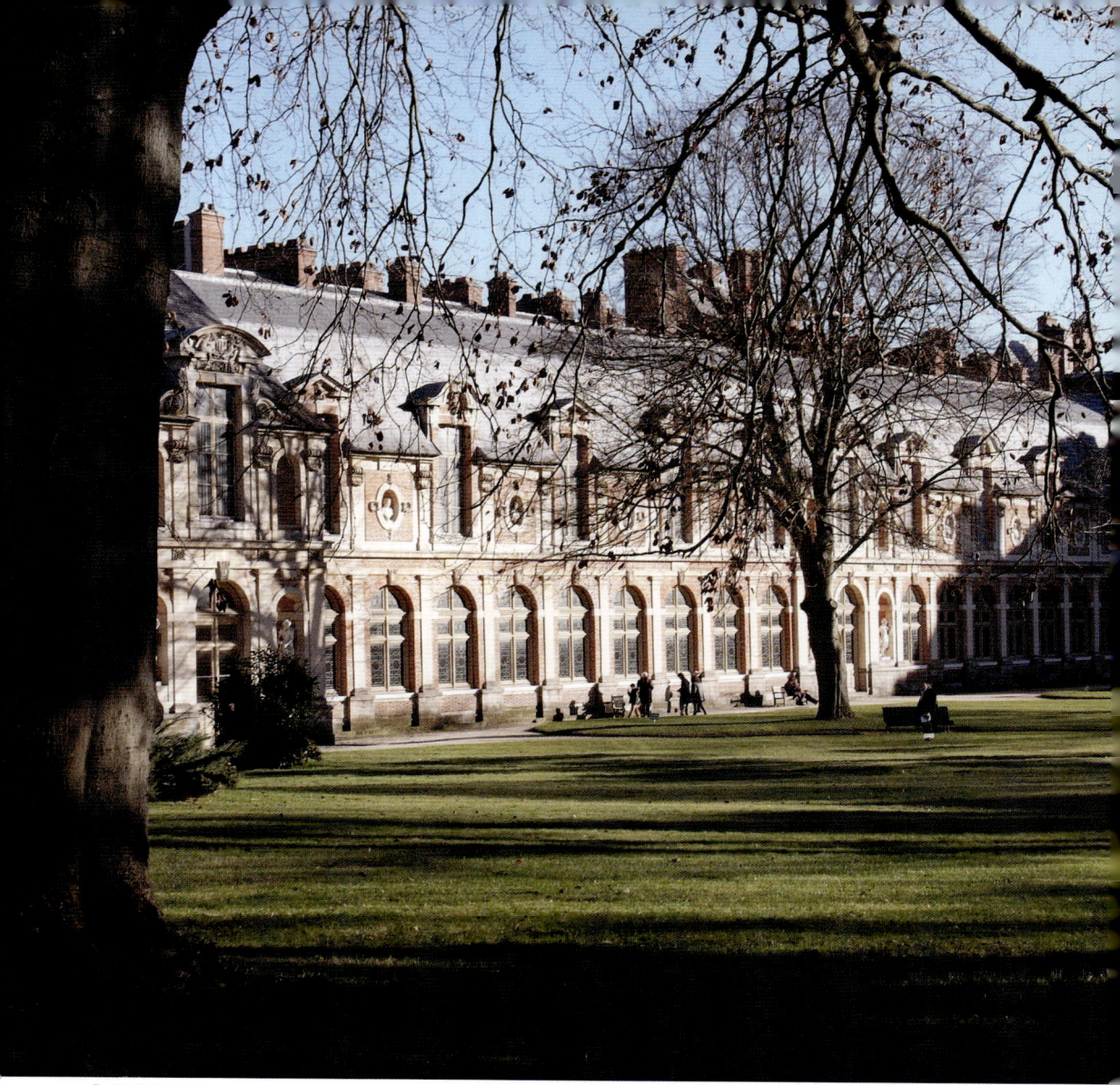

○ 퐁텐블로의 숲

| 1.04 |

퐁텐블로 궁전과 약초

나폴레옹의 자취를 느끼는 궁전

퐁텐블로 궁전은 파리에서 남동쪽으로 65km 떨어진 곳에 있는 '퐁텐블로의 숲' 한가운데 있으며 퐁텐블로 성(프랑스어: Château de Fontainebleau)으로도 불린다. 베르사유 궁전을 짓기 전까지 프랑스 왕궁 중에서 가장 고귀하고 아름다운 곳이었다고 평가된다. 퐁텐블로 궁전은 19세기 초 나폴레옹 1세가 복구하고 개축하여 사용하였다.

궁전 입구의 황금색 문을 들어서면 '백마의 광장'이다. 나폴레옹 1세가 폐위되어 근위병들과 이별하면서 눈물을 흘렸다고 해서 '이별의 광장'이라 부르게 됐다. 나폴레옹 1세는 1814년 퐁텐블로 협정이 체결되고 나서 이곳에서 퇴위하여 엘바 섬으로 유배되었다. 그렇지만 1815년 다시 엘바 섬을 탈출하여 파리에 도착한다. 엘바 섬은 현재 행정구역으로는 이탈리아에 속해 있으나 당시에는 프랑스에 귀속된 지역이었다. '이별의 광장' 뒤편의 건

○ 퐁텐블로 궁전의 입구

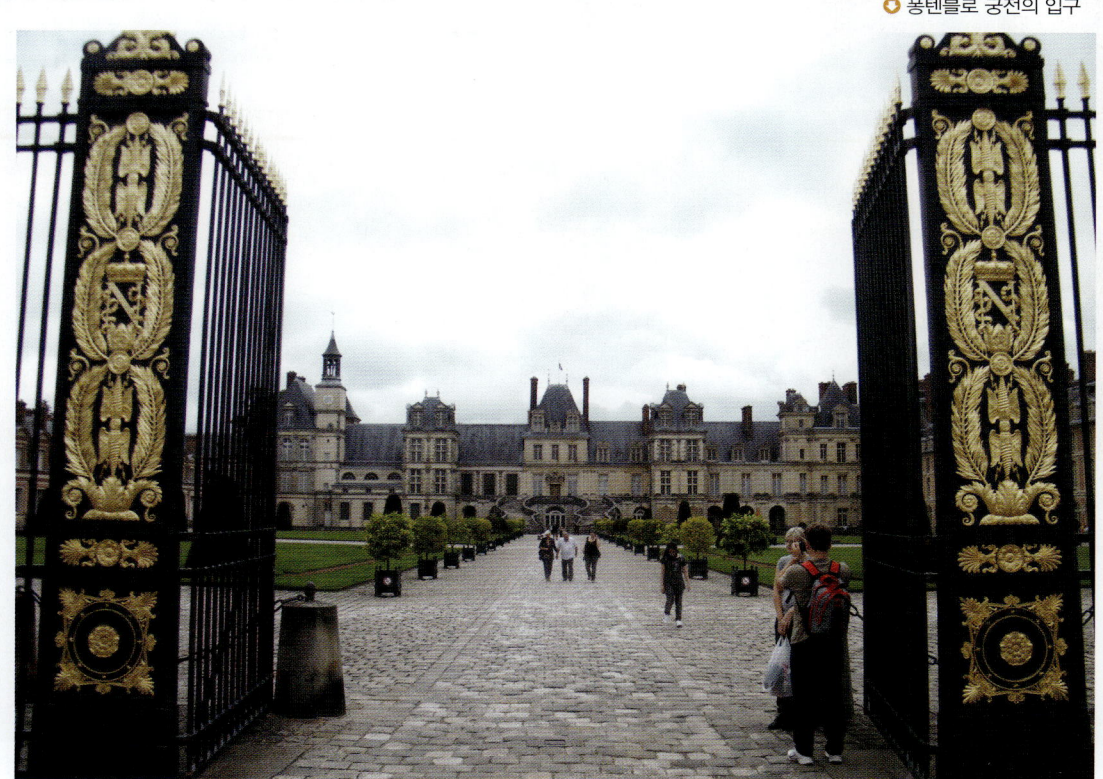

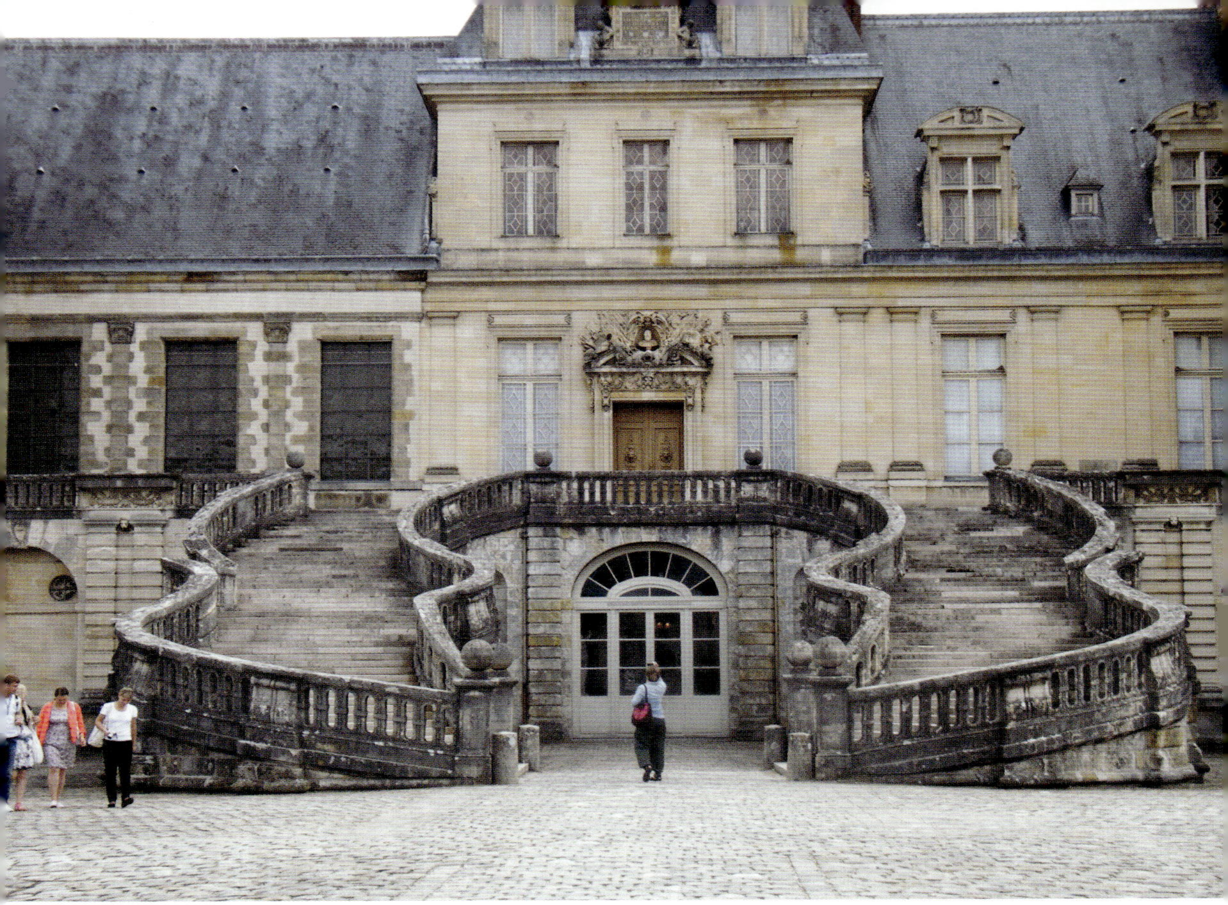

◎ 퐁텐블로 궁전의 말발굽 모양의 계단

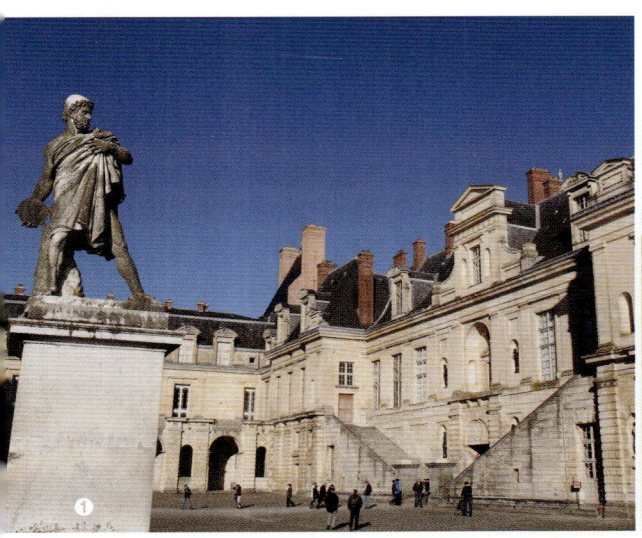

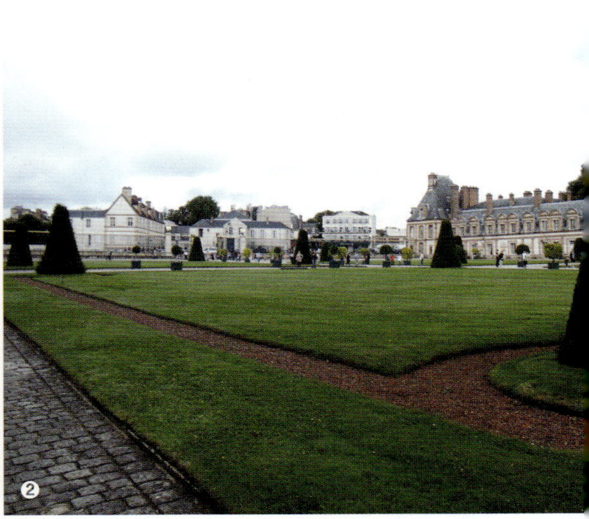

❶ 퐁텐블로 궁전의 전경　❷ 퐁텐블로 궁전의 '백마의 광장'

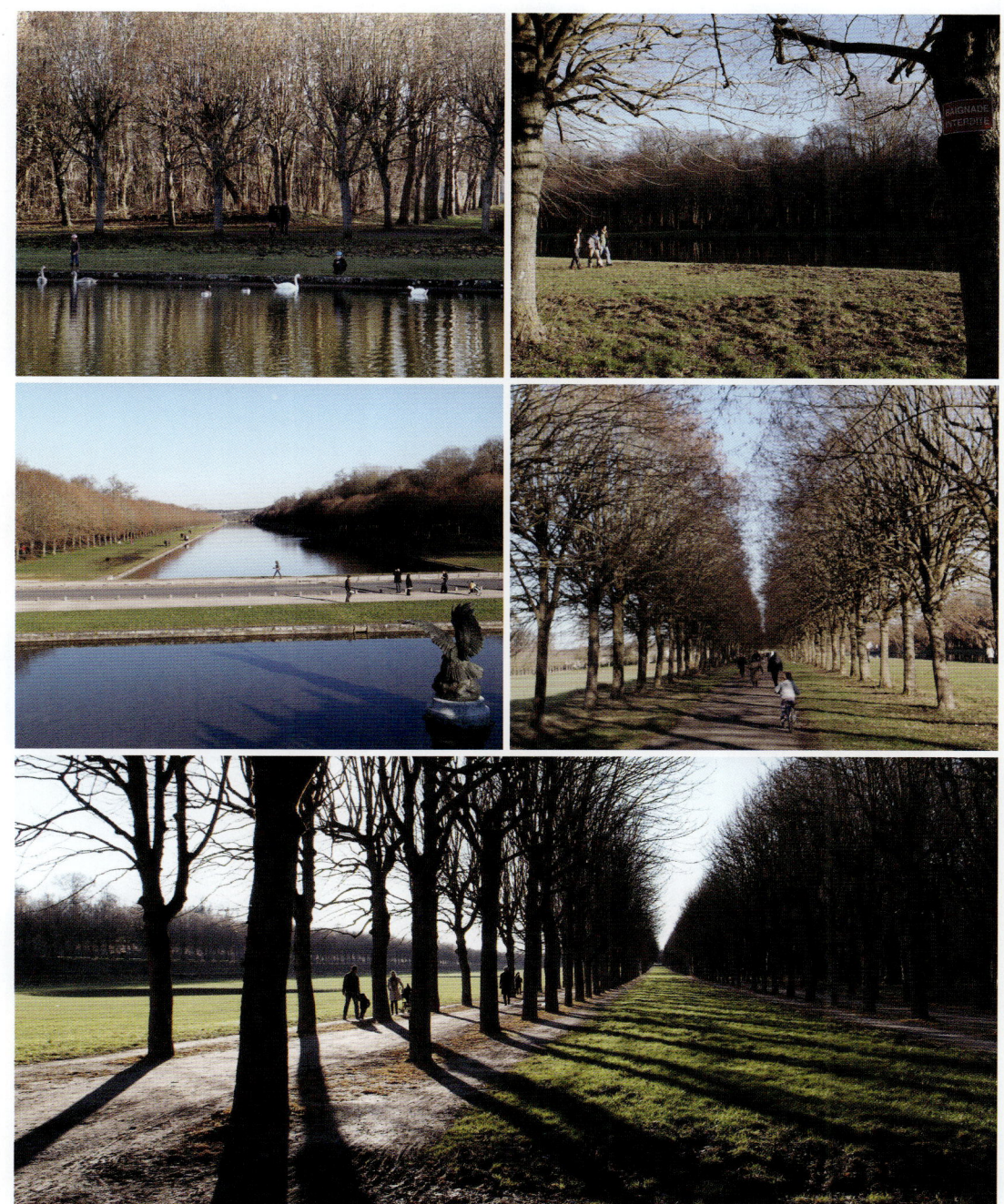

○ 퐁텐블로 궁전의 숲

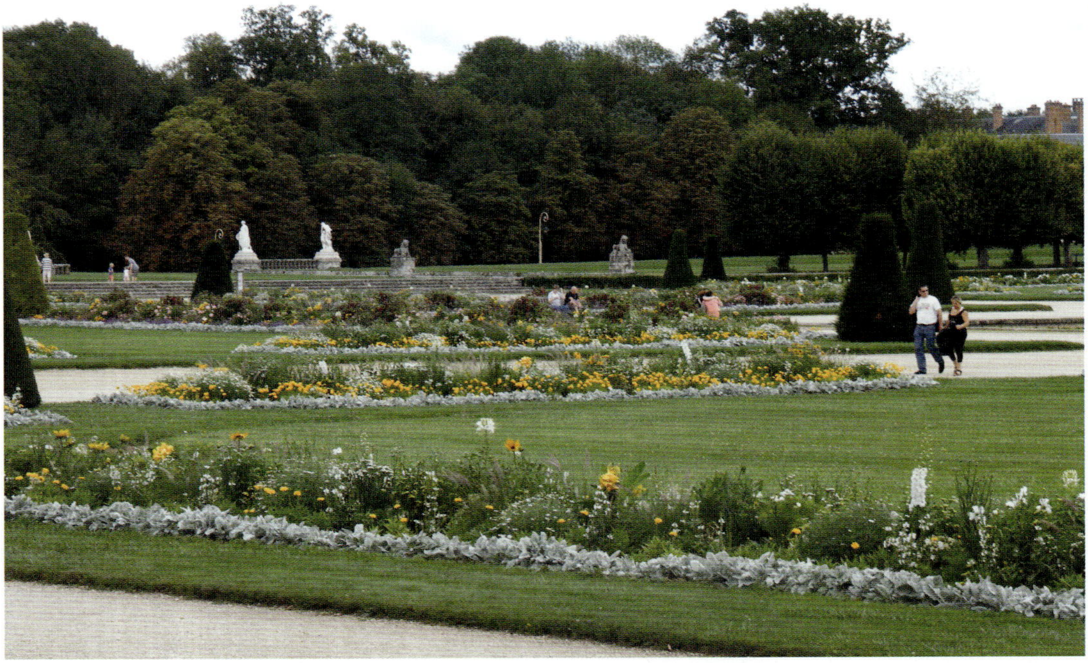

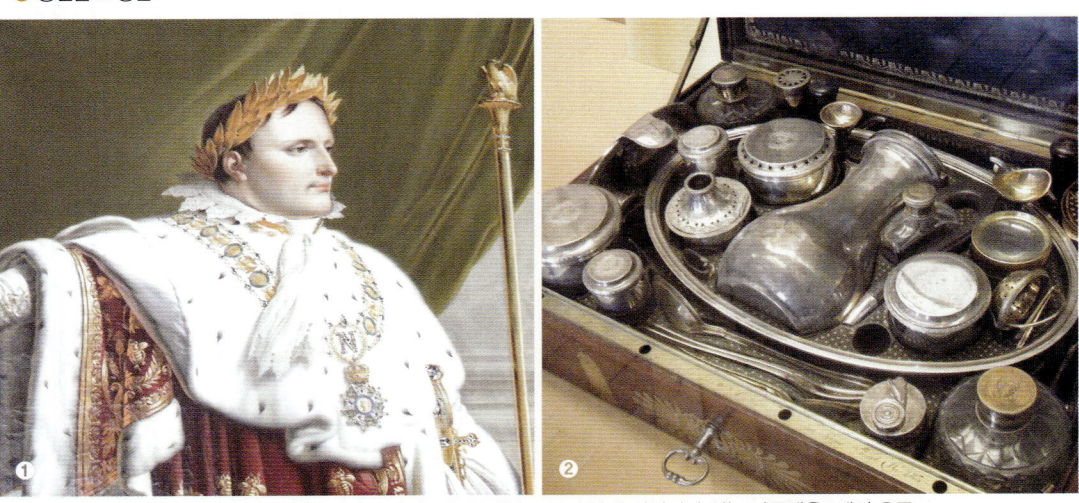

◉ 퐁텐블로 정원

❶ 퐁텐블로 궁전 안에 있는 나폴레옹 1세의 초상화   ❷ 퐁텐블로 궁전 안에 전시되어 있는 나폴레옹 1세의 유품

물에는 아치형의 말발굽 모양을 하고 있는 독특한 계단이 인상적이다. 퐁텐블로 궁전 내부에는 나폴레옹 1세의 초상화가 걸려 있고 유품도 전시되어 있어 이 궁전은 나폴레옹 1세의 자취를 한가득 느낄 수 있는 곳이다.

아마, 발삼, 유칼립투스, 주형오두, 키나를 담았던 약병

퐁텐블로 성내의 아름다운 정원인 디안 정원(프랑스어: Jardin de Diane)에 꽃이 핀 무궁화가 있어 반갑게 만났다. 디안 정원의 분수에는 로마 신화에서 달과 사냥의 여신으로 알려져 있는 디안의 동상이 세워져 있다. 그리고 유럽에서 흔한 협죽도가 퐁텐블로 시내에서도 보여 이곳 풍경을 넣어서 사진을 촬영했다. 궁전 인근에 있는 오래된 약국에 관심을 가지고 들어가 보니 인삼, 강황이 함유된 의약품이 진열되어 있었다. 판매가 어떤지 주인에게 물어보니 "한 달에 한두 개 정도 팔린다"는 답이다. 약국 내 높은 선반에는 아마, 천연수지인 발삼, 향기가 있는 유칼립투스, 부자와 비슷한 주형오두(舟形烏頭, *Aconitum napellus*), 말라리아 특효약인 키나(*Cinchona succirubra*)를 담는 약병이 보인다. 장식적인 글씨체로 약용식물 이름을 적은 도자기로 만들어 놨다.

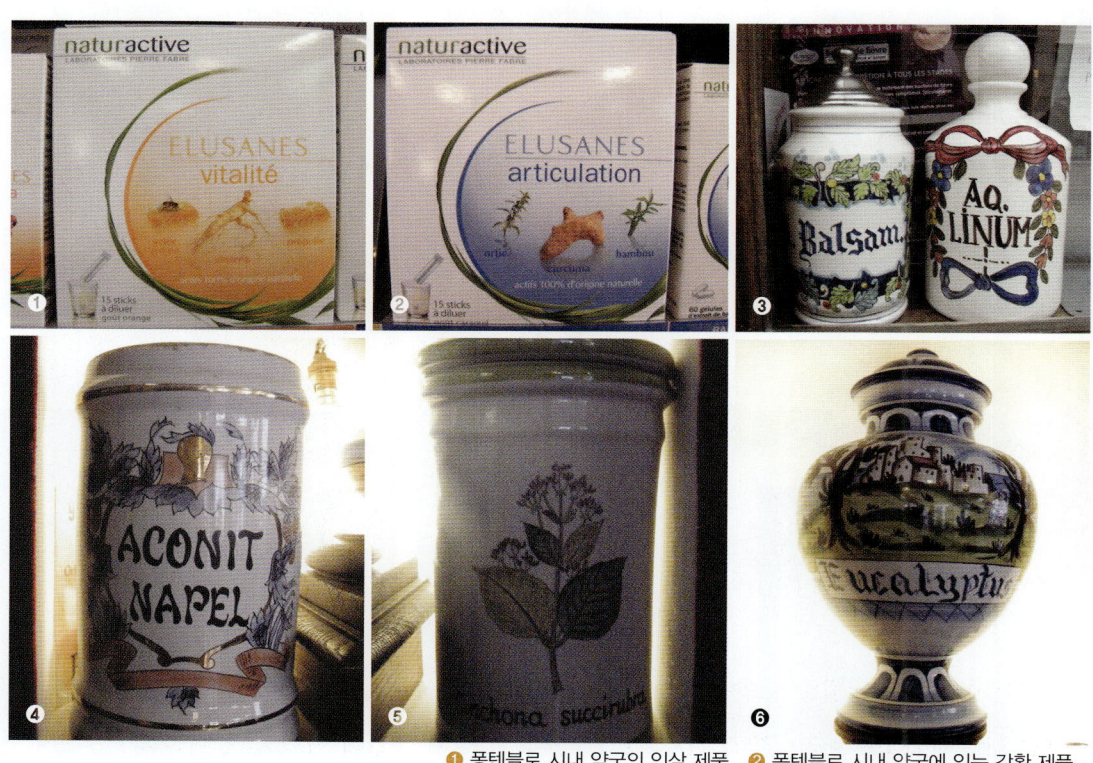

❶ 퐁텐블로 시내 약국의 인삼 제품 ❷ 퐁텐블로 시내 약국에 있는 강황 제품 ❸ 아마, 발삼의 약병 ❹ 한약 오두의 약병 ❺ 키나 약병 ❻ 유칼립투스 약병

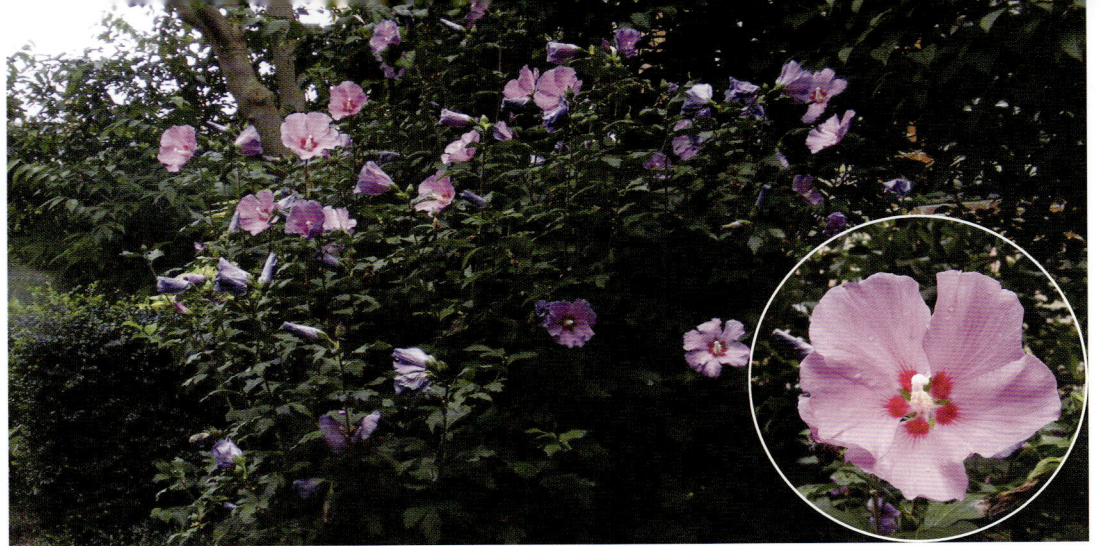
◉◉ 퐁텐블로 궁전 안의 무궁화

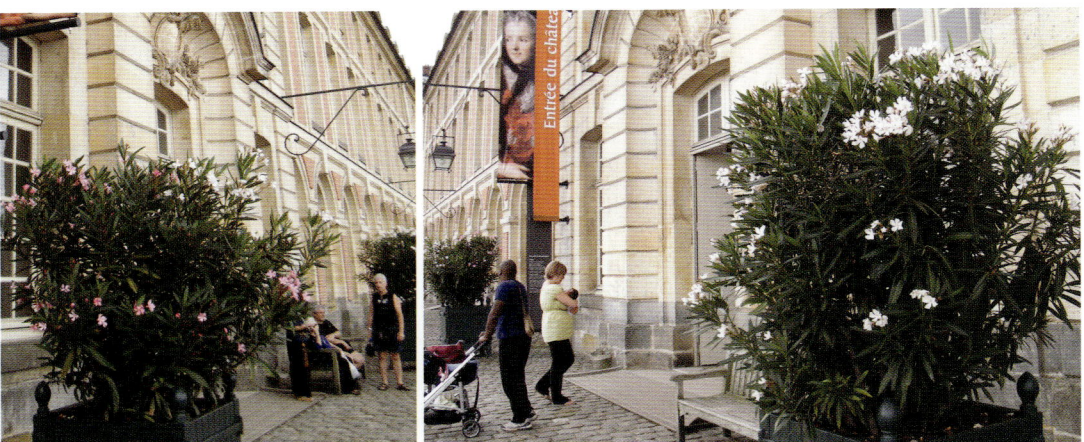
◉◉ 퐁텐블로 시내의 협죽도

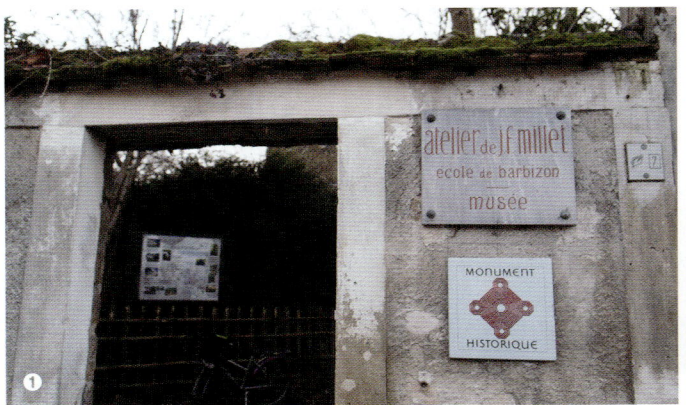
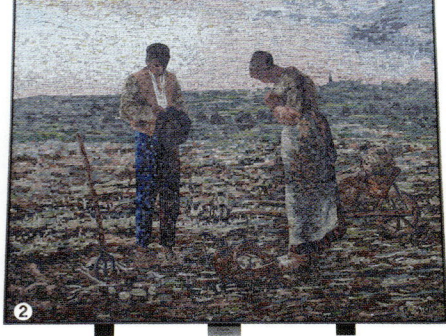
❶ 밀레 전시관 입구　❷ 밀레의 그림이 바르비종 시내에 세워져 있다.

풍텐블로 궁전에서 북서쪽으로 약 10km 떨어진 곳에는 바르비종(프랑스어: Barbizon)이 있다. 화가 밀레 부부와 세 자녀는 1849년에 창궐한 콜레라를 피해 파리에서 이곳으로 피신한다. 몇 주일만 지내다 돌아갈 계획과는 달리 그는 남은 생을 여기서 보내게 되고 인류에게 쉼을 선사할 명작을 남기게 된다. 밀레는 바르비종에서 자기 작품의 진수를 만들어 내게 된 것이다. 이곳에 '밀레 전시관'도 있다.

> **Tips**
>
> - 위치 : 파리에서 남동쪽으로 65km 떨어진 곳에 위치
> - 홈페이지 : http://www.musee-chateau-fontainebleau.fr/spip.php?lang=en
> - 운영시간(성) : 9시 30분~17시(10~3월) / 9시 30분~18시(4~9월)
> - 운영시간(정원) : 9~17시(11~2월) / 9~18시(3월, 4~10월) / 9~19시(5~9월)
> - 휴원일(성) : 화요일, 1월 1일, 5월 1일, 12월 25일
> - 휴원일(정원) : 없음
> - 주소 : Fontainebleau, Seine-et-Marne, France
> - 전화번호 : +33 1 60 71 21 56

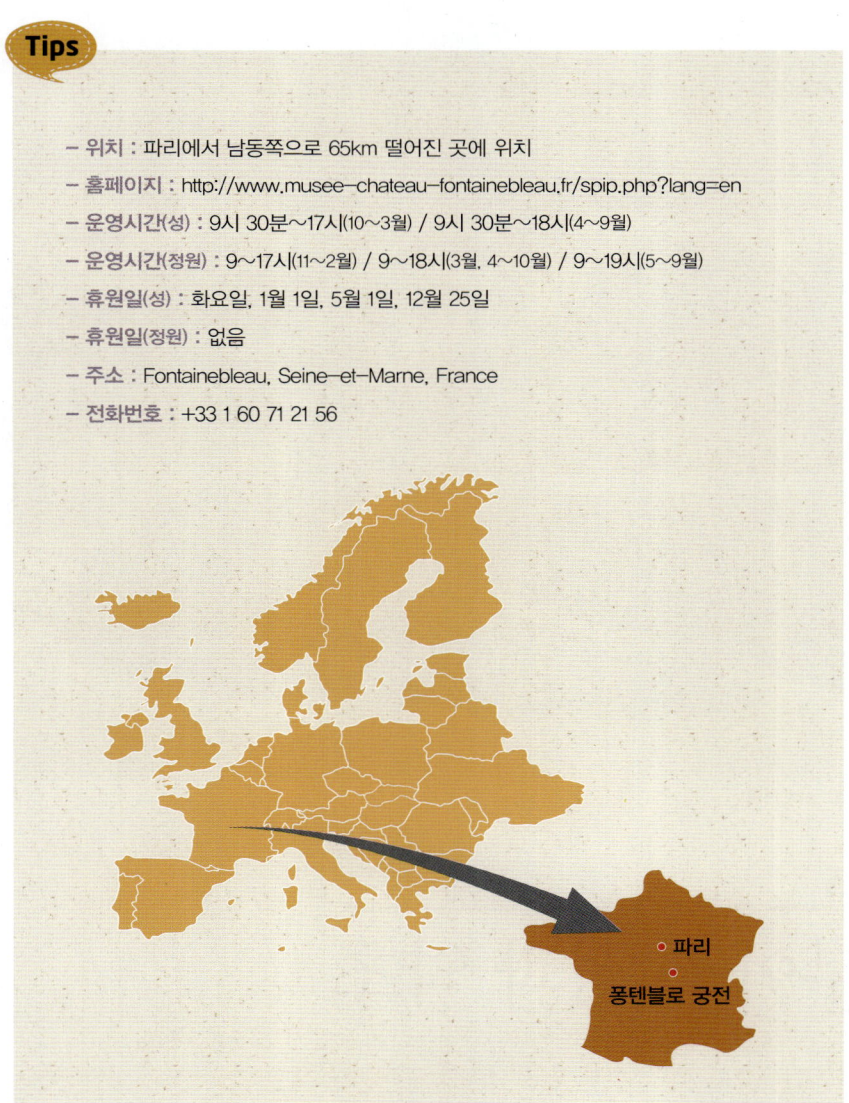

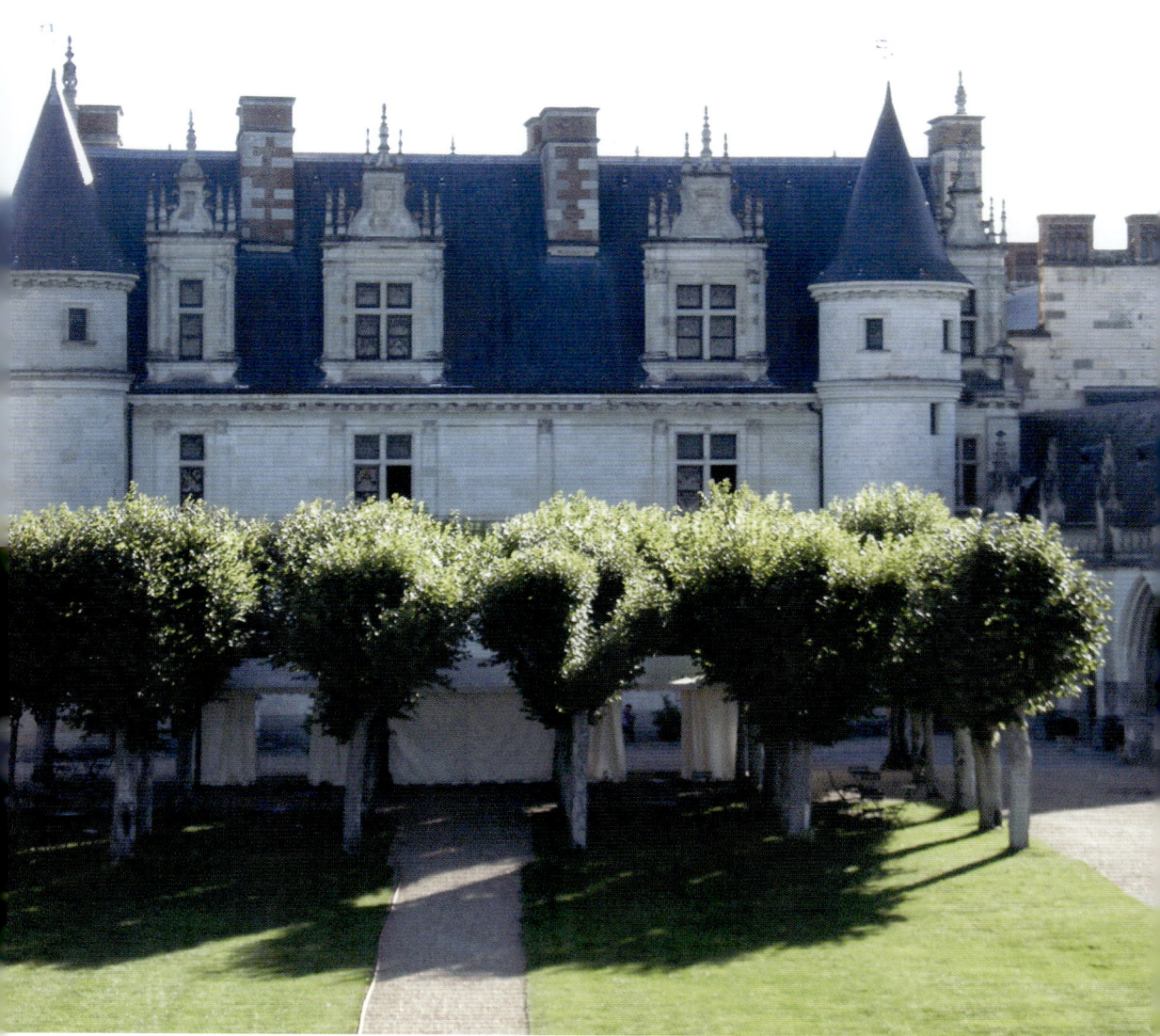

◆ 앙부아즈 성의 전경

| 1.05 |

앙부아즈 성과 약초

레오나르도 다빈치가 잠들어 있는 성

　프랑스의 젖줄로 꼽히는 루아르(Loire) 강과 루아르 계곡 지역은 중세 왕과 귀족들이 지은 고성(古城)들로 인해 프랑스 고성 투어에 대한 강렬한 흥미를 이끌어 내는 대표적 코스다. 필자는 우선 앙부아즈 성(프랑스어: Château d'Amboise)을 방문했다.

　샤를 8세 때 돔을 얹은 르네상스 양식으로 지은 앙부아즈 성은 천재 화가이자 발명가인 레오나르도 다빈치가 영면해 있다는 사실로 유명하다. 만년의 다빈치는 프랑스에서 노후를 보내며 이 성의 인근 클로 뤼세(Clos Lucé)에 살 때, 헬리콥터와 자전거 등 각종 기계의 설계에 몰입한 전설 같은 천재성이 전해진다. 앙부아즈 궁전의 정원에는 다빈치의 흉상이 있다.

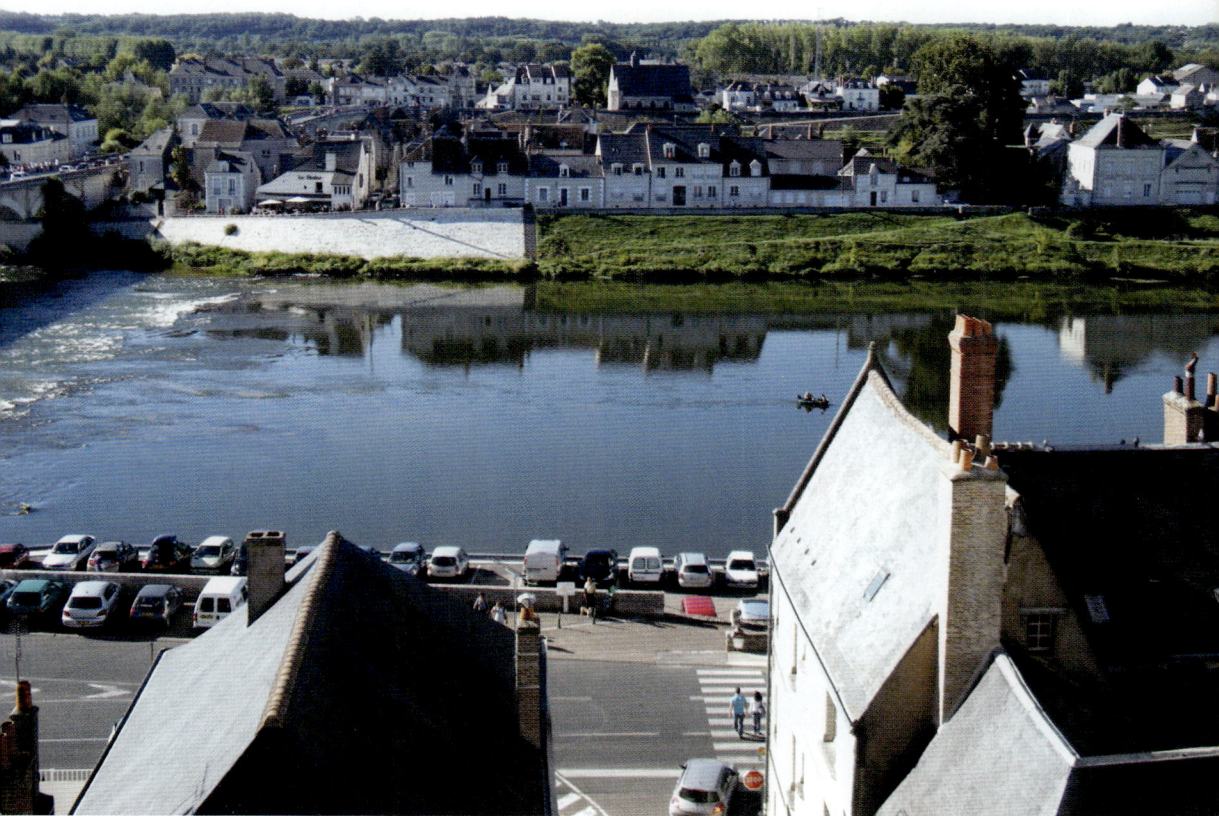

○ 성에서 내려다보는 루아르 강의 전경

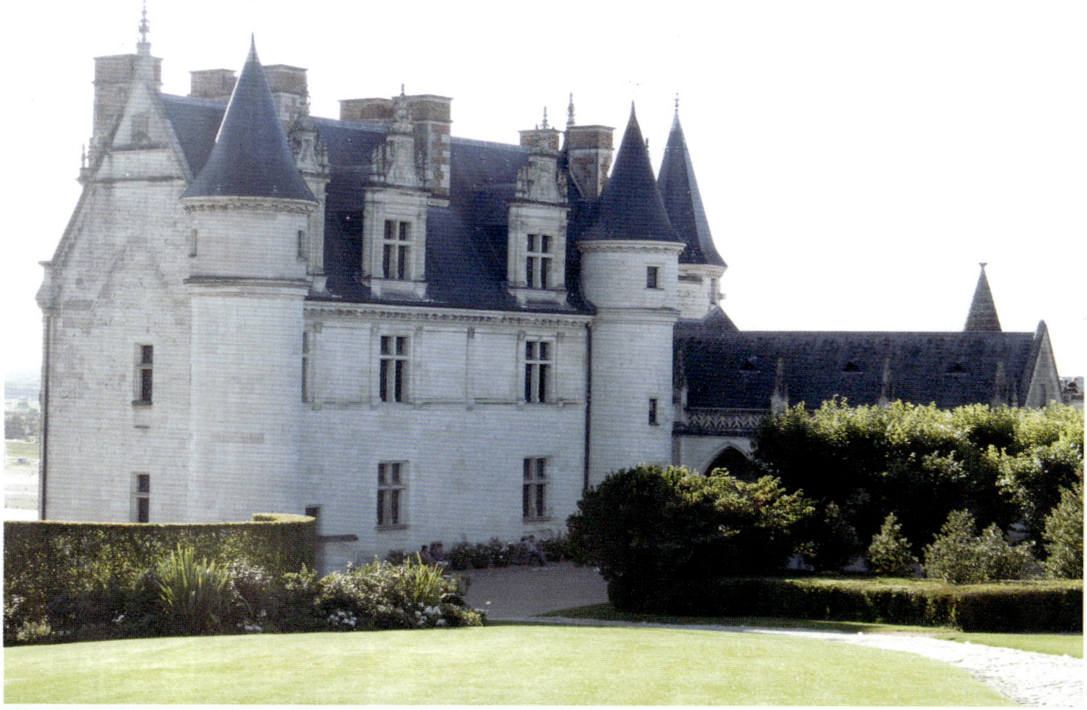

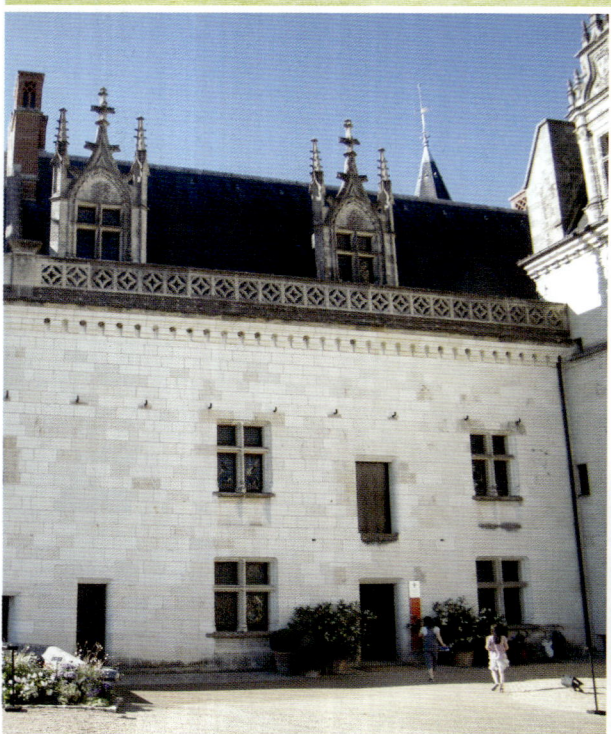
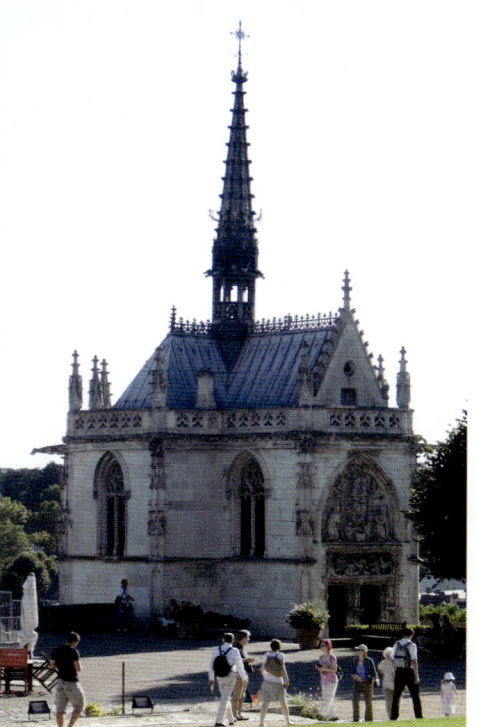

○ 앙부아즈 성의 전경

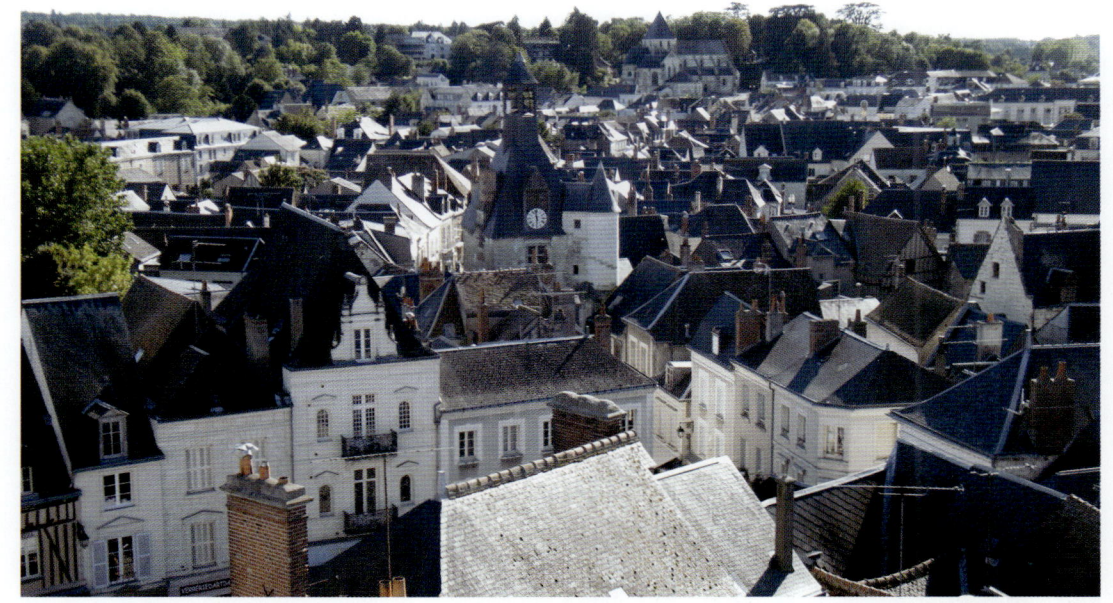
○ 성 아래의 시내 모습

다빈치의 출생은 축복받지 못했다. 그는 1452년 이탈리아의 피렌체 근교 빈치라는 마을에서 공증인인 아버지와 시골여자인 어머니 사이에 사생아로 태어났다. 부모의 신분 차이로 어머니는 아버지와 결혼을 하지 못하고 다빈치는 의붓아버지의 가계에 이름을 올리고 성장을 했다.

열다섯 살이 되던 해, 다빈치는 피렌체로 갔다. 그곳에서 아버지 친구인 안드레아 델 베로키오라는 화가의 공방에서 견습생으로 생활했다. 공방 시절 다빈치는 스승인 베로키오 말고도 보티첼

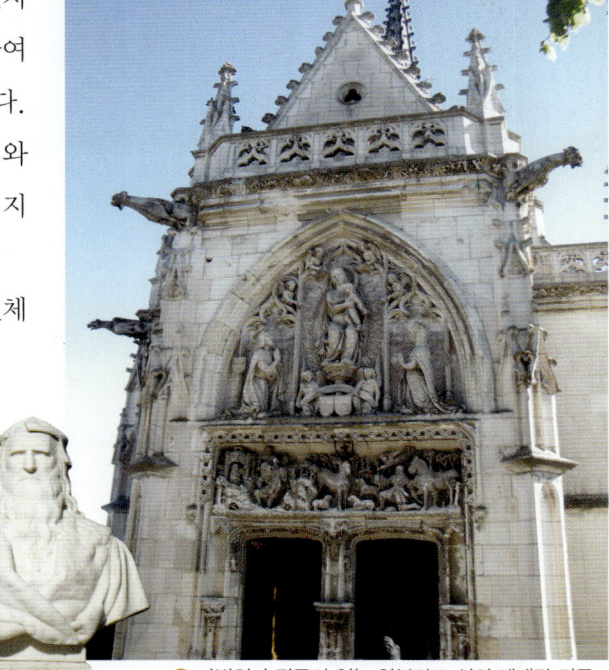

○ 레오나르도 다빈치의 흉상　　○ 다빈치가 잠들어 있는 앙부아즈 성의 예배당 건물

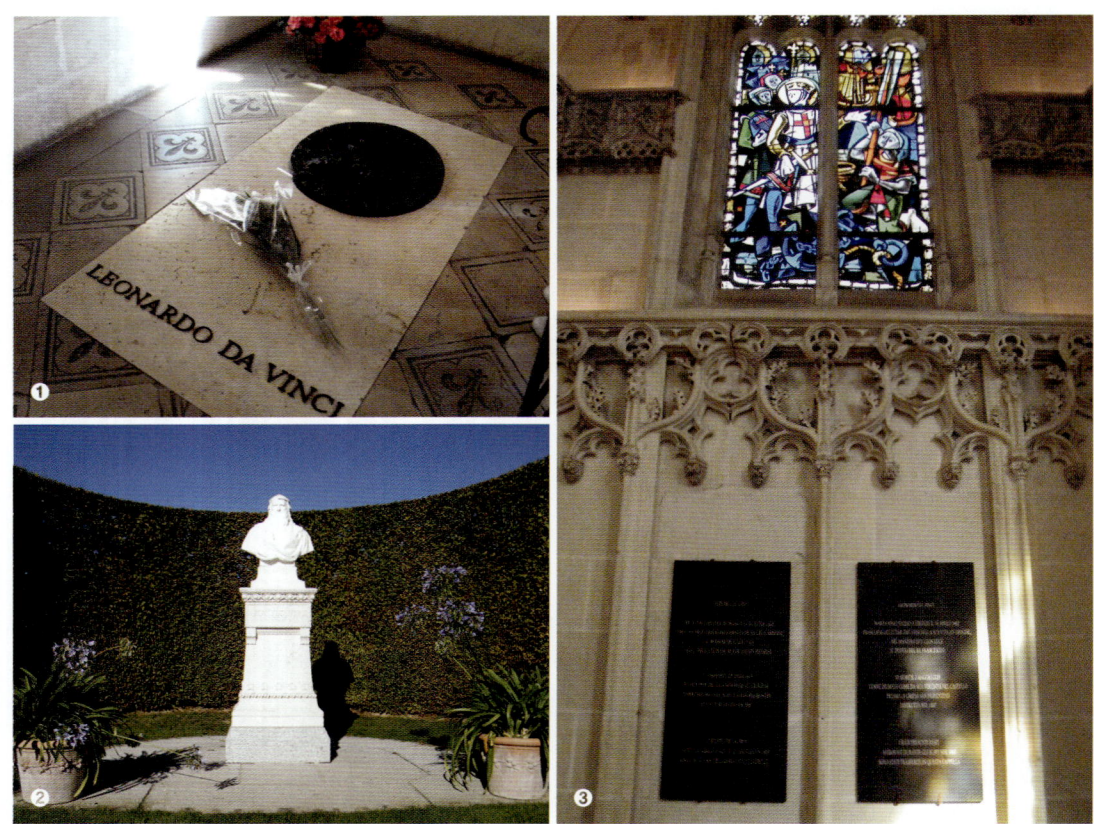

❶ 레오나르도 다빈치의 묘　❷ 궁전 정원에 다빈치의 흉상이 세워져 있다.　❸ 다빈치 묘가 있는 건물의 내부 모습

리를 비롯해 기라성 같은 여러 예술가들을 곁에서 지켜보는 기회가 있었다. 하지만 서른이 된 다빈치는 새로운 기회를 찾아 밀라노로 갔고 17년간 머물렀다. 밀라노는 피렌체보다 크고 예술과 과학과 학문이 발달한 곳이었다. 밀라노가 프랑스에 함락되어 그는 밀라노를 떠나 1500년 다시 피렌체로 돌아갔다. 1516년에는 이탈리아를 떠나 프랑스에서 말년을 보내게 됐다.

　프랑스 왕, 프랑수아 1세의 초청을 받은 다빈치는 거절할 수 없었다. 나이가 많아 힘든 여정임에도 불구하고 로마에서 프랑스 앙부아즈까지 1,400km 거리의 긴 여정을 시작했다. 가죽 주머니에 모나리자 그림을 넣어 노새를 타고 알프스 산맥을 넘었다. 프랑스 왕은 다빈치를 환대하며 "이곳에서 자유롭게 생각하고 상상하며 일하세요"라고 했다. 그는 앙부아즈에서 연금을 받으며 여유로운 생활을 할 수 있었다. 사망할 때까지 다빈치는 클로 뤼세에서 과학적 연구와 집필을 계속했고, 이곳 앙부아즈 성의 개인 예배당에 묻혔다. 그때가 67세였다.

생전에 다빈치는 기록을 남길 때 그 자신과 제자들만 알아보도록 오른쪽에서 왼쪽 방향으로 글씨를 썼다. 거울로 읽는 이 글씨를 거울문자라 한다. 이런 식으로 글을 쓸 수 있었던 건 다빈치가 왼손잡이였기 때문이다. 자신의 연구와 비밀을 감추려는 의도도 있었다고 한다.

다빈치의 프랑스 생활

앙부아즈 성의 한글 안내장에 있는 다빈치의 프랑스 생활에 대한 설명은 전혀 어색하지 않아 그대로 옮겨 본다.

'레오나르도 다빈치는 1516년, 젊은 왕 프랑수아 1세에 의해 프랑스로 초대되었다. 프랑스 궁정에 왔을 때 그의 나이는 이미 64살이었다. 다빈치는 앙부아즈 성에서 가까운 클루(Cloux) 성에서 살았다. 오늘날의 클로 뤼세 성이다. 그는 주로 데생을 그리면서 또한 운하 건설, 신도시 건설 그리고 건축분야에 관해 후배 양성에 많은 시간을 할애하였다. 일부 역사가들은 다빈치가 루아르 지방의 로모랑탱(Romorantin) 궁전 건설과 샹보르(Chambord) 궁전 건축 설계를 일부 했다고 주장한다. 왕은 그에게, 일부 궁중 연회의 연출 감독을 맡기기도 하였다. 다빈치는 1519년 5월 2일 클루에서 세상을 떠났으며, 본인 생전의 뜻대로 앙부아즈 성에 매장되었다.'

앙부아즈 궁전 안으로 들어가서 입구에 있는 어전 회의실은 이름과 달리 궁전 축제에 적합하도록 가장 큰 규모로 만든 방이다. 프랑수와 1세는 처음으로 여자들에게 궁전을 개방하고 다양한 축제와 연회를 열어 프랑스의 번성을 즐겼다. 가장 유명한 축제는 1518년 다빈치가 감독한 축제인 '페스타 델 파라디조(Festa del Paradiso)'였다. 이 축제에서, 다빈치는 우주 혹성의 움직임과 신비를 보여주는 기계를 전시하였다. 이 성은 프랑수와 1세의 둘째 아들인 앙리 2세(Henry II)와 1821년에 물려받아 20년간 버려졌던 궁내 안채를 다시 장식하고

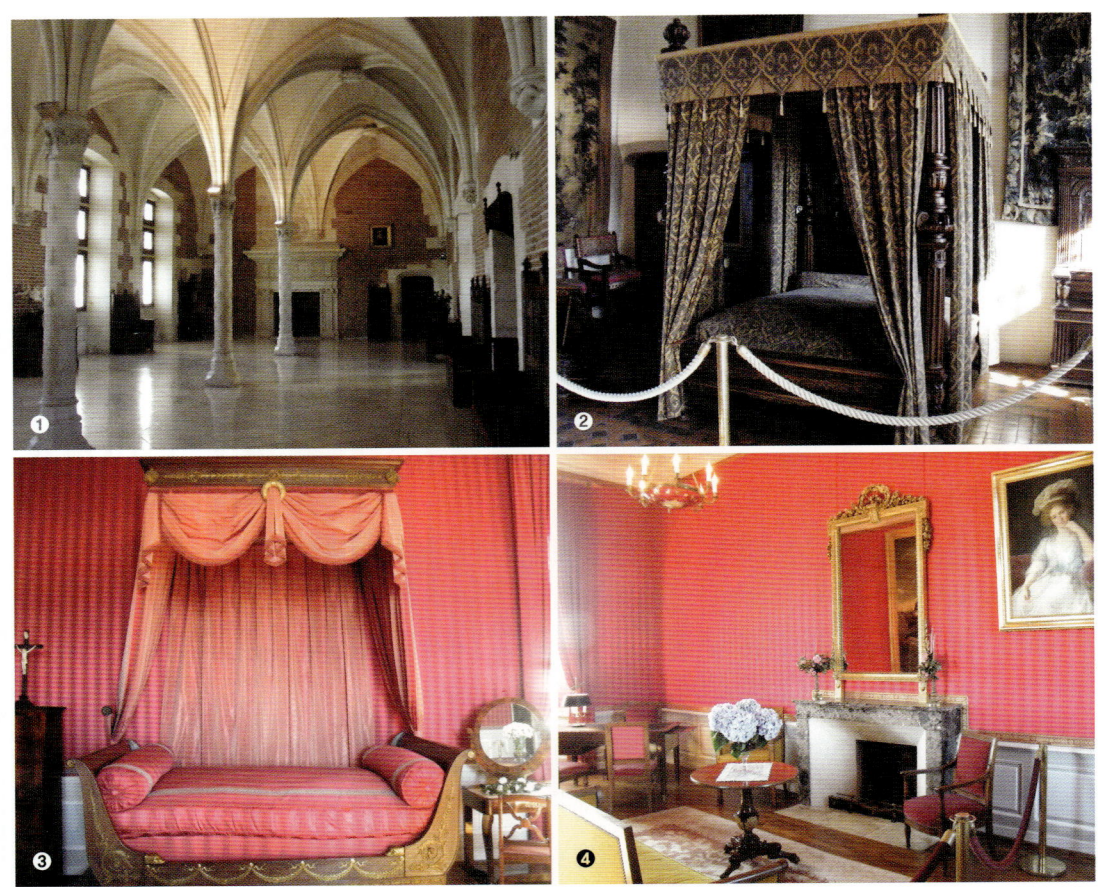

❶ 다양한 축제와 연회를 열었던 어전 회의실 ❷ 앙리 2세의 침실
❸ 성을 물려받은 루이 필립 왕의 침실 ❹ 루이 필립 왕의 집무실

정원을 당시의 스타일에 맞게 보수한 루이 필립(Louis Philippe) 왕의 침실도 깔끔하게 전시하고 있다. 필자는 중세를 상상하며 이곳저곳을 관심 있게 둘러봤다.

커리플랜트, 헬리오트로프, 흰쑥, 협죽도

앙부아즈 성은 향신 식물을 재배하는 밭이 있었다. 커리플랜트(Helichrysum italicum)가 눈에 들어온다. 이 식물 잎은 커리 가루와 비슷한 향이 나므로 요리에 넣어 향신료로 활용한다. 소염, 항진균의 약리작용도 가지고 있다. 그 옆에는 해열, 진해 작용이 알려져 있는 헬리오

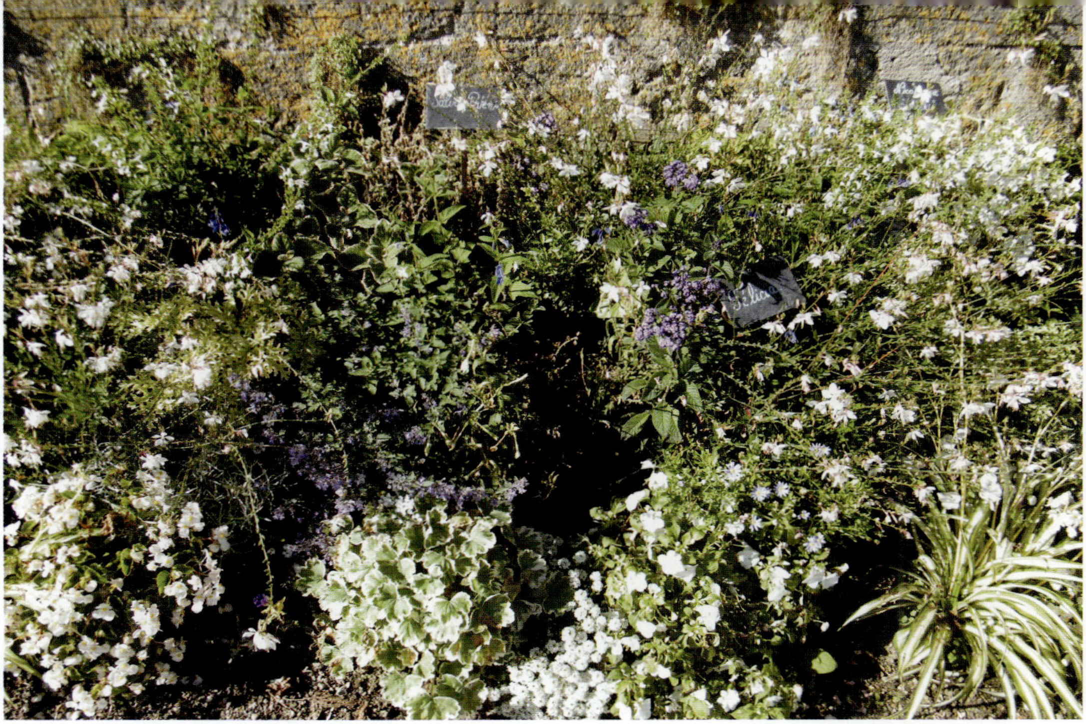

○ 다양한 향신 식물이 자라는 성 안의 재배지

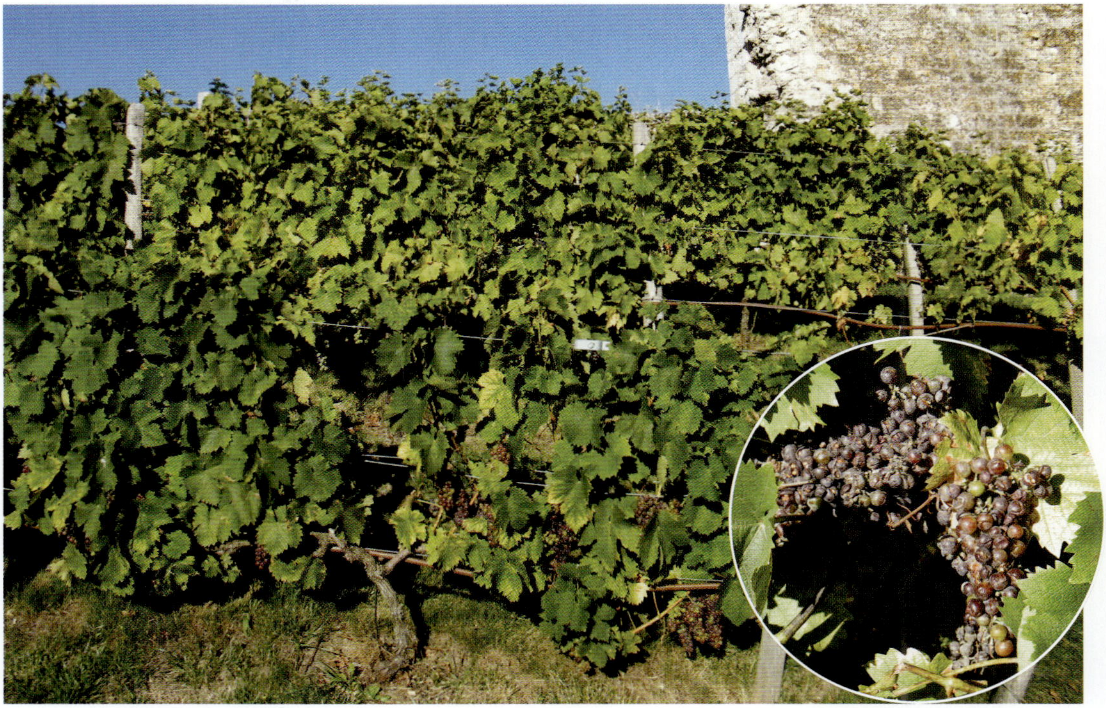

○ 앙부아즈 성 안의 포도밭

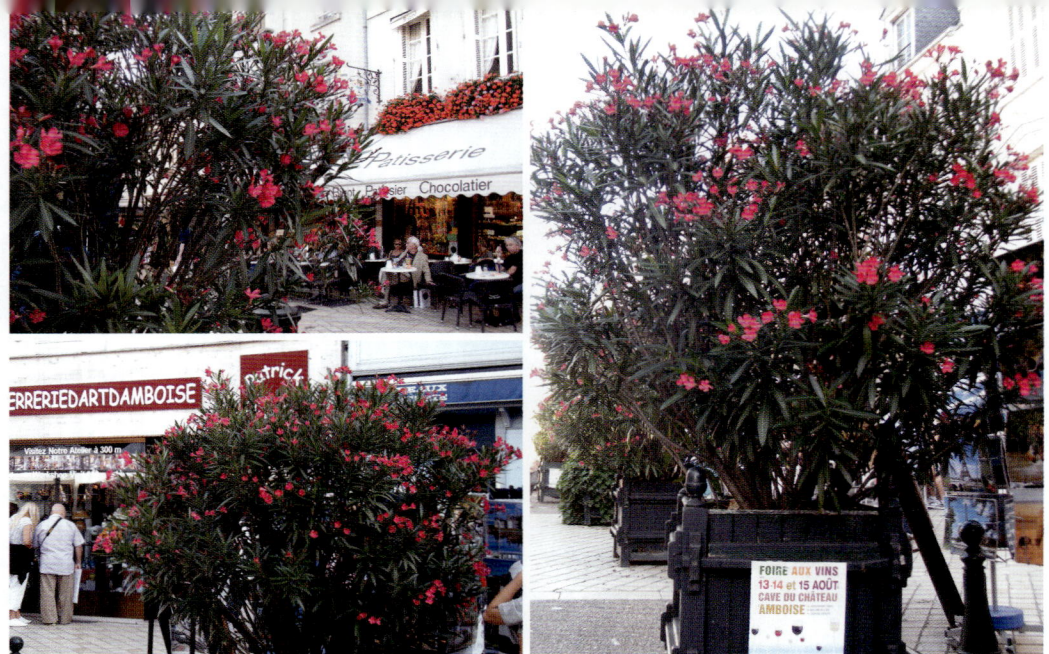

◉ 앙부아즈 시내의 협죽도

트로프(*Heliotropium arborescens*)가 자라고 있다. 꽃에는 독특한 초콜릿 향이 있어 향수의 원료로 사용하며 고급 향료로서 여성들에게 인기가 높다. 온대(溫帶)에서 한대(寒帶) 사이에 분포하며 잎 양면에 거미줄 같은 흰 털이 밀생하는 흰쑥(*Artemisia stelleriana*) 그리고 지중해와 크림 반도 사이에 자라며 보라색 꽃이 피는 샐비어 비리디스(*Salvia viridis* = *Salvia horminum*)도 보인다. 성 안에는 포도가 잘 영근 밭도 보인다.

성 바로 앞에는 관광객을 위한 식당과 상점들이 즐비하다. 이 거리는 빨간 꽃이 핀 협죽도가 곳곳에 있어 온화한 날씨와 조화롭다. 일행이 기념품 가게에서 선물을 고르는 시간을 보내는 사이, 필자는 이 거리의 협죽도 촬영에 바쁜 시간을 보냈다. 유럽 거리에는 협죽도가 참 많이 보인다. 이 꽃들 사이로 야외 식사를 유난히 즐기는 분위기에서 유럽 여행의 여유를 맘껏 만끽해 본다.

앙부아즈 성의 비극적 운명에 대해서도 안내장은 설명하고 있다.

'16세기 말이 되면서 왕가는 앙부아즈 성을 떠나 있는 경우가 많았다. 그래서 앙부아즈 성은 부르봉가 왕들이 잠시 거쳐 가는 숙영지에 그치게 되었다. 결국 성은 아무도 돌보지 않아 폐허가 되어가며 허물리게 될 위기에 처하게 되었다. 19세기 들어 나폴레옹 제1제정 때의 상원의원인 피에르-로제 뒤코스(Pierre-Roger Ducos)가 이 폐허화된 성의 철거 작업을 진행하게 된다. 그 결과 성의 80%가 파괴되었다. 1815년, 오를레앙(Orléans) 공작부인이며 루이 14세 왕의 증손녀인 부르봉가의 루이즈-마리-아델라이드(Louise Marie Adélaïde)가 앙부아즈 궁전을 상속받았다.'

 앙부아즈 성의 테라스에 서서 보는 아래로 멀리까지 확 트인 루아르 강의 전경과 시내 모습은 무심하게 펼쳐진 장관이다.

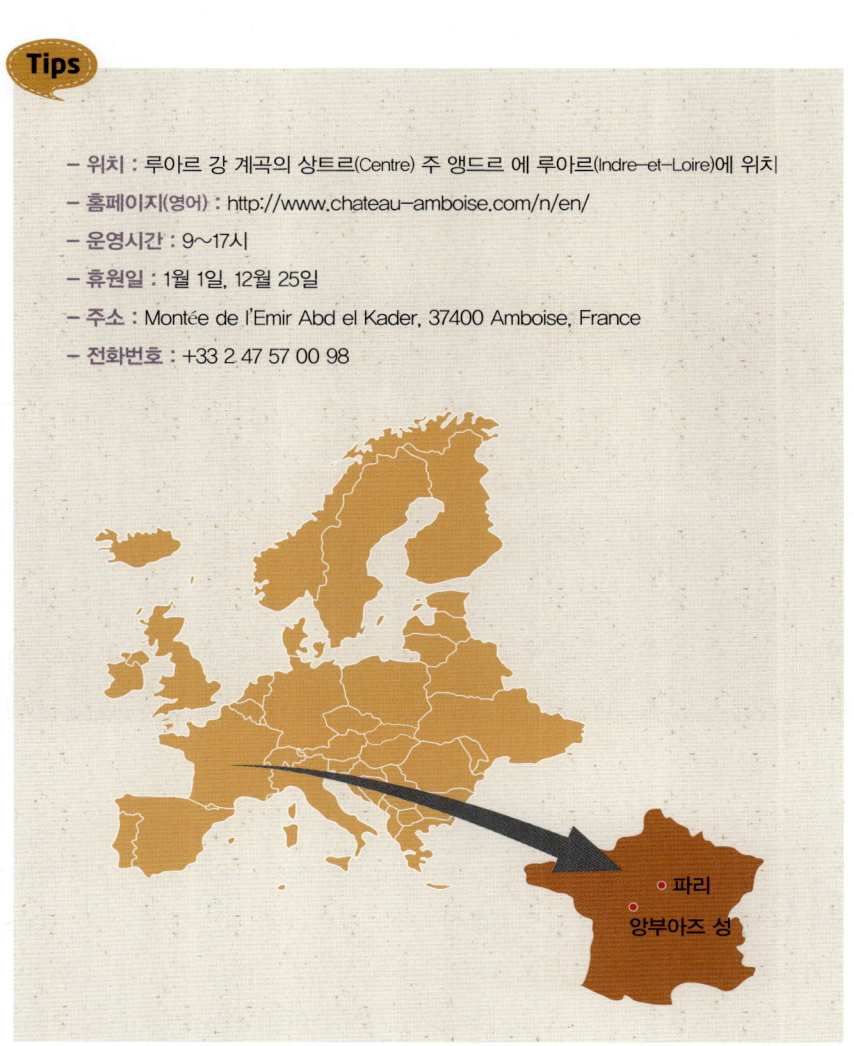

Tips

- 위치 : 루아르 강 계곡의 상트르(Centre) 주 앵드르 에 루아르(Indre-et-Loire)에 위치
- 홈페이지(영어) : http://www.chateau-amboise.com/n/en/
- 운영시간 : 9~17시
- 휴원일 : 1월 1일, 12월 25일
- 주소 : Montée de l'Emir Abd el Kader, 37400 Amboise, France
- 전화번호 : +33 2 47 57 00 98

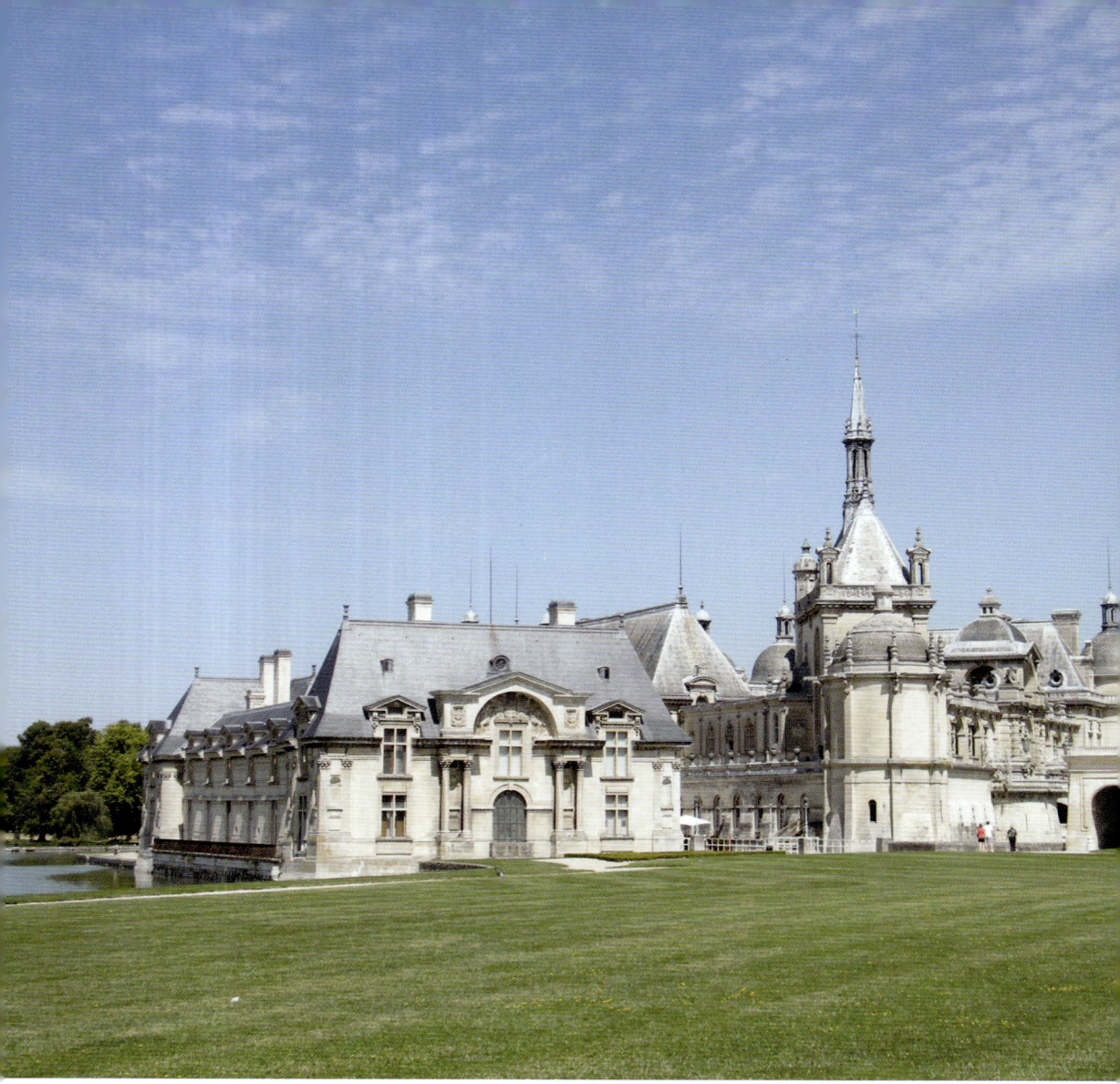

○ 샹티이 성의 전경

| 1.06 |

샹티이 성과 숲

루이 14세의 사촌이 만든 성

숲으로 둘러싸인 샹티이 성(프랑스어: Château de Chantilly)은 입구에 한글 안내장을 보고 반색하면서 들어갔던 곳이다. 파리에서 북쪽으로 50km 정도 떨어져 있다. 샹티이-구비외(Chantully-Gouvieux) 역에서 내려 성으로 가는 길에는 사람 손을 타지 않은 야생화가 천지다. 그 속에서 한 아주머니가 강아지를 네 마리나 산책시키고 있다.

샹티이 성의 현재 모습은 태양왕으로 불리는 루이 14세의 사촌인 콩데(Conde) 경이 이루었다. 그래서 성 입구에는 '콩데 박물관'이라는 간판이 있다. 19세기에는 오말 공작(Duke of Aumale)이 주인이 되어 프랑스 대혁명으로 파손된 성을 재건하여 아름다운 성으로 회복했다. 오말 공작은 아버지가 국왕 루이 필립으로 수많은 성과 성지를 소유하고 예술품, 고서 수집에도 열정을 쏟았다.

일행과 잡담을 하며 성의 도서관으로 들어갔지만 그 순간 모두들 입이 딱 벌어졌다. 영화나 책에서만 볼 수 있던 찬란한 중세 시대의 도서관이

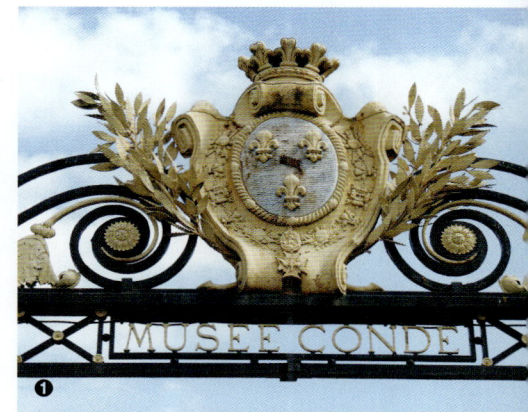
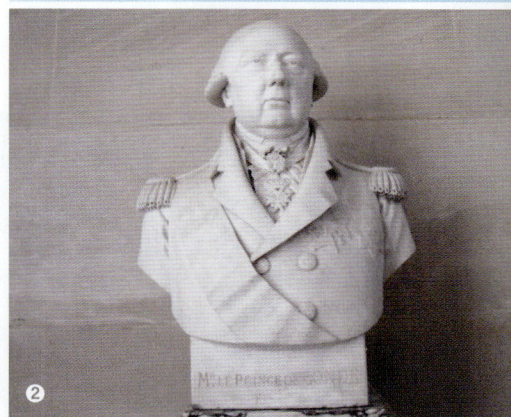

❶ 성 입구의 '콩데 박물관' 간판 ❷ 콩데 경의 흉상

눈앞에 펼쳐져 있었다. 벽면에는 이층으로 된 책 진열장에 고서들이 꽉 차 있으며 하드커버로 제작된 책들은 고색창연한 향기를 뿜어냈다. 책장은 오래된 방의 천장 장식과 만나 멋진 광경을 연출하고 있다. 항상 하는 짧은 생각으로 옛날인데 어떻게 이런 멋진 책을 만들었을까 한다.

베리 공작의 지극히 호화로운 시도서

도서관 한가운데에 있는 책상 위 유리창 안에 고서 한 권이 있었다. 오말 공작이 경매

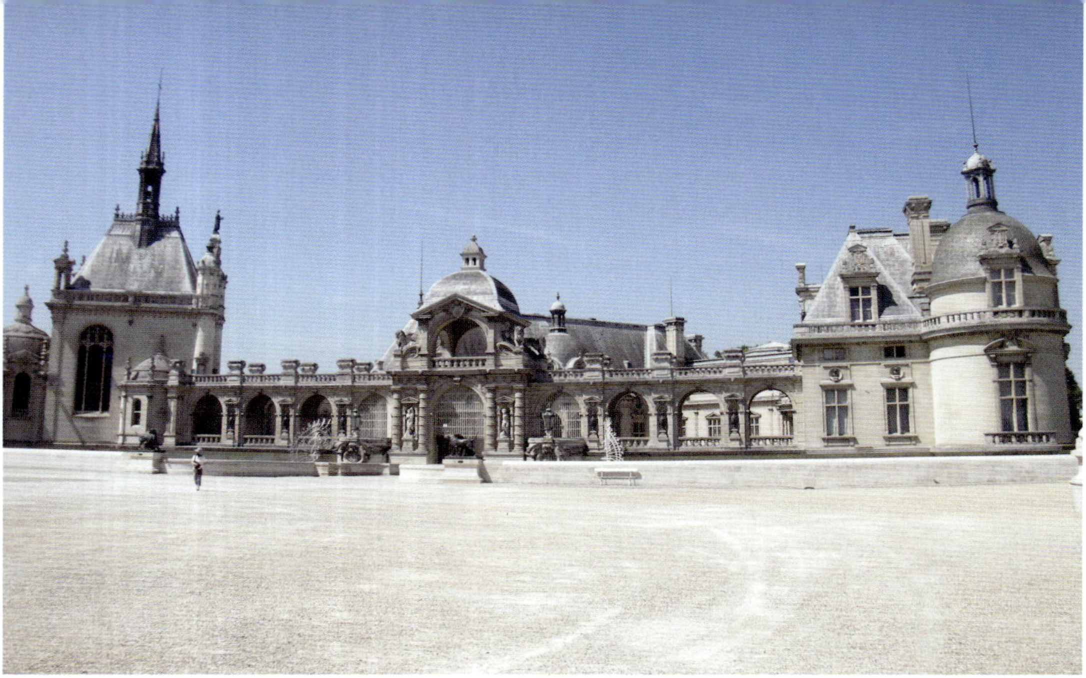

● 샹티이 성의 전경

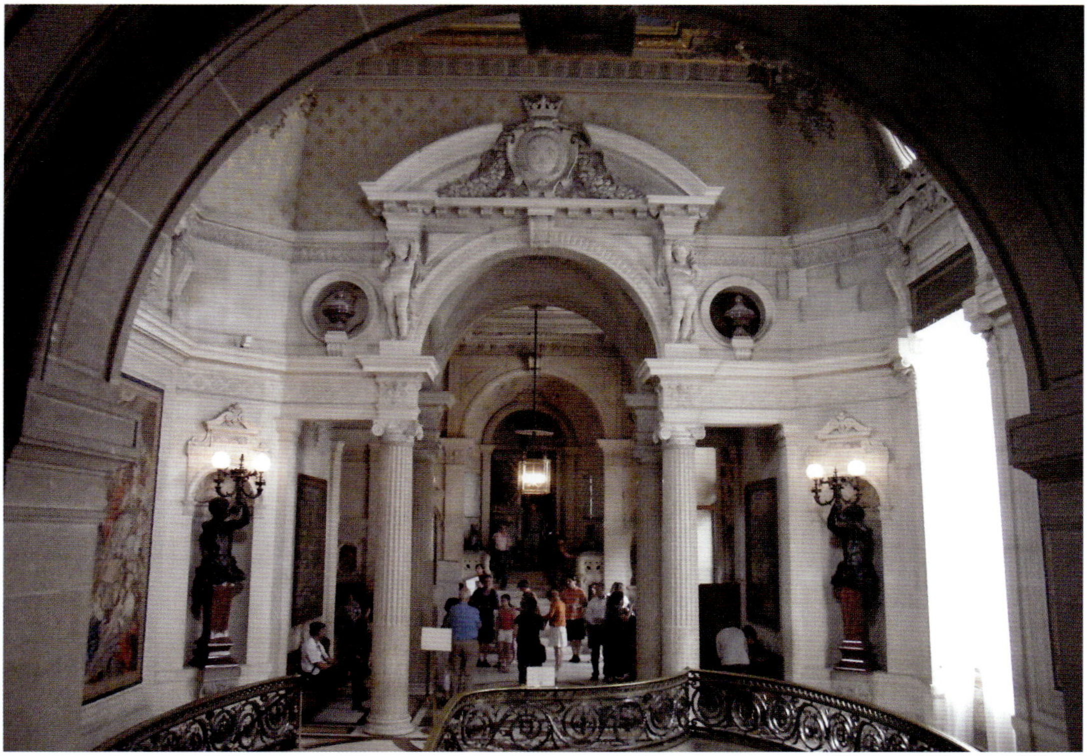

● 샹티이 성 내부 모습

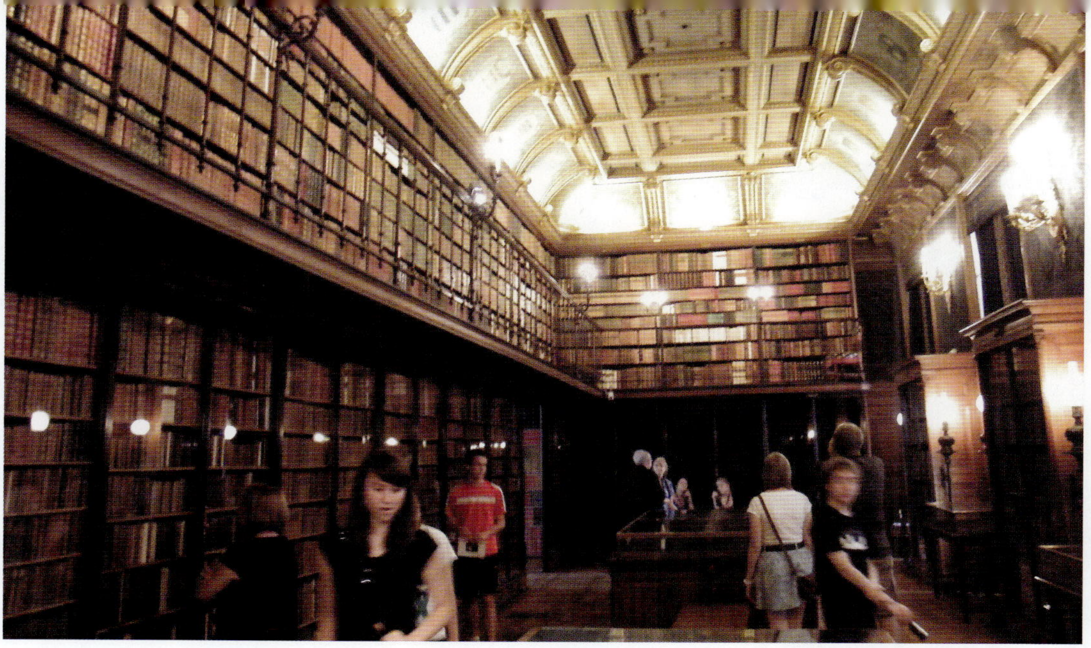

○ 샹티이 성 중세 도서관의 내부 모습

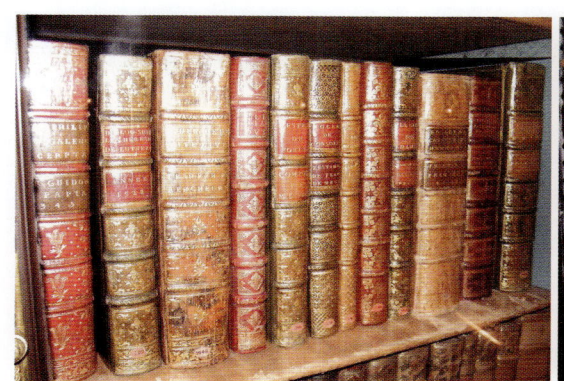 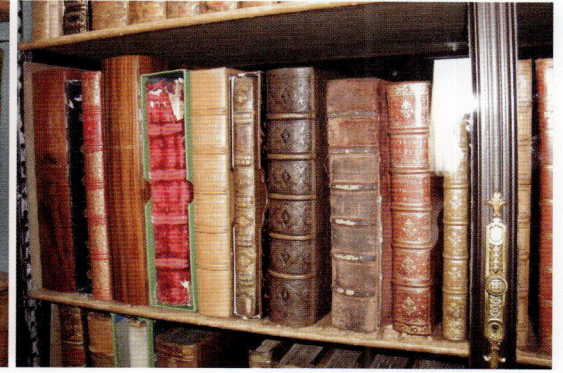

○○ 성 도서관의 고서

를 통해 구입했다는 책이다. 《베리 공작의 지극히 호화로운 시도서(프랑스어 제목: Les Tres Riches Heures du duc de Berry)》다. '시도서(時禱書)'란 그리스도교의 평신도를 위한 개인용 기도서로 시도는 매일 정시의 기도를 말한다. 방문 당시에는 이 책의 가치를 몰랐는데 귀국 후 조사를 해 보고 나서 매우 중요한 도서임을 알게 되어 소개를 한다. 이 기도서는 베리 공작의 의뢰로 15세기 초에 랭부르(Limbourg) 형제가 제작하기 시작하였다. 그러나 1416년에 베리 공작과 랭부르 형제가 모두 사망함으로써 이 작업은 중단되었다가 15세기 말이 되어서야 비로소 완성되었다. 19세기가 되도록 이 기도서의 종적을 알 수 없던 중에 1856년에 이탈리아에

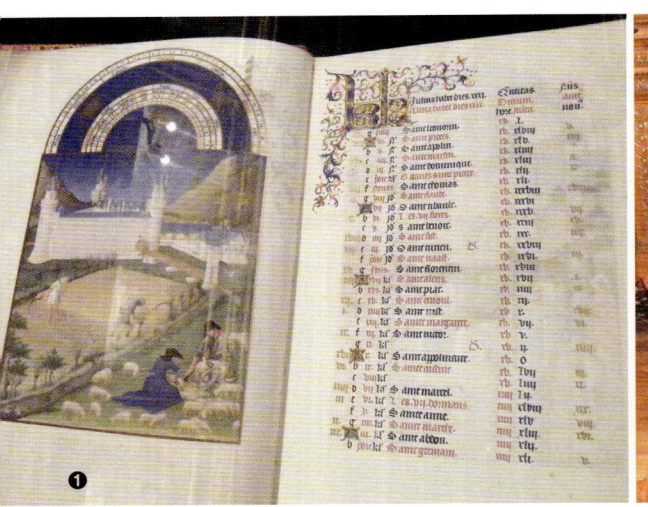 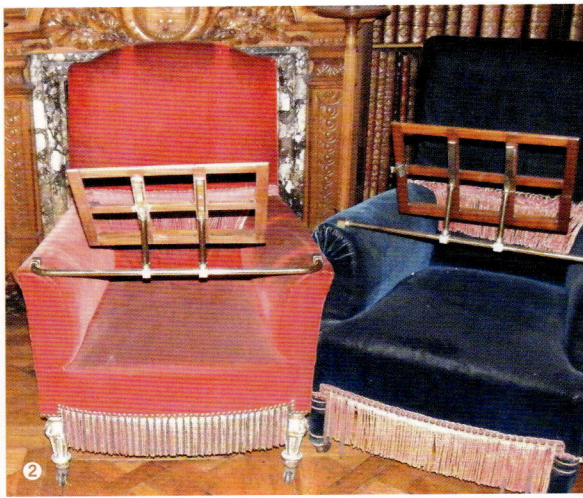

❶ 《베리 공작의 지극히 호화로운 시도서》 책자 ❷ 도서관에 전시 중인 독서대. 다리를 쭉 뻗고 책을 읽을 수 있도록 제작했다.

모습을 드러낸 것을 오말 공작이 구입하여 지금까지 샹티이 성에 보관되어 있다.

이 기도서에서 백미로 꼽히는 부분은 12개월의 변화를 담은 달력 그림이다. 각 시기에 필요한 노동의 종류와 사람들의 모습을 귀족부터 농부에 이르기까지 세밀하게 묘사하여 세계에서 가장 아름다운 필사본으로 꼽는다. 도서관은 기도서 중 두 페이지를 열어 놓고 있다. 세밀화 그림과 예쁜 글씨체로 된 부분이다. 공개 중인 페이지는 제목이 '7월의 보리 수확과 양털 깎기'이다. 세밀화는 청금석(靑金石)을 이용한 푸른색 물감을 두드러지게 많이 사용한 것이다. 지난해 겨울에 파종한 보리를 7월에 수확하고 무더운 8월이 오기 전에 양털을 깎는 모습이 특징이라고 한다. 청금석은 예전에 화가들이 애지중지한 울트라마린(ultramarine)이라는 청색의 안료를 만드는 원료로 사용되는 돌이다. 이는 다른 안료와 달리 쉽게 퇴색하지 않으므로 그 가치가 더욱 높다. 필자는 이 두 페이지를 소중하게 눈에 담으며 수도 없이 카메라 셔터를 눌러댔다.

도서관에는 독서대가 놓여 있다. 부드러운 벨벳 소파 위에 책 높이를 조절할 수 있는 독서대를 달았다. 옛 시대의 독서대이기에 더욱 멋지다. 다른 소파는 다리를 쭉 뻗고 책을 읽을 수 있도록 제작했다. 이 성의 중세 도서관에 먹먹한 감동을 받아 필자는 두 번이나 이 성을 찾았다.

폼페이 유물을 보관하는 샹티이 성

샹티이 성의 내부 벽은 성의 주인의 품격과 취향을 보여주는 고상한 그림과 조각품 그리고 호기심을 부르는 수집품들로 가득 차 있다. 한 전시관은 이탈리아 폼페이에서 출토된 귀한 그릇들을 전시하고 있다. 폼페이는 2천 년 전에 나폴리 남동부의 베수비오 화산이 폭발하여 1만 6,000여 명의 사람들이 화산재 더미에 묻히고 소멸한 도시다. 우리나라에도 예전에 〈폼페이 최후의 날〉이란 영화가 수입되어 관심을 끌었던 적이 있다. 필자는 또한

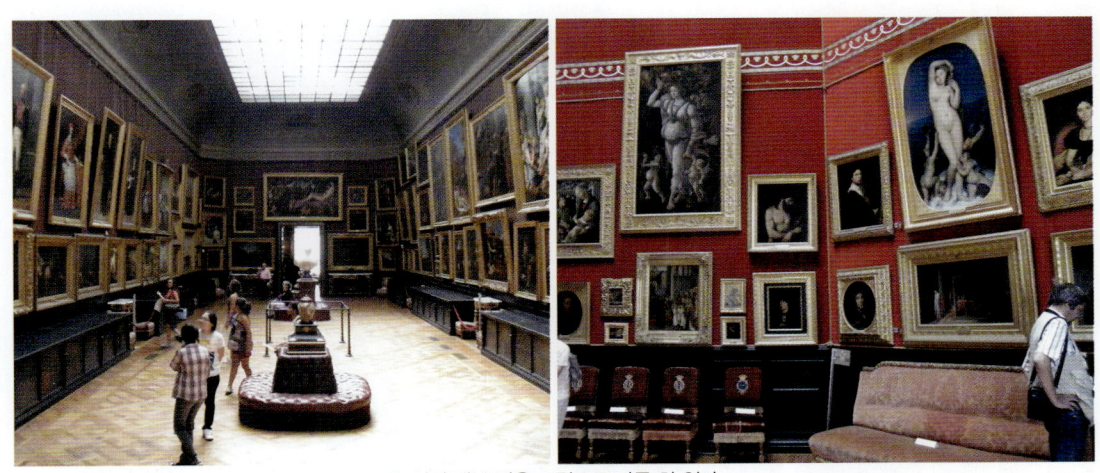

○ 성의 내부 벽은 그림으로 가득 차 있다.

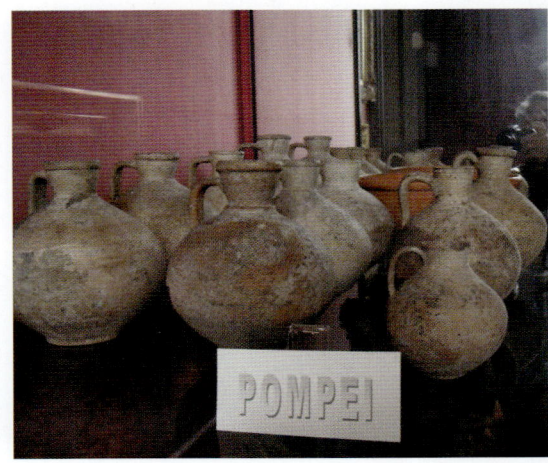
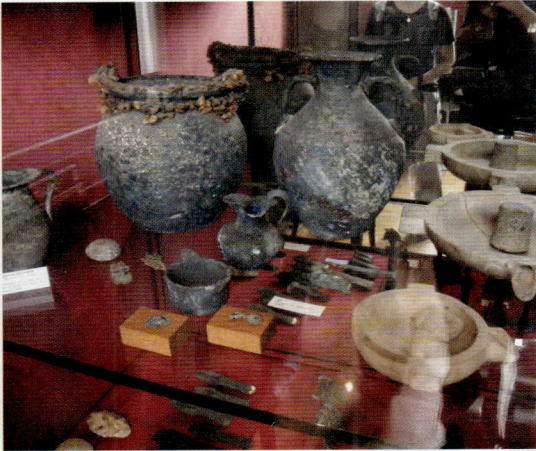

○ 폼페이에서 출토된 그릇을 전시하고 있다.

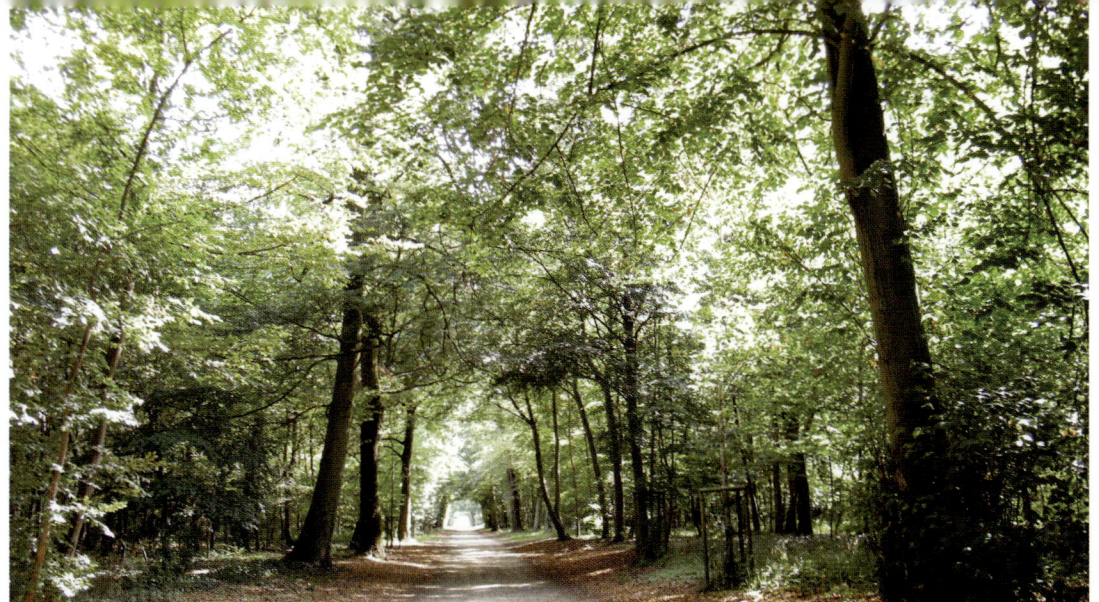

◐ 샹티이 성의 숲

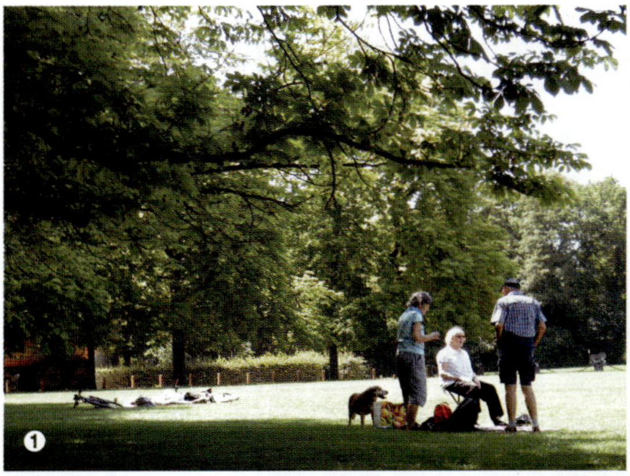

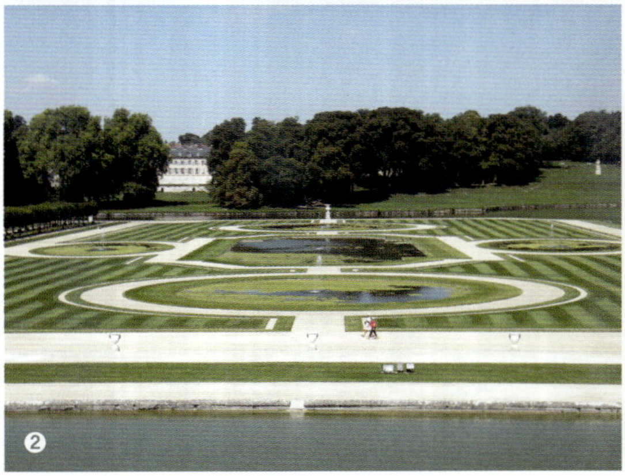

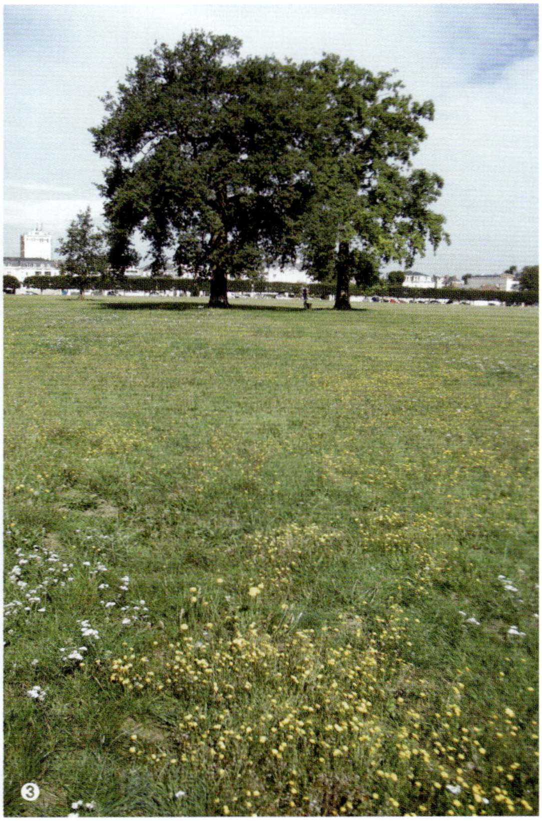

❶ 샹티이 성의 숲. 개를 데리고 온 할머니 가족이 휴식하고 있다.　❷ 샹티이 성의 정원　❸ 성 입구 정원의 야생화

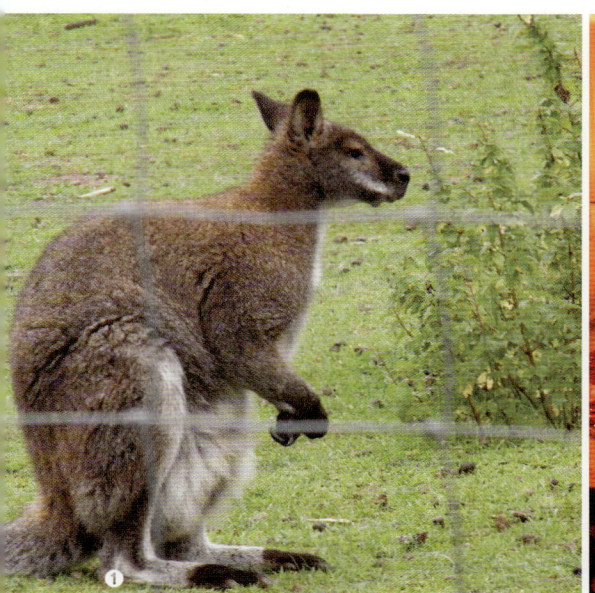 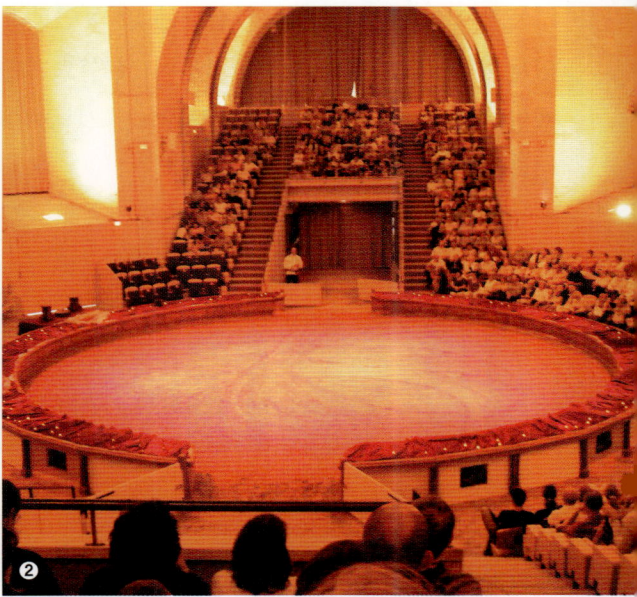

❶ 숲속에서 놀고 있는 캥거루　❷ 성 옆에 있는 '말 공연장'의 원형 경기장

　2010년 일본의 요코하마 박물관에서 열린 〈세계유산 고대 로마문명의 기적, 폼페이전〉을 관람했다. 그러나 당시 폼페이 유물의 사진 촬영은 물론이고 스케치도 허용하지 않으며 경비원이 곳곳에 서 있을 정도로 부담을 준 전시회였다. 그렇지만 이 성에서는 폼페이의 귀한 유물을 사진으로 백 장도 넘게 찍을 수 있었고, 서서도 보고 가까이서도 보면서 거듭 감탄을 하였다.

　이 성의 울창한 숲속 길은 방문객들을 중세로 빨아들이는 한없이 깊고 어두운 블랙홀 같은 느낌을 주었다. 숲속에서는 개를 데리고 온 할머니 가족이 얘기를 나누고, 자전거를 타고 온 두 젊은이는 잔디에 엎드려 잠을 청하고 있다. 승용차도 햇빛을 피해 높다란 나무 사이 그늘을 찾아 주차했다. 숲이 깊어 다양한 식물들이 건강하게 잘 자라고 있고 숲속에는 카페도 있었다. 사람들이 음료수를 마시며 천연 공기청정기로 숲속 공기를 즐긴다. 캥거루 몇 마리가 울타리 안에서 놀고 있다. 그런데 울타리 아래에는 동물이 파 놓았는지 신기한 큰 구멍이 있었다. 혹시라도 캥거루가 이 구멍으로 탈출할 것 같기도 해 사진을 찍어 정문 안내인에게 전하기도 했다.

성 옆에는 오랜 역사를 자랑하는 말 공연장이 있다. 우리가 찾아갔더니 관중석 중간에 있는 원형 경기장에서 실제 말들이 멋진 묘기를 보여준다. 필자가 말 공연 모습을 몇 장 찍었더니 직원이 다가와 경고를 줬다. 샹티이 성 내부는 지금 결혼식장으로도 개방하고 있다.

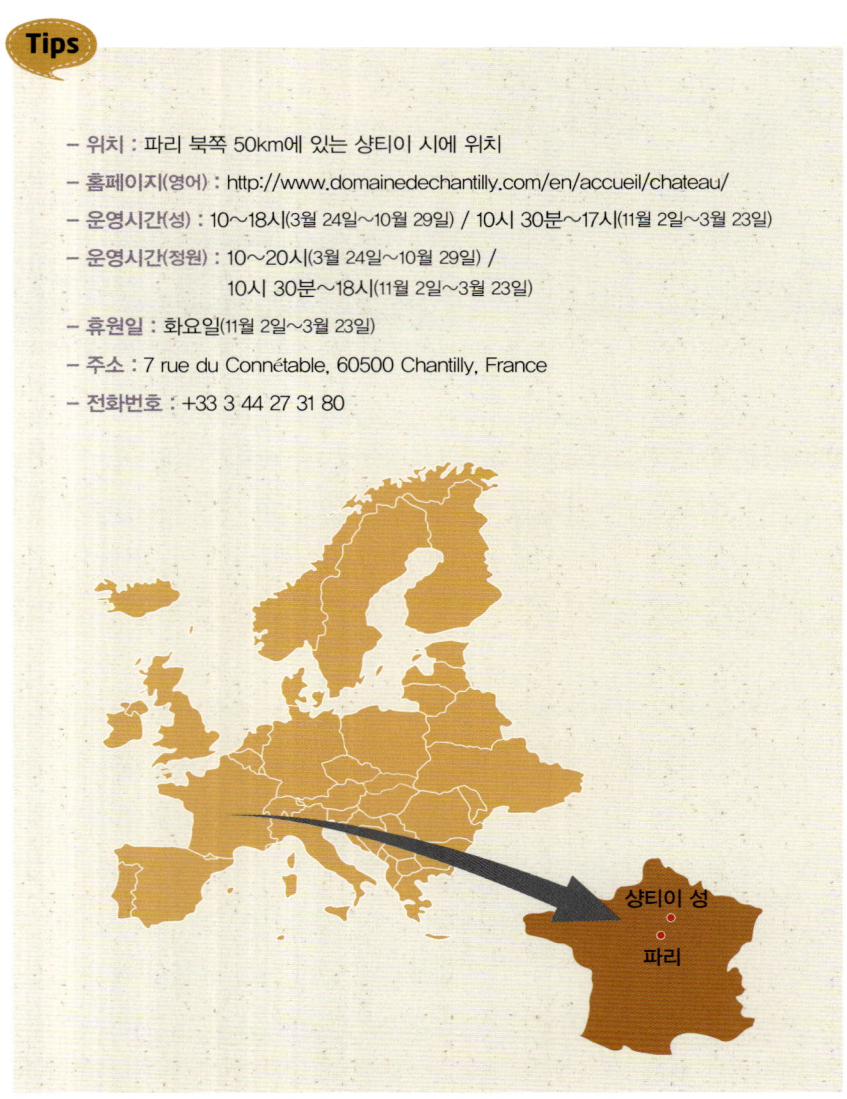

Tips

- 위치 : 파리 북쪽 50km에 있는 샹티이 시에 위치
- 홈페이지(영어) : http://www.domainedechantilly.com/en/accueil/chateau/
- 운영시간(성) : 10〜18시(3월 24일〜10월 29일) / 10시 30분〜17시(11월 2일〜3월 23일)
- 운영시간(정원) : 10〜20시(3월 24일〜10월 29일) / 10시 30분〜18시(11월 2일〜3월 23일)
- 휴원일 : 화요일(11월 2일〜3월 23일)
- 주소 : 7 rue du Connétable, 60500 Chantilly, France
- 전화번호 : +33 3 44 27 31 80

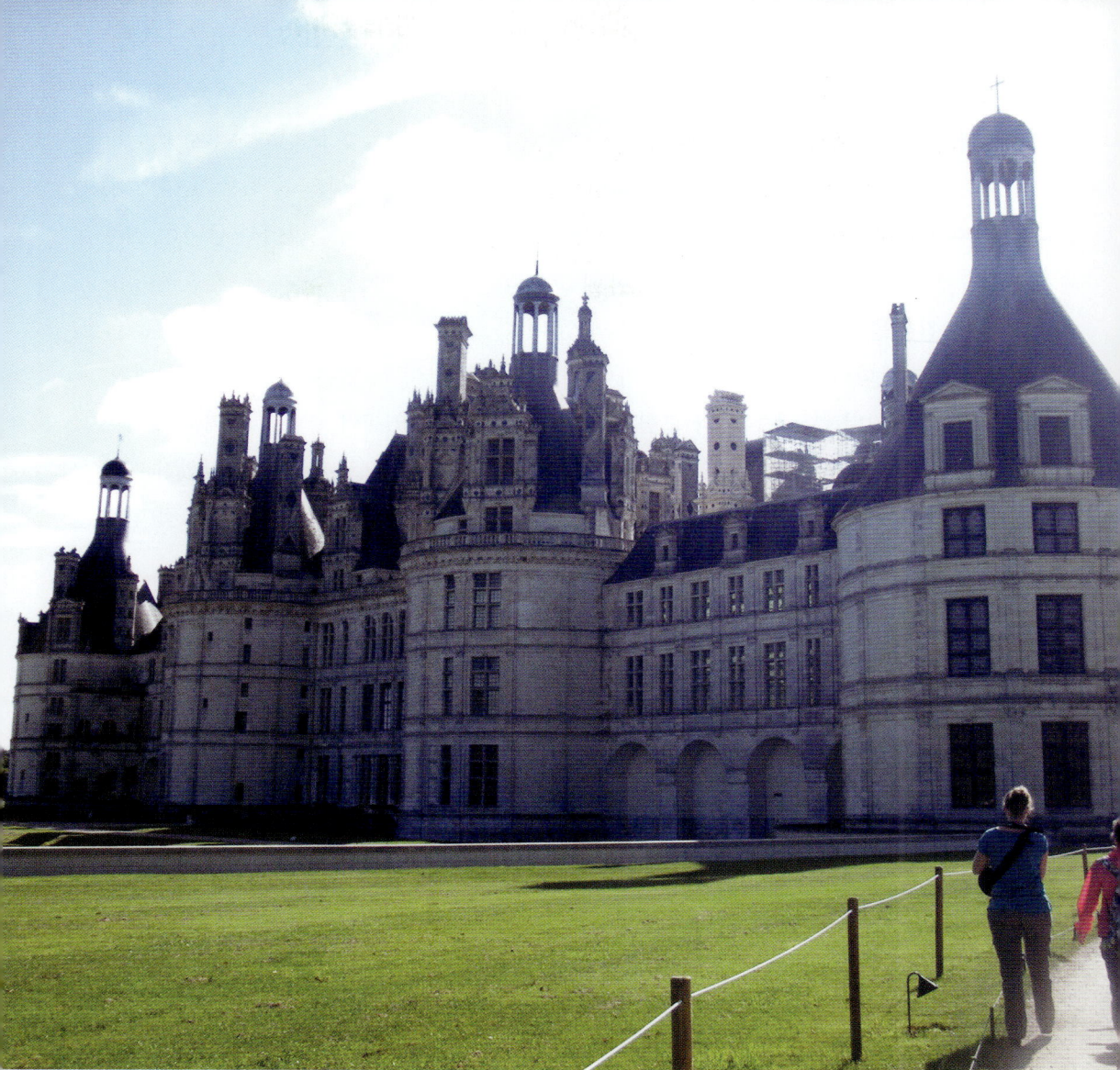

◆ 샹보르 성의 전경

| 1.07 |

샹보르 성과 약초

중세의 비데 화장실도 전시

샹보르 성(프랑스어: Château de Chambord)은 루아르 계곡의 루아르 에 셰르(Loir-et-Cher) 주에 위치하는 여러 고성 중 가장 규모가 크다. 프랑수아 1세가 이탈리아 정벌에서 돌아온 직후에 세워 전통적인 프랑스 중세 고딕양식과 고전적인 이탈리아 건축물과의 혼합물이다. 1519년에 건설을 시작하여 1658년에 완공되었다.

매표소를 지났더니 성 건물의 모서리마다 거대한 원형 탑이 서 있는 모습이 특징적이다. 성 안으로 들어갔다. 루이 14세의 그림과 침실 그리고 루이 16세의 왕비인 마리 앙투아네트의 그림도 걸려 있다. 당시 독일 지방에서는 프로이센이 강국으로 부상하고 있었기 때문에 오스트리아와 프랑스는 이를 견제할 필요를 느꼈고, 그 동맹의 증표로 맺어진 것이 오

◐ 샹보르 성의 전경

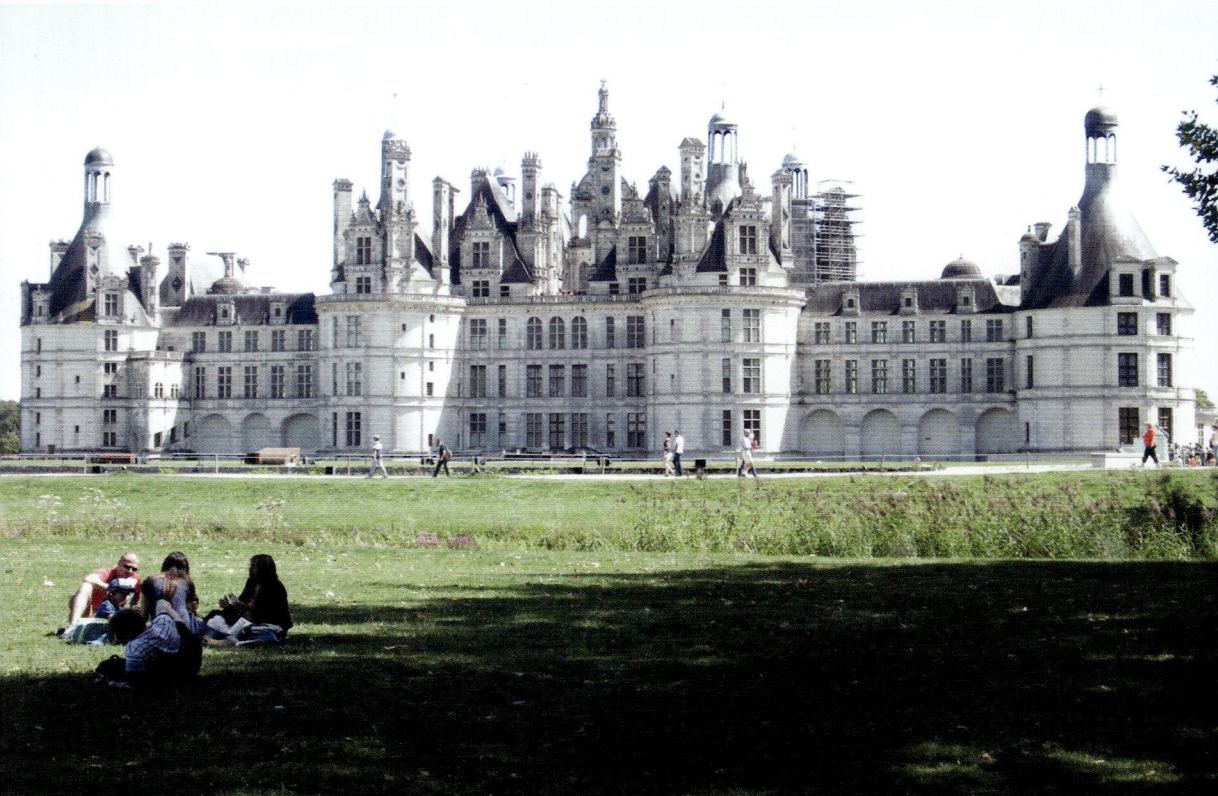

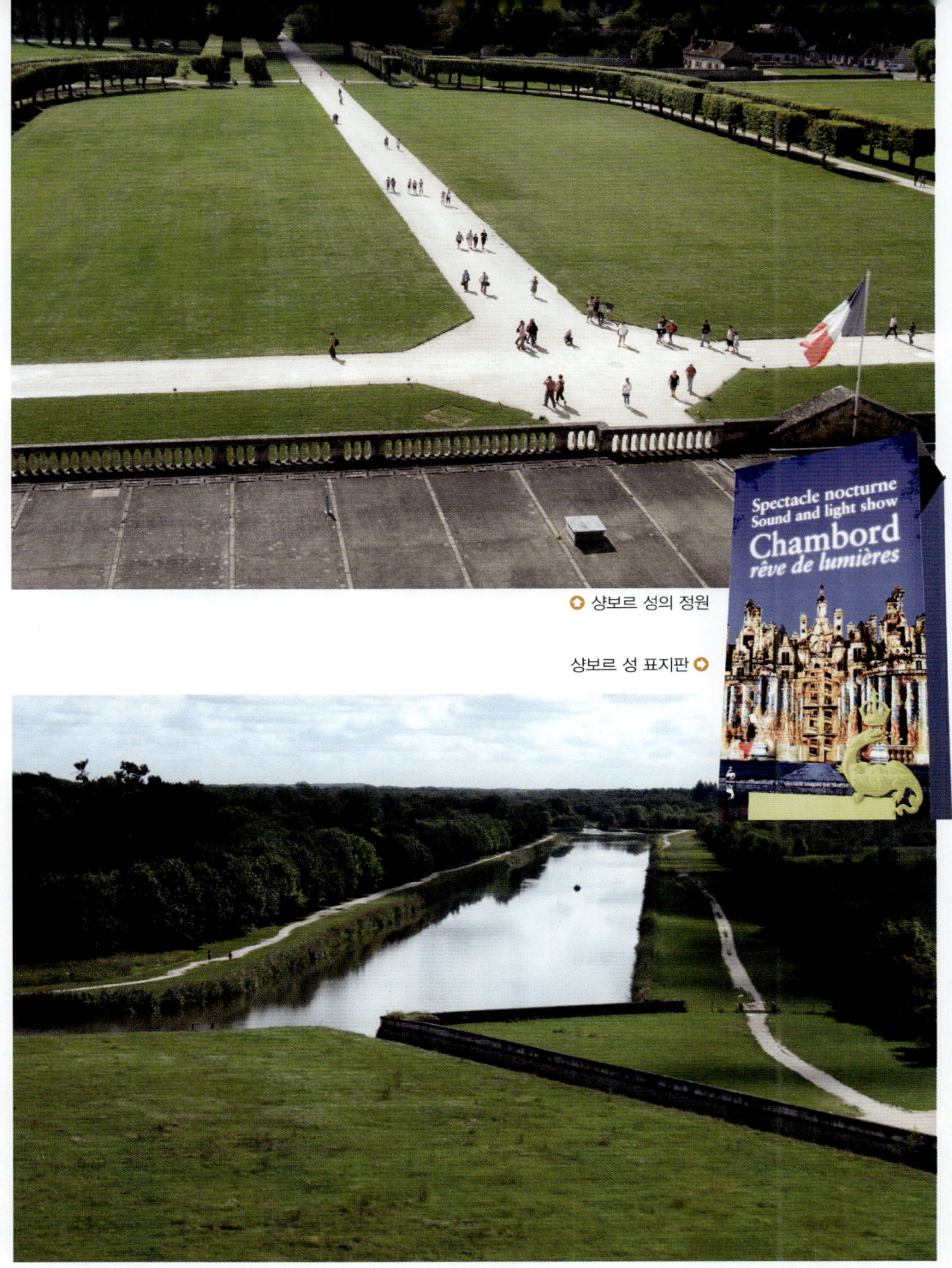

◆ 샹보르 성의 정원

샹보르 성 표지판 ◆

◆ 샹보르 성의 운하

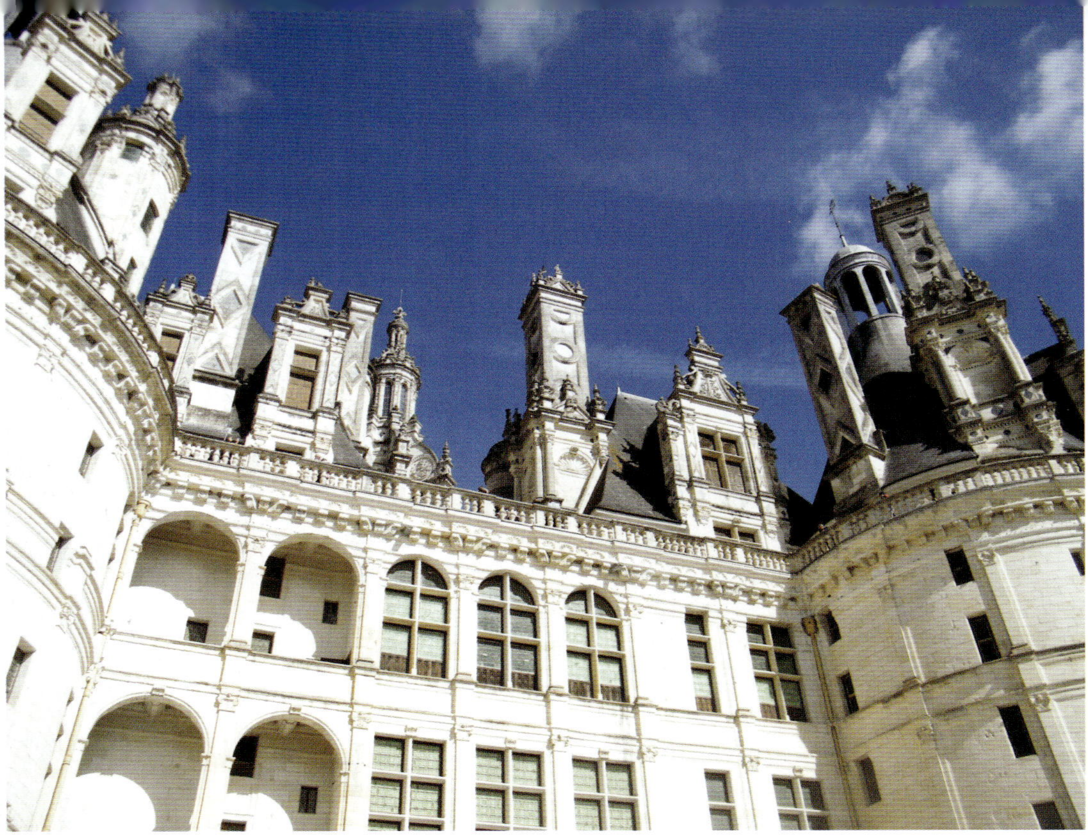

🔸 성 내부 모습

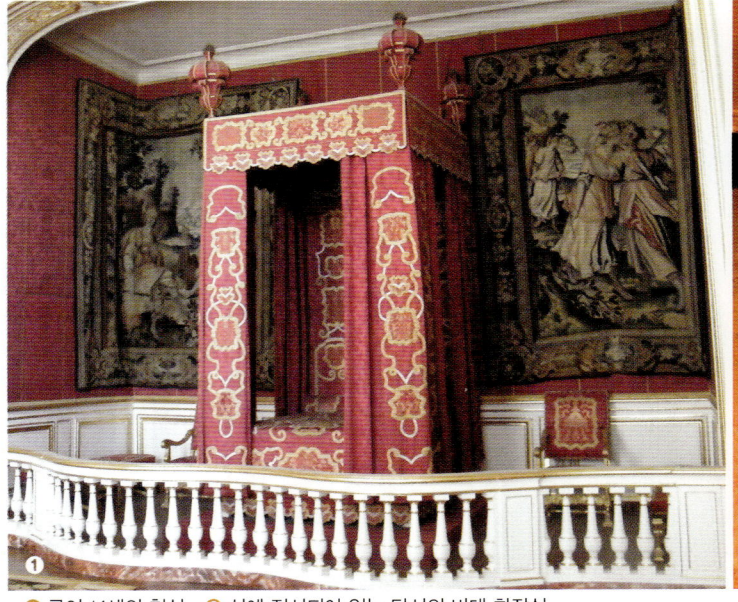 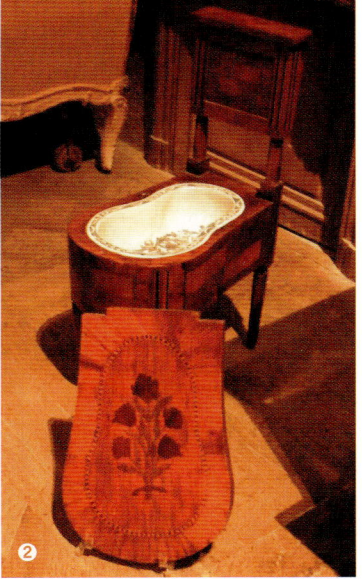

❶ 루이 14세의 침실　❷ 성에 전시되어 있는 당시의 비데 화장실

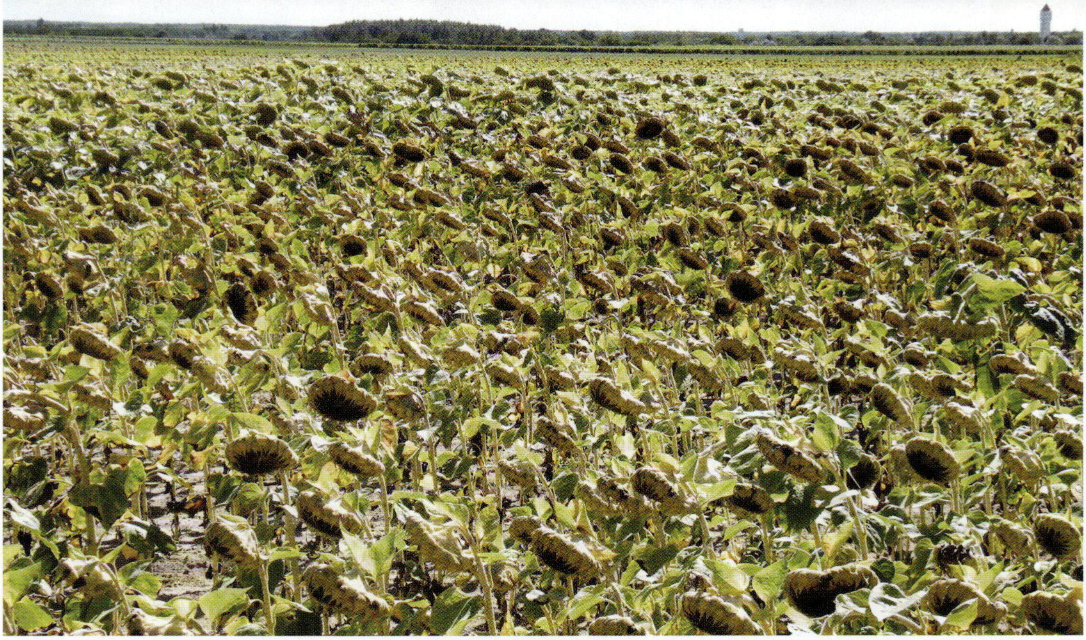

⬆ 샹보르 성에서 앙부아즈 성으로 가는 길에서 만난 해바라기의 대단지 재배밭

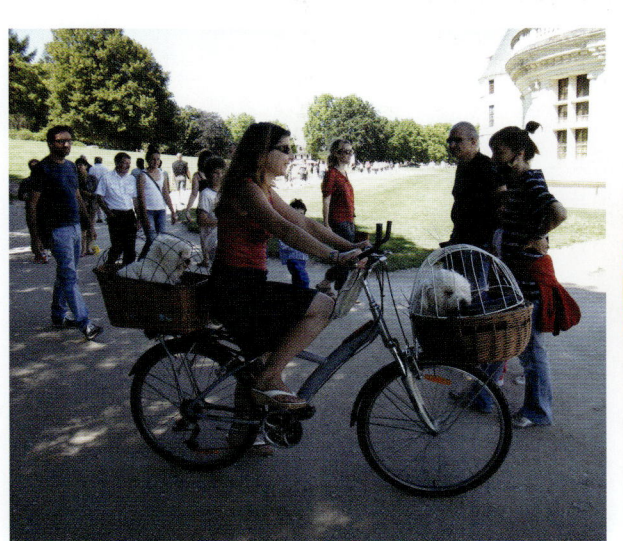

⬆ 한 관람객이 강아지 두 마리를 자전거 앞뒤에 태우고 간다.

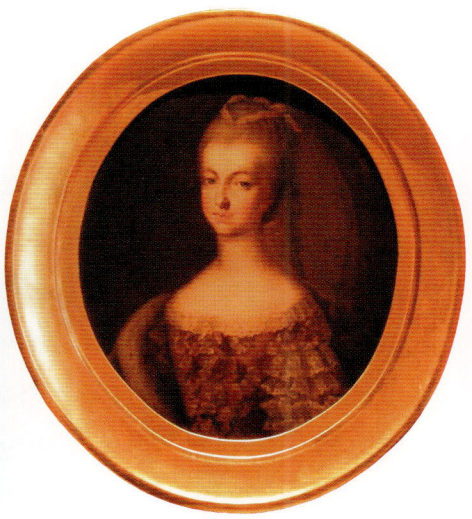

⬆ 루이 16세의 왕비인 마리 앙투아네트의 초상화

스트리아 마리아 테레지아 여제의 딸인 마리 앙투아네트와 프랑스 루이 15세의 손자인 루이 16세의 혼인이다. 성의 전시관 관람에서 특별히 눈에 띄는 것이 당시의 비데 화장실이다. 중세에도 화장실에 비데가 있었던 모양이다.

성 건너편의 드넓은 정원에서 시원한 바람을 맞으며 풀밭에 누워 성 전경을 감상한다. 잔디에서 바라보는 건너편 성의 건물은 장관이다. 여유롭게 시간을 보내다 보니 외국인들의 여행 모습을 체험하는 것 같다. 방문객들은 자전거를 빌려서 성 외곽 그리고 호수 주위를 돌아본다. 마침 한 아주머니가 강아지 두 마리를 자전거 앞뒤에 태우고 간다. 다들 모여서 이색적인 광경을 향해 카메라 셔터를 눌러댄다. 아주머니 인기가 대단하다.

식품으로 판매하는 강황 가루

성내의 식품점에서 강황 가루를 팔고 있었다. 어떻게 요리를 해 먹는지 설명문도 곁들였다. 일반인들이 강황과 울금을 자주 혼동하기 때문에 이 식물은 필자가 아주 관심을 가지는 약용식물이다. 그래서 강연, TV 인터뷰, 책에서 틈만 나면 이 둘을 구별하는 법을 소개하곤 한다. 한약 강황은 약용식물인 강황(Curcuma longa)의 뿌리줄기 그리고 한약 울금은 약용식물 강황의 덩이뿌리를 가리킨다. 같은 식물에서 강황은 뿌리줄기이고 울금은 덩이뿌리이니, 약용부위에 따라 한약 이름이 다르면서 독립된 생약이다. 강황은 생강 모양으로 속은 보통 노란색이지만 울금은 크기가 작고 긴 원형으로 내부의 자른 면은 회갈색이다. 식약처 의약품 공정서인 《대한민국약전》의 강황을 《일본약전》에서 울금으로 수재하고 있어 한국과 다르게 부르고 있다.

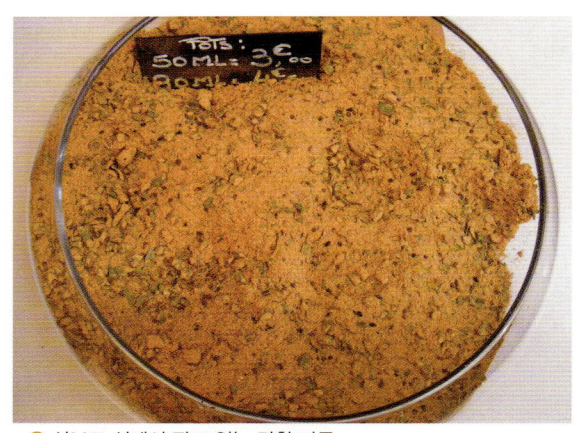
◉ 샹보르 성에서 팔고 있는 강황 가루

샹보르 성에서 앙부아즈 성으로 가는 길에 영화처럼 광활한 해바라기 재배밭을 발견하고 그 이국적 정취에 매료되어 맘껏 사진을 찍었다.

Tips

- 위치 : 루아르 강 계곡의 루아르 에 셰르 주에 위치
- 홈페이지(영어) : https://www.chambord.org/en
- 운영시간 : 9시~17시 30분
- 휴원일 : 1월 1일, 12월 25일
- 주소 : Château, 41250 Chambord, France
- 전화번호 : +33 2 54 50 40 00

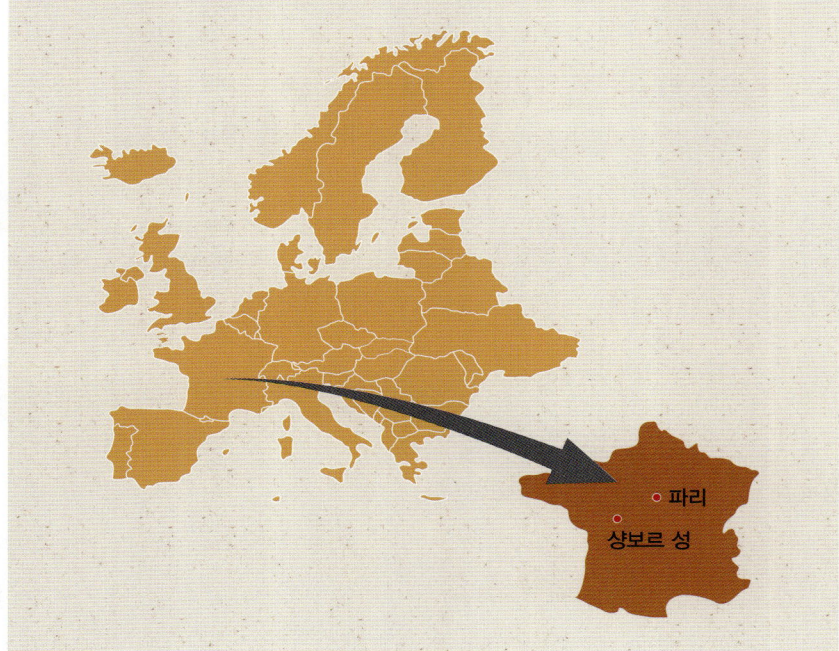

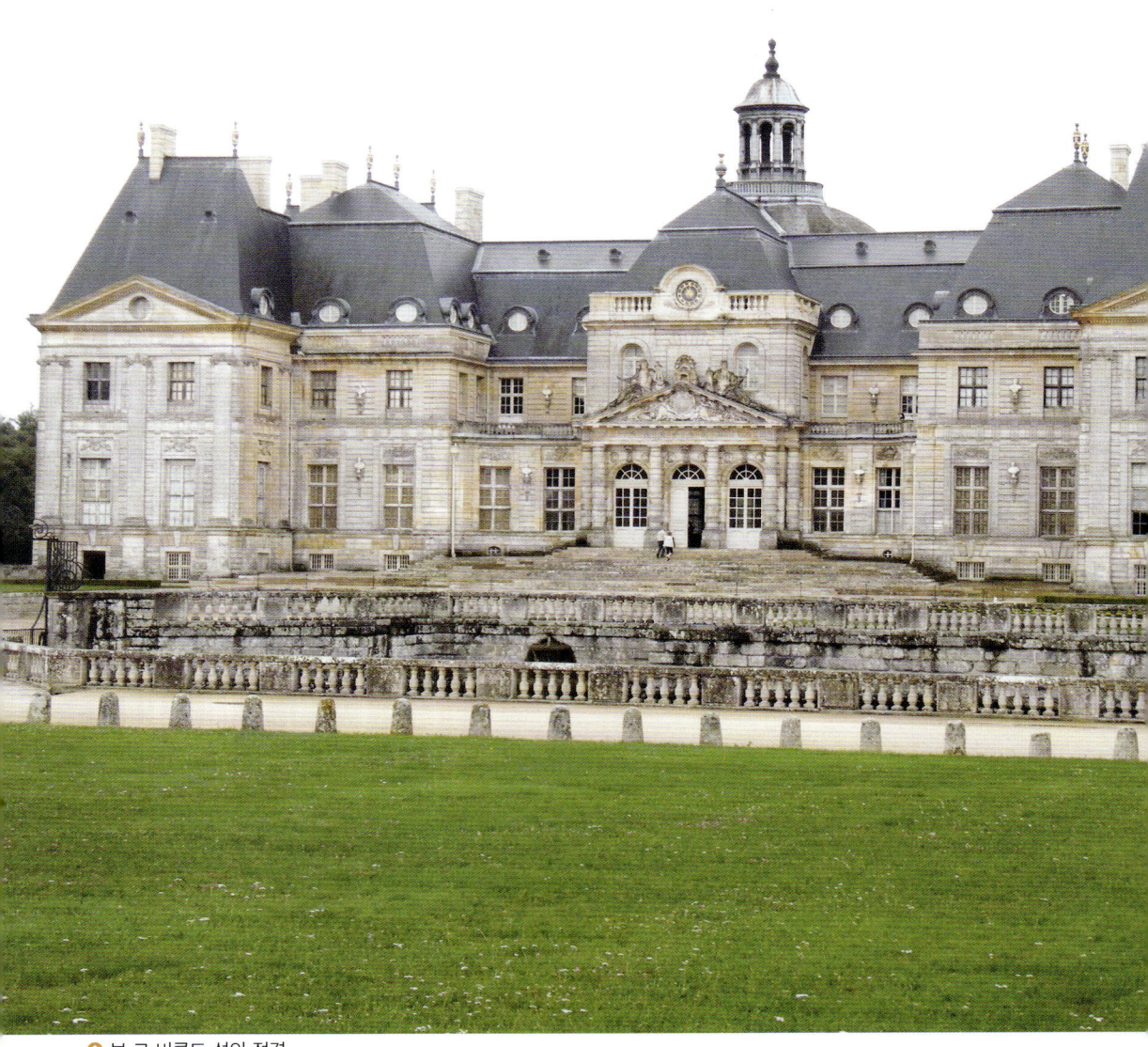

◆ 보 르 비콩트 성의 전경

| 1.08 |

보 르 비콩트 성과 약초

정원에는 약용식물도 재배

파리 인근의 보 르 비콩트 성(프랑스 어: Château de Vaux-le-Vicomte)에 정원이 마련되어 있어 약용식물들을 만날 수 있다. 보 르 비콩트 성은 파리의 남동쪽 55km에 있는 믈룅(Melun) 역 인근의 맹시(Maincy)에 위치한 17세기 성이다. 루이 14세의 재무상인 니콜라 푸케를 위해 지어진 화려한 성이다. 하지만 루이 14세는 푸케가 정부의 돈을 횡령하여 호화로운 생활을 하고 있다고 생각하여 그를 체포한 후 재판을 받게 하여 종신형에 처했다.

입구 매표소에서 성 꼭대기에 올라가는 전망대 표를 따로 받길래 별다른 풍경이 있을까 해서 구입하지 않고 들어갔다. 성 구경을 다 마치고 나중에 성 안내 사진을 보니 성 전망대에서 내려다보면서 한눈에 조망하는 정원 모습이 정말 장관이고 아름다웠다. 이 사진을 보고서 성 전망대 티켓을 구입하지 않았던 자신에 실망이 컸다.

◉ 보 르 비콩트 성의 정원 전경

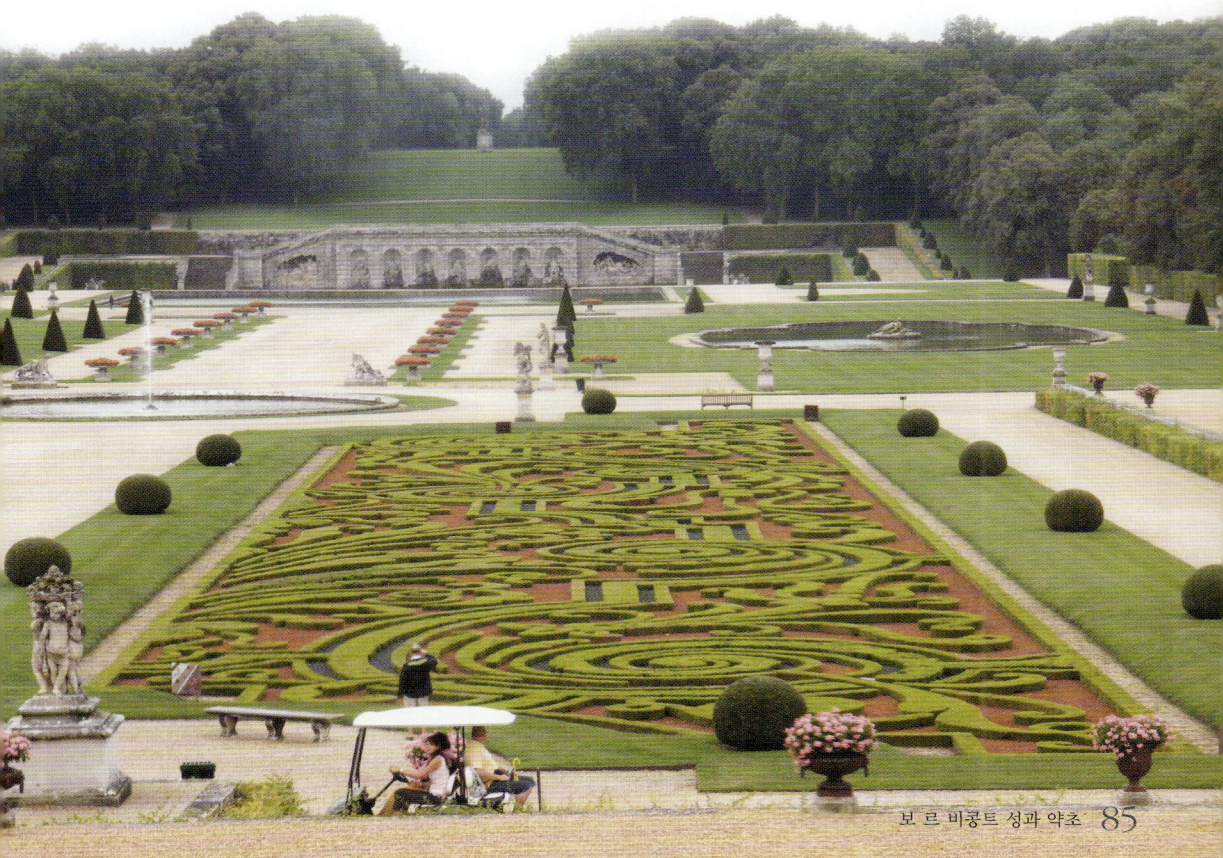

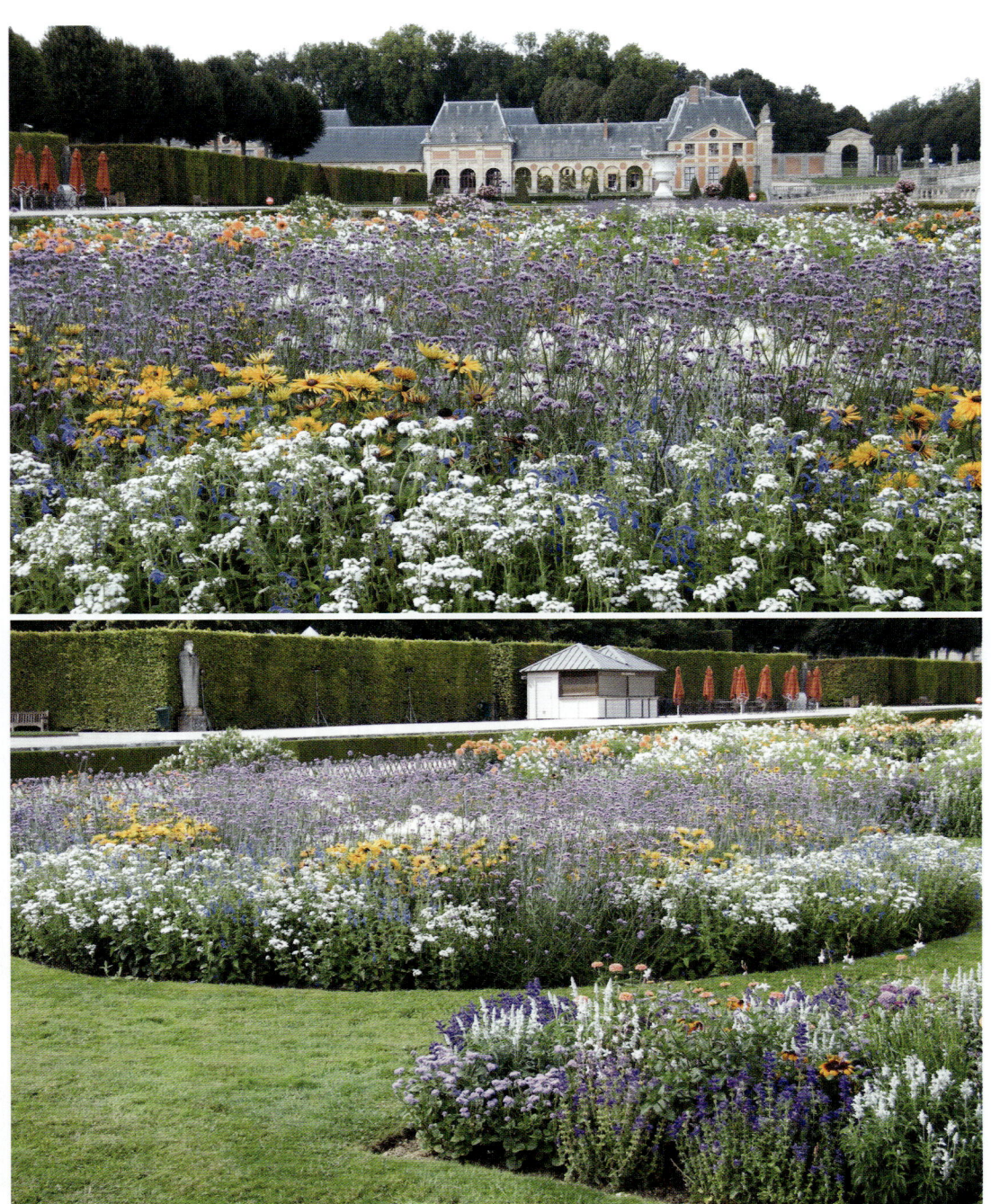

◐ 보 르 비콩트 성의 정원에 꽃들이 만개해 있다.

중세 생활상을 볼 수 있는 지하 식당

보 르 비콩트 성의 지하에 식당이 있다. 음식을 마련하고 마네킹이 요리하며 중세 시대의 분위기를 연출하고 있어 필자는 이곳에서 많은 시간을 할애했다. 중세의 생활상을 엿볼 수 있는 광경이라 자세히 관찰했다. 다이닝 룸에는 프랑스 대표 과자인 마카롱도 전시되어 있다. 지금 프랑스의 대표적인 디저트 과자가 된 마카롱을 예전부터 먹었는가 보다.

성 난간에서 내려다보는 정원은 양옆의 숲과 함께 한 폭의 그림으로 다가온다. 정원 군데군데에는 다양한 꽃들이 만개하여 관람객들의 시선을 한 몸에 받고 있다. 이곳의 아름다운 꽃 전경은 베르사유 궁전의 정원을 생각나게 한다.

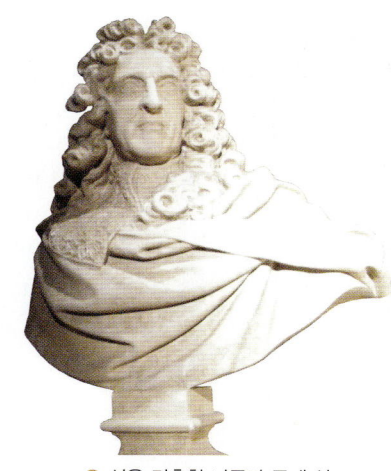

🔅 성을 건축한 니콜라 푸케 상

이 성은 교통편이 약간 불편한 곳이다. 안내서에 소개된 버스를 기다리다 하도 오지 않길래 여기저기에 물어봤더니, 이곳을 찾은 날은 운행하지 않는 날이라고 한다. 할 수 없이 택시를 불러 믈룅 역에서 보 르 비콩트 성까지 가야만 했다. 물론 믈룅 역으로 돌아올 때도 성에서 택시를 불러 탈 수밖에 없었다.

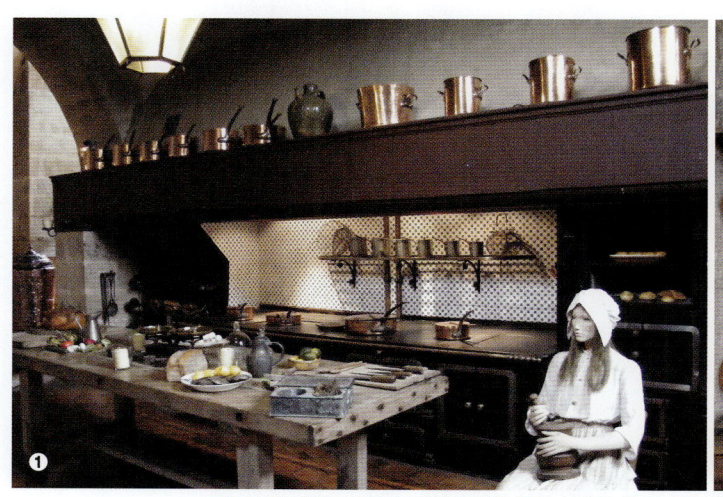
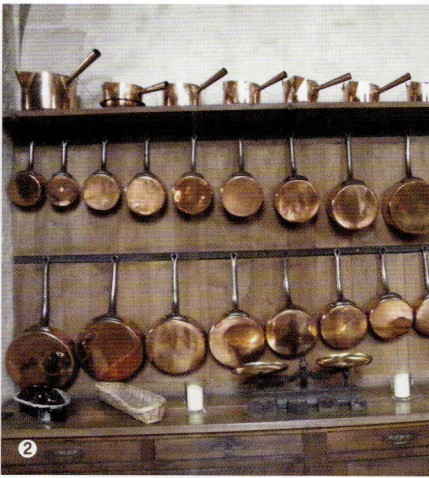

❶ 보 르 비콩트 성의 지하에 마련된 중세 시대의 식당　❷ 지하 식당에 걸려 있는 당시에 사용했던 그릇들

Tips

- 위치 : 파리의 남동쪽 55km에 있는 맹시에 위치
- 홈페이지(영어) : http://www.vaux-le-vicomte.com/en/
- 운영시간 : 10~19시, 마지막 입장 17시(3월 17일~11월 4일)
- 휴원일 : 1월 7일~3월 16일 / 11월 5일~11월 23일
- 주소 : Château de Vaux-le-Vicomte, 77950 Maincy, France
- 전화번호 : +33 1 64 14 41 90

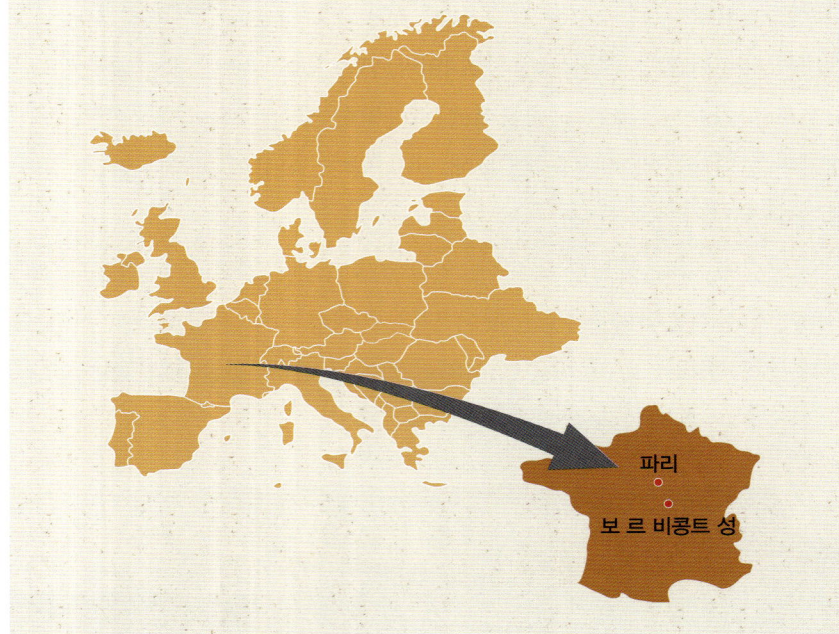

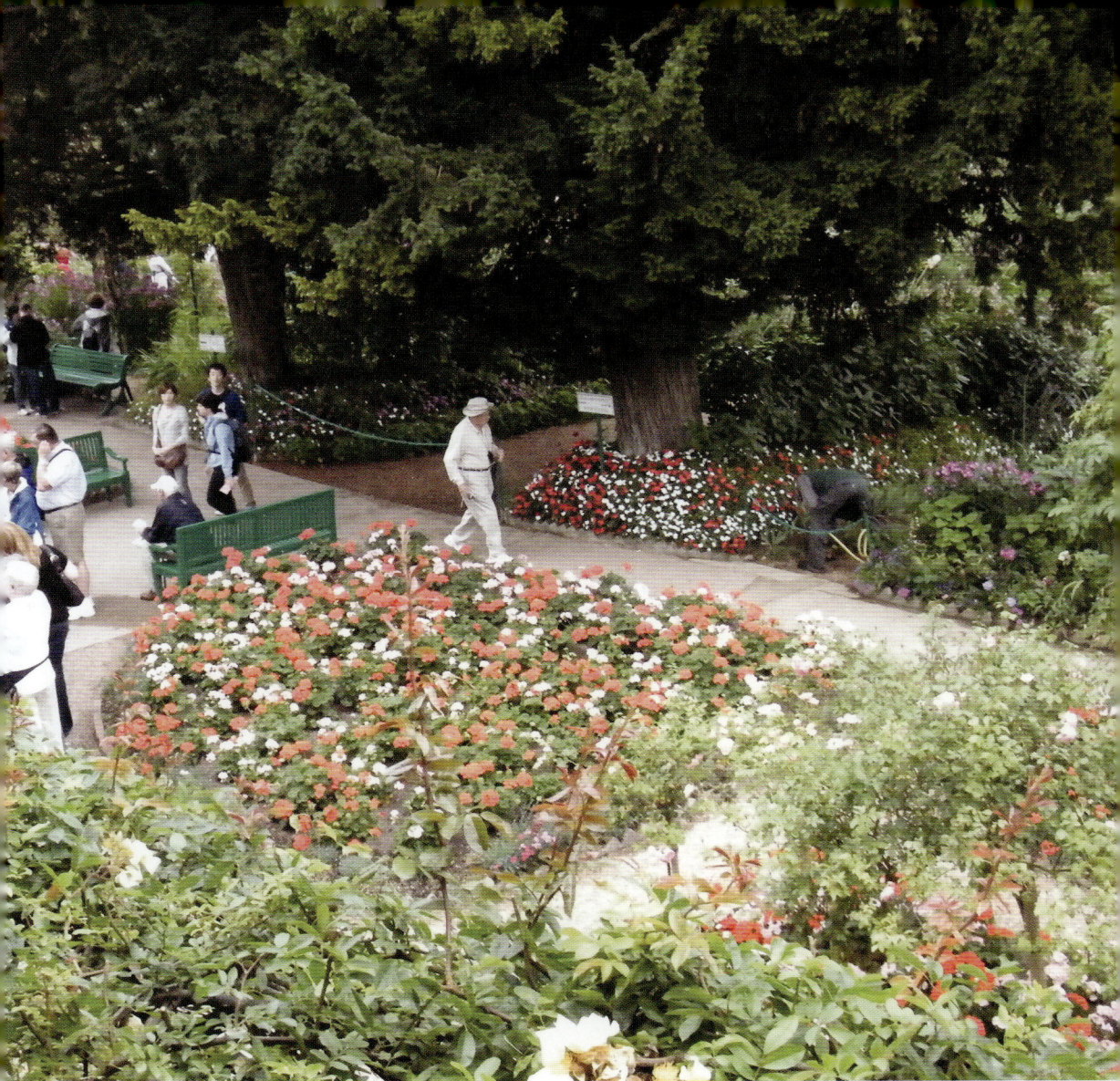

○ 모네의 집 2층에서 내려다본 정원의 풍경

| 1.09 |

지베르니 정원과 약초

43년 동안 왕성한 활동을 했던 정원

지베르니 정원(프랑스어: Les Jardins de Monet à Giverny)은 파리에서 북서쪽으로 약 80km 떨어진 노르망디(Normandie) 지역에 있다. 이곳은 프랑스 인상파 화가인 클로드 모네(Claude Monet)의 작품 '수련'의 배경이 된 지역이다.

이 마을은 모네가 만년을 보낸 집과 지베르니 정원을 잘 보존하여 촘촘하게 심은 각양각색의 식물들이 꽃을 피우고 있어 마치 그림 속을 재현한 듯한 모습이다. 원래는 이웃 지역에서 지내기 위해 찾아온 모네에게 여관 아가씨가 지베르니에서 빌려주는 땅이 있다고 소개하여 이곳으로 옮겼다는 내용을 필자가 TV에서 본 것이 떠오른다. 모네는 파리 인근의 평범한 농촌일 뿐이었던 이곳 지베르니를 택해 1883년부터 1926년까지 43년 동안 머물며 왕성하게 작품 활동을 하고 생애를 마쳤다.

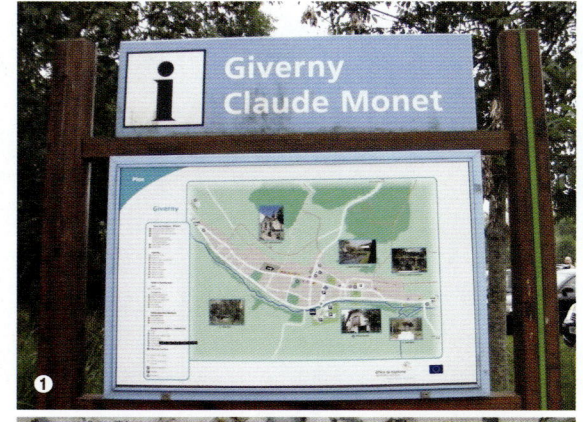
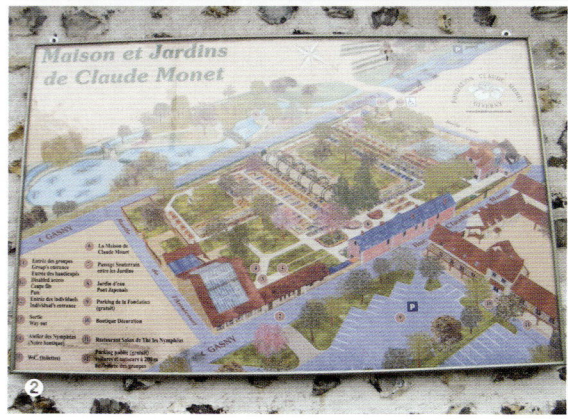

❶ 버스 정류소의 지베르니 안내판
❷ 지베르니 정원의 안내 그림

모네는 1840년 프랑스 파리에서 식료품 잡화상의 장남으로 태어나 다섯 살이 되던 해에 가족과 함께 파리 근처의 항구 도시인 르아브르로 이사하여 그곳에서 성장기를 보냈다. 모네의 대표작 중 '인상, 일출'은 르아브르에 있는 항구를 그린 것이다. 그는 1873년 무명예술가협회를 조직하여 1874년에 첫 번째 그룹전으로 이끌어 내고 그 자신은 '인상, 일출'을 출품했다.

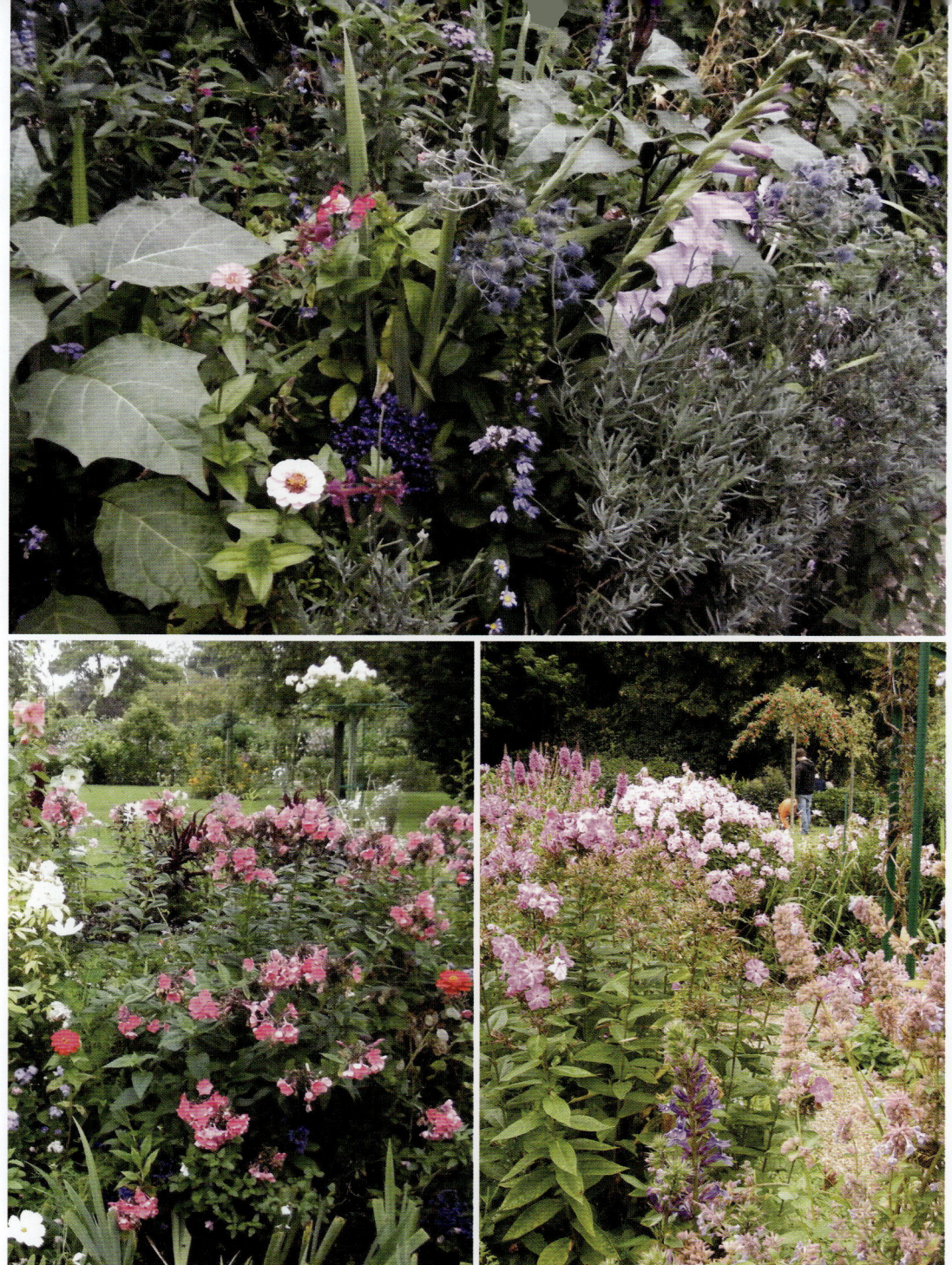

🔵 지베르니 정원의 꽃

'인상'이라 적으세요

이 작품은 이전의 사조와는 색달랐고 외관상 마무리가 덜 되어 보여서 평론가들로부터 비웃음을 샀다. 미술 비평가 루이 르로이(Louis Leroy)는 모네의 '인상, 일출'을 보고 "저 바다 풍경이 걸리기 이전의 벽지 상태가 저 바다 풍경화보다 더 완전하다"라는 혹평을 퍼붓기도 했다. 하지만 모네가 속한 무명예술가협회의 화가들은 비평 속에 야유 섞인 단어인 '인상'을 받아들이는 현명함을 발휘하였고, 그 후에는 인상파란 이름이 모네를 중심으로 한 화가 집단의 빛나는 이름이 되었다. 모네는 이 그림의

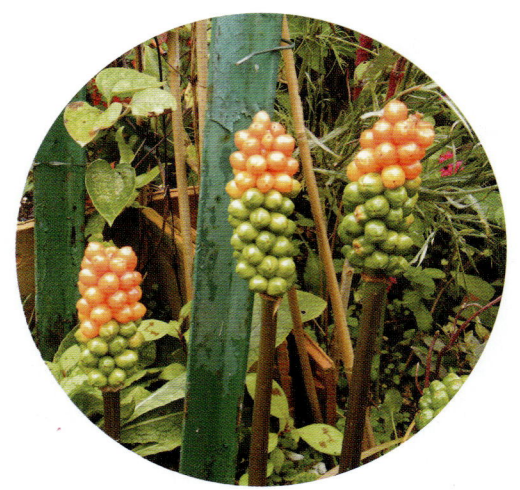

○ 정원의 열매가 익어가고 있다.

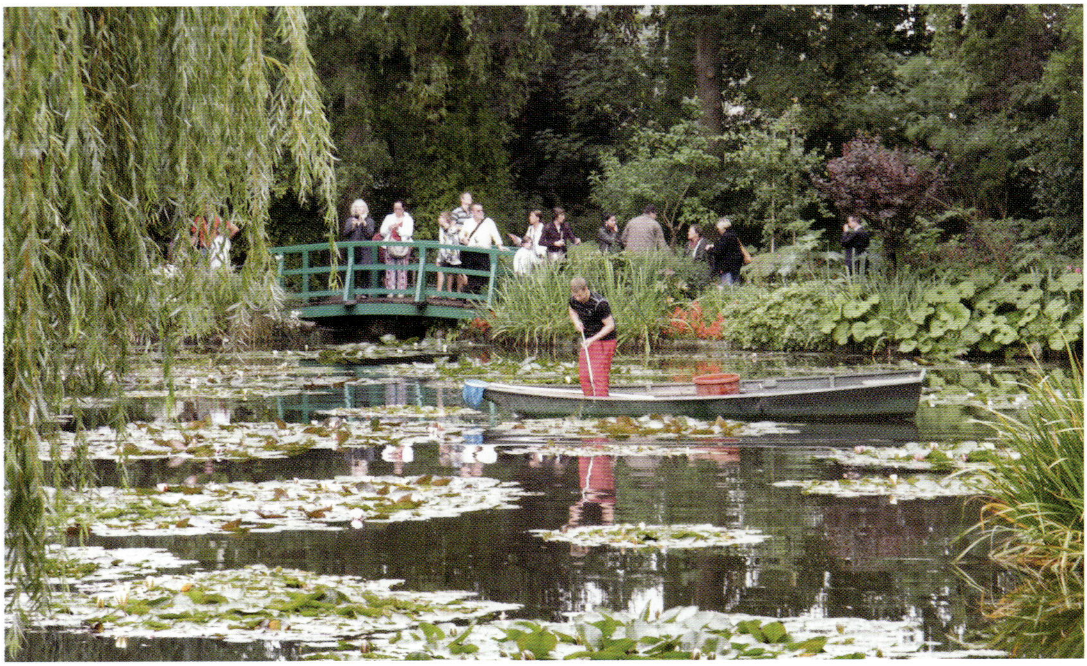

○ 일본식 다리가 있는 연못

◐ 모네의 집과 정원의 꽃

제목을 선정하게 된 사연을 나중에 솔직하게 밝히게 된다. 그림의 제목을 알려 달라는 요청을 받고, 르아브르의 풍경을 있는 그대로 사실적으로만 묘사할 수 없는 작품이기에 "'인상'이라고 적으시오."라고 말했다고 한다.

매표소를 거쳐 입구 근처에는 2층짜리 '모네의 집'이 있다. 집 앞에는 외국인들이 몰려 있다. 관람객들은 집을 이리저리 돌아다니며 사진을 찍고 2층에 올라가 정원을 내려다보며 부감(俯瞰)으로 전체를 담기 위해 카메라 셔터를 누르기 바쁘다. 이름 모르는 꽃들의 매혹적인 향연이 펼쳐지고 있기 때문이다. 식물명을 알리는 팻말이 없으므로 식물명을 다 알아낼 수 없었지만 홈페이지를 들어가 보니 다음과 같은 식물들이 있음을 알려 준다. 작약, 튤립, 아이리스, 수련, 팬지, 아네모네, 샐비어, 카네이션, 탠지, 칸나, 디기탈리스, 헬리옵시스, 블루 수국들이다.

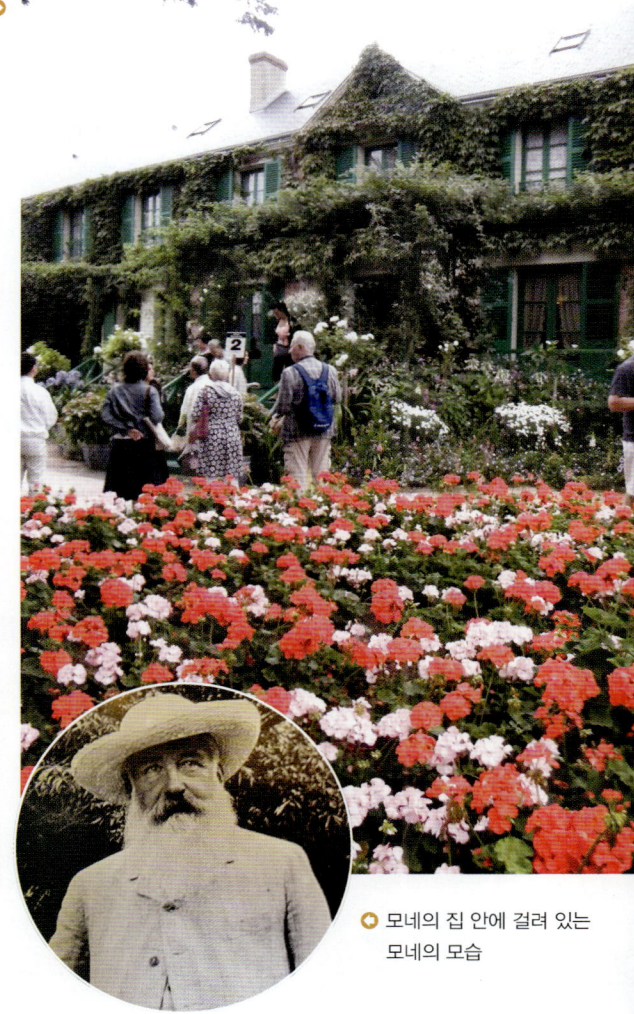

◐ 모네의 집 안에 걸려 있는 모네의 모습

정원 깊숙이 들어오니 모네의 작품에 등장하여 눈에 익은 일본식 다리가 있는 유명한 연못이 나타난다. 연꽃이 가득 핀 연못에서 직원이 보트를 타고 청소 중이다. 다리 위에서 관광객들이 걸음을 멈추고 연못을 바라보며 이야기를 나누고 있다.

모네는 1890년 이후부터 하나의 주제로 여러 장의 그림을 그리는 연작을 많이 제작했다. '수련'은 그의 대표적인 연작 작품이다. 모네는 수련의 배경이 된 지베르니에서 정원을 넓히기 위해 더 많은 대지를 구매하고 연못을 만들어 수련을 심고 그 위로 일본식 다리를 놓았다. 모네는 말년에 백내장으로 시력을 거의 잃게 되었지만 그가 만든 이상향 지베르니에 머물며 작업을 멈추지 않았다. 그는 86세를 일기로 지베르니에서 생을 마감했다. 모네 사후 프랑스 정부는 그를 기리며 튈르리 공원에 있는 오랑주리 미술관에 모네의 '수련' 연작을 설치했다.

감나무, 인동덩굴, 라벤더

연못에서 나오다 보니 한자로 '기념식수'라고 적어 놓은 안내문이 있었다. 일본 혼슈 중부지방인 아이치[愛知]현 도요하시[豊橋]시의 동·식물공원과 교류를 기념하기 위해 도요하시의 시화인 진달래와 특산식물인 지로우가키[次郎柿] 감나무를 정원에 심었다고 프랑스어와 일본어로 기록을 남겼다. 일본 식물, 모네 집의 일본 물건 수집품 그리고 일본식 다리 등에서 지베르니의 일본에 대한 관심이 나타난다.

지베르니 마을을 산책했다. 인동덩굴이 꽃을 활짝 피우며 담장을 이루고 있는 모습을 발견했다. 인동덩굴의 꽃은 한약 이름이 금은화다. 꽃은 급성 열병으로 인한 발열과 치루(痔

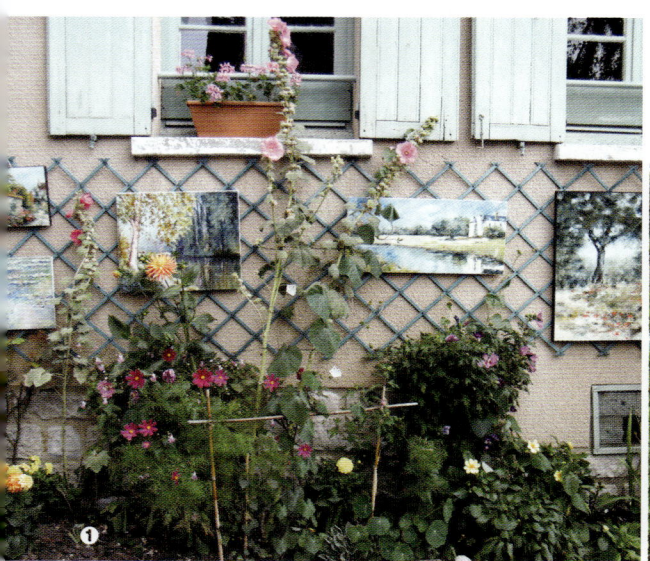 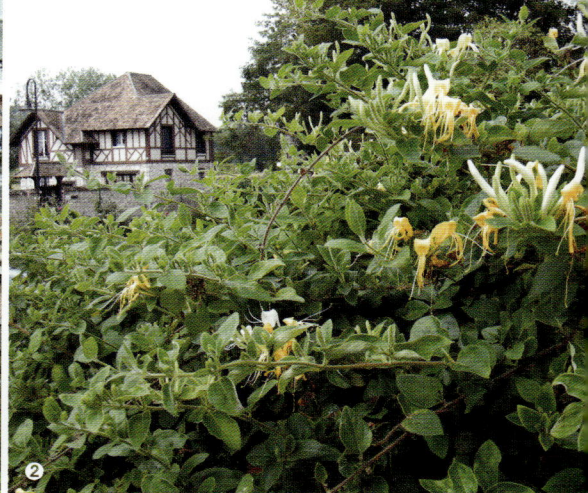

❶ 건물 벽에 걸어둔 그림과 꽃 ❷ 지베르니 마을에서 자라는 인동덩굴

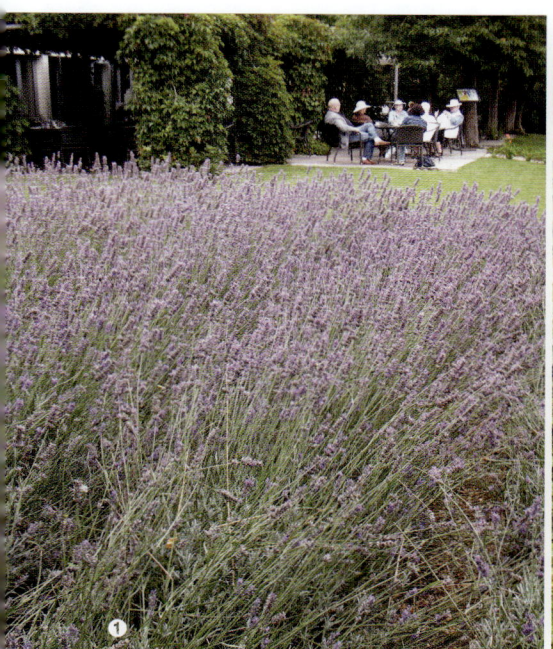
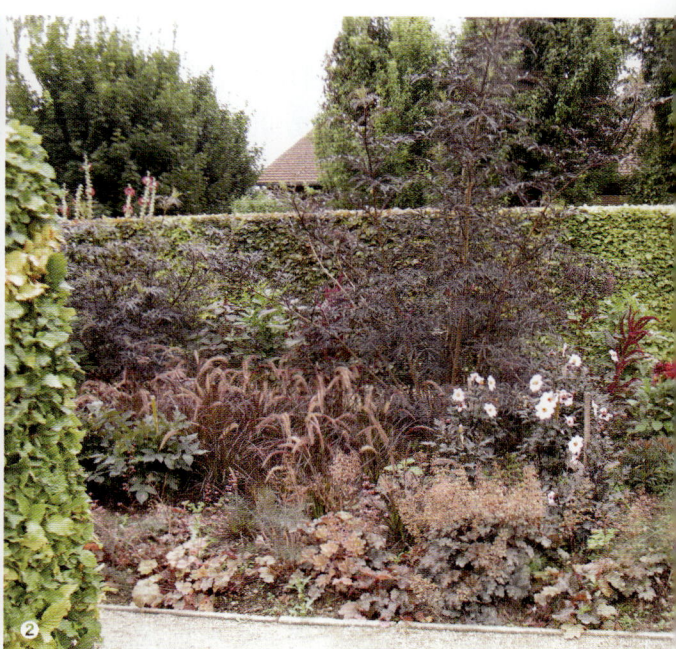

❶ 라벤더 꽃이 핀 정원에서 노인들이 환담을 나누고 있다. ❷ 지베르니 마을의 거리

瘦) 그리고 호흡기계 감염의 치료 효능이 있다. 좀 더 걸어가니 라벤더 꽃이 활짝 핀 정원에서 5~6명의 할아버지, 할머니들이 환담을 나누고 있다. 보라색의 꽃들을 앞에 두고 편안히 얘기 나누는 모습이 촬영에 조급한 필자에 비해 여유 있어 보인다. 라벤더는 정신이 아찔아찔하여 어지러운 증상을 낫게 하고 두통 증상을 없애주는 효능이 있다. 길가 철조망에는 포도 열매가 가득한 포도나무가 자라고 있다. 건물의 벽에 걸어둔 그림과 그 앞의 꽃들은 부드러운 조합을 이루고 있다. 이 모두가 모네의 그림 속 한 장면의 분위기를 연출해 준다.

시내를 더 돌다 보니 모네의 가족묘가 나타났다. 십자가 아래에는 모네의 생애인 '1840.11.14.~1926.12.5.'를 표시해 뒀다. 모네

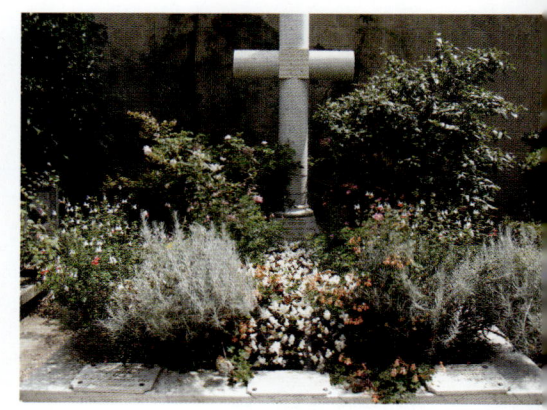

❸ 모네 가족의 묘

의 손길이 닿은 것처럼 이곳에도 예쁜 꽃들이 자라고 있다.

지베르니 정원은 파리에서 열차를 타고 베르농(Vernon)까지 간 다음 역에서 지베르니 마을까지 가는 버스를 이용하면 된다. 버스에서 내리면 지베르니 마을의 안내판이 서 있고 찾아가는 약도가 아래에 있다. 이곳은 3월에 개장하고 11월에 문을 닫는다. 자세한 일정은 홈페이지에서 확인해야 한다.

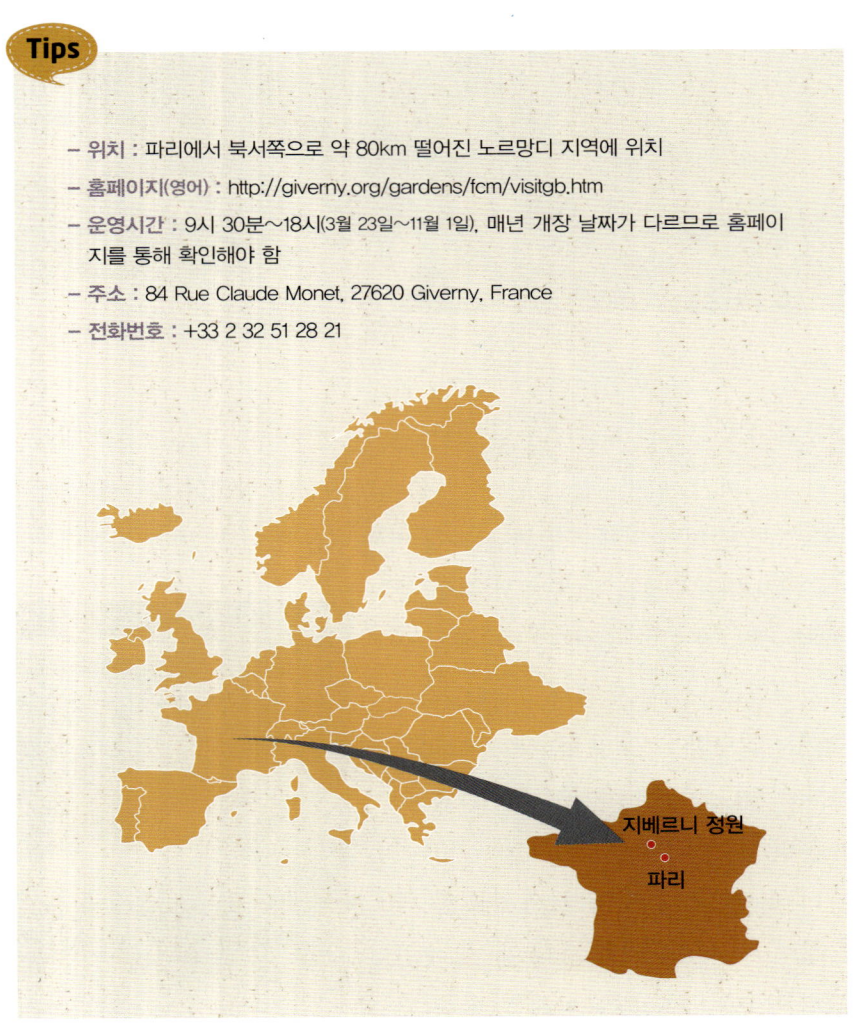

Tips

- 위치 : 파리에서 북서쪽으로 약 80km 떨어진 노르망디 지역에 위치
- 홈페이지(영어) : http://giverny.org/gardens/fcm/visitgb.htm
- 운영시간 : 9시 30분~18시(3월 23일~11월 1일), 매년 개장 날짜가 다르므로 홈페이지를 통해 확인해야 함
- 주소 : 84 Rue Claude Monet, 27620 Giverny, France
- 전화번호 : +33 2 32 51 28 21

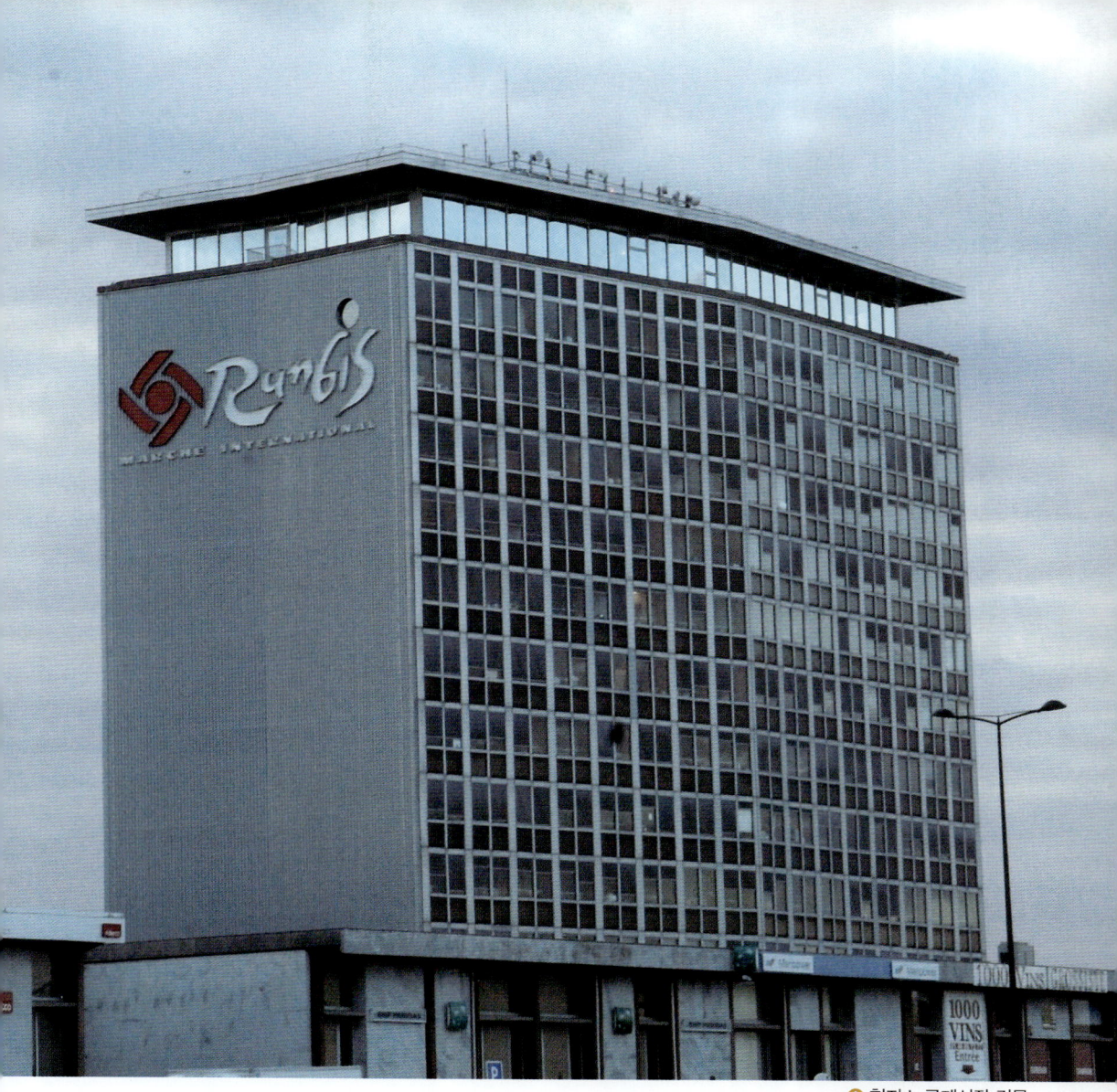

● 헝지스 국제시장 건물

| 1.10 |

파리 교외의 헝지스 국제시장과 약초

오를리 공항과 가까운 프랑스 최대 시장

헝지스 국제시장(프랑스어: Marché International de Rungis, 영어: Rungis International Market)은 유럽에서 가장 규모가 크다고 알려진 농산물 도매시장이다. 프랑스어인 'Rungis'는 헝지스로 표기한다. 유럽 전역에서 온 과일과 프랑스의 넉넉한 산지와 평야지대에서 생산한 과일, 채소, 육류, 치즈 등이 이곳에 집결되고 각지로 배송되어 나간다. 이 시장은 파리에서 남쪽으로 17km 떨어진 곳에 있는데 필자는 파리에서 사업을 하고 있는 김치회사 이상윤 사장과 만나 이른 아침에 이곳을 찾을 수 있었다.

10세기부터 파리 시내 중심부에 있었던 파리 중앙시장은 1969년 현재의 파리 교외로 이전하면서 헝지스 국제시장이라는 이름을 갖게 되었다. 이 지역은 파리의 오를리 공항과 가깝고 고속도로와 철로로 연결된 교통 요충지에 위치하고 있어 프랑스 최대의 도매시장이 되었다.

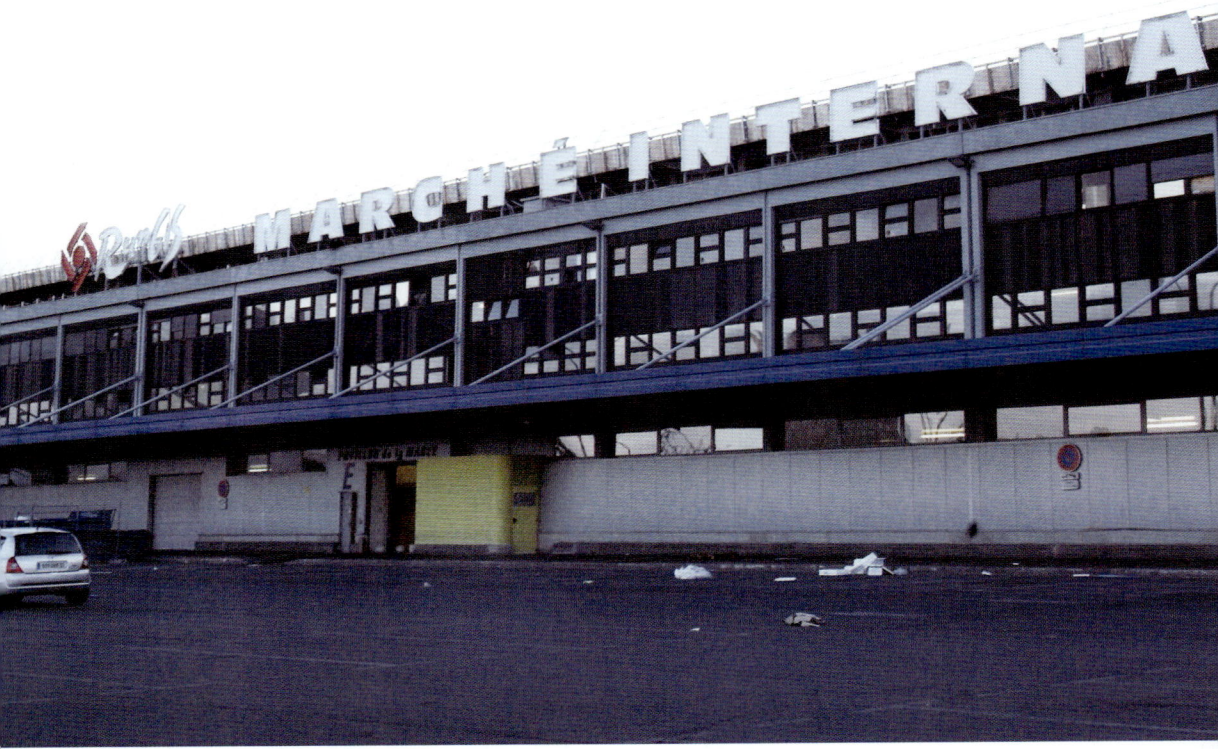

◎ 헝지스 국제시장 건물

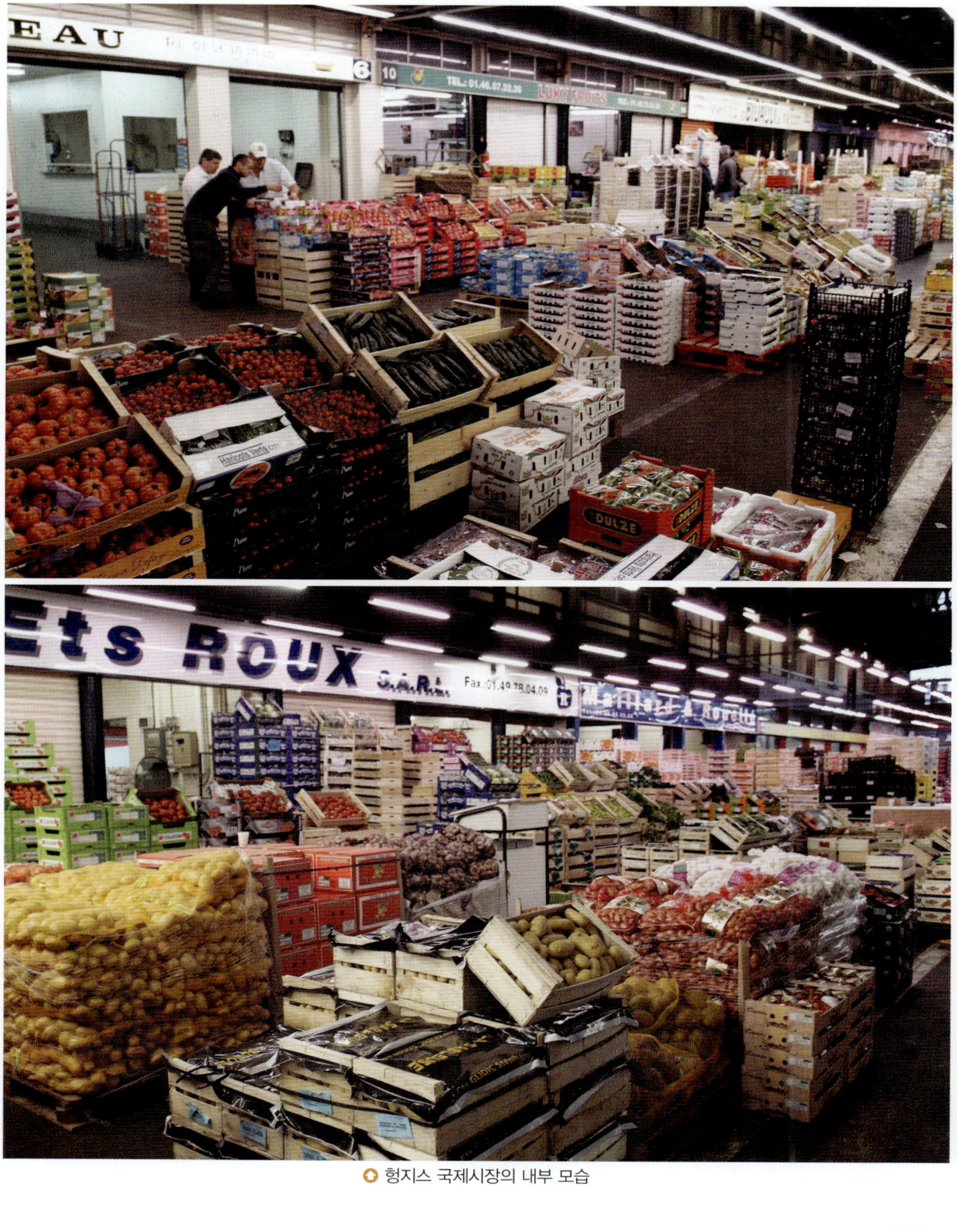

❍ 헝지스 국제시장의 내부 모습

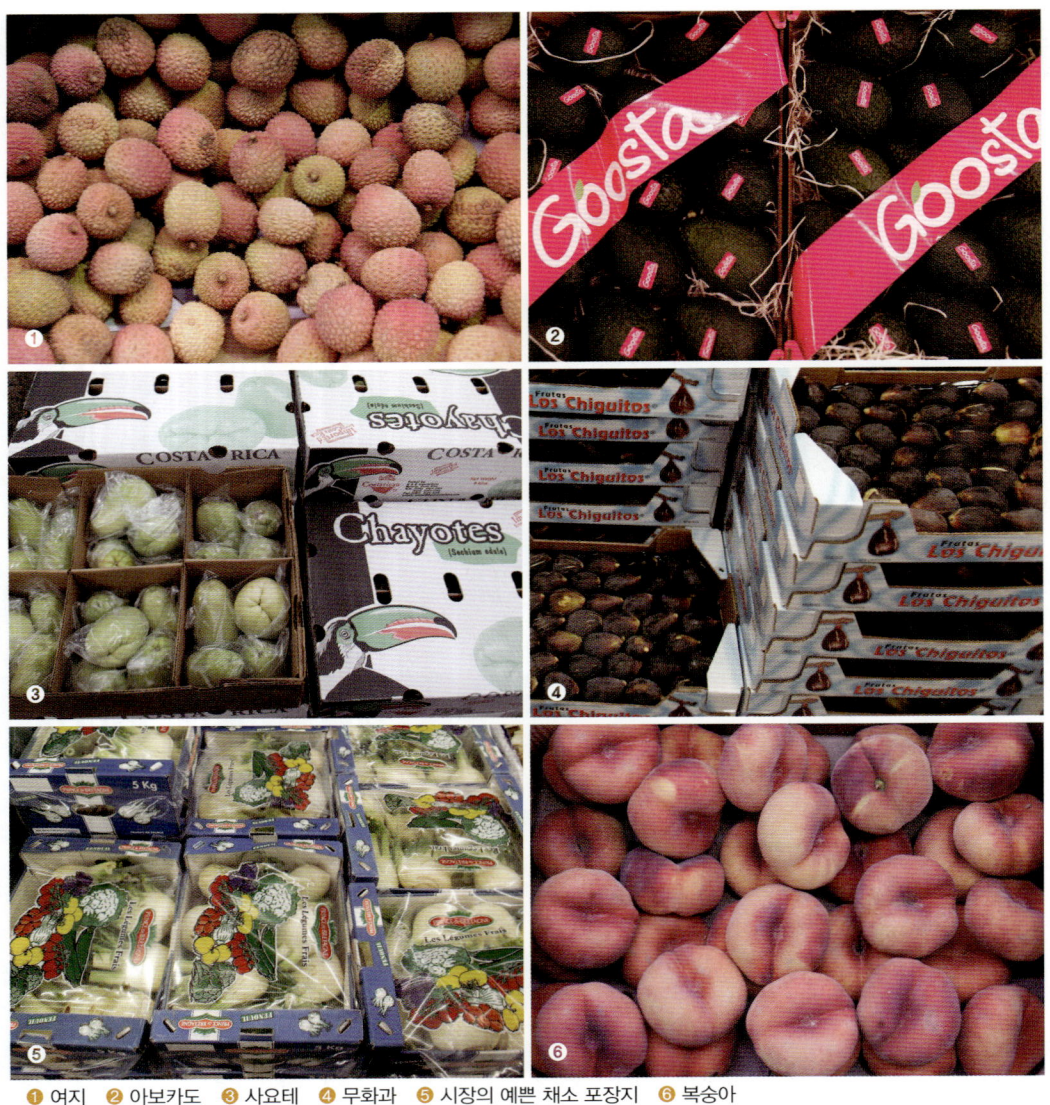

❶ 여지 ❷ 아보카도 ❸ 사요테 ❹ 무화과 ❺ 시장의 예쁜 채소 포장지 ❻ 복숭아

    헝지스 국제시장은 6개 구역으로 이루어져 있다. 과일과 채소 부문(Fruit and Vegetable Sector), 육류 부문(Meat Sector), 수산물 부문(Seafood and Freshwater Produce Sector), 낙농류 및 미식 부문(Dairy and Gastronomy Sector), 화훼류 및 장식 부문(Horticulture and Decoration Sector), 물류지원부(Logistics Sector)의 구역들이다. 시장은 232헥타르에 이르는 넓은 지역에 걸쳐 있으며 매일

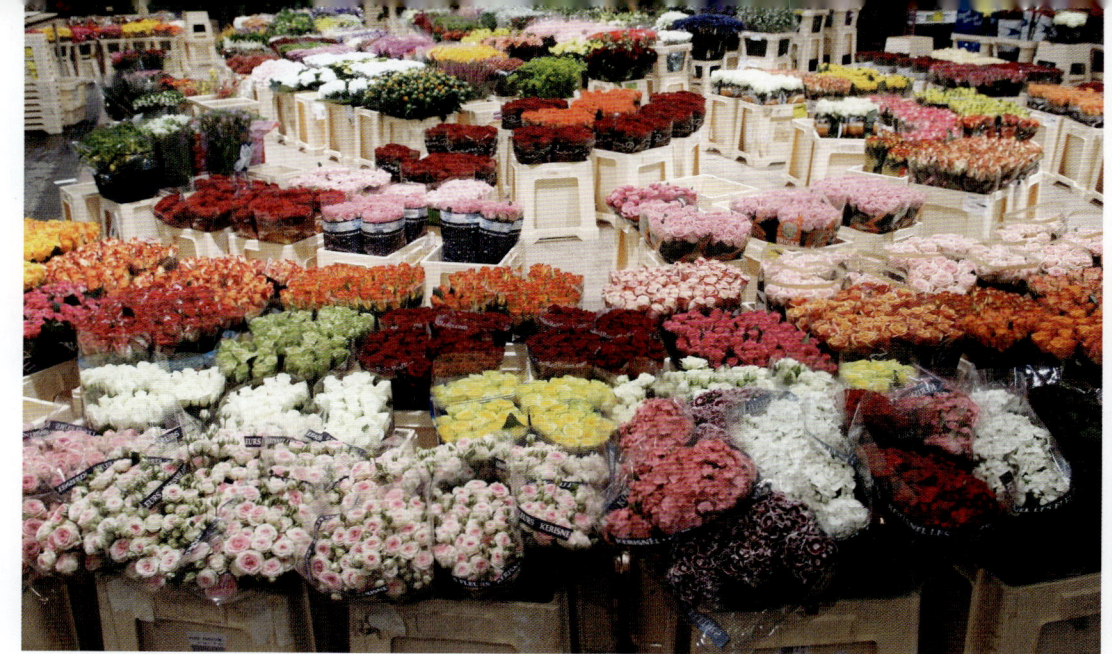

○ 헝지스 국제시장의 꽃 시장

1만 3,000명이 일하고 2만 6,000대의 차들이 시장으로 드나든다는 통계가 있다. 과일과 채소 구역은 새벽 5시 30분에 시작하여 오전 11시에 마친다.

사요테, 여지, 석류, 무화과, 아보카도

시장 밖에서 보았을 때는 물론이고 안으로 들어가면서 드넓은 규모에 놀랐다. 아름다운 색색의 과일이 산더미처럼 쌓여 있고 지게차를 끌고 다니는 직원들이 바삐 움직이고 있다. 이 시장은 바닥도 매우 청결하고 막 던진 쓰레기는 찾을 수 없다. 과일은 물론이고 신선 채소의 비닐 포장지에도 예쁜 그림을 그려 넣어서 눈길이 가고 간직하고 싶을 정도다. 사요테 또는 차이오티로 부르는 특이한 채소가 먼저 눈에 띈다. 부처의 손가락을 오므린 모양과 닮았다고 해서 불수과(佛手瓜)라고도 한다. 이 사요테를 예쁘게도 디자인한 박스에 담았다. 열매는 껍질을 얇게 벗겨서 반으로 자르거나 얇게 썰어 다른 채소와 함께 볶거나 쪄서 먹는다. 열매 속을 파내고 여러 가지 향신료 재료로 채워 오븐에 구워 먹기도 한다. 열매의 식감이 사각사각하여 샐러드, 수프, 절임 등으로도 이용한다. 열매는 이뇨, 소염작용이 있다.

양귀비가 좋아했다는 여지와 석류, 무화과는 박스에 담겨 있고 아보카도는 박스에 담긴

채 핑크색 포장지로 감겨 있다. 배추는 덴마크에서 먼 길을 왔다. 배추 비닐 포장지에 덴마크 전자메일 주소가 있어 덴마크산인 것을 알 수 있었다. 우리 복숭아와 달리 납작하고 맛있는 복숭아는 프랑스에서 대중적인 과일이고 고추도 이 시장에서 많이 볼 수 있다. 글로벌 마켓, 프랑스의 시장에서 못 찾는 과일은 없을 것 같다. 달걀을 담은 바구니가 아주 예뻤다. 핸드백을 든 방문객들이 1회용 가운을 입고 시장을 둘러보고 있다. 꽃 시장에 들렀더니 고운 꽃무리들이 예쁘게 진열되어 손님을 기다리고 있었다.

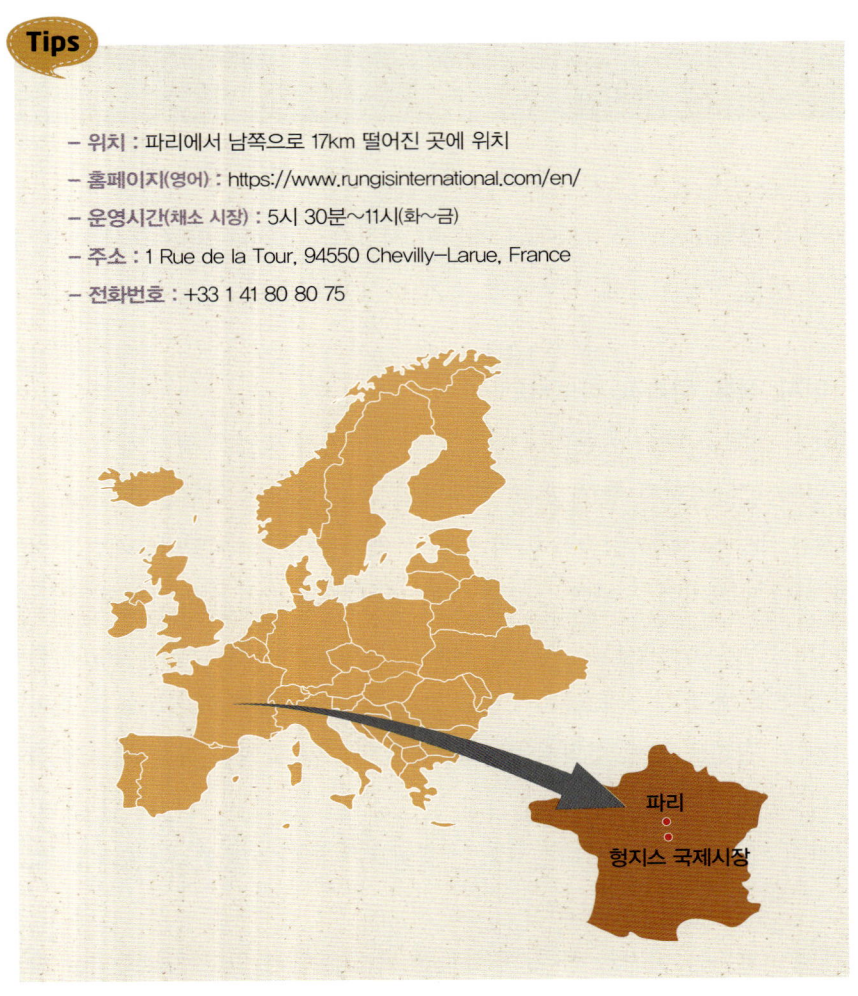

Tips

- 위치 : 파리에서 남쪽으로 17km 떨어진 곳에 위치
- 홈페이지(영어) : https://www.rungisinternational.com/en/
- 운영시간(채소 시장) : 5시 30분~11시(화~금)
- 주소 : 1 Rue de la Tour, 94550 Chevilly-Larue, France
- 전화번호 : +33 1 41 80 80 75

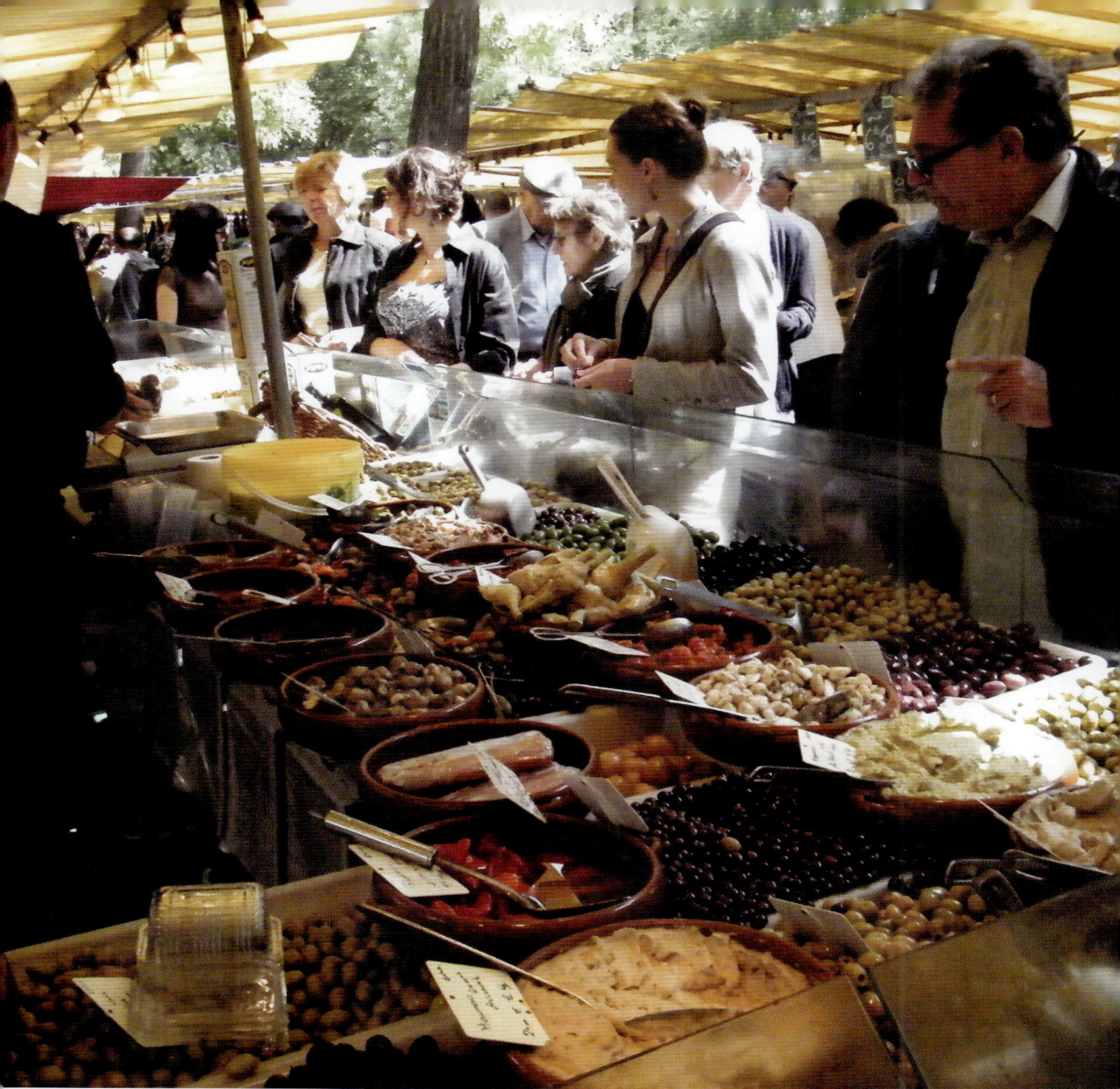

◆ 바스티유 시장의 올리브 판매 상점

| 1.11 |

파리 바스티유 시장과 약초

바스티유 광장 부근의 노천시장

파리 시내의 유명 시장으로, 바스티유 광장 부근에서 열리는 노천시장인 바스티유 시장(프랑스어: Marché Bastille)을 소개한다. 인근에 있었던 바스티유(Bastille)는 1789년 7월 14일, 파리 시민들이 습격하고 점령하여 프랑스 혁명의 도화선이 된 감옥이다. 오늘날 그 자리는 바스티유 광장이 되었고 광장 중앙에는 7월 혁명 기념탑이 있다. 꼭대기에는 자유를 상징하는 수호신 동상이 있으며 기둥에는 희생자들의 이름을 새겼다.

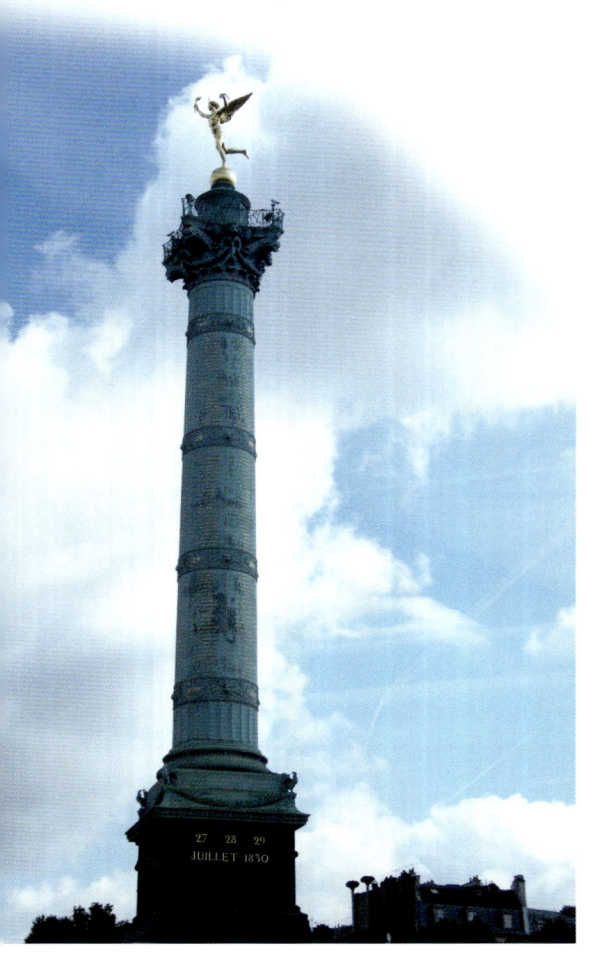

○ 바스티유 광장의 7월 혁명 기념탑

바스티유 시장은 규모가 상당히 큰 편으로 채소, 과일, 꽃, 식료품과 함께 의류 등도 판매한다. 싱싱한 과일들과 해산물, 치즈, 빵, 생선을 취급하는 시장에서 파리 현지인들의 활기찬 오늘의 삶을 접해보는 재미도 쏠쏠하다.

사프란, 올리브

향신료 사프란이 들어가는 스페인 요리인 파에야(Paella) 코너에 사람들이 몰려 있다. 노란색이라서 더욱 먹음직스런 모습이 입맛을 자극한다. 사프란(Crocus sativus)은 통경, 진정, 진통제로 쓰는 약용식물이기도 하다. 유럽은 어디를 가나 올리브 판매점에 사람들이 많이 있다. 한국에서는 보기 힘든 다양한 종류의 올리브는 우리에게 호기심 그 자체다. 하지만 이곳 사람들에게는 우리네 김치와 같은 일상의 음식이니 모두들 와서 고른다. 좋은 올리브를 사기 위해 진지하게 보고 있는 모습을 사진으로 남겼다.

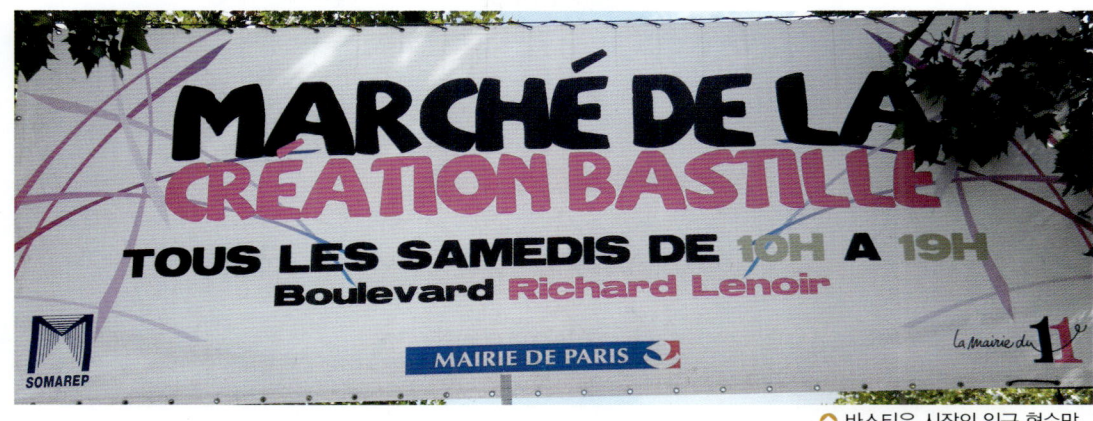

◐ 바스티유 시장의 입구 현수막

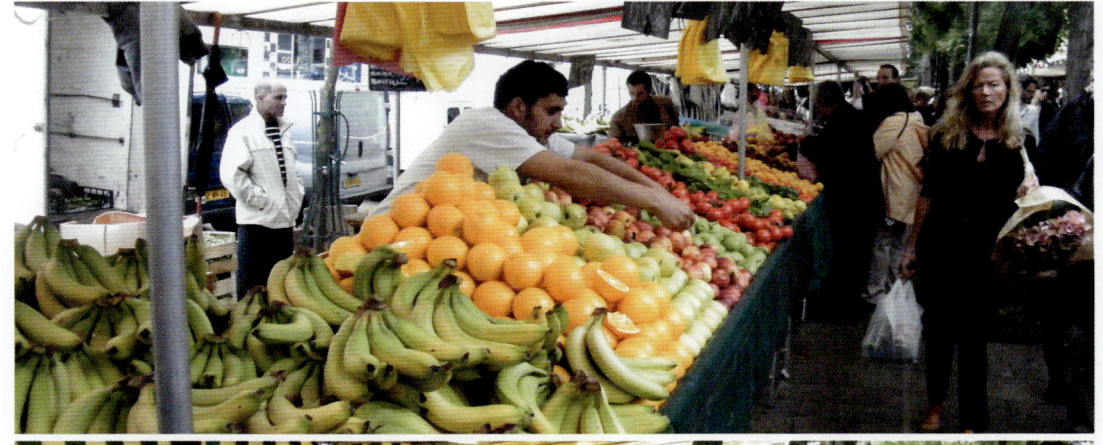

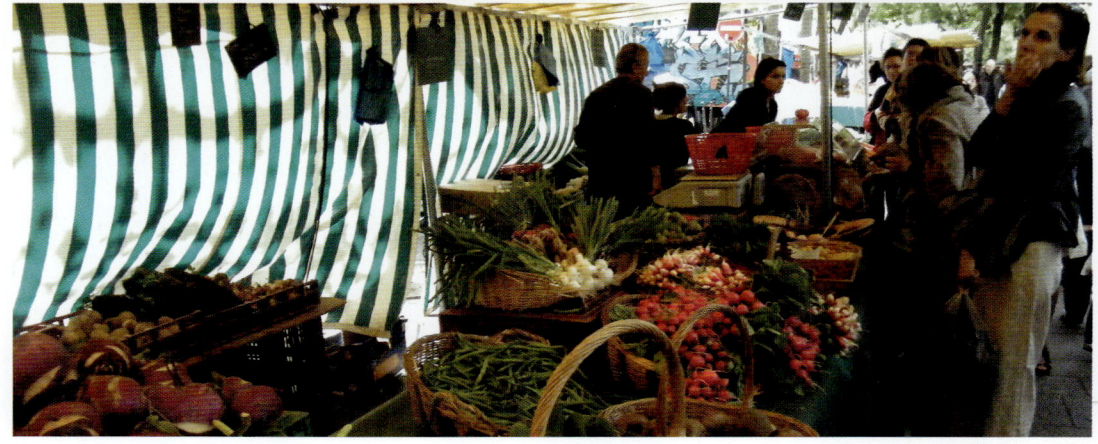

◐ 바스티유 시장 전경

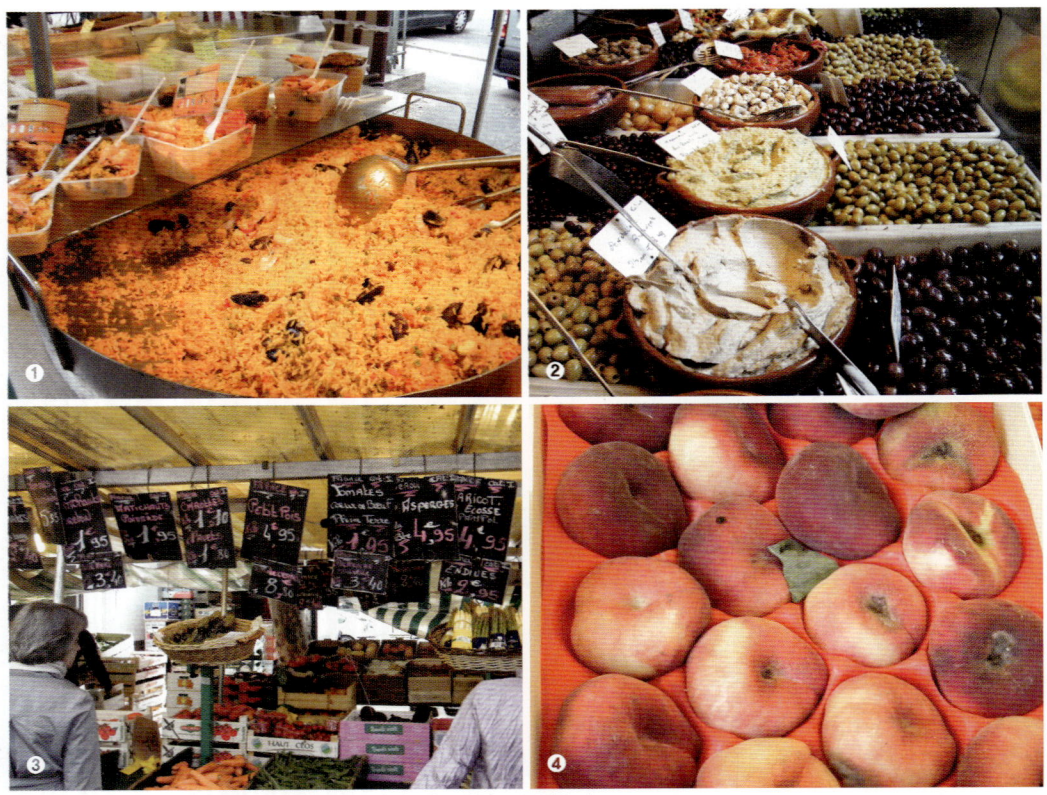

❶ 파에야 요리 ❷ 올리브 판매 상점 ❸ 과일, 채소 상점 ❹ 복숭아

    재래시장인데 가게 천장에 매단 가격표들이 너무 예쁘게 제작되어 사진 촬영을 유혹하는 피사체가 되어 준다. 이 시장은 목요일, 일요일에만 서는데, 목요일은 7시부터 14시 30분까지, 일요일은 7시부터 15시까지 연다.

    바스티유 시장 인근에는 보주 광장(프랑스어: Place des Voges)이 있다. 파리에서 가장 오래된 광장으로 잔디밭에서 일광욕을 즐기고 있는 현지인들로 가득하다. 필자도 이때만큼은 파리지엔이 되어 따뜻한 햇살 체험을 해 보았다. 보주 광장 바로 옆이므로 대문호 '빅토르 위고의 집'도 사진에 담았다.

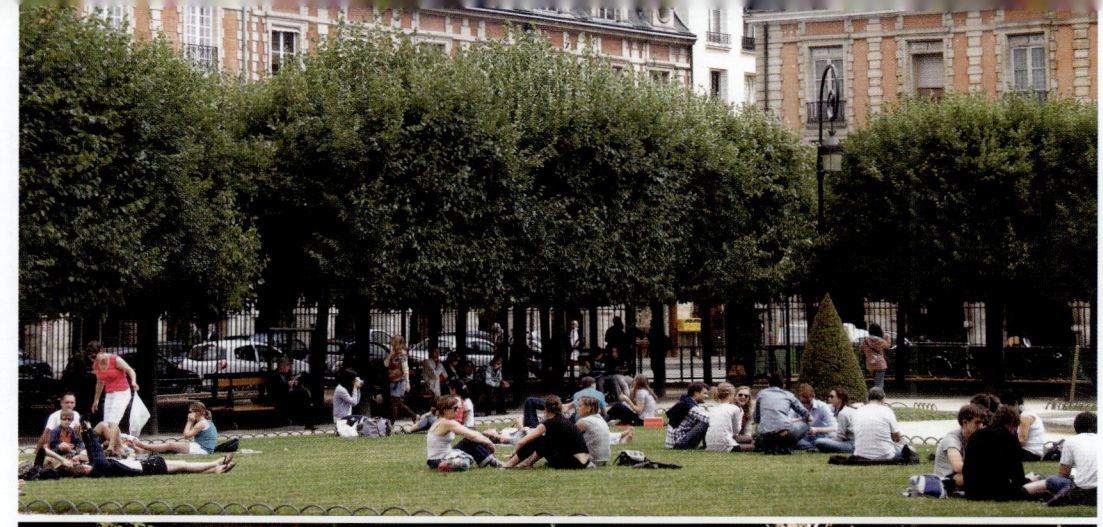

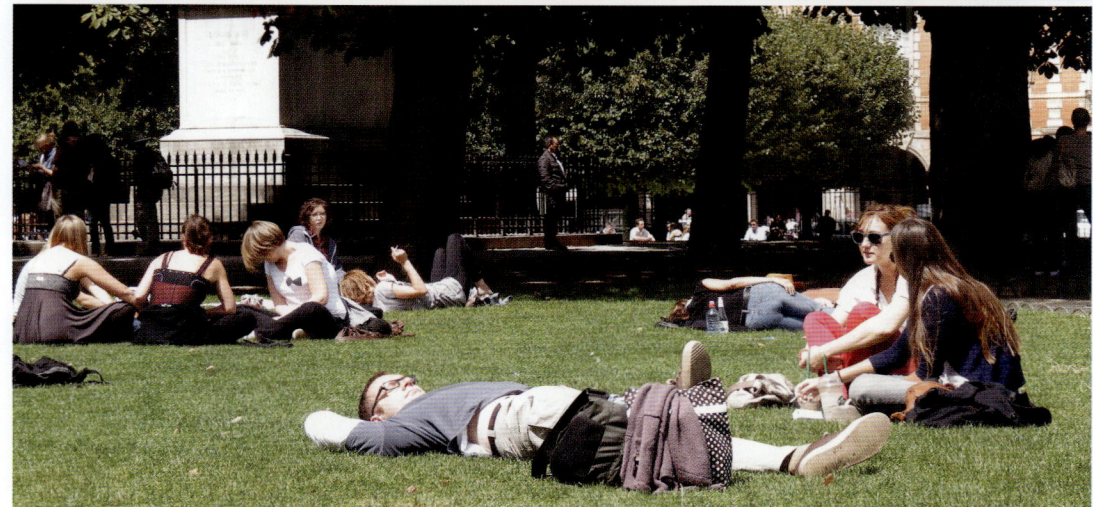

🔺 바스티유 시장 인근의 보주 광장

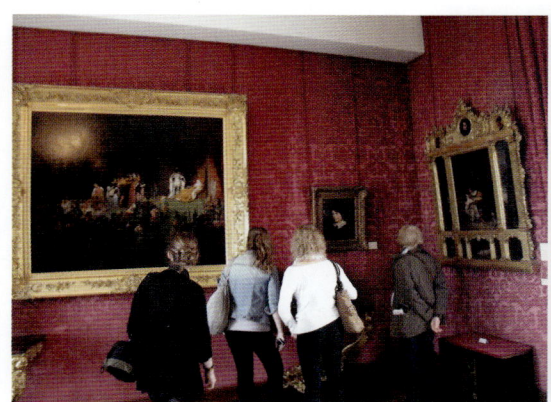
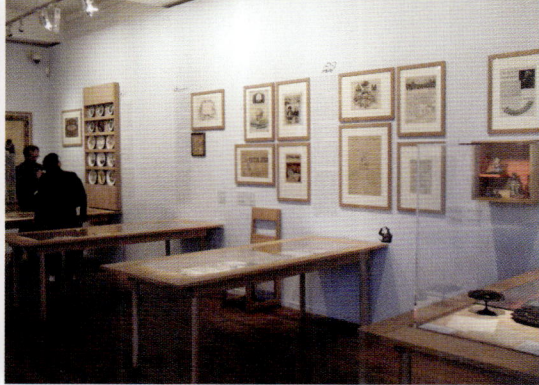

🔺 바스티유 시장 인근의 빅토르 위고의 집 내부

Tips

- 위치 : 바스티유 광장 부근
- 홈페이지 : https://en.parisinfo.com/shopping-paris/73869/Marche-Bastille
- 운영시간 : 7시~14시 30분(목) / 7~15시(일)
- 주소 : 8 Boulevard Richard Lenoir, 75011 Paris, France
- 전화번호 : +33 1 43 24 74 39

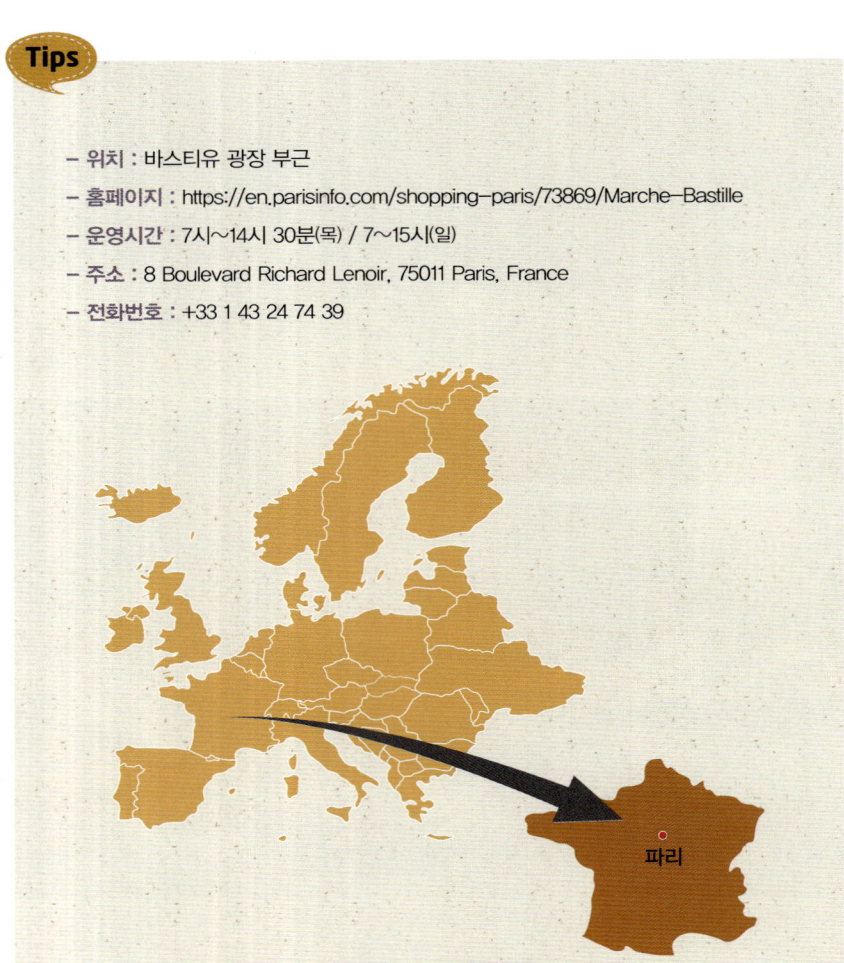

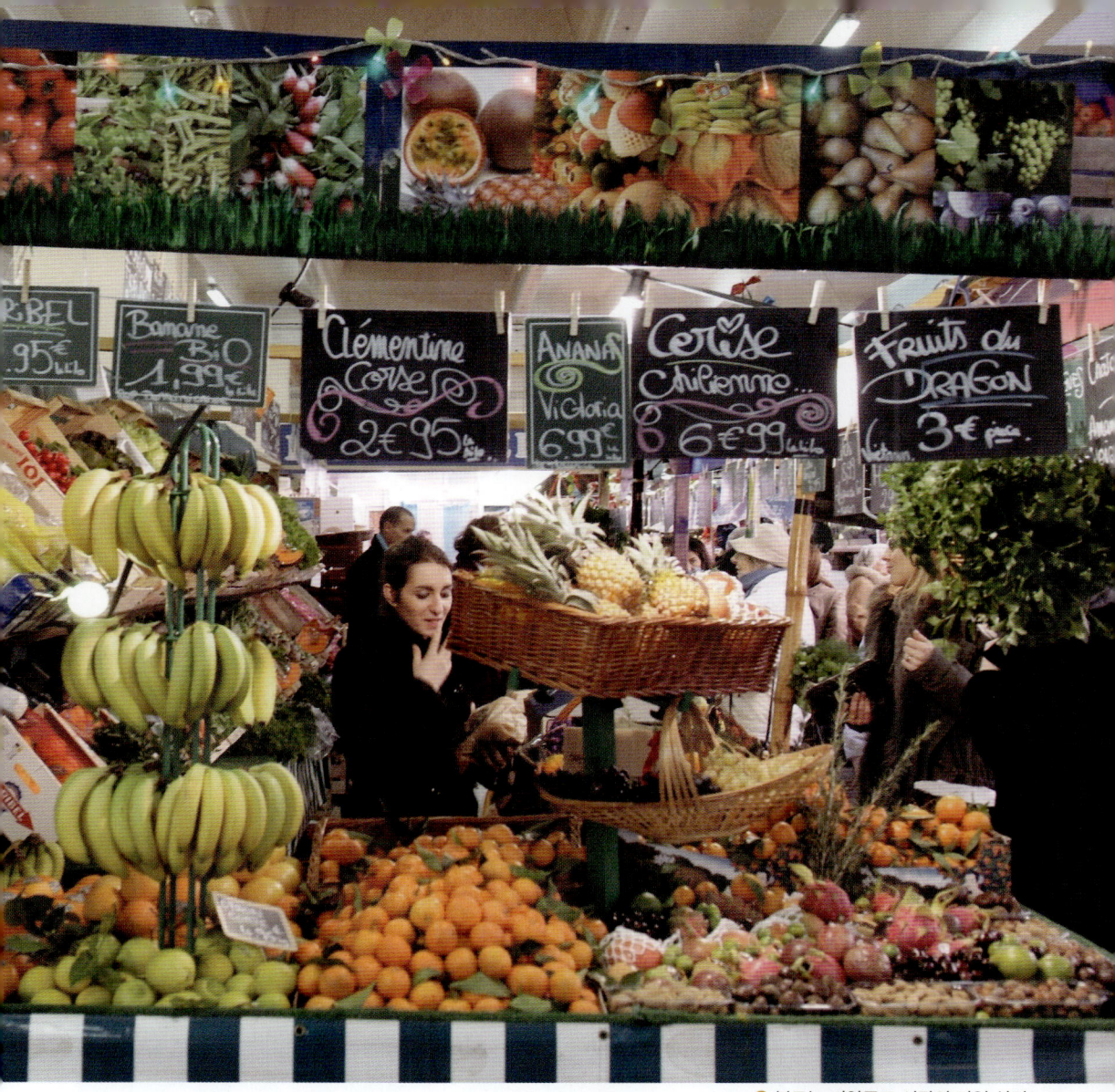

○ 불로뉴 비양쿠르 시장의 과일 상점

| 1.12 |

파리 교외의 불로뉴 비양쿠르 시장과 약초

오전에만 여는 파리 인근 시장

파리 시에 인접한 불로뉴 비양쿠르 시장(프랑스어: Boulogne-Billancourt Marché)은 파리 지하철 10호선의 불로뉴 장 조레(Boulogne – Jean Jaurès) 역 부근에 있다. 역으로 내려가는 지하계단 바로 옆의 건물 1층이다. 필자는 근처에서 1개월 정도 머물렀지만 주로 아침 일찍 집을 나섰기 때문에 오전에만 여는 이 시장을 모르고 있었다. 나중에야 시장에 관심이 많다는 것을 안 지인이 알려주어서 시간 맞춰 찾아갔다.

딜, 파슬리, 민트

불로뉴 비양쿠르 시장에는 형형색색의 과일과 채소가 가득 쌓여 있다. 이곳에도 역시 여

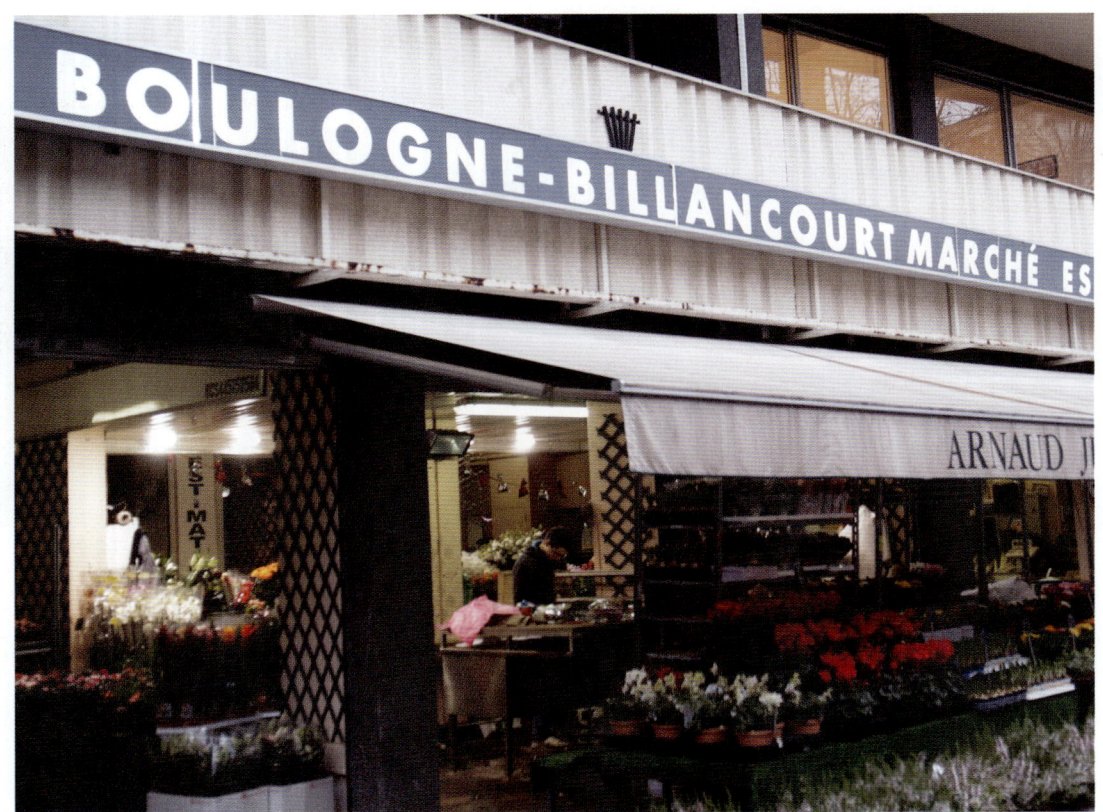

◎ 불로뉴 비양쿠르 시장

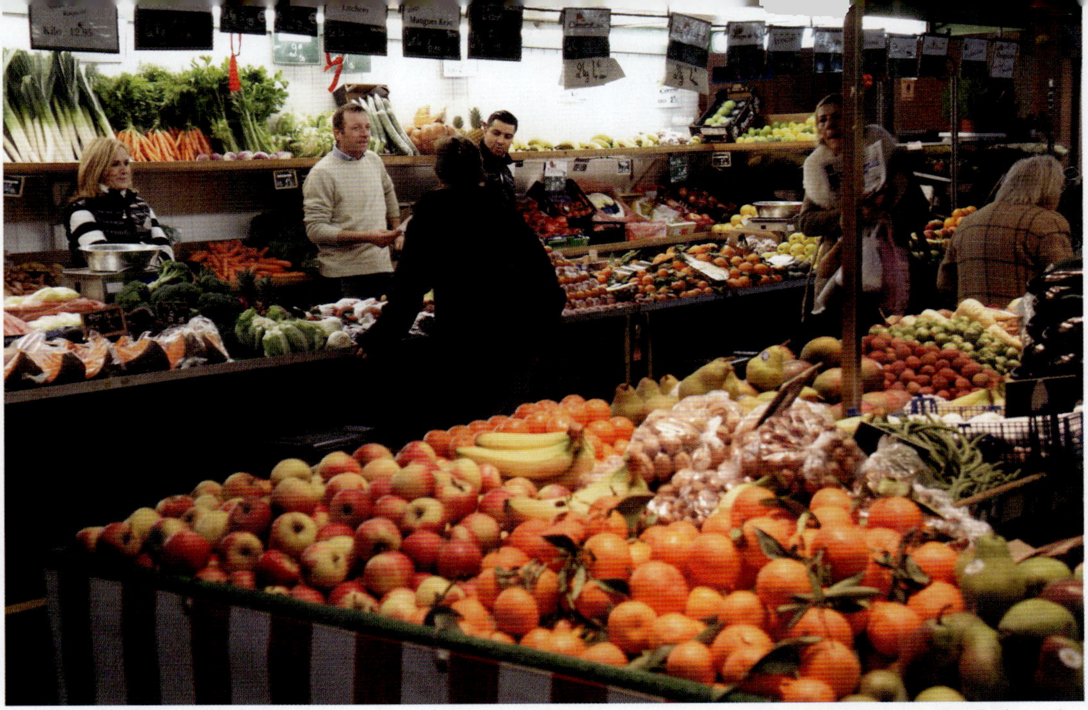

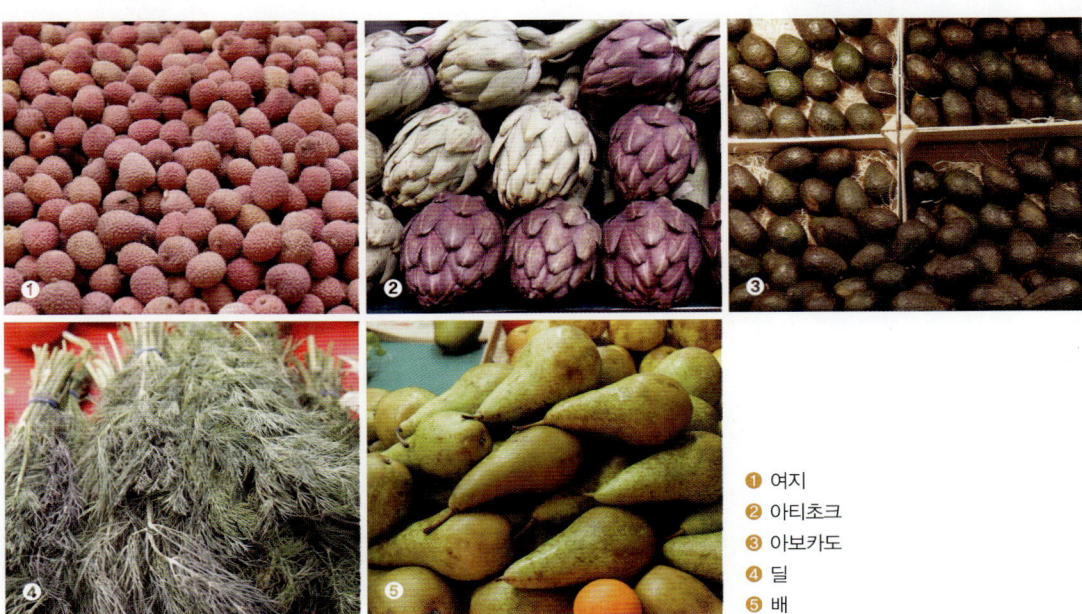

↑ 불로뉴 비양쿠르 시장의 내부 모습

① 여지
② 아티초크
③ 아보카도
④ 딜
⑤ 배

지가 있고, 키위, 아보카도, 아티초크 같은 열대와 온대 과일들이 섞여 있다. 우리나라에서는 보기 힘든 기다란 모양의 서양배와 방울토마토도 보인다. 향신료인 딜, 파슬리, 민트

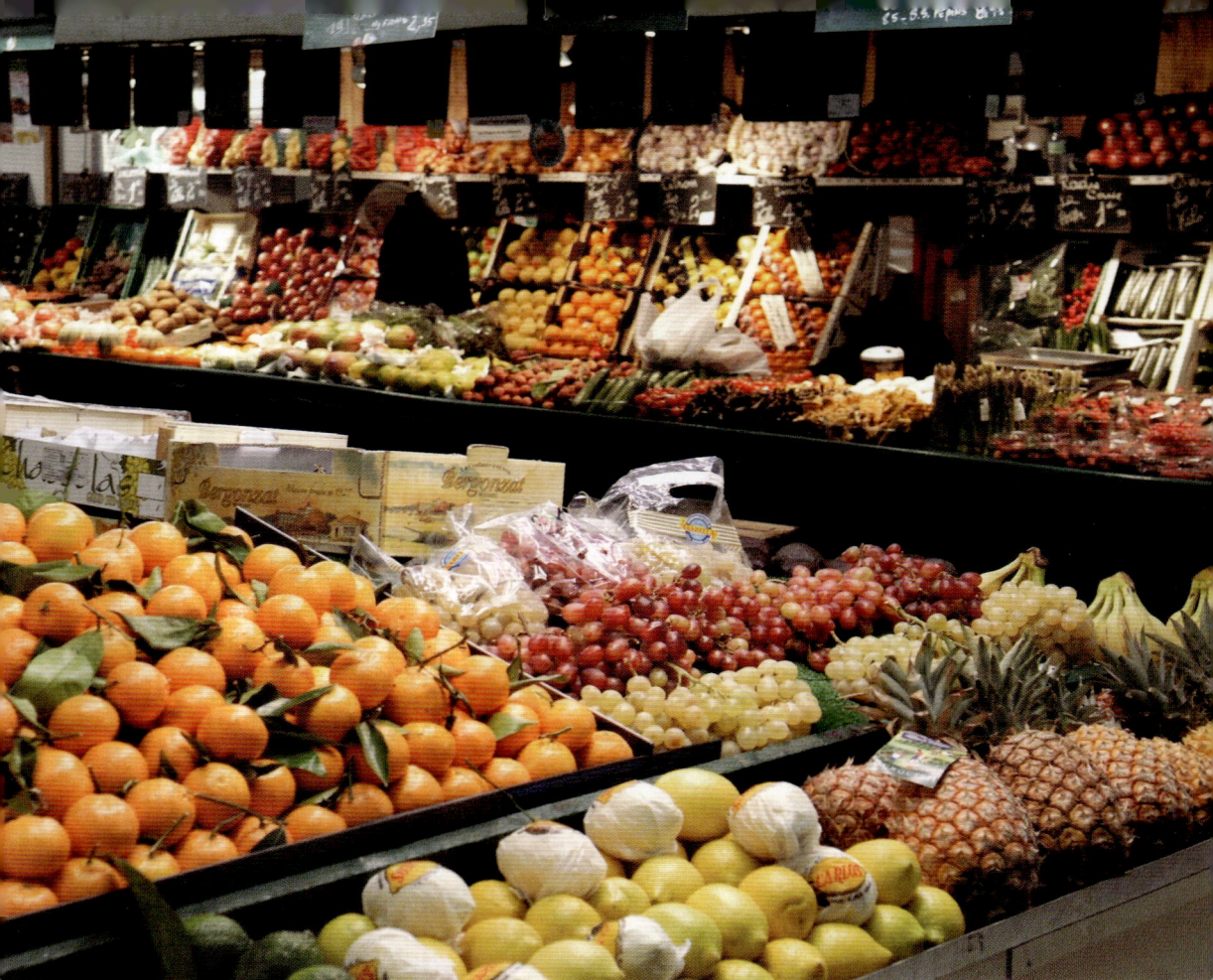

◯ 불로뉴 비양쿠르 시장의 내부 모습

  종류가 있다. 이곳 사람들이 민트를 차에 넣어 마시는 식습관은 흔한 모습이다. 심지어 오스트리아에 갔을 때는 콜라를 마시는데 민트를 넣어 주는 것을 보고 이들의 독특한 민트 사랑을 느낄 수 있다.

  시장 내 과일 상점에 걸려 있는 가격표와 과일 상점이 미적으로 조화를 이루어 환상적인 그림을 그려낸다. 위에는 과일 사진을 붙여두고, 가운데는 바나나를 걸어두고 있다. 가운데 있는 여성 점원이 그림의 포인트다. 이곳의 과일을 담는 종이봉투도 멋있어서 일부러 촬영해 갈무리했다. "상점에 무심하게 쌓아두고 과일을 담아가는 일회용 봉투의 디자인이 이렇게 멋있을 수 있을까?" 부러운 생각이 든다.

Tips

- 위치 : 파리 지하철 10호선의 불로뉴 장 조레 역 인근
- 홈페이지 : http://www.boulognebillancourt.com/cms/index.php?option=com_content&task=view&id=308?&leftid=529&mpid=2&Itemid=529
- 운영시간 : 8시 30분~12시 30분(월~토) / 8시 30분~13시 30분(일, 축제일)
- 주소 : 9 Boulevard Jean Jaurès, 92100 Boulogne-Billancourt, France

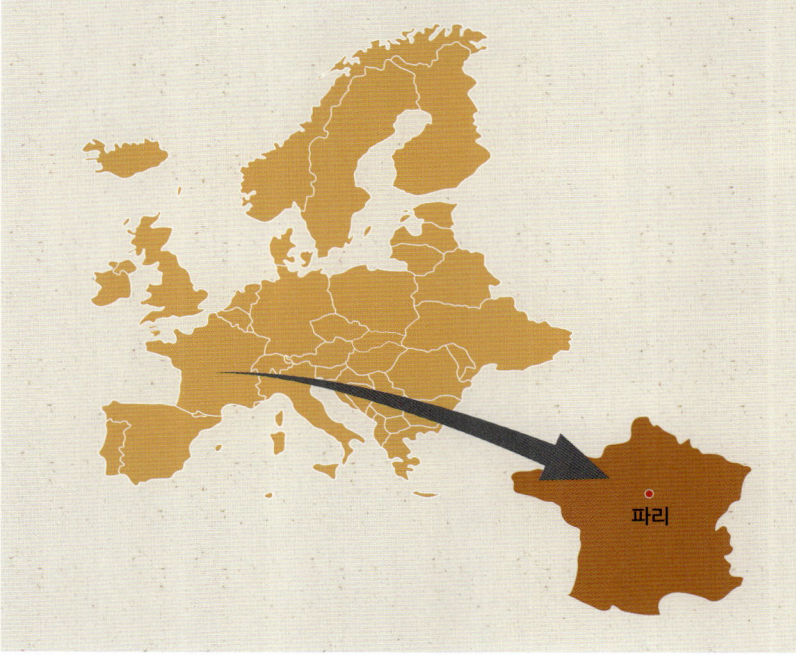

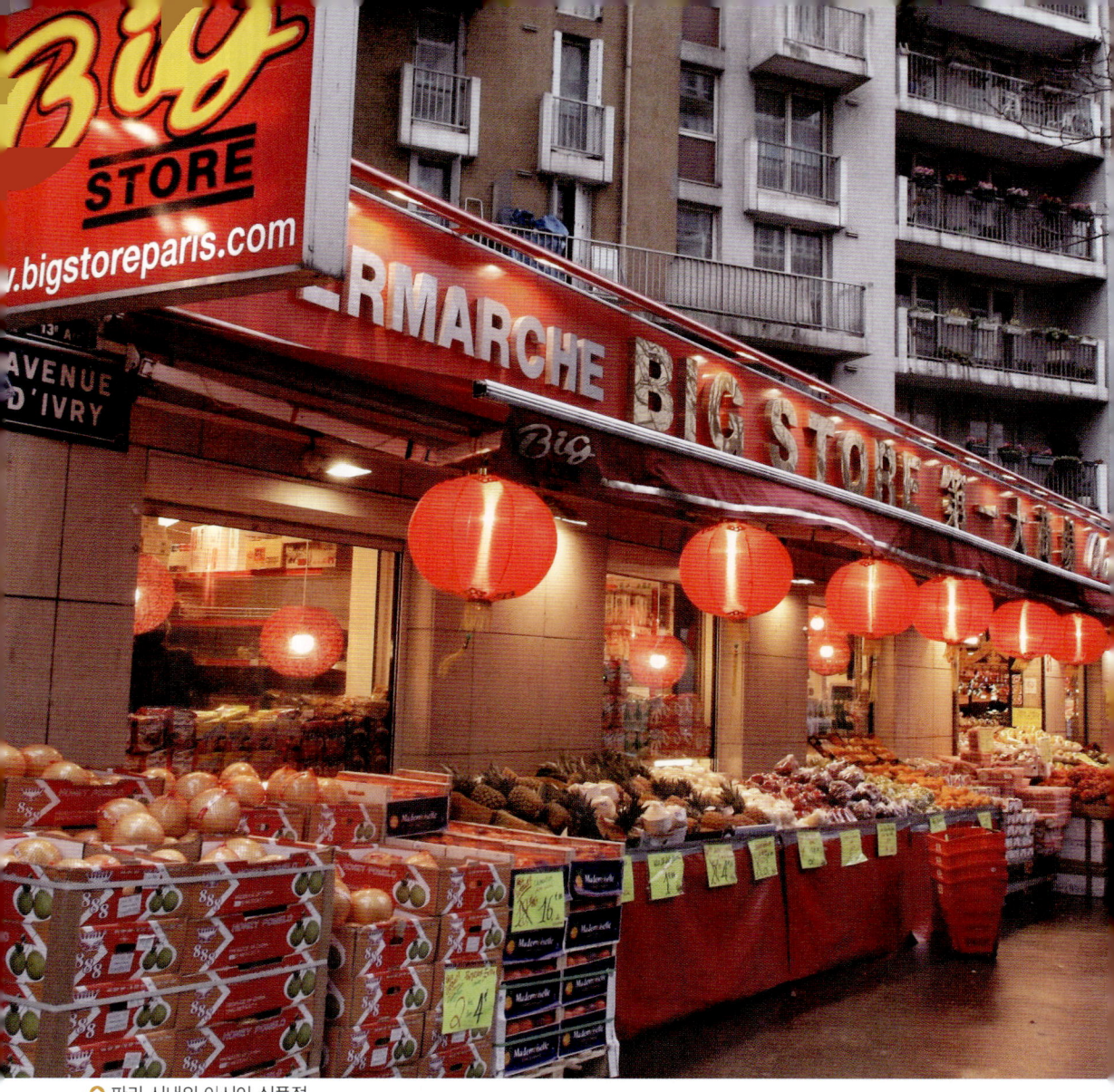

○ 파리 시내의 아시아 식품점

1.13

파리 아시아 식품 시장과 약초

한국, 중국, 베트남의 식품 시장

차이나타운이라고도 불리는 파리의 아시아 식품 지역은 파리 13구에 위치한다. 지하철 7호선의 톨비악(Tolbiac), 포르트 드 슈아지(Porte de Choisy) 역에 내려 10분 정도 걸으면 나온다. 베트남, 중국의 식품 매장이 주를 이루지만 한국 식품도 보인다. 이곳의 식당은 베트남 식당이 많이 보인다. 맥도날드에는 맥당노(麥當勞)라는 중국식 간판을 걸어 놨다.

여지, 용안, 람부탄

여기는 아시아 식품이 거의 다 있다 해도 과언이 아닐 정도로 종류가 다양하다. 여지 (Litchi chinensis)가 있고 비슷한 열대과일인 용안(Dimocarpus longan), 이의 친구 격인 람부탄(Nephelium lappaceum)도 보인다. 이 셋은 모두 과명이 같은 무환자나무과(Sapindaceae)의 열대과일이다. 이

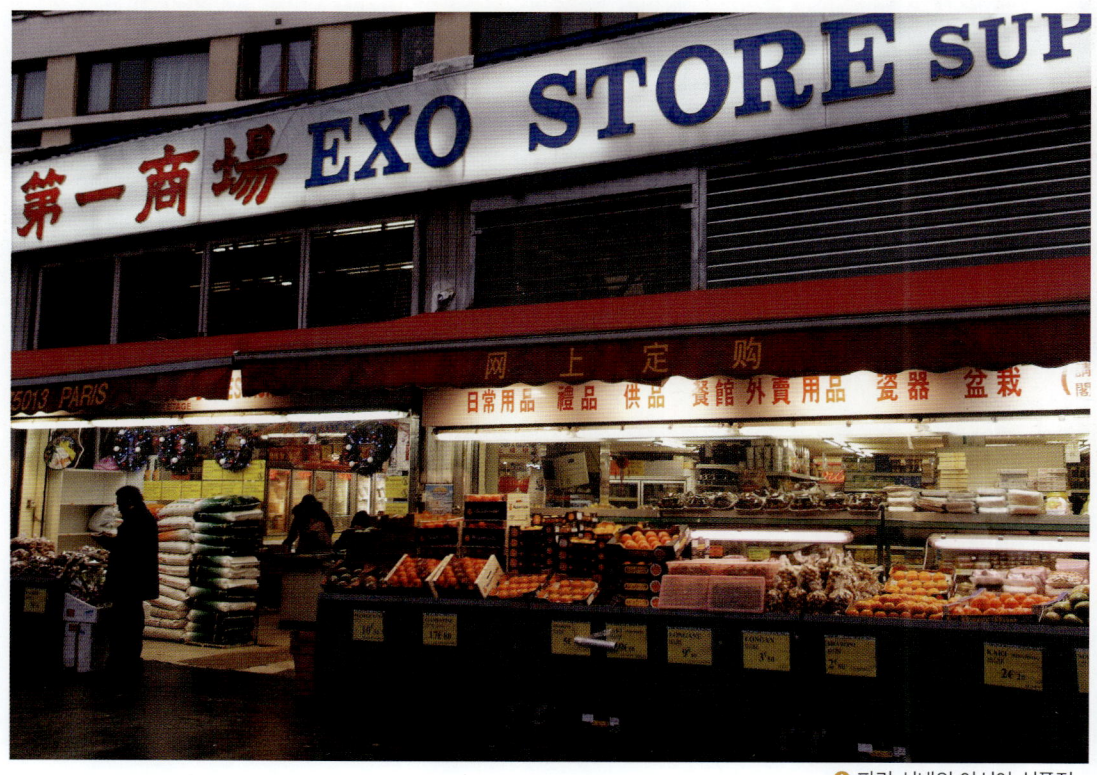

🟠 파리 시내의 아시아 식품점

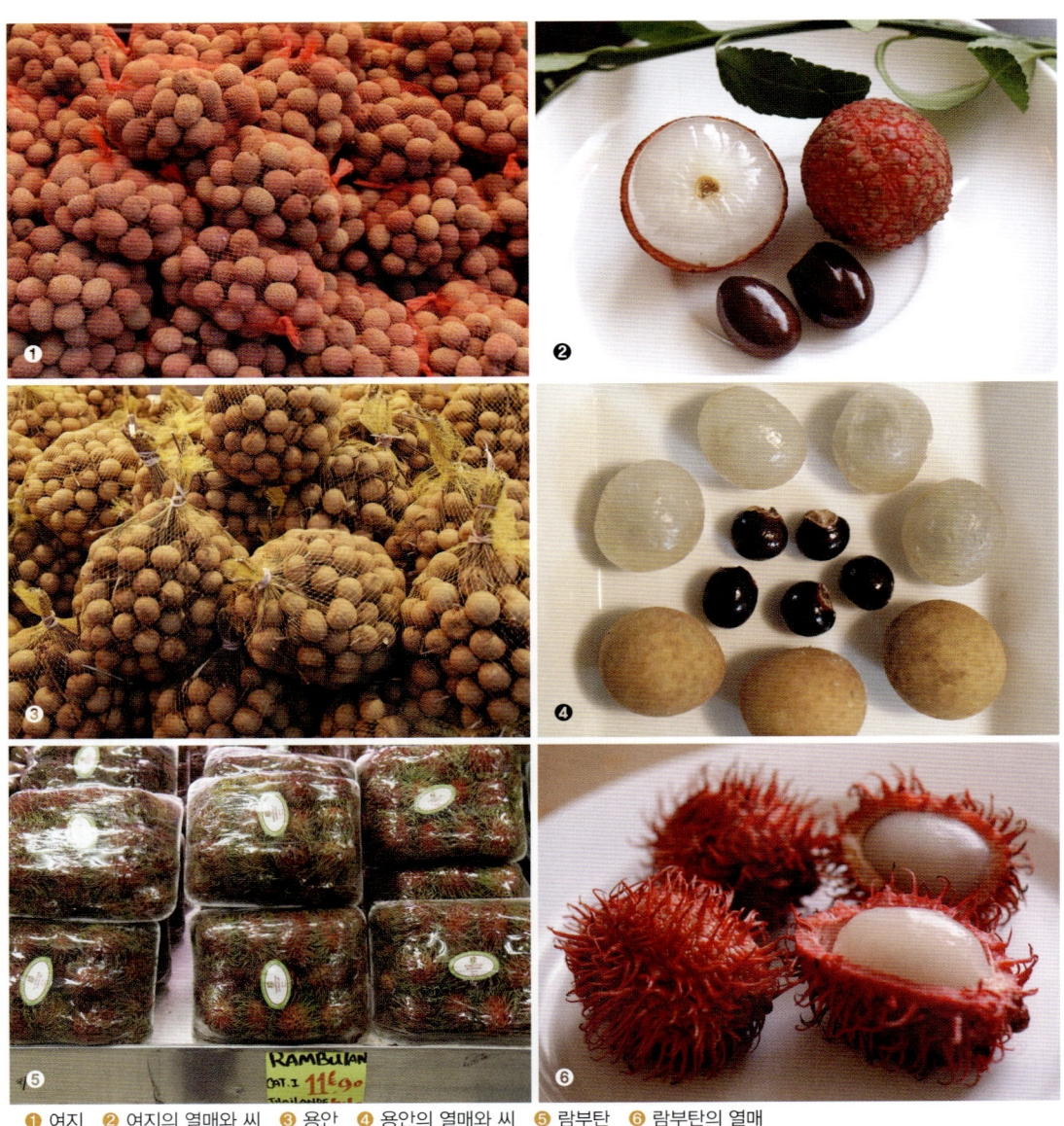

❶ 여지 ❷ 여지의 열매와 씨 ❸ 용안 ❹ 용안의 열매와 씨 ❺ 람부탄 ❻ 람부탄의 열매

중 여지가 과육의 양이 제일 많고 가장 맛있다. 용안은 씨 크기가 커서 과육이 여지만큼 많지 않으나 달고 맛있다. 람부탄은 과육이 두툼하고 양은 많으나 여지, 용안에 비해 심심하여 시원한 맛으로 먹는다.

여지의 씨인 여지핵(荔枝核)은 한방에서 행기산결(行氣散結, 기운을 잘 소통시키고 뭉친 것을 풀어준다), 거한지통[祛寒止痛, 한(寒)으로 인한 통증을 멎게 한다]의 효능이 있다. 용안의 과육인 용안육(龍眼肉)은 보익심비[補益心脾, 심(心)과 비(脾)를 보한다], 양혈안신[養血安神, 혈(血)을 보충하고 정신을 안정시킨다] 효능이 알려져 있다. 람부탄은 한방에서 소자(韶子)로 부른다. 뼈나 치아를 튼튼하게 하는 칼슘이나 자외선에 의한 피부 피해를 최소한으로 억제하는 비타민 C가 많으며, 피로하기 쉬운 사람의 영양 보충에도 좋은 열대과일이다.

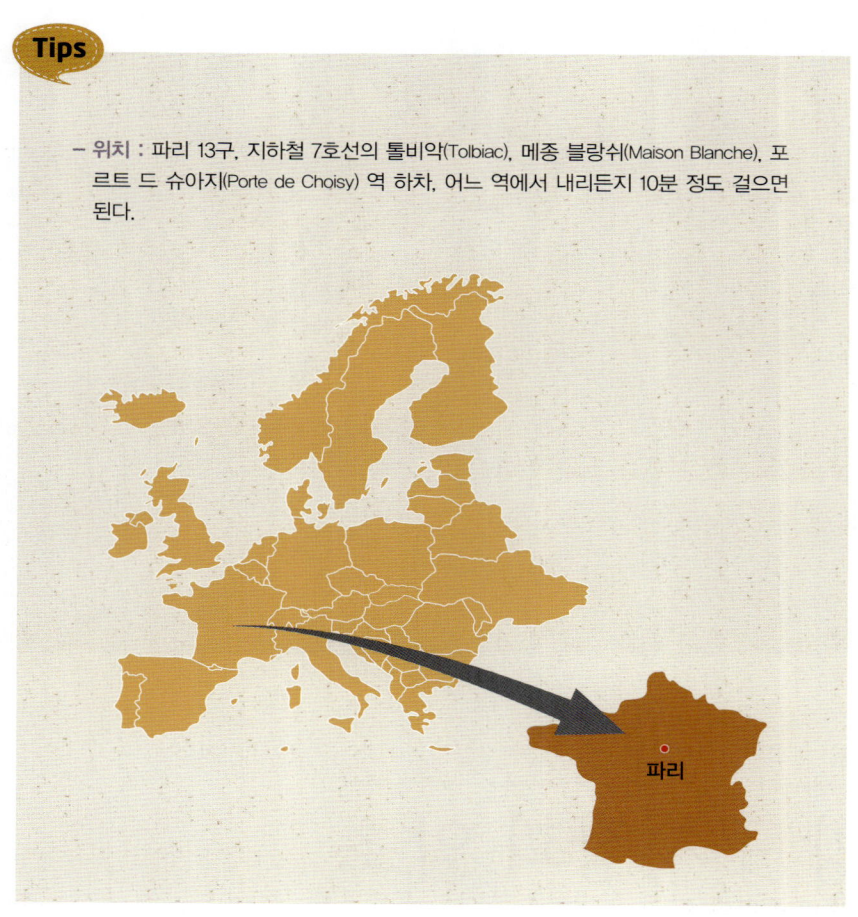

Tips

- 위치 : 파리 13구, 지하철 7호선의 톨비악(Tolbiac), 메종 블랑쉬(Maison Blanche), 포르트 드 슈아지(Porte de Choisy) 역 하차, 어느 역에서 내리든지 10분 정도 걸으면 된다.

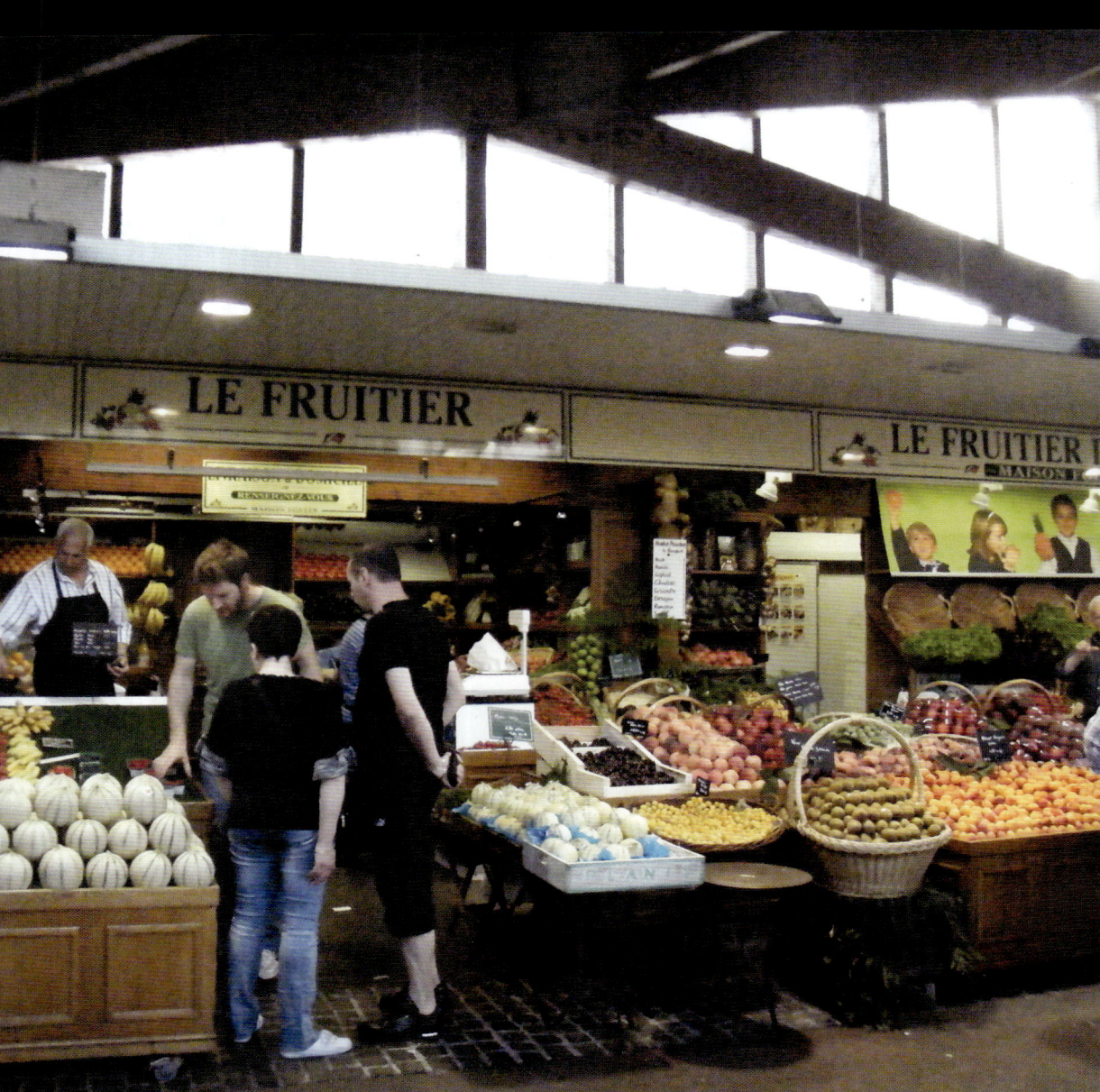

◐ 루앙의 구시장

| 1.14 |

루앙 구시장과 약초

잔 다르크 도시의 시장

루앙(Rouen)은 파리 북서쪽 123km 지점에 있으며 센 강이 시내를 통과한다. 이 지역에는 잔 다르크와 관련 있는 곳이 여러 곳 있다. 루앙의 구시장 광장 즉 비외 마르셰 광장(프랑스어: Place du Vieux-Marché)은 잔 다르크가 19세라는 어린 나이에 화형을 당한 곳이다. 이곳에 잔 다르크가 화형을 당한 장소라는 표지판이 있고 필자는 그곳에서 쉬었다.

바로 옆의 교회 이름은 잔다르크 교회(프랑스어: Église Sainte-Jeanne-d'Arc de Rouen)다. 넓은 창에 설치되어 있는 화려한 스테인드글라스는 16세기 르네상스 시대에 만든 것으로 1944년 전화(戰火)로 사라진 생빈센트 교회에 있던 것이다. 인근에 개인이 마련하여 유료로 운영하는 잔다르크 기념관이 있어 들렀다. 교회에서 좀 떨어진 잔다르크 탑(프랑스어: Tour de Jeanne d'Arc)은 루앙에서 유서 깊은 탑인데 잔 다르크 기념물이자 관광 명소로 꼽히고 있다.

유럽의 채소, 아티초크

잔다르크 교회 옆에 마련된 구시장(프랑스어: Vieux Marche)은 규모는 작지만 아담하게 잘 차려

루앙의 잔다르크 탑 ◐

잔 다르크가 화형을 당한 장소 ◐

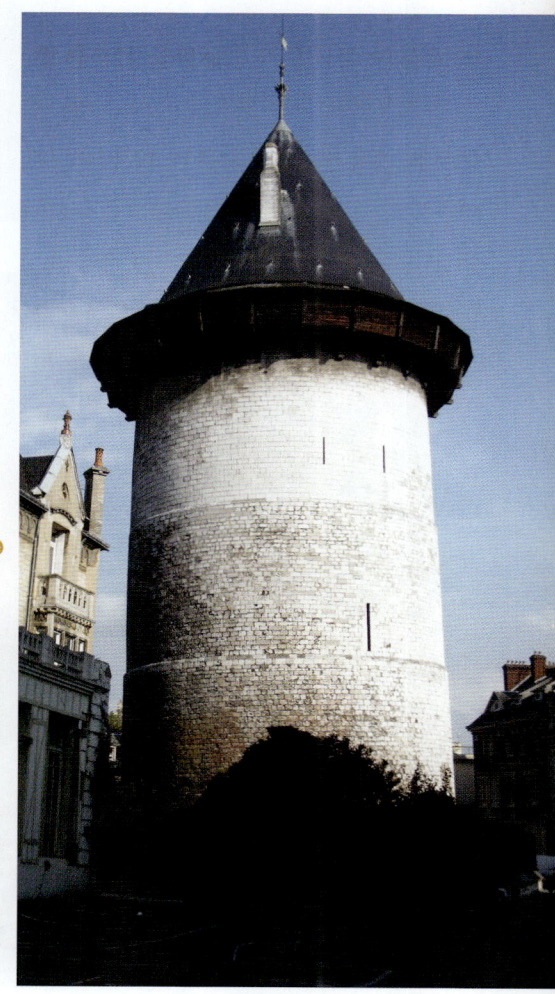

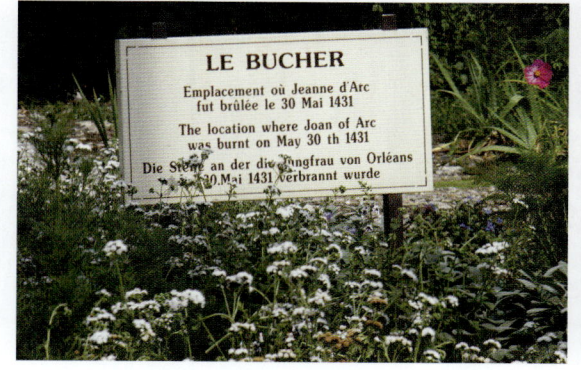

루앙 구시장과 약초 119

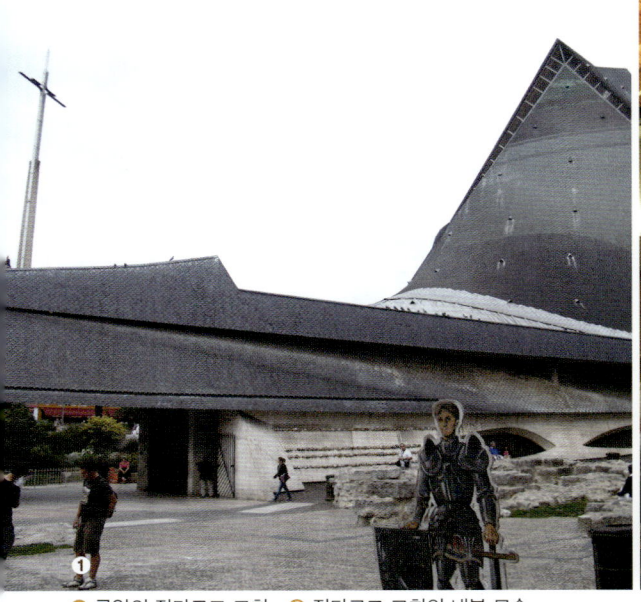 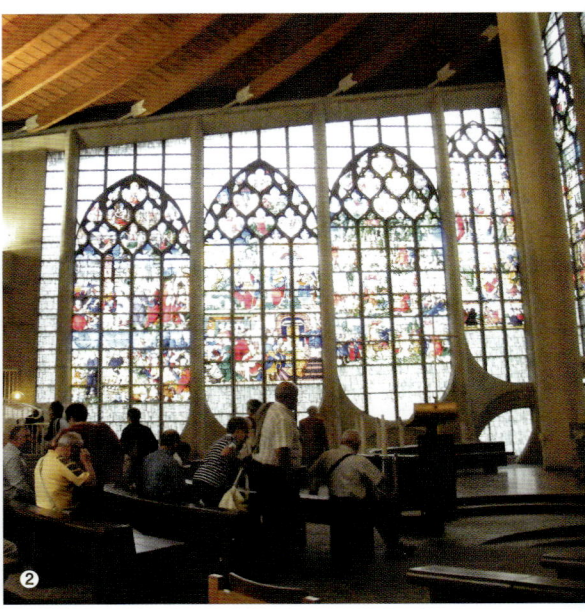

❶ 루앙의 잔다르크 교회 ❷ 잔다르크 교회의 내부 모습

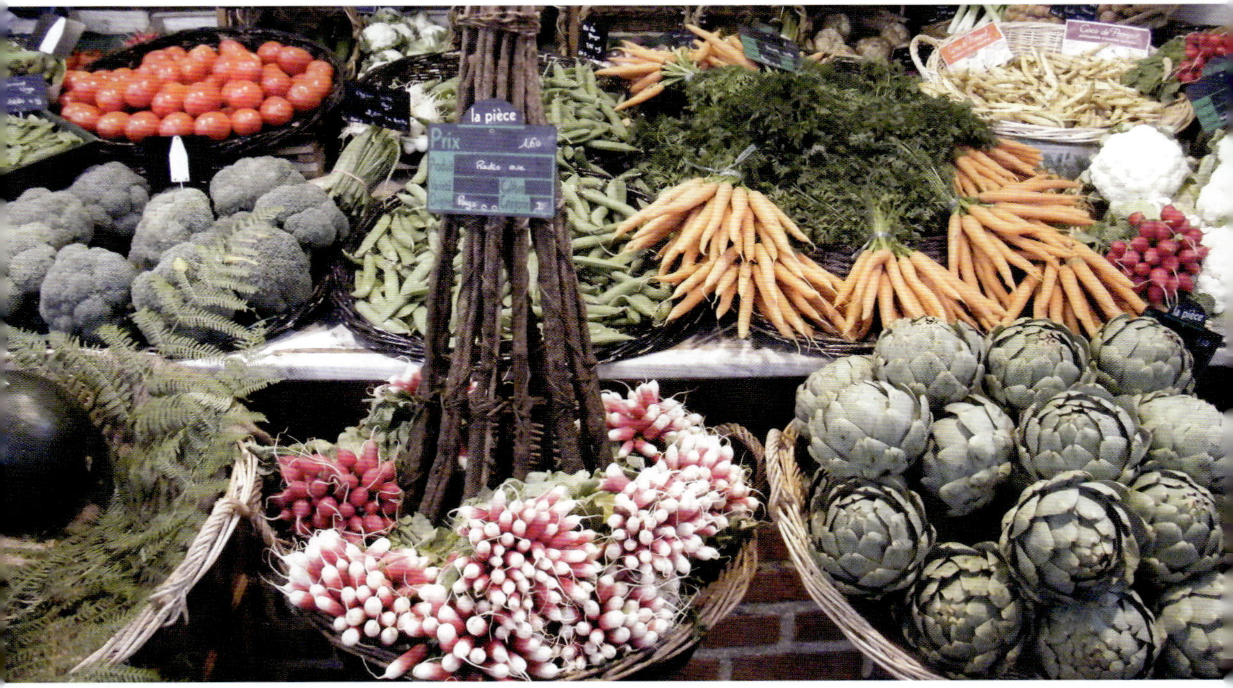

◐ 아티초크와 채소

져 있다. 에펠탑 모양으로 만든 탑 옆에 아티초크(Cynara scolymus)와 빨간 작은 무가 있다. 꽃머리가 커다란 비늘처럼 생긴 포엽(苞葉)으로 둘러싸여 있는 아티초크는 유럽에서 생으로나 익혀서 즐겨 먹는 독특한 향신 식품이다. 잎에는 시나린(cynarin) 성분을 함유하고 간 해독 효능이 있으며 엽산, 마그네슘이 풍부한 채소이다. 인도에서는 술 마신 뒤 숙취에 좋다고 하여 차로 많이 마신다. 우리에게도 곧 익숙해질 것이다.

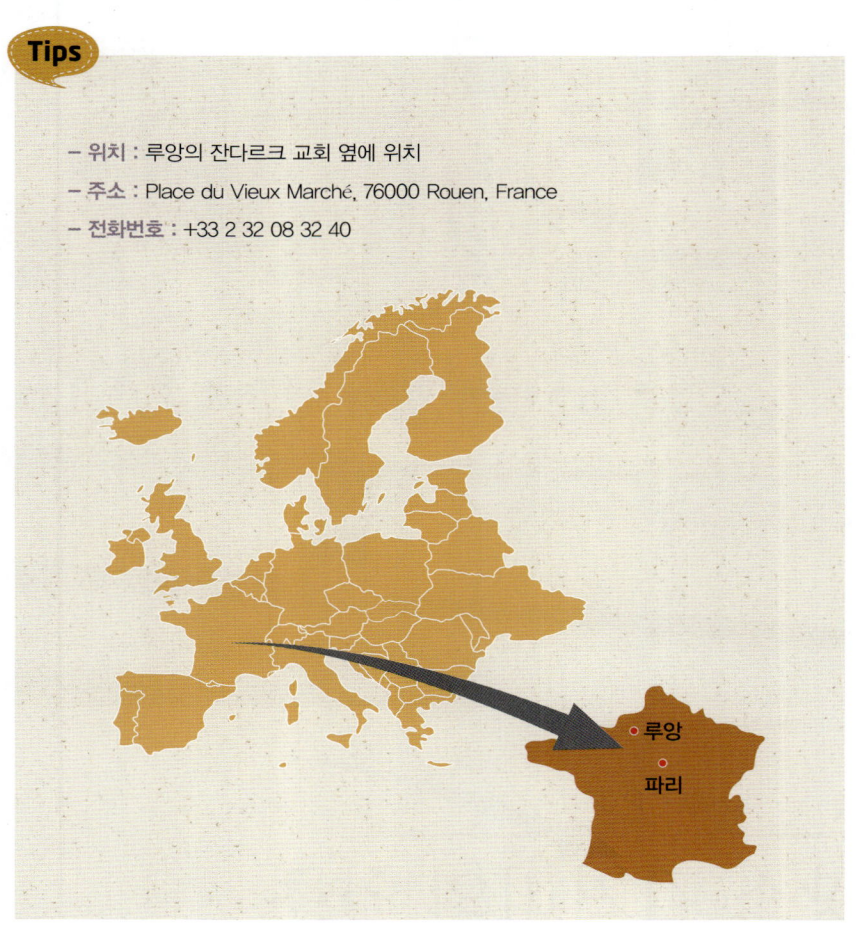

Tips

- 위치 : 루앙의 잔다르크 교회 옆에 위치
- 주소 : Place du Vieux Marché, 76000 Rouen, France
- 전화번호 : +33 2 32 08 32 40

루앙 구시장과 약초

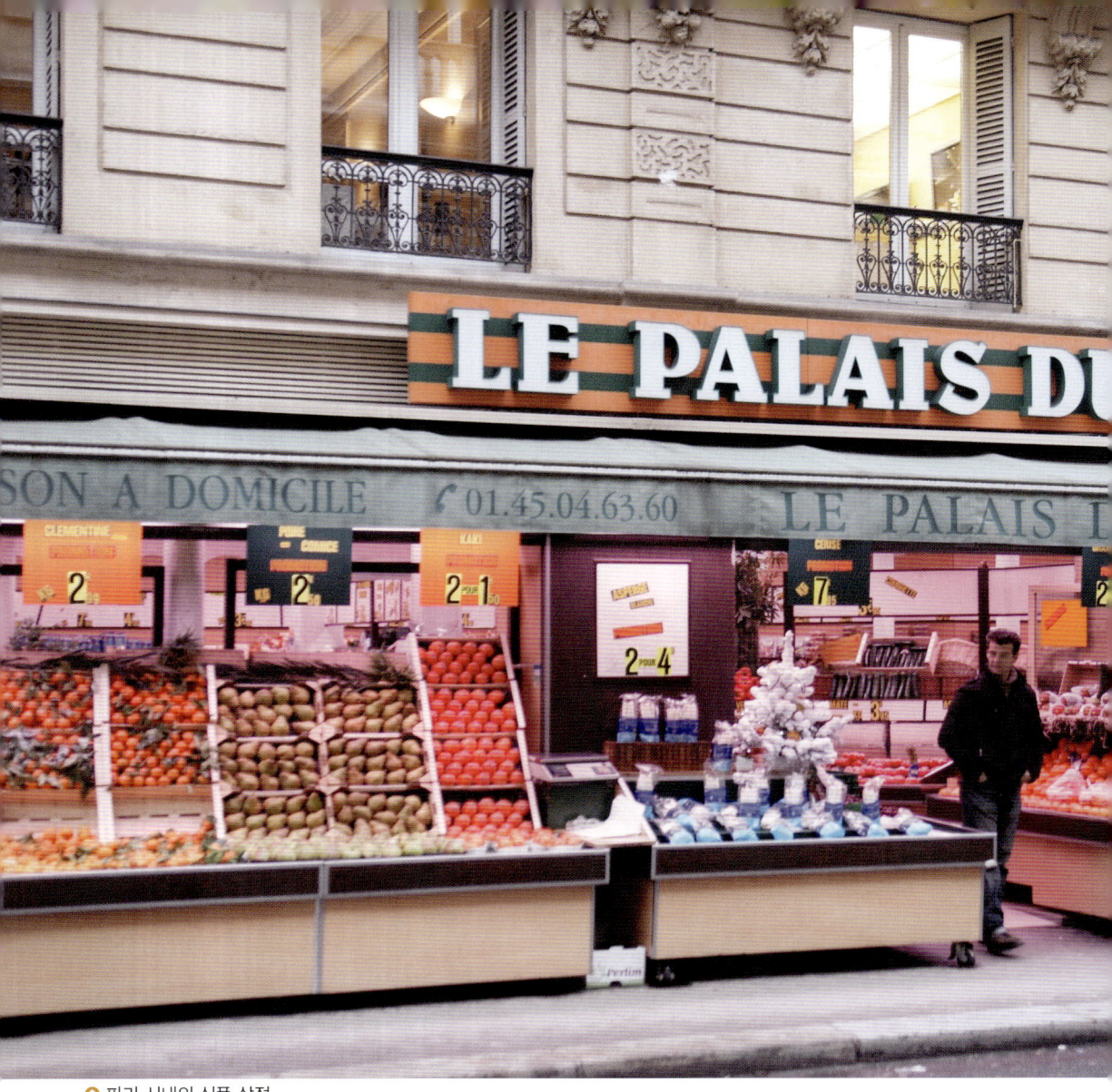

○ 파리 시내의 식품 상점

| 1.15 |

프랑스 길거리의 약초

여지, 겨우살이, 에키나시아

파리 시내의 식품 매장에서 양귀비가 즐긴 과일로 유명한 열대과일 여지(荔枝)를 본다. 아프리카 동쪽에 있는 섬인 마다가스카르에서 왔다는 여지는 매우 청결하게 진열되어 있다. 양귀비는 여지 또는 리츠라 부르는 이 과일의 맛에 반해 해마다 중국 남방에서 생산하는 여지를 먹겠다고 당나라 현종을 졸랐다. 여지 생산지인 광둥[廣東]성에서 양귀비가 살고 있는 시안[西安]까지는 2,000km가 넘는다. 하지만 양귀비에게 반한 현종은 상하기 쉬운 여지를 싱싱한 상태로 선물하기 위해 빠른 말과 능숙한 기수를 뽑아 들였고, 대궐에 도착하는

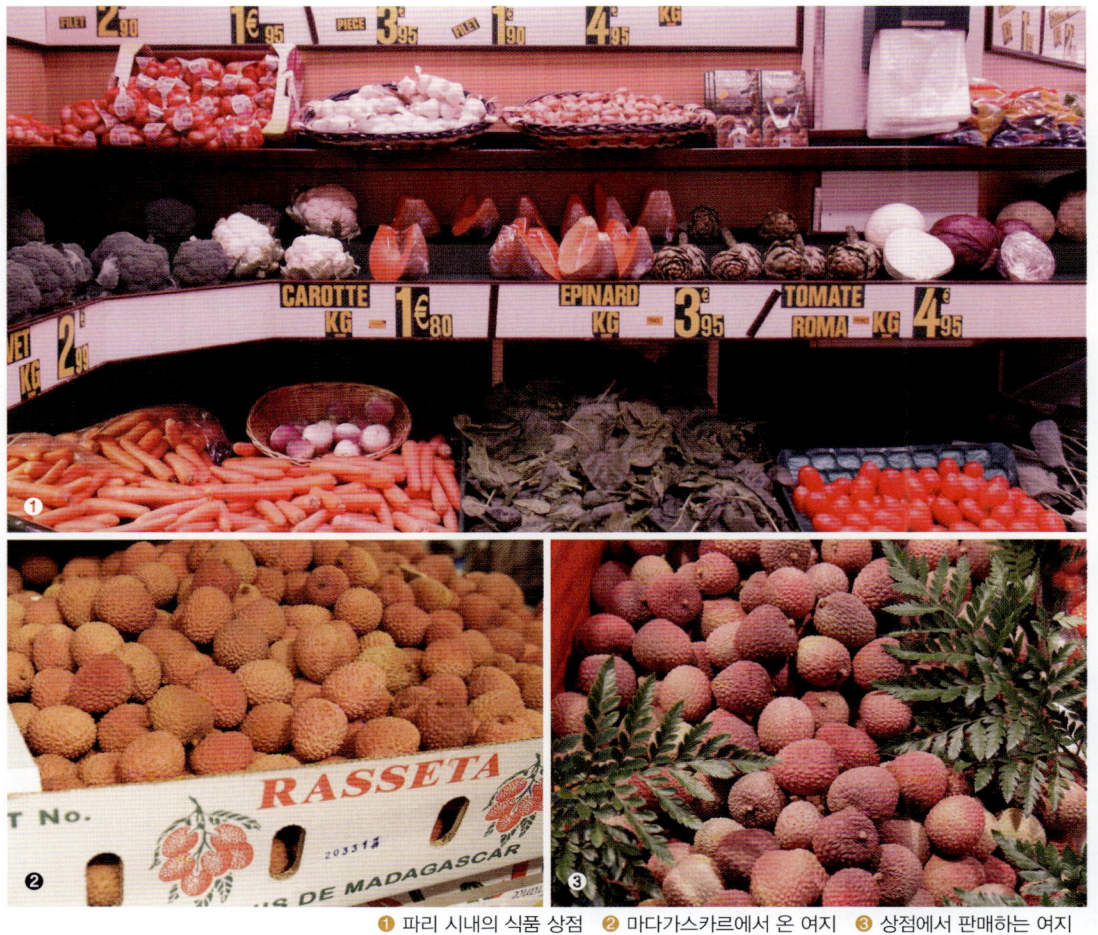

❶ 파리 시내의 식품 상점 ❷ 마다가스카르에서 온 여지 ❸ 상점에서 판매하는 여지

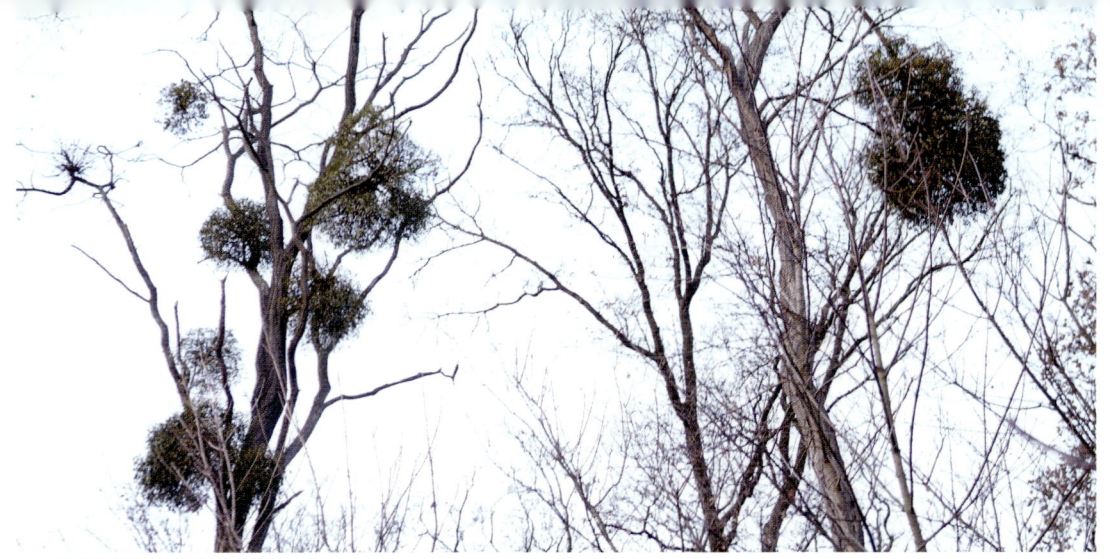
◐ 파리 불로뉴 공원의 겨우살이

시간을 조금이라도 줄이기 위해 곳곳에 이들을 배치하여 릴레이식으로 운반하도록 명령했다. 오늘날의 보통 기차로도 꼬박 26시간이 걸리는 거리인데 황제의 명령을 받은 기수들은 얼음상자에 담은 싱싱한 여지를 양귀비에게 전해 줄 수 있었다고 한다.

《동의보감》을 보면 '정신을 깨끗하게 하고 지혜를 도우며 번갈을 멎게 하고 얼굴빛을 좋게 한다'고 여지의 약효를 좋게 설명하고 있다. 여지를 열심히 촬영하는 필자 모습을 본 점원이 여지를 소개한 홍보물을 안고 와서 포즈를 취해 준다.

파리 서쪽의 불로뉴 숲은 16구 지역으로 오래된 나무가 울창한 평지이면서 삼림공원이다. 터가 얼마나 넓은지 자칫 길을 잃기 십상이다. 이 숲속의 높다란 나무에 겨우살이가 달렸다. 식약처 의약품 공정서는 겨우살이 종

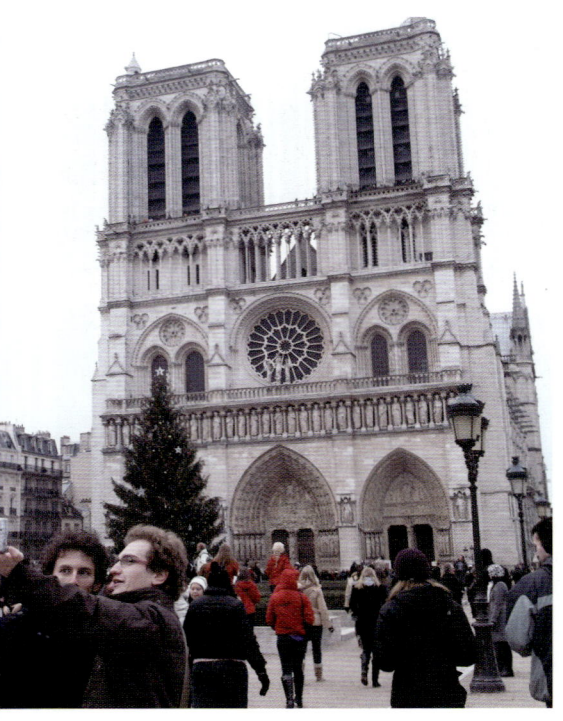
◐ 파리 노트르담 대성당의 전경

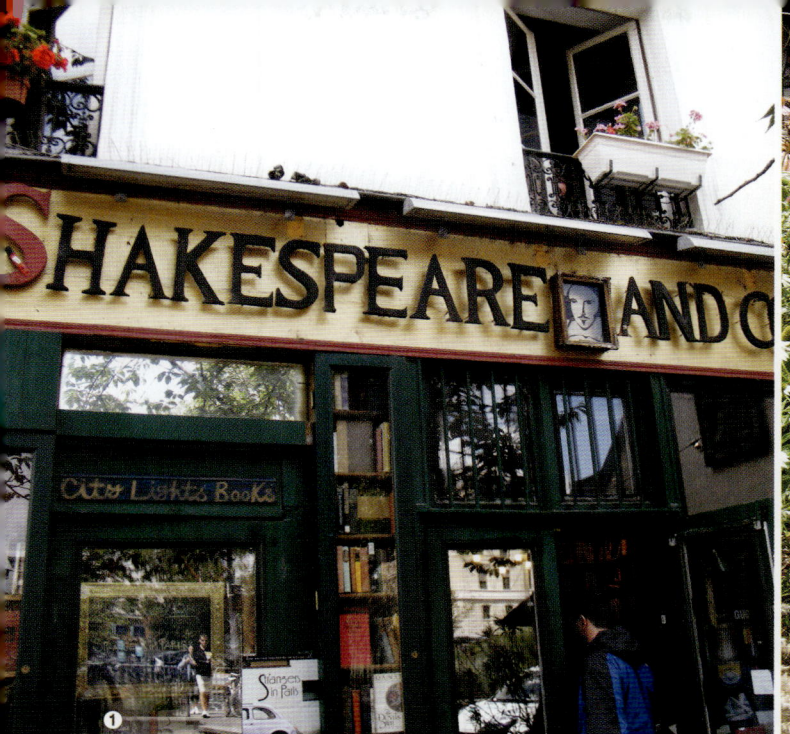
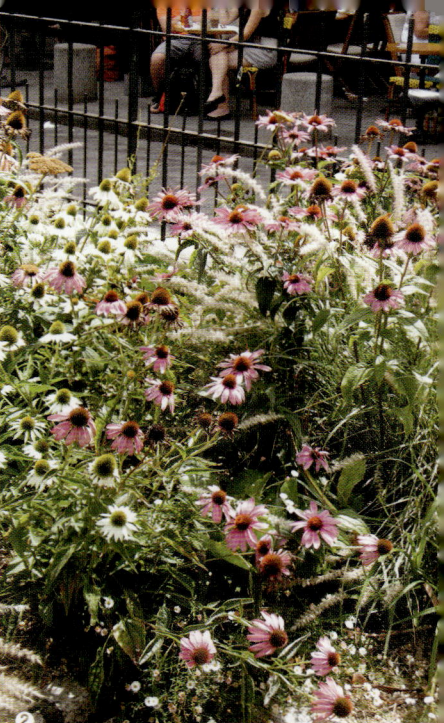

❶ 노트르담 대성당 옆의 셰익스피어 앤드 컴퍼니 서점 ❷ 파리 노트르담 대성당 옆에서 자라는 에키나시아

류로 곡기생과 상기생의 두 가지를 실었다. 곡기생은 겨우살이의 잎, 줄기, 가지이며 상기생은 뽕나무겨우살이 또는 상기생의 잎, 줄기 및 가지로 규정하였다.

파리 노트르담 대성당(프랑스어: Cathédrale Notre-Dame de Paris)은 1163년 공사를 시작하여 거의 200년 만인 1345년에 완성한 대성당이다. 센 강의 한가운데에 떠 있는 시테 섬에 있다. 노트르담은 '우리의 귀부인'이라는 뜻의 프랑스어다. 파리 노트르담 대성당은 흔히 프랑스 고딕 건축의 정수로 이야기한다. 그렇지만 1804년 나폴레옹이 프랑스의 황제로서 대관식을 올렸을 때는 상태가 너무 나빴으므로 장막을 드리워 그 초라한 모습을 감춰야 할 지경이었다고 한다.

대성당의 정문 근처에는 셰익스피어 앤드 컴퍼니(Shakespeare and Company) 서점이 있다. 100여 년의 역사 그리고 학문과 예술을 사랑한 낭만적 분위기를 간직한 서점으로 헤밍웨이도 1년간 머문 쉼터이다. 이 서점과 대성당 사이에 에키나시아(Echinacea purpurea)가 자라고 있다. 유럽의 길거리 곳곳에서 볼 수 있는 식물이다. 파리 시내의 길거리에서 협죽도(Nerium oleander), 비파나무(Eriobotrya japonica)도 만났다.

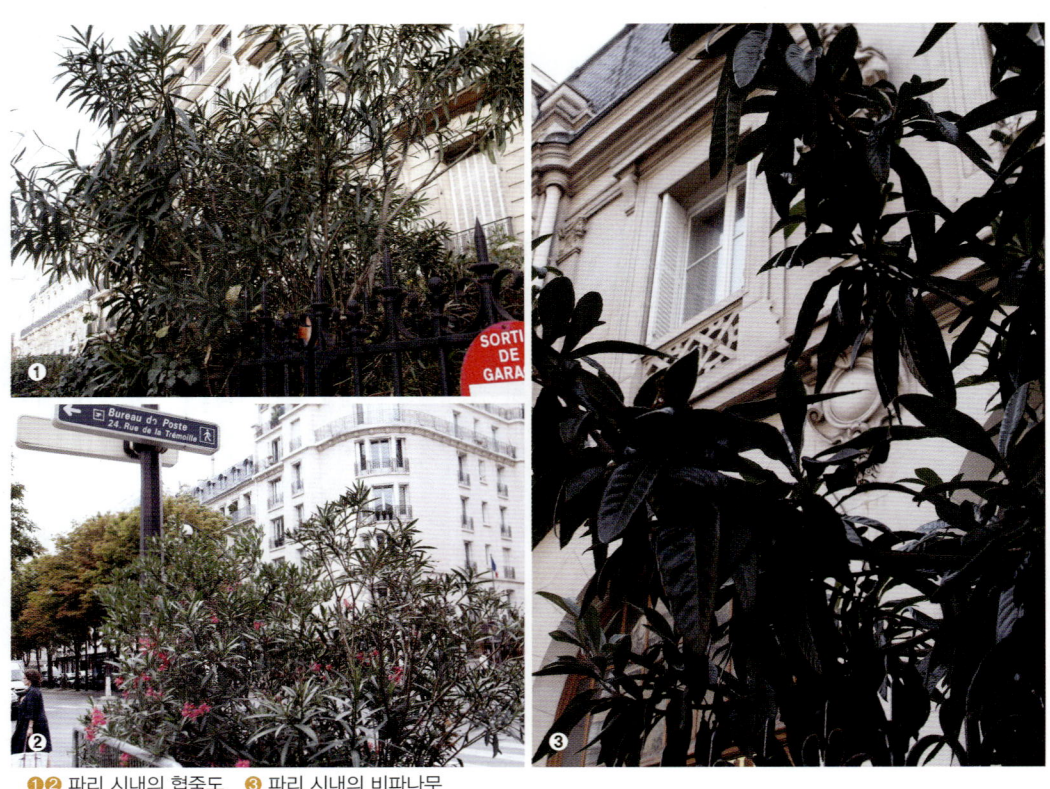

❶❷ 파리 시내의 협죽도 ❸ 파리 시내의 비파나무

구기자, 인삼, 용과, 체리모야, 후추, 필발

파리 시내의 백화점 식품 매장과 시내의 과일 상점 몇 군데를 둘러봤더니 과일과 향신료가 많았다. 과일 상점은 열대과일들이 진열되어 있다. 먼저 노란용과(*Hylocereus megalanthus*)를 만났다. 용과는 열대지방에 분포하는 삼각 선인장의 일종인데, 지금은 온난화로 우리나라 제주도에서도 재배한다. 노란용과 외에 흰용과, 붉은용과도 있다. 흰용과는 과피가 붉은색이지만 과육은 흰 품종이고, 붉은용과는 과피와 과육이 모두 붉은 품종이다. 노란용과는 과피가 노랗고 과육은 희다. 용과 열매는 기침을 없애고 폐결핵, 기관지염 치료에 도움이 되는 과일이다.

다른 열대과일인 체리모야도 보인다. 열대 남미의 페루와 에콰도르가 원산지로 과일을 잘라서 그대로 숟가락으로 과육을 떠먹거나 과일 샐러드에 넣는다. 풍부한 엽산과 칼륨 덕분에 빈혈과 고혈압 예방에 효과적이며 체리모야 주스는 우수한 항산화 효능이 있다. 슈가애플, 아테모야와 비슷한 열대과일이다.

  향신료인 흑후추, 백후추, 필발도 있다. 이 중 필발은 '인도 긴 후추'라는 별명이 있고 특유한 방향과 매운맛이 나므로 건조시켜 향신료나 조미료로 쓴다. 향신료의 대표라고 할 수 있는 사프란은 워낙 가격이 비싸다 보니 소량을 작은 용기에 넣고 다시 큰 용기에 겹쳐 담아서 판다. 사프란은 황금과 동등한 가격으로 매겼을 정도로 값비싸다. 사프란은 통경, 갱년기장애 개선의 약리작용이 있다. 카더몬은 인도 남부 지역이 원산지이며 한방에서 소두구로 부른다. 강장, 최음, 구강청량 약리작용이 있다. 여기서 필발, 사프란, 카더몬을 사서 실물 사진을 자세히 찍어두고 강의와 저술을 위한 자료로 많이 활용했다.

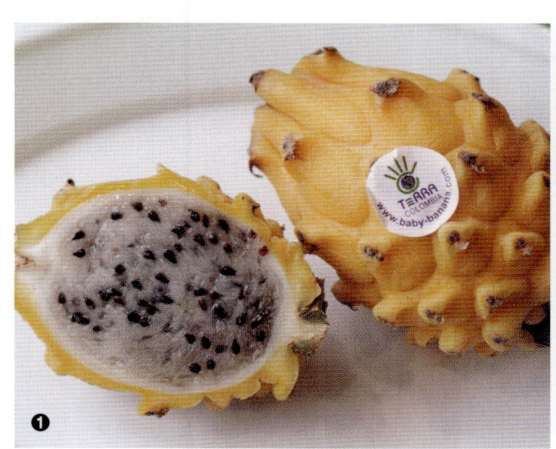 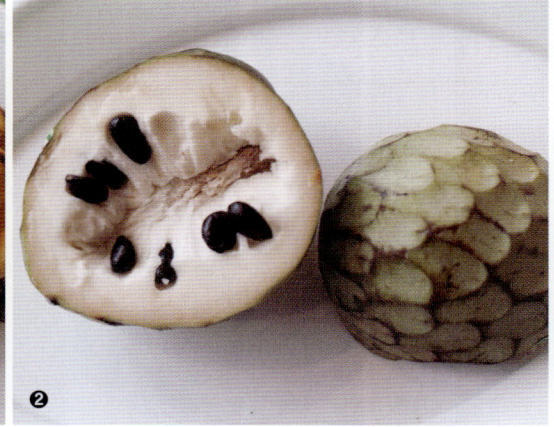

❶ 노란용과　❷ 체리모야

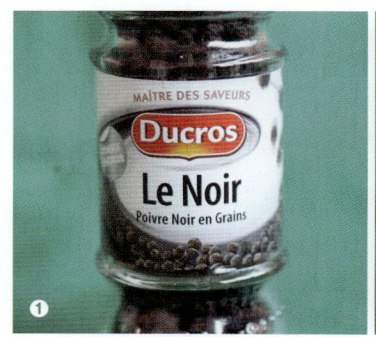 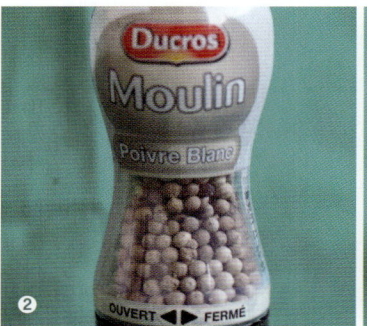 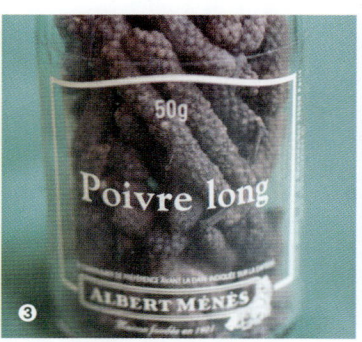

❶ 흑후추 제품　❷ 백후추 제품　❸ 필발 제품

프랑스 길거리의 약초　127

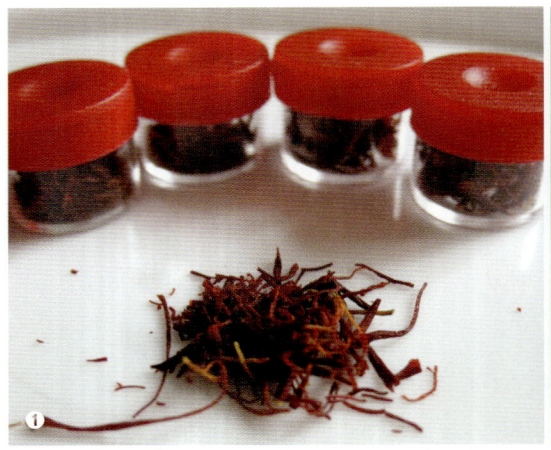 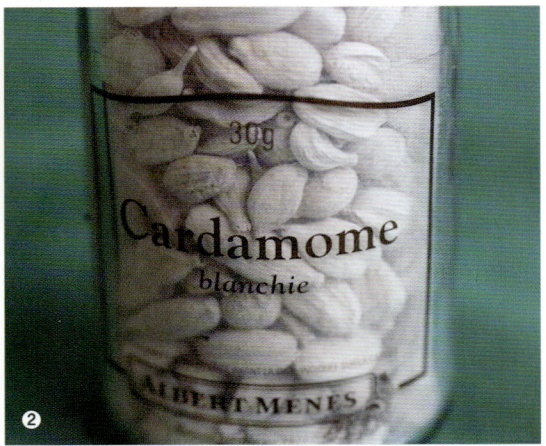

❶ 사프란 ❷ 백두구

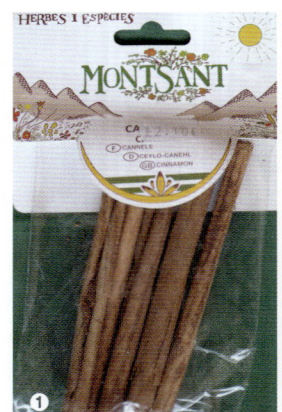 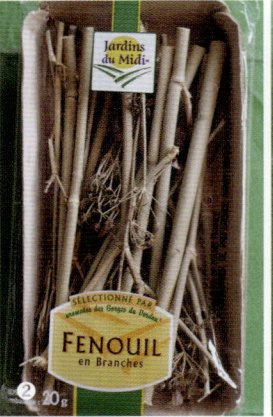 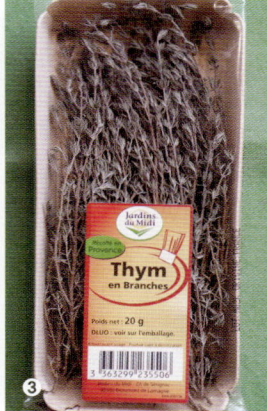 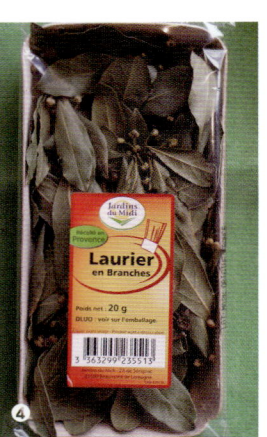

❶ 계피 ❷ 페널 ❸ 타임 ❹ 월계수 잎

   또 다른 향신료인 팔각회향, 계피도 식품 매장에서 팔고 있다. 이곳 계피는 실론계피 같다. 유럽에서는 실론계피를 많이 사용하며 일반 계피보다 더 강한 향이 난다. 라벤더는 예쁜 포장용기에 담아서 프로방스산이라고 적었다. 차로는 캐모마일 차, 민트 차를 진열하였다. 향신료인 페널, 타임, 월계수 잎도 갖춰 놓았다.

   우리가 자주 쓰는 한약도 보인다. 구기자, 인삼이 식품 상점에서 자주 발견된 것이다. 유럽인들은 구기자를 식품으로 많이 사용하는 것 같고 인삼은 차 제품으로 잘 활용하는 것 같다.

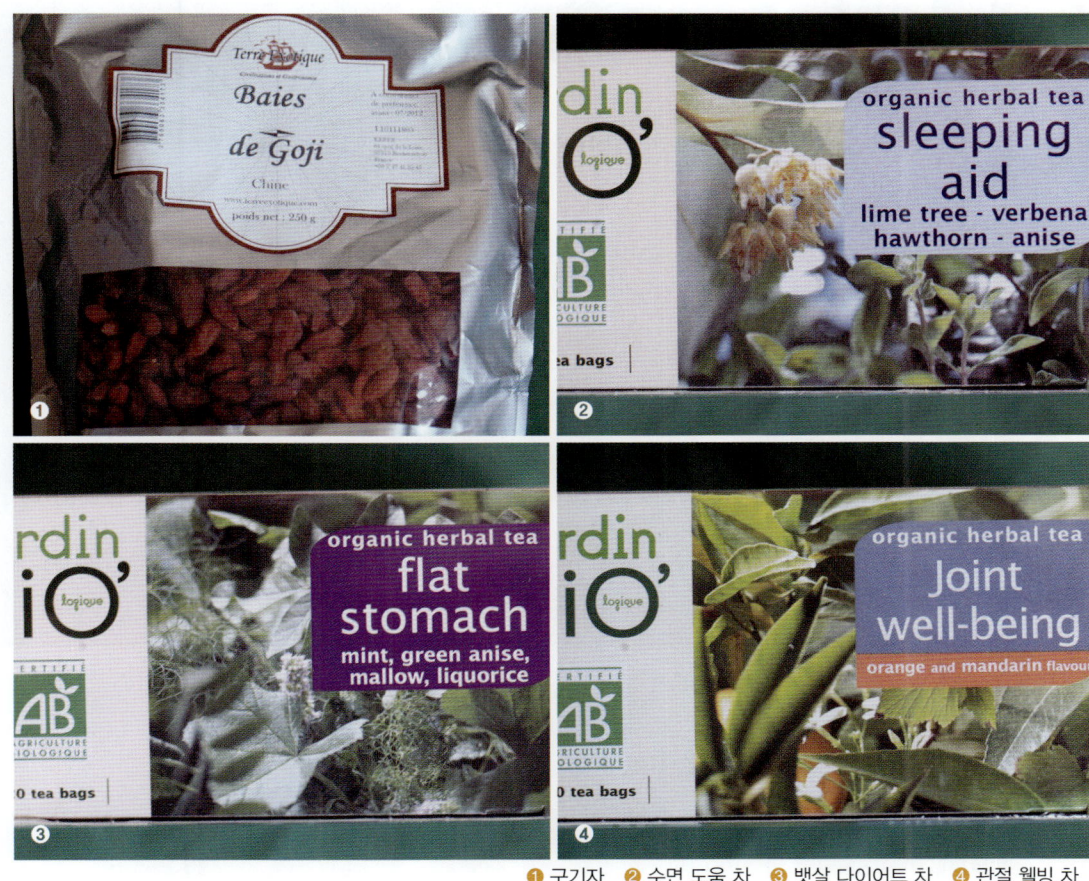

❶ 구기자 ❷ 수면 도움 차 ❸ 뱃살 다이어트 차 ❹ 관절 웰빙 차

한 식품 상점에는 약용식물로 만든 차가 다양하게 구비되어 있다. 라임, 버베나, 산사나무(hawthorn), 아니스를 배합한 '수면 도움 차', 귤(mandarin)이 들어간 '달콤한 밤의 허브차', 민트, 그린 아니스, 아욱(mallow), 감초가 들어간 '뱃살 다이어트(flat stomach) 차', 그리고 오렌지, 귤이 들어간 '관절 웰빙 차(joint well-being)'가 그 주인공이다. 차 이름도 손님들의 관심을 끌기 위해 재미있게 작명해 놨다.

프랑스 남동부의 지중해 연안에 있는 휴양지 칸(Cannes)은 세계 3대 영화제의 하나인 칸 영화제의 개최지로 유명하다. 국제 영화제가 열리는 건물에서 가까운 해변가를 산책하면서 근처에 있는 식당으로 들어가서 사프란 요리를 주문해 보았다. 가격이 비싼 사프란은 요리

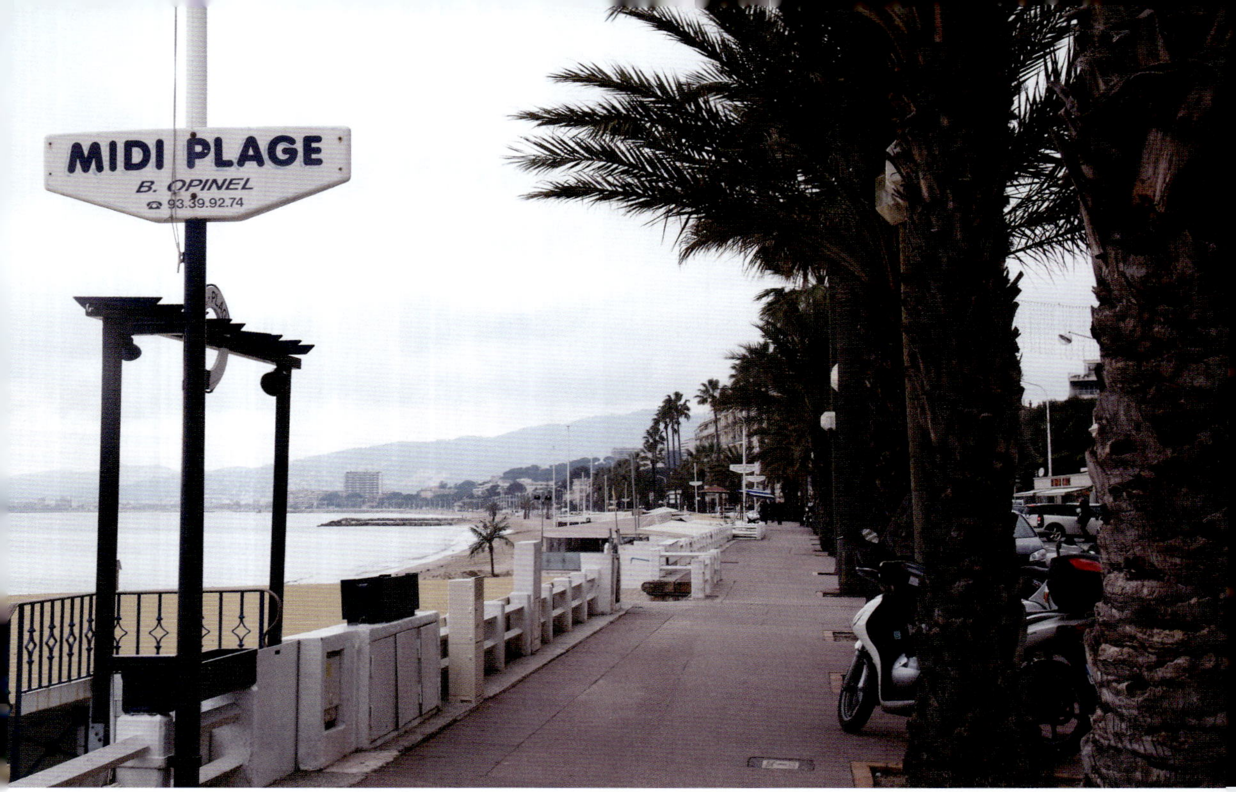

◐ 칸 해변

에 이용할 때는 주로 미량을 써서 착색 목적으로 사용하는 경우가 많다. 요리의 고급진 노란색이 사프란 색이다.

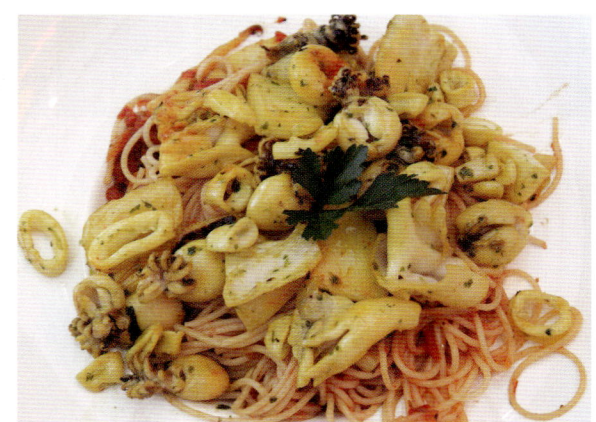

◐ 칸의 식당에서 주문한 사프란이 들어간 요리

Tips

노트르담 드 파리 대성당
- 위치 : 센 강 가운데의 시테 섬에 위치
- 홈페이지(영어) : http://www.notredamedeparis.fr/en/
- 운영시간 : 7시 45분~18시 45분(월~금) / 7시 45분~19시 15분(토, 일)
- 휴원일 : 없음
- 주소 : Parvis Notre-Dame - place, Jean-Paul-II, 75004 Paris, France
- 전화번호 : +33 1 42 34 56 10

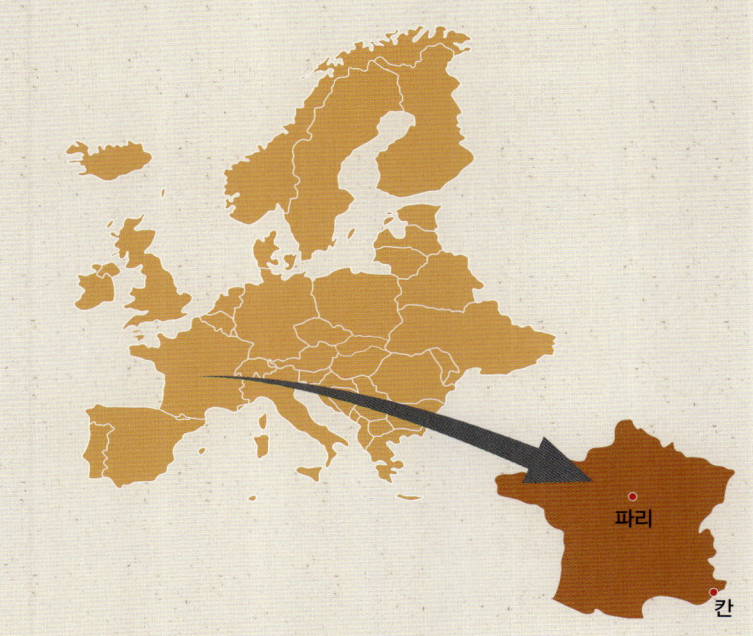

프랑스 길거리의 약초

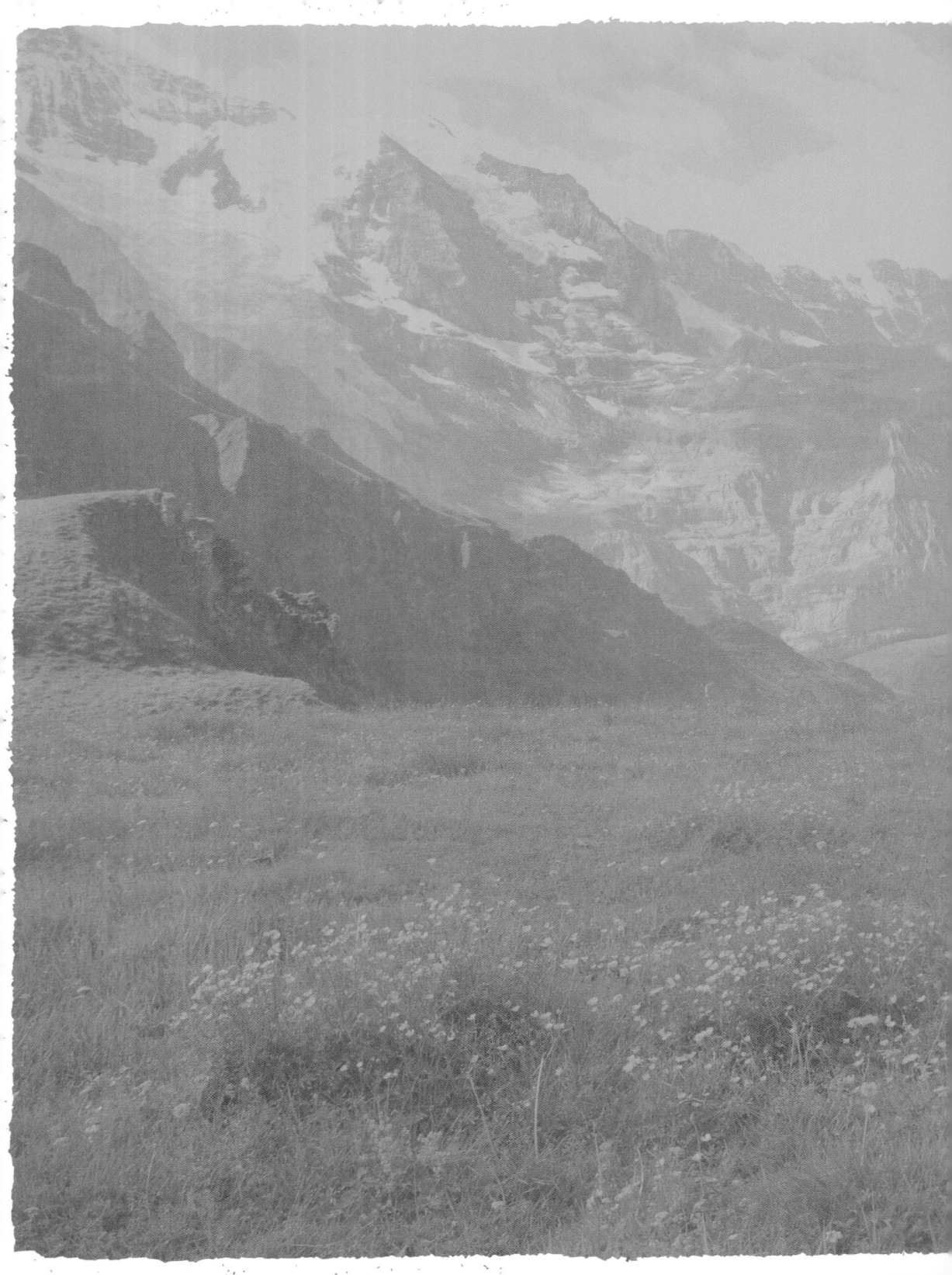

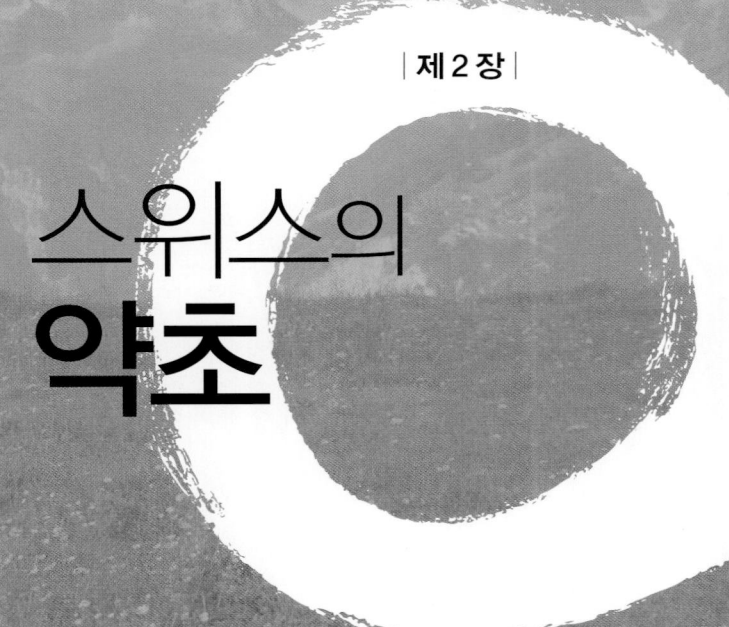

|제 2 장|

스위스의 약초

[식물원의 약초]
01 제네바 식물원의 약초
02 베른 식물원의 약초
03 취리히 식물원의 약초

[알프스에서 만난 약초]
04 융프라우 트래킹에서 만난 약초
05 뮈렌 트래킹에서 만난 약초

[로마 유적과 길거리 약초]
06 취리히의 로마 유적과 약초
07 인터라켄 길거리의 약초

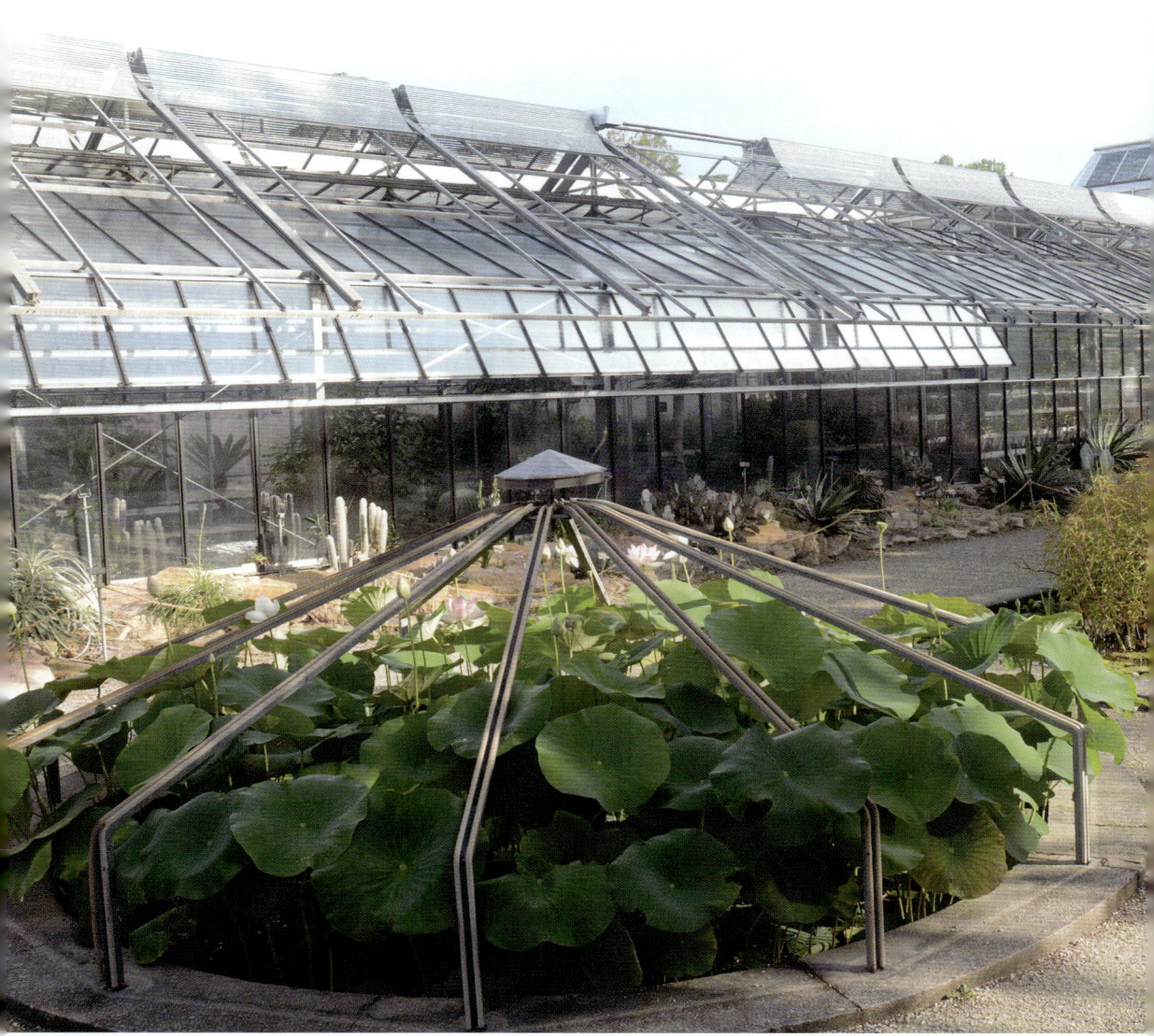

○ 온실 전경

| 2.01 |

제네바 식물원의 약초

식물원 찾아가는 길

17일간의 유럽 여행을 시작하는 첫 기착지가 스위스의 제네바이다. 일정상 제네바 식물원에서 머물 수 있는 시간은 2시간밖에 없었다. 한국에서 식물원 가는 버스 노선, 위치, 식물 목록, 식물원 내부 지도를 열공한 덕인지 식물원은 쉽게 찾았고 개원 시간에 맞춰 바로 들어가기 위해 미리 식물원 입구에서 기다렸다. 그런데 정문으로 여겨지는 곳에는 프랑스어로 조그맣게 'Conservatoire et Jardin botaniques 와 Ville de Geneve'이라고만 쓰여 있었다. Jardin botaniques이 식물원이니 식물원이 맞기는 한데 어째 정문 같지가 않다. 여기서 마냥 기다리다가 잘못되면 2시간밖에 없는 여정에서 낭패를 볼까 봐, 건

민족식물정원 안내판 ◐

◐ 제네바 식물원 입구

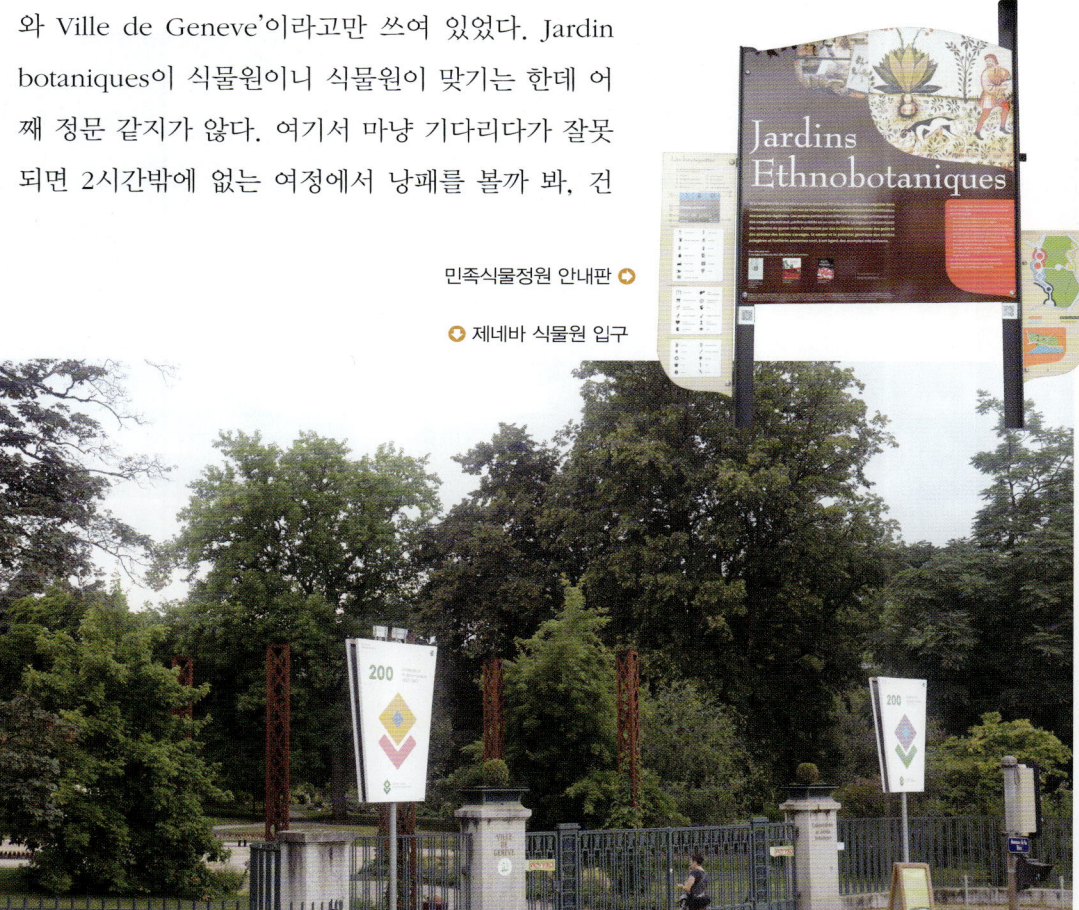

너편의 세계무역기구 안내소를 찾아 확인하고서야 편안히 기다릴 수 있었다.

민족식물정원

1817년에 개원한 제네바 식물원은 28헥타르(1㏊=1만㎡)의 넓은 면적에 1만 4,000종의 식물을 재배하고 있다. 정문이 열리자 암석정원을 지나 미리 찜해뒀던 온실을 향해 달렸다. 열대식물에 관심이 많아 온실 속의 약용식물 사진을 대량 확보할 요량이었다. 그러나 이른 아침이라서 온실 안은 스프링클러에서 쏟아내는 물 때문에 사진 촬영이 거의 불가능했다. 다시 식물표본관을 찾아가는 중, 우연히 발견한 민족식물정원(Jardins Ethnobotaniques)의 멋진 모습을 보고서 입이 딱 벌어졌다.

의약식물정원, 당(설탕)식물정원, 염색식물정원, 오일과 수지식물정원, 섬유식물정원, 향신식물정원, 채소정원, 기능성식품정원, 식물치료정원과 인체 등으로 나눠진 이

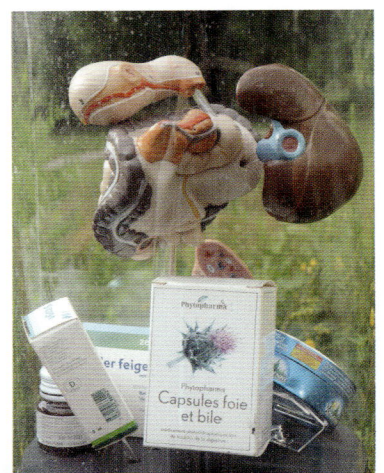

식물정원에서 장기 모형과 마리아엉겅퀴 의약품 등을 진열하고 있다.

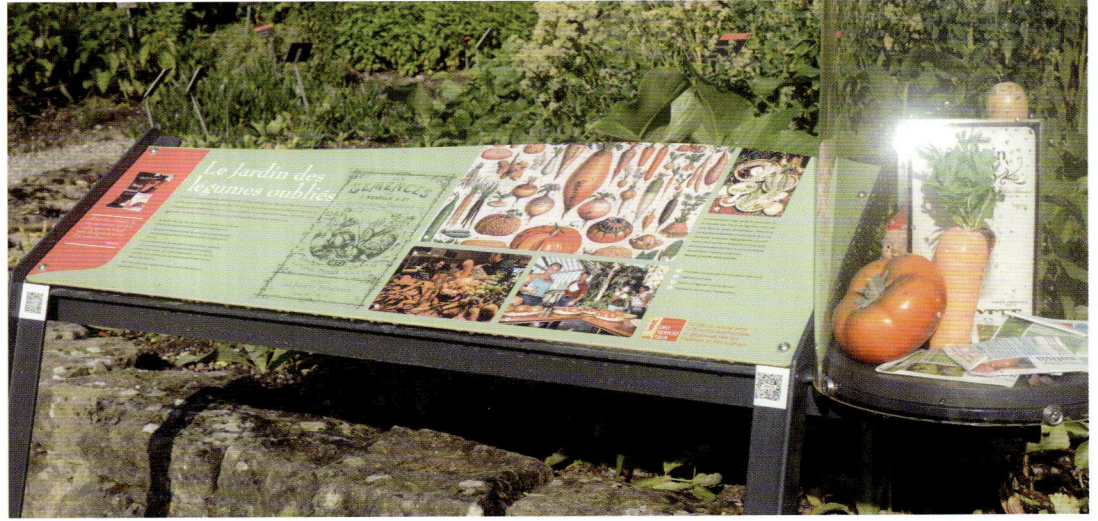

○ 식물정원 입구에 설치해 놓은 안내판과 관련 제품

곳은 구역별로 식물을 재배, 전시해 놓고, 각 입구마다 설명문과 사진으로 된 예쁜 안내판을 세워 놓았다. 안내판 옆에는 아스피린 제품, 마리아엉겅퀴 제품, 스테비아 제품, 향수 제품, 섬유 제품 등, 이 정원에서 재배 중인 식물이 어떻게 활용되는지, 이들 약용식물로 만든 다양한 제품들을 플라스틱 원통 안에 전시해 놓았다. 어찌나 예쁘고 깔끔하게 잘 만들어 놨던지, 이곳은 바쁜 필자를 한참이나 붙잡아 놓았다. 일반인뿐 아니라 연구자들에게도 유익한 교육장이 될 것으로 확신한다.

타임, 세이버리, 마조람, 히섭, 카둔, 페뉴그리크, 캐러웨이

필자를 가장 먼저 반기는 식물은 향신 식물들이다. 《방약합편》의 〈방초(芳草)편〉에서도 33종의 향신 한약을 소개하고 있지 않은가? 우리에게도 잘 알려진 타임이 제일 앞에 서 있다. 타임은 강한 방향이 있는데 향이 백 리까지 간다고 하여 이름 붙여진 식물인 백리향(百里香)과 사촌 간이다. 타임이나 백리향의 전초를 한약 사향초(麝香草)로 부른다. 그 옆에는 박하와 향미가 비슷해서 잎을 샐러드나 소스에 넣어 먹는 세이버리가 흰 꽃을 피우며 서 있다. 토마토와 궁합이 잘 맞아 토마토 샐러드나 토마토 요리 어디든 사용되는 바질, 향신료나 정유로 활용하는 마조람, 수프, 소스에 자주 이용하는 처빌, 기관지 질환에 사용하는 히섭(Hyssopus officinalis)이 모두 꽃과 향기로 시선을 끌고 있다.

아니스히섭이란 별명을 가지며 발열, 기침에 차로 즐기는 회곽향(茴藿香, Agastache foeniculum)도

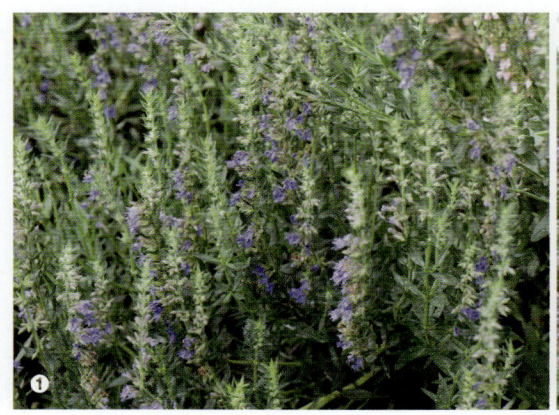 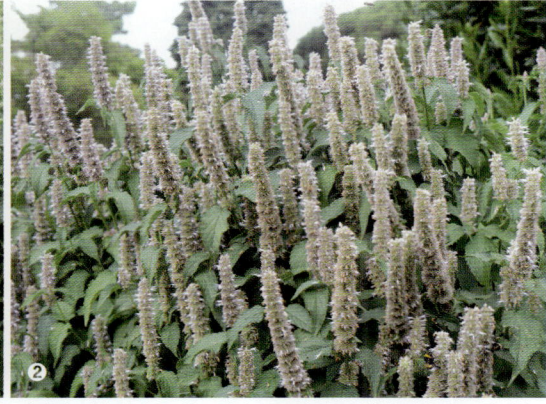

❶ 기관지 질환에 사용하는 히섭 ❷ 발열, 기침에 사용하는 회곽향

제네바 식물원의 약초 **137**

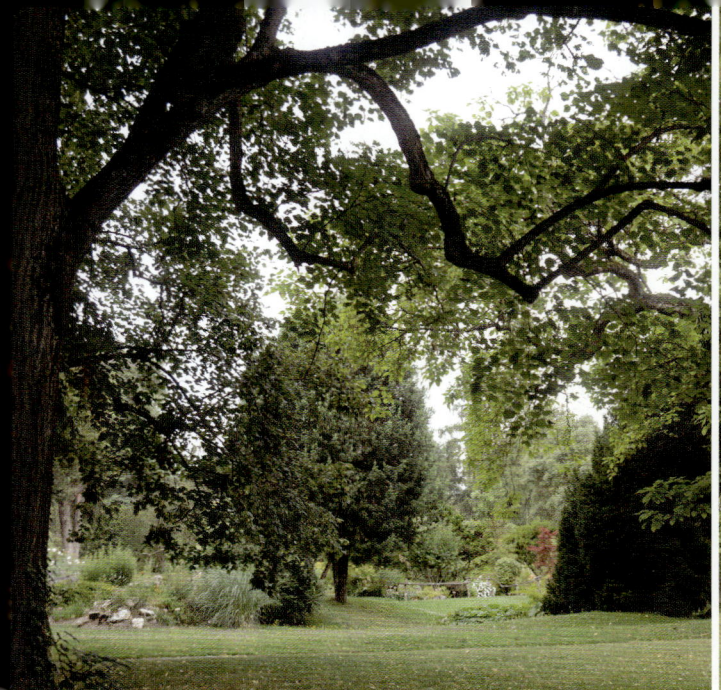
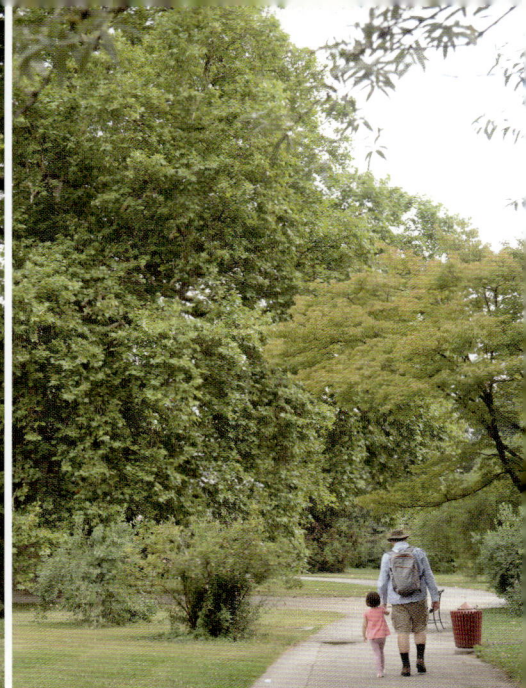

◆ 식물원 내 전경

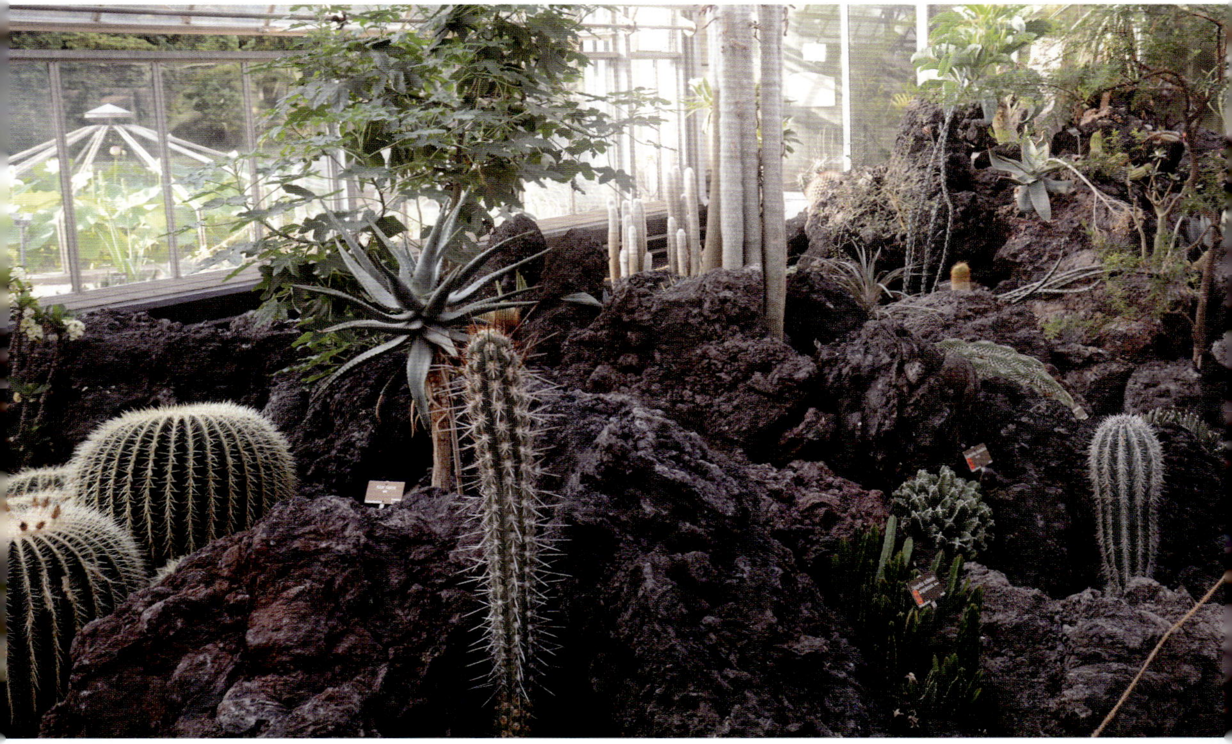

◆ 온실 내부

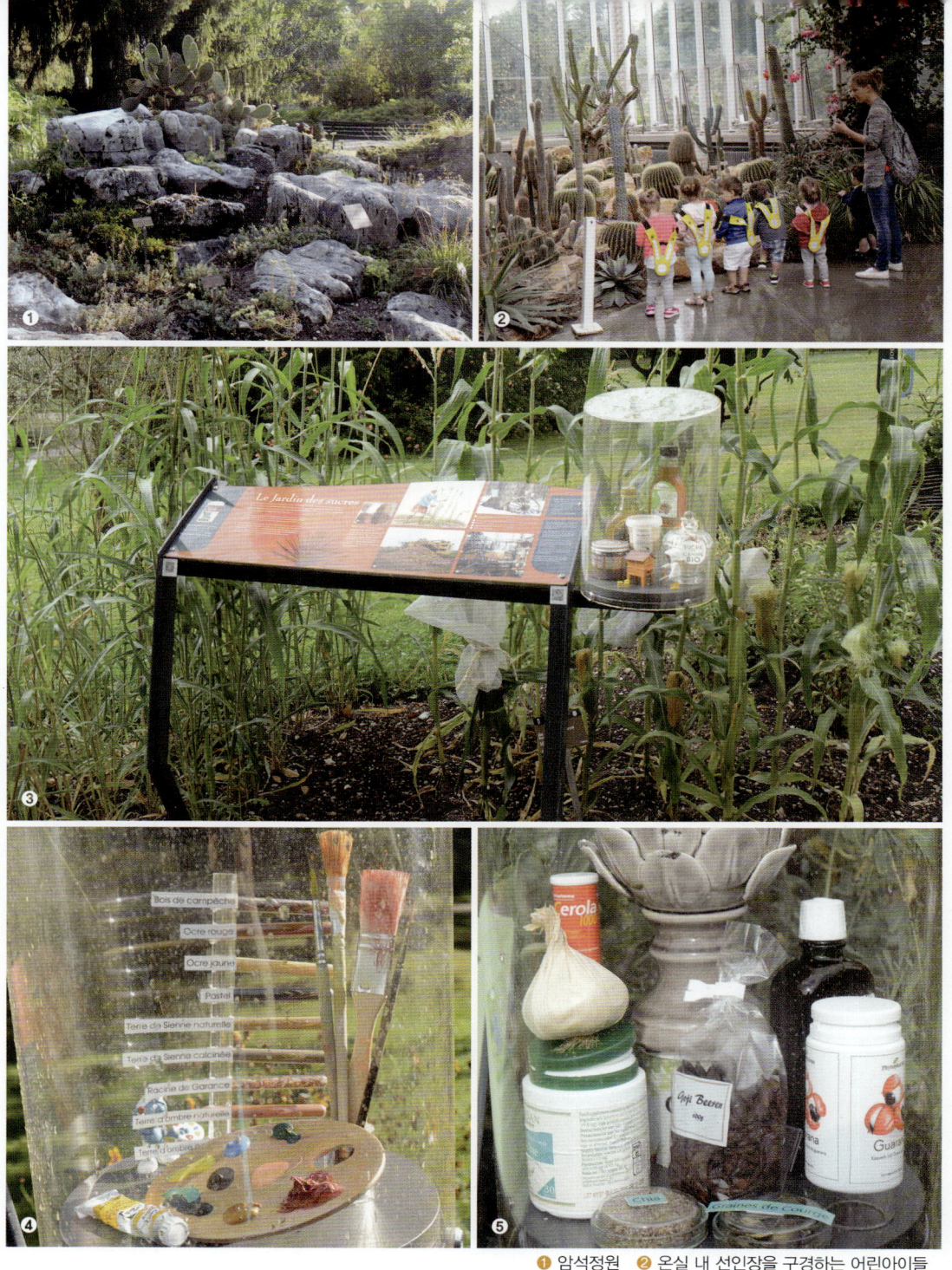

❶ 암석정원 ❷ 온실 내 선인장을 구경하는 어린아이들
❸ 당(설탕)정원의 안내판과 제품 ❹ 염색정원의 물감 제품 ❺ 기능성식품정원의 아티초크 열매와 관련 제품들

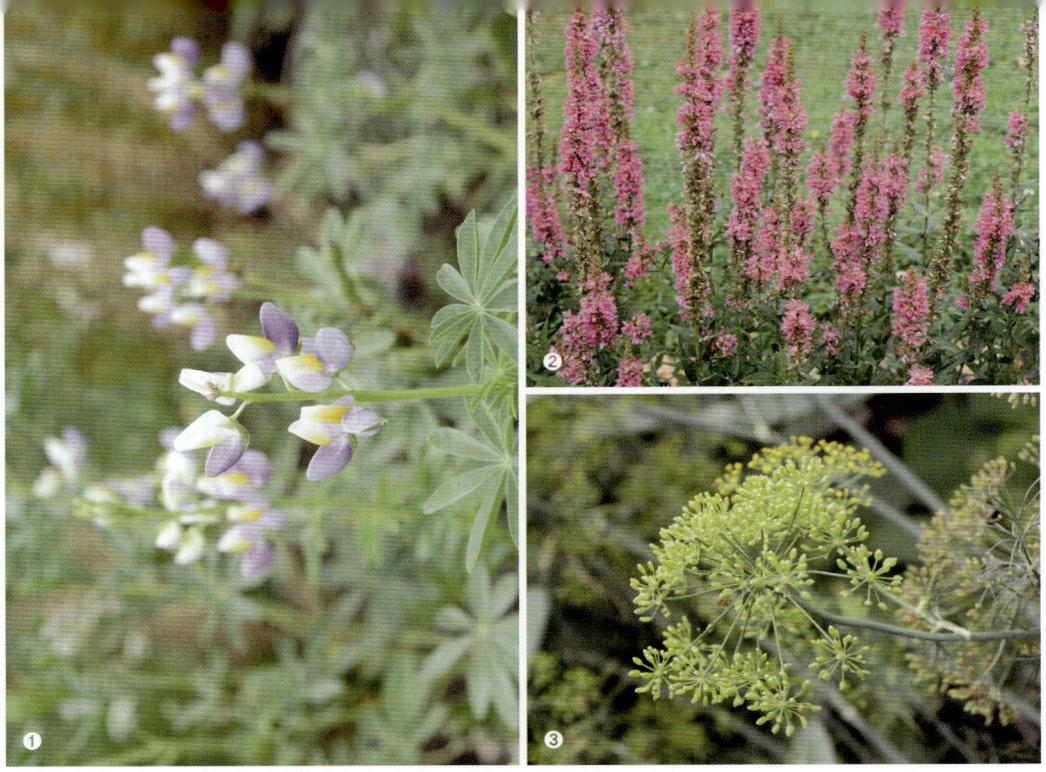

❶ 콩을 식용하는 남미식물인 따루위 ❷ 털부처꽃 ❸ 아니스(서양회향)

보인다. 이뇨, 방부 효과가 있으며 파와 비슷한 향미가 나는 차이브에는 분홍색 꽃이 둥글게 피어 있다. 소화불량에 좋은 세이지, 황달 치료 작용이 있는 오레가노, 기침을 멎게 하는 세이버리도 꽃은 없지만 파릇파릇한 자태를 뽐내고 있다. 향을 가진 귀한 식물을 한자리에서 만나는 향신료 천국이다.

질경이(차전자) 종류, 꽈리(산장) 종류, 유럽 시장에서 자주 보이는 아티초크와 친구인 카둔, 식용콩으로 사용하는 따루위(*Lupinus mutabilis*)도 보인다. 특히 따루위는 남미 안데스 산맥에서 주로 재배되는 식물인데, 식물원을 찾은 날에는 하얀색과 보라색 꽃이 피어 있고 열매도 함께 달려 있어 훌륭한 사진 모델이 되어 주었다.

그 외 구기자, 약용대황, 애기똥풀(백굴채), 호로파(페뉴그리크), 산모(소럴), 아니스(서양회향, *Pimpinella anisum*), 캐러웨이(장회향), 치커리, 알로에, 털부처꽃(*Lythrum salicaria*), 마리아엉겅퀴, 센나 등 다양한 약용식물들을 관찰할 수 있었다.

2시간의 짧은 시간에 민족식물정원에서만 식물 167종을 관찰하고 사진은 1,211매를 촬영했다. 앞으로 유럽에서 112기가바이트 분량 이상의 사진을 찍어야 하는데, 첫날 제네바 식물원에서 9기가바이트를 찍고서 카메라 잡는 세 번째 손가락에 벌써 딱지가 생겨 버렸다.

식물원 가는 버스 노선은 4개가 있다. 제네바 코르나뱅 역에서 도보로 25분 정도밖에 걸리지 않으니 레만 호수 주위의 경치를 즐기면서 천천히 걸어가는 길도 추천하고 싶다.

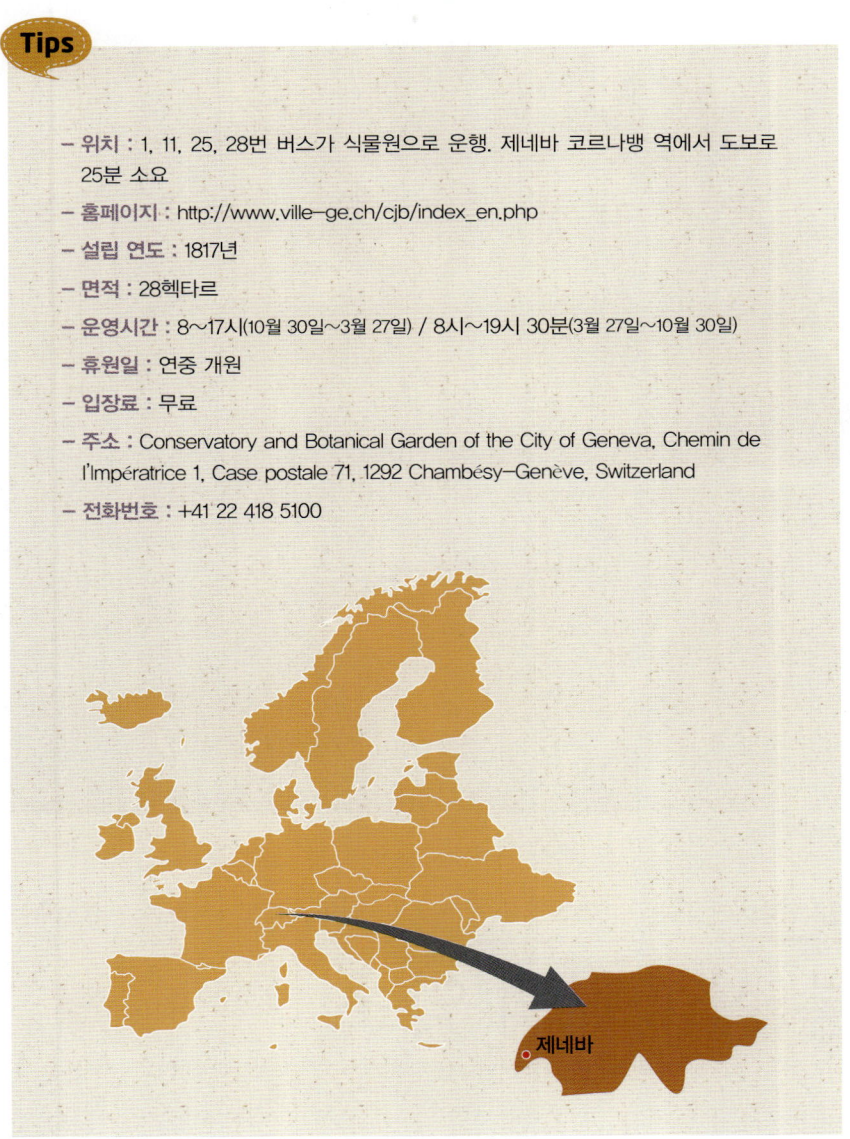

Tips
- 위치 : 1, 11, 25, 28번 버스가 식물원으로 운행. 제네바 코르나뱅 역에서 도보로 25분 소요
- 홈페이지 : http://www.ville-ge.ch/cjb/index_en.php
- 설립 연도 : 1817년
- 면적 : 28헥타르
- 운영시간 : 8~17시(10월 30일~3월 27일) / 8시~19시 30분(3월 27일~10월 30일)
- 휴원일 : 연중 개원
- 입장료 : 무료
- 주소 : Conservatory and Botanical Garden of the City of Geneva, Chemin de l'Impératrice 1, Case postale 71, 1292 Chambésy-Genève, Switzerland
- 전화번호 : +41 22 418 5100

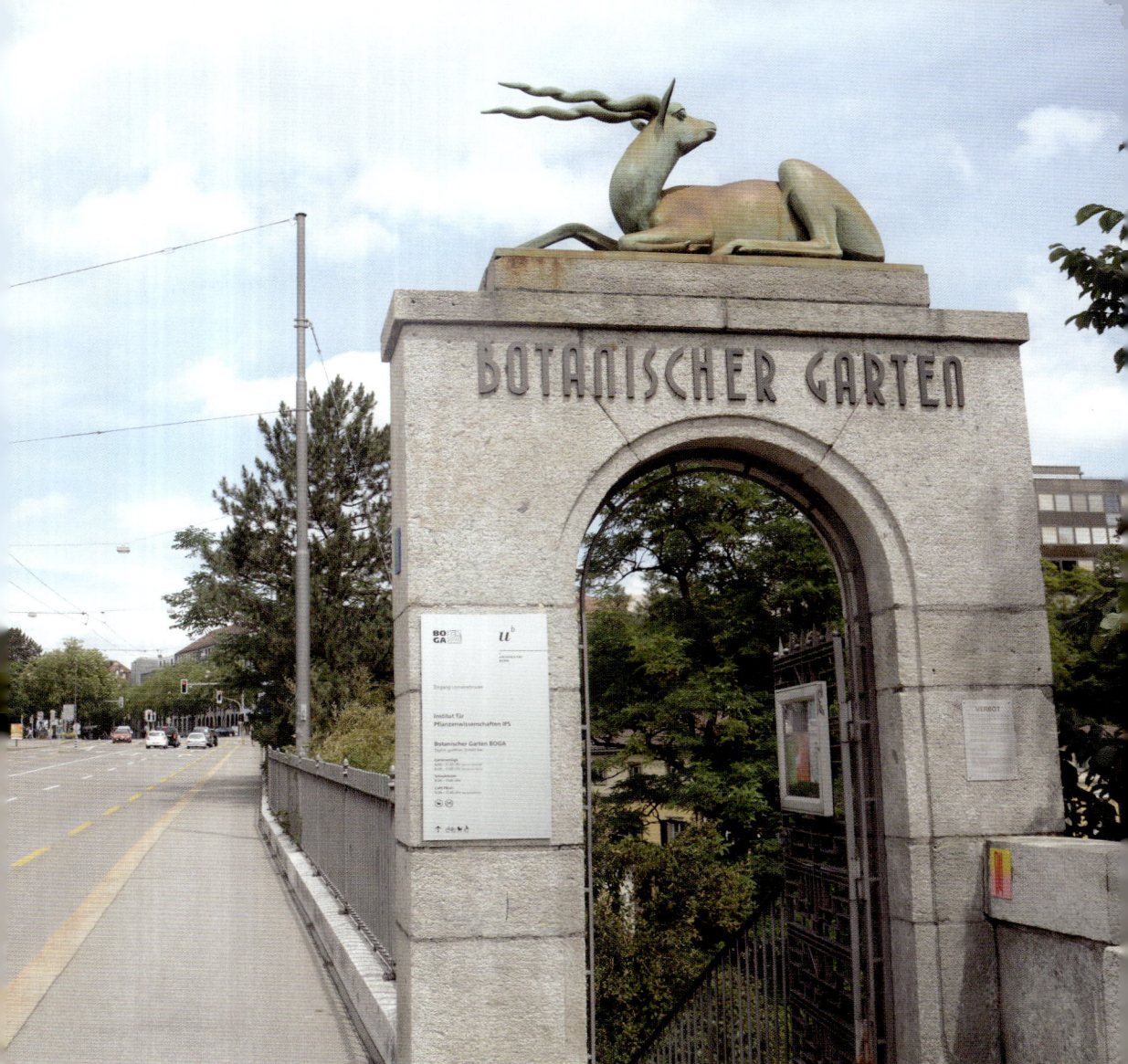

베른 식물원의 입구

2.02
베른 식물원의 약초

아레 강 옆의 식물원

알프스의 관문이자 스위스의 수도인 베른은 구시가 전체가 세계문화유산으로 등재된 곳이다. 도시의 이름에도 곰의 의미가 담겨 있는 이곳은 곰의 도시이다. 베른 시내를 휘감아 돌고 있는 아레(Aare) 강 옆으로 베른 식물원이 있다. 강 위를 가로지르는, 건물로 치면 2, 3층 높이의 로렌(Lorraine) 다리에서 내려다보면 베른 식물원이 아래로 보인다. 다리 가장자리에 있는 작은 계단을 따라 내려가면 비밀스런 식물원 입구가 열린다.

정식 명칭은 베른대학교 식물원이다. 이곳은 1859년에 대학의 학문을 위한 목적으로 설립되었으며 2헥타르(1㏊=1만㎡) 면적에 6천여 종의 식물을 재배하고 있다. 식물마다 표지판

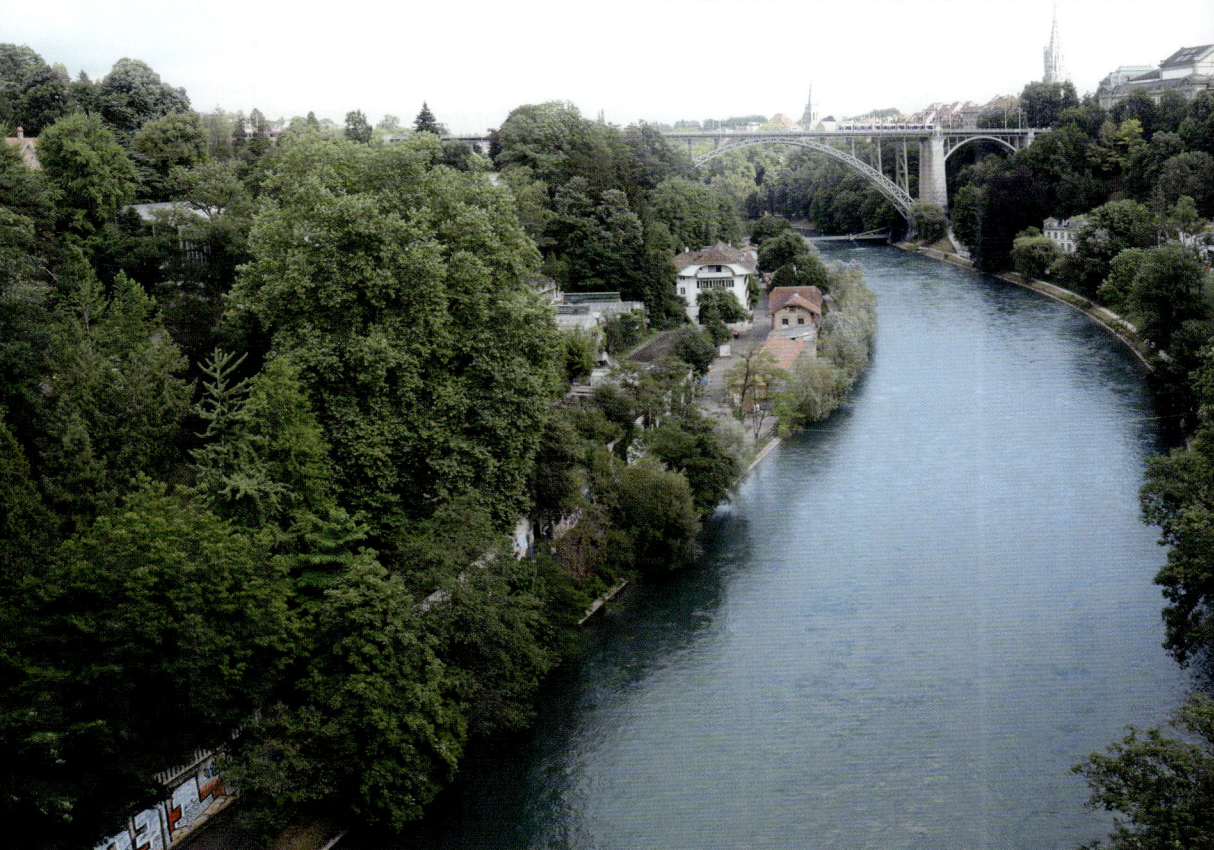

◉ 베른 시내를 지나는 아레 강. 이 강 왼편에 식물원이 있다.

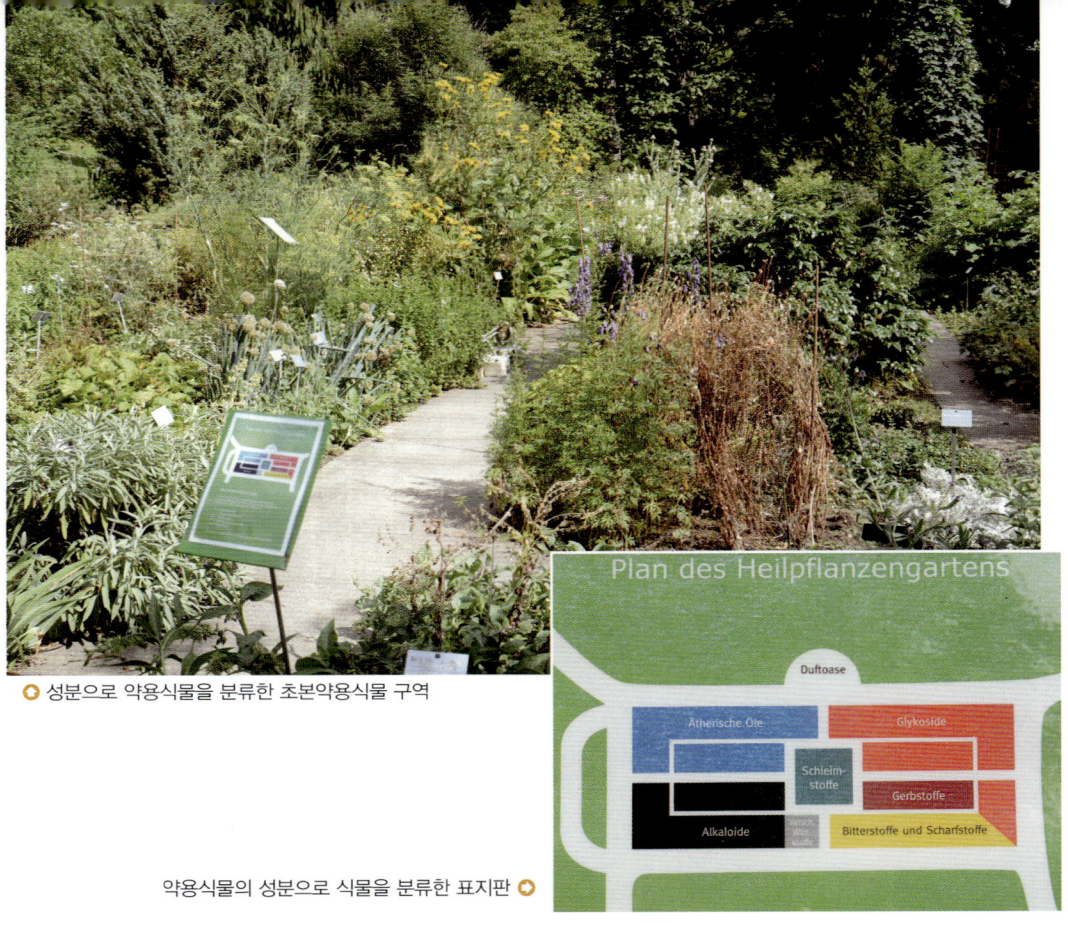

○ 성분으로 약용식물을 분류한 초본약용식물 구역

약용식물의 성분으로 식물을 분류한 표지판 ○

이 깔끔하고 예쁘게 디자인된 철판으로 제작되어 있다. 필자는 식물의 표지판에 관심이 많아서 가는 곳마다 비교하곤 한다.

식물원 안에는 미국, 아프리카, 아시아 구역 등이 있는데 체류 시간이 너무 촉박해 이곳들은 가 볼 엄두를 내지 못했다. 모든 안내판은 독일어로 되어 있으니 독일어를 모르는 필자에게는 난감하기 짝이 없다. 표지판의 내용을 알기 위해 식물을 관리 중인 직원을 찾아가 귀찮을 정도로 물어야 했다. 그는 그때마다 작업기구를 내려놓고서 친절히 가르쳐 준다.

알칼로이드배당체 구역, 정유 구역, 타닌 구역으로 구분

우선 약용식물 위주로 제일 많이 재배하고 있는 초본식물 구역을 찾았다. 이곳은 알칼로이드배당체 구역, 정유 구역, 타닌 구역, 고미·신미 구역, 점액성분 구역 등으로 구분해 놨

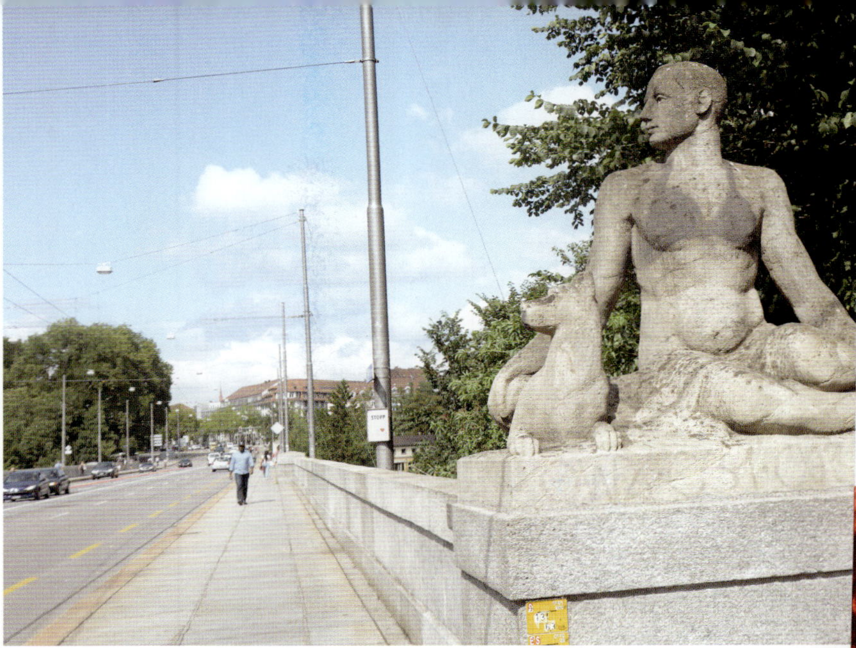

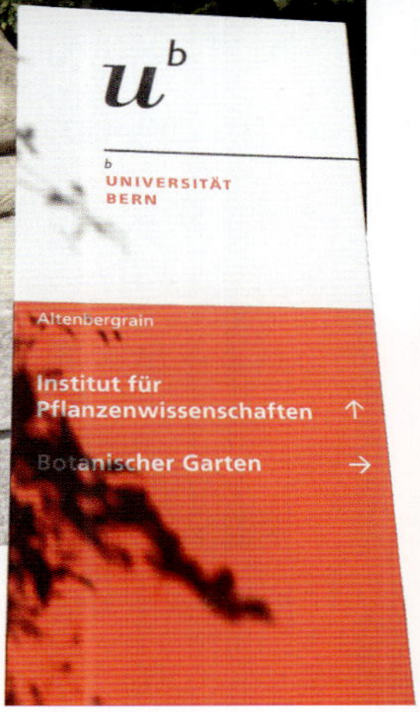

⬆ 아레 강을 건너는 로렌 다리

식물원 내부 표지판 ➡

⬆ 식물원 안내판

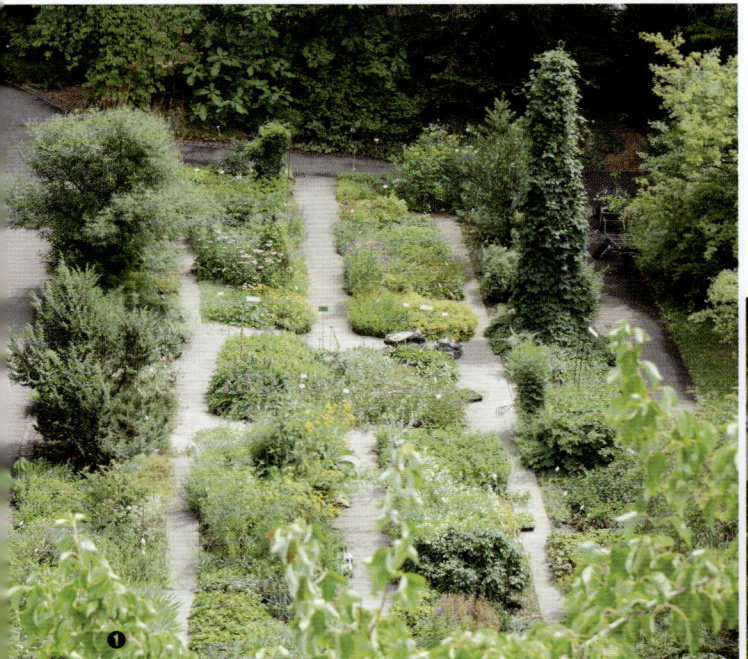

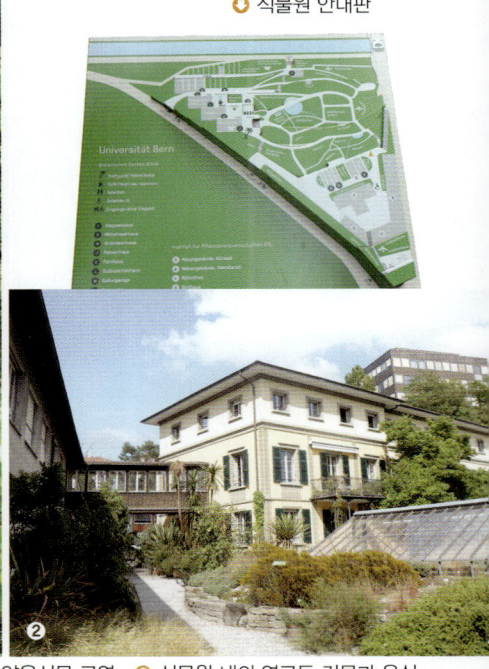

❶ 약용식물 구역   ❷ 식물원 내의 연구동 건물과 온실

다. 약용식물의 성분에 따른 식물분류법을 선택한 유니크한 식물원이다.

입구에 탕구트[唐古特]대황이 중국과 티베트에 분포한다는 설명문과 나란히 서 있다. 마침 잎이 살아 있어 여러 장의 사진을 촬영해 뒀다. 이 대황은 중국의 칭하이성, 쓰촨성, 간쑤성에서 주로 재배하는데, 필자는 이렇게 멀리 유럽에서 보게 되었다. 우리나라 공정서에 따르면 약용대황, 장엽대황, 탕구트대황의 뿌리 및 뿌리줄기의 주피를 제거한 것을 한약 대황으로 쓰고 있다. 이 세 가지 대황은 잎 모양으로 구분할 수 있다. 탕구트대황은 하나의 잎이 3~7개로 끝부분이 길게 갈라져 있어서 다른 대황과 쉽게 구별이 가능하다. 이것이 탕구트대황 잎의 특징이다.

주형오두, 니겔라, 무늬큰질경이, 큰지느러미엉겅퀴

인근에는 라바르바룸대황(Rheum rhabarbarum) 그리고 루바브대황(Rheum rhaponicum)으로 불리는 식물도 보인다. 루바브대황은 줄기, 잎을 식용한다. 우리나라 《식품공전》에 수재되어 있고 서양에서는 중요한 먹거리채소로 이용한다. 잎자루의 껍질을 벗기고 썰어 삶아서 샐러드에 섞기도 하지만, 파이, 잼, 젤리로 만들어 먹는다. 그러나 많이 먹으면 설사를 일으킨다.

맵고 쓴 맛과 따뜻한 성질을 가진 한약 토목향으로 사용하는 토목향 식물에는 노란 꽃이 흐드러지게 피어 있다. 만성습진 치료에 외용하는 구백영(欧白英, Solanum dulcamara)은 보라색 꽃과 빨간 열매를 함께 가지고 있다. 한약 지유로 사용하는 오이풀, 보라색 투구꽃이 달려 있는 주형오두(舟形烏頭, Aconitum napellus), 그리고 권삼으로 사용하는 범꼬리도 보인다.

검은 커민으로 불리는 니겔라(Nigella sativa)는 프랑스 파리에서 시든 식물과 열매 모습만 사진에 담아 아쉬웠는데, 이곳에서 연한 분홍색 꽃이 핀 온전한 식물을 촬영할 수 있어 큰 소득이 되었다. 후추같이 생긴 니겔라 씨는 커리, 고기 요리, 채소 요리의 풍미를 돋우는 데 사용하고 케이크와 빵에 뿌려 먹기도 한다. 면역활성을 높이고 강장작용도 있다.

시계초 종류로 파시플로라 루테아(Passiflora lutea)와 인카나타 시계초(Passiflora incarnata)가 심어져 있다. 잎을 식용하고 우리나라 《식품공전》에도 수재되어 있는 무늬큰질경이(Plantago major)는 물론 대엽차전(Plantago arenaria), 창질경이(Plantago lanceolata)의 3종 질경이 종류도 관찰한다.

금잔화 또는 마리골드(Calendula officinalis)로 불리는 식물에는 노란 꽃이 피어 있다. 우리나라

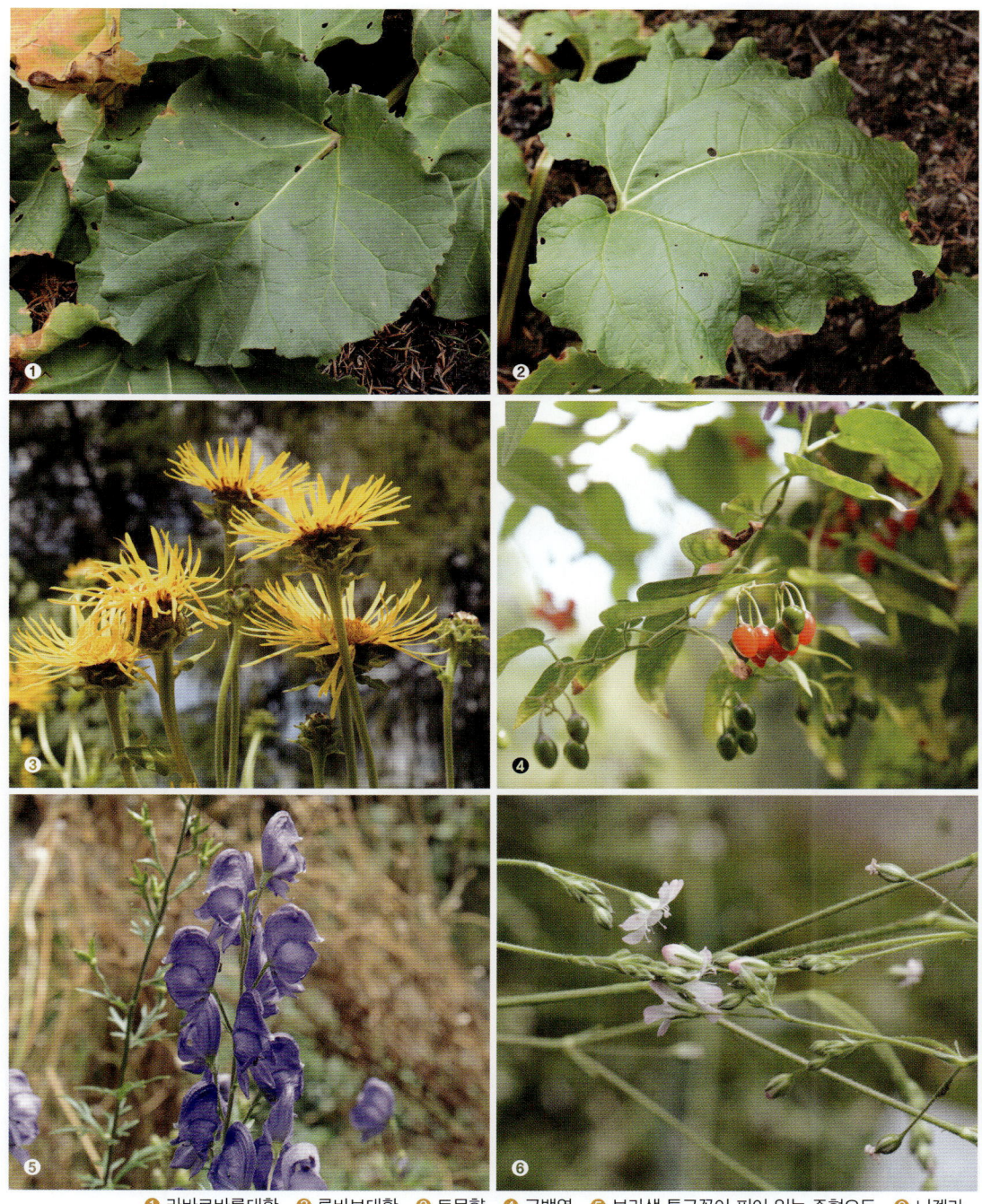

❶ 라바르바룸대황 ❷ 루바브대황 ❸ 토목향 ❹ 구백영 ❺ 보라색 투구꽃이 피어 있는 주형오두 ❻ 니겔라

《식품공전》에서 꽃을 식용하고 황색 착색료로 사용할 수 있다고 기재하고 있다. 비싼 사프란에 비해 마리골드는 값이 싸므로 서민용 사프란으로도 불린다. 잎을 샐러드에 첨가해서 먹을 수 있는 한련화 또는 금련화(Tropaeolum majus)로 부르는 식물은 빨간 꽃이 피어 있다. 눈이 충혈되고 붓고 아픈 증상에 사용하며 소염작용이 있다. 보리지(Borago officinalis)는 보라색 꽃이 피어 있다. 이 식물의 씨 성분인 감마리놀렌산을 함유하는 유지(油脂)는 건강기능식품으로 혈중 콜레스테롤과 혈행 개선에 도움을 준다.

큰지느러미엉겅퀴(대시계, 大翅薊, Onopordum acanthium)에는 보라색 꽃이 피어 있고 가시가 있는 거칠고 딱딱한 줄기가 나 있다. 보라색 꽃의 분홍당아욱(Malva silvestris), 베토니(Stachys officinalis), 솔체꽃(Knautia arvensis), 분홍색 꽃의 부처꽃(Lythrum salicaria), 러브풍로초(Geranium robertianum), 에키나시아(Echinacea purpurea), 흰 꽃의 알프스민들레(Hieracium pilosella)도 모두 예쁜 꽃을 피우고 있다. 두 종의 디기탈리스(Digitalis lutea, Digitalis lanata), 윤엽왕손(Paris quadrifolia), 포텐틸라 에렉타(Potentilla erecta), 에키나시아 안구스티폴리아(Echinacea angustifolia)도 보인다.

중간 행선지인 이 도시에서 식물원까지 찾아가 압축된 2시간의 짧은 시간에 식물은 173종, 사진은 1,220장, 용량은 9기가바이트 분량을 정신없이 찍었던 것 같다. 그러고 나서 숨도 못 돌린 채로 다음 행선지를 위해 역으로 향하는 중, 6월 중순의 무더위에 갈

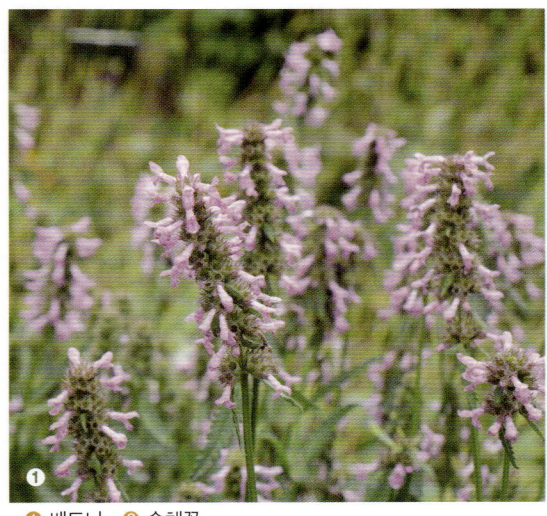 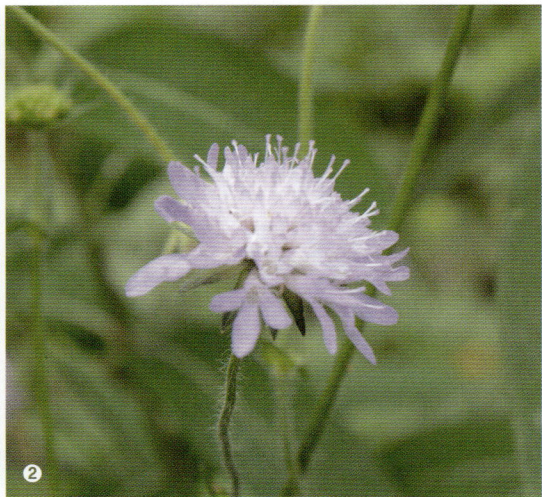

❶ 베토니 ❷ 솔체꽃

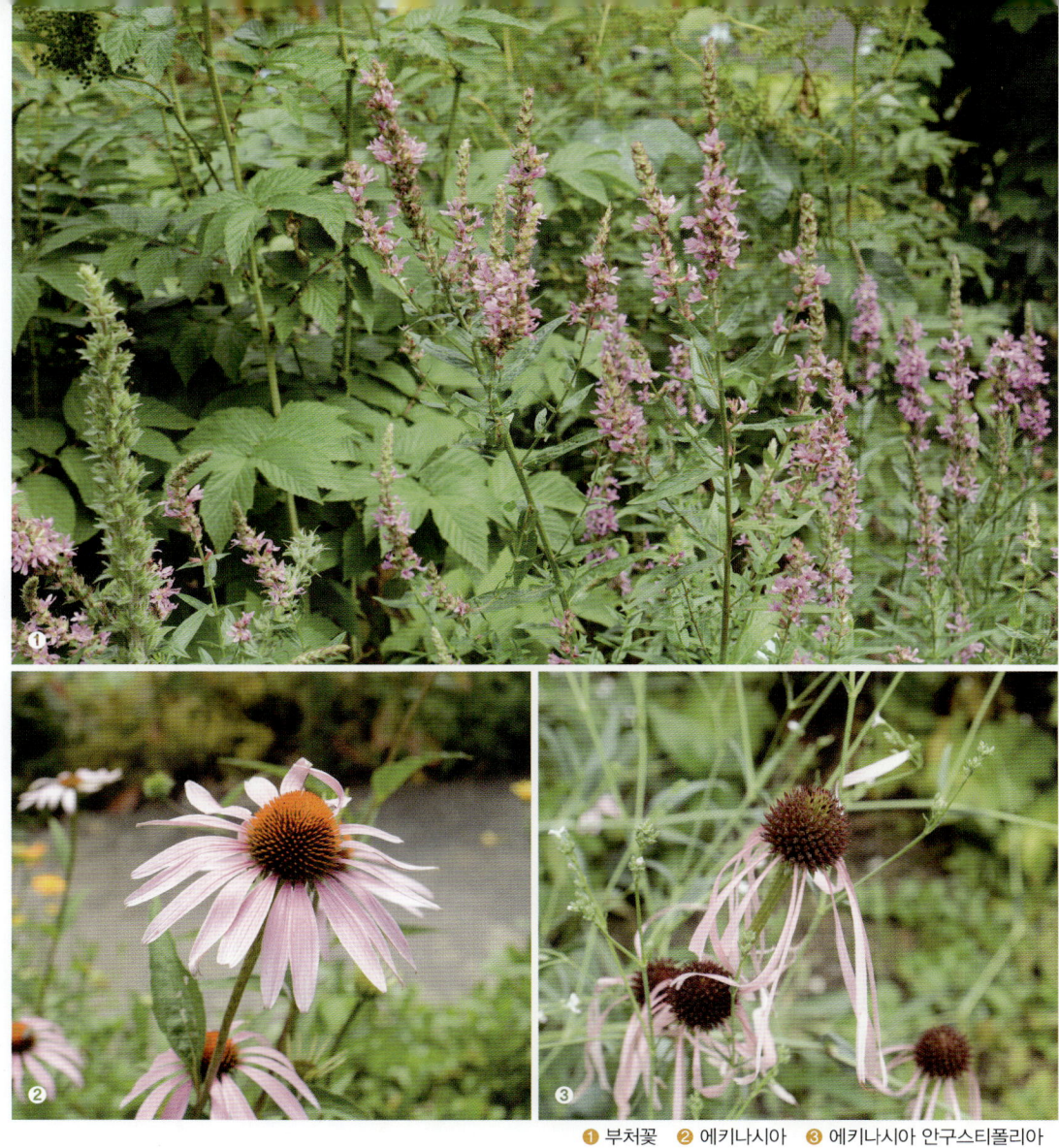

❶ 부처꽃 ❷ 에키나시아 ❸ 에키나시아 안구스티폴리아

증이 났다. 편의점이 보이질 않아 염치 불고하고 어느 카페에 들어가 물 한 컵을 부탁했더니, 탄산수에 얼음까지 채워서 서비스해 준다. 너무 시원해서 또 한 컵을 얻어 마셨다. 기다리던 동료가 필자의 얼굴이 너무 창백해 보인다고 놀라서 우황청심환을 권하기도 했다. 베른 시내에 위치한 역에서 10분 정도 걸어가면 베른 식물원이 있다. 무료이고 휴원일도 없다.

Tips

- 위치 : 베른 역에서 도보로 10분 소요
- 홈페이지 : 독일어_ www.botanischergarten.ch,
  영어_ https://www.bern.com/en/detail/botanic-garden
- 설립 연도 : 1859년
- 면적 : 2헥타르
- 운영시간 : 8시~17시 30분(3~9월) / 8~17시(10~2월)
- 휴원일 : 연중 개원
- 입장료 : 무료
- 주소 : Altenbergrain 21, 3013 Bern, Switzerland
- 전화번호 : +41 31 631 49 45

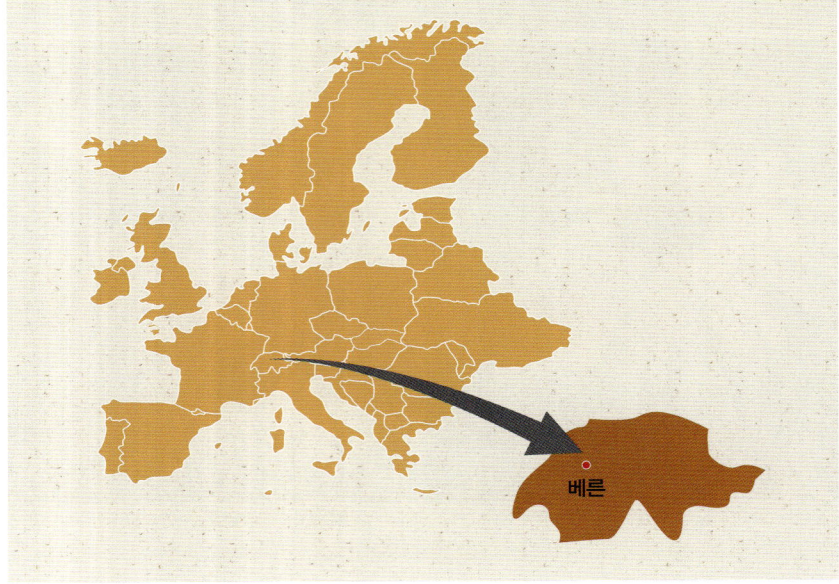

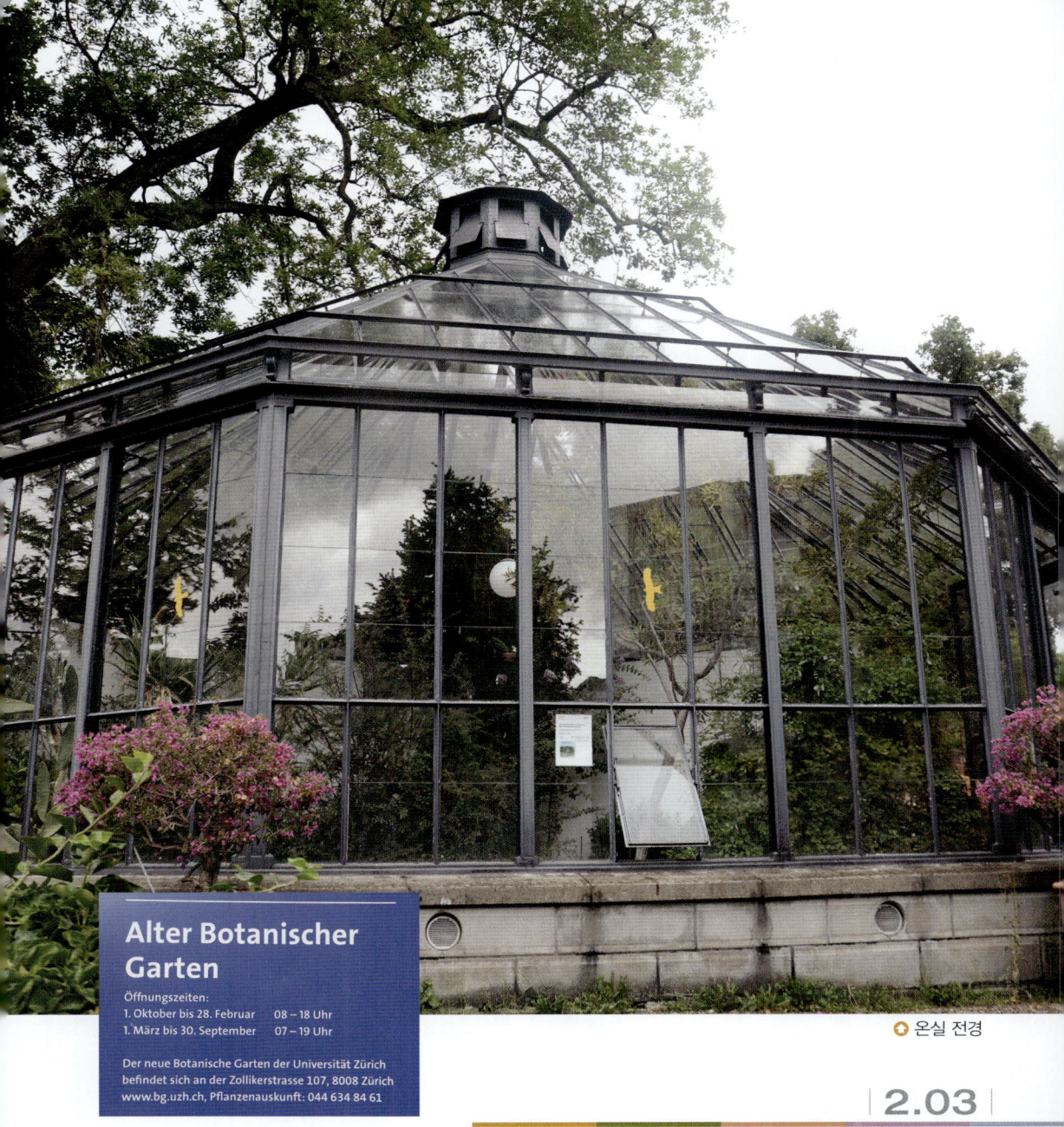

Alter Botanischer Garten
Öffnungszeiten:
1. Oktober bis 28. Februar   08 – 18 Uhr
1. März bis 30. September   07 – 19 Uhr

Der neue Botanische Garten der Universität Zürich befindet sich an der Zollikerstrasse 107, 8008 Zürich
www.bg.uzh.ch, Pflanzenauskunft: 044 634 84 61

○ 온실 전경

| 2.03 |

취리히 식물원의 약초

시내 중심부의 식물원

스위스 제일의 도시인 취리히는 인터라켄에서 오스트리아 잘츠부르크로 가는 도중에 잠깐 들르기로 했다. 취리히의 식물원은 한국에서 정보가 없어 갈 계획이 없었는데, 마테호른에서 우연히 만난 라케시 챈드(Rakesh Chand) 씨의 도움으로 식물원이 있다는 사실을 알게 되어 그의 친절한 동행으로 방문하게 되었다. 예정에 없었던 식물원 방문이라 기대가 컸다. 규모는 작지만 시내 한복판에 위치해 있어 시민들이 찾기에 편리한 식물원이다. 덤으로 얻은 식물원이라 더욱 기쁜 마음으로 스위스의 식물들을 관찰할 수 있었다.

취리히 식물원, 정식 명칭은 취리히대학교 식물원이며, 더 정확히 얘기하면 구(舊) 취리히대학교 식물원이다. 독일어 명칭은 Alter Botanischer Garten Zürich, 영어 이름은 Old Botanical Garden, Zürich이다. 1837년에 설립된 이 식물원은 시내 중심부에 있다.

◐ 구 취리히대학교 식물원의 입구　　　　　　　　　　　　식물원 안내판 ◑

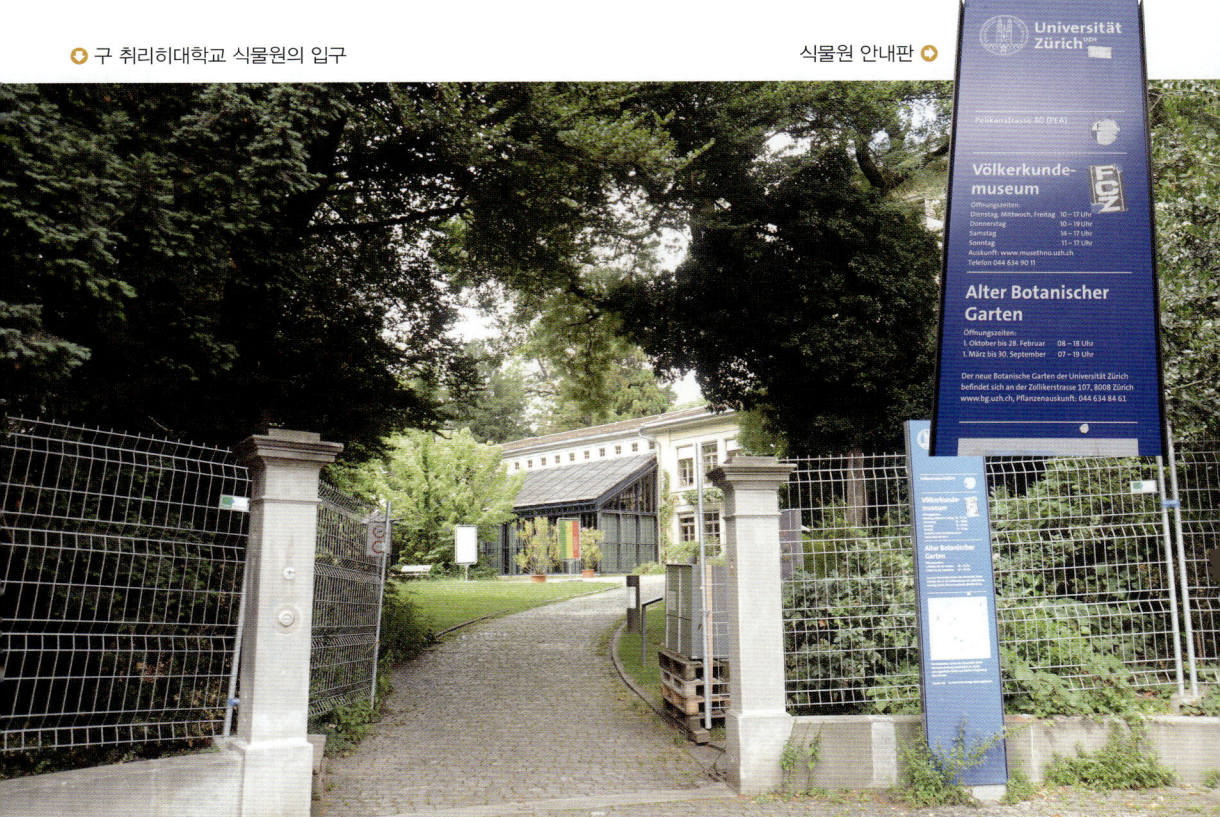

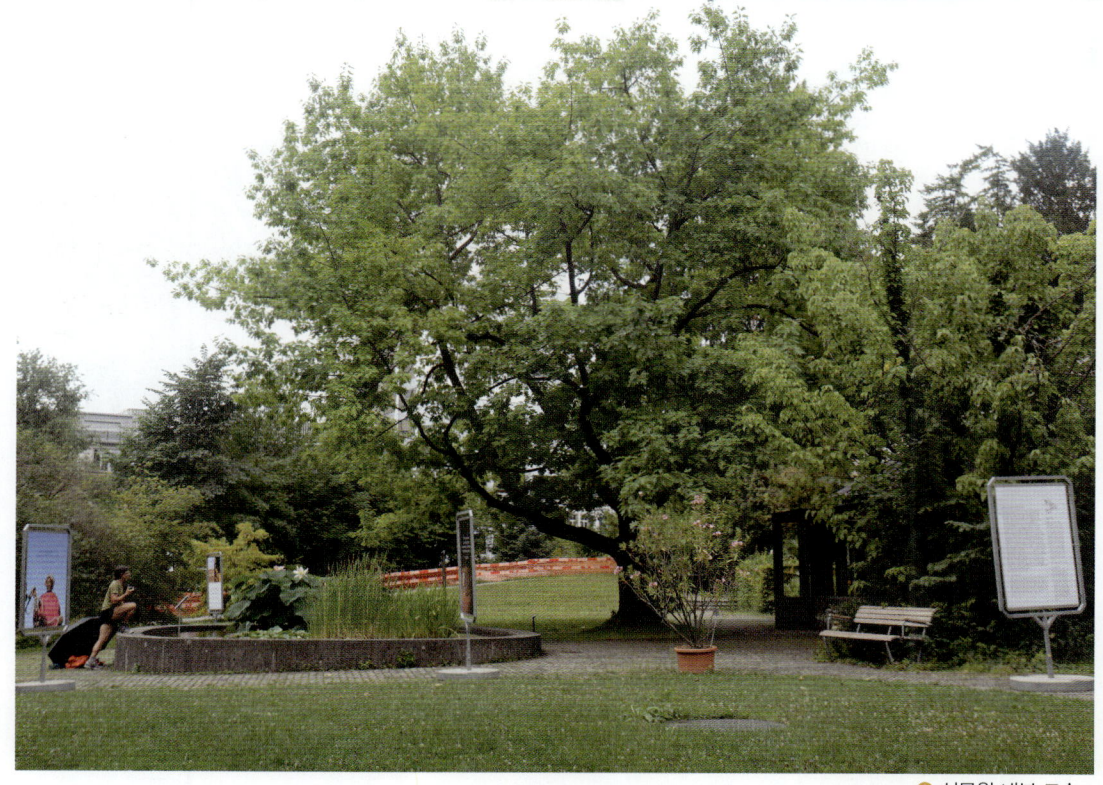

◯ 식물원 내부 모습

    1976년에 규모가 더 큰 식물원을 만들어 이사했지만 기존의 작은 식물원은 시민들의 휴식처로 쓰기 위해 그대로 남겨 두었다. 새로 이사해 규모가 큰 식물원의 이름은 취리히대학교 식물원(Botanical Garden of the University of Zurich)이다. 대학 홈페이지에는 구 취리히대학교 식물원과 새로운 취리히대학교 식물원을 혼동하지 말 것을 고지하고 있다.

마리아엉겅퀴, 주니퍼, 쓴쑥, 카로브나무

    1837년에 설립된 구 취리히대학교 식물원은 2헥타르(1ha=1만m²)의 면적에 한 개의 온실을 운영하고 있다. 자료에 의하면, 식물원에는 16세기의 치유자들이 사용했던 50여 종의 약용식물들이 자라고 있는데 그 식물들은 다음과 같다.

    카둔(*Cynara cardunculus*), 양지꽃속 식물인 포텐틸라 에렉타(*Potentilla erecta*), 아마(*Linum usitatissimum*), 유럽작약(*Paeonia officinalis*), 마리아엉겅퀴(*Silybum marianum*), 주니퍼(서양두송, 西洋杜松, *Juniperus communis*), 야생딸기(*Fragaria vesca*), 쓴쑥(웜우드, *Artemisia absinthium*) 등이다. 이 식물 중 마리아엉겅퀴를 이용하

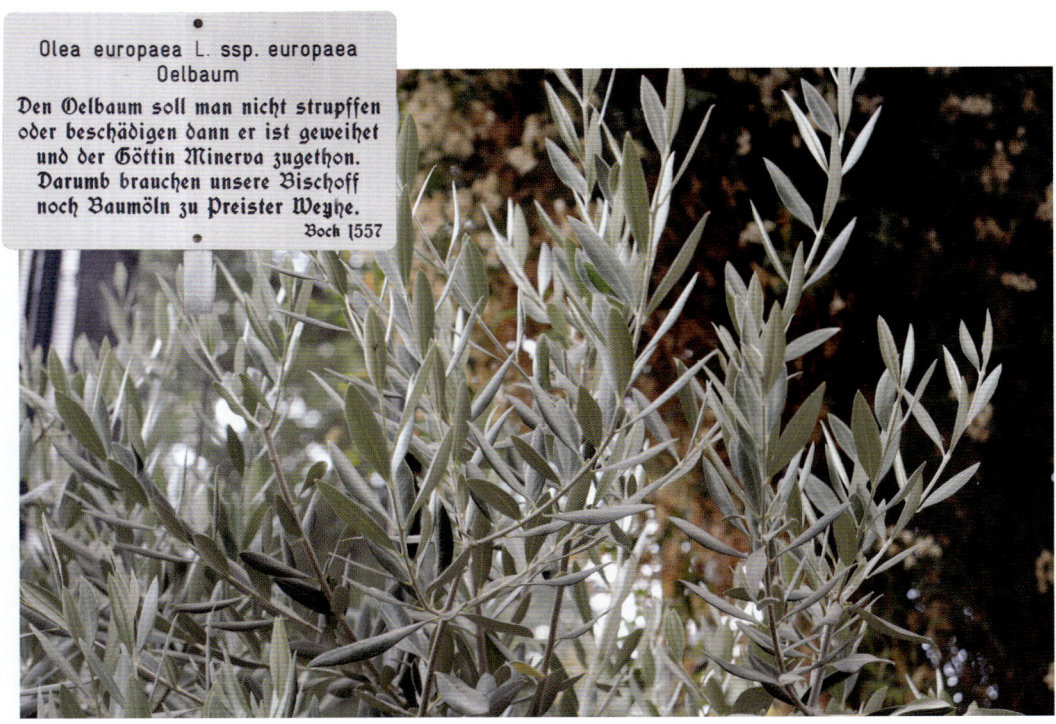

○ 올리브나무 팻말과 올리브나무

여 간장약을 개발했고, 주니퍼와 쓴쑥은 향신료로 활용했다.

먼저 강황(*Curcuma longa*)이 눈에 띈다. 동남아의 향신료로 유명한 이 식물은 스위스의 식물원 온실에서도 잘 자라고 있다. 강황은 생강처럼 생긴 것, 즉 식물 강황의 뿌리줄기를 말하고 같은 식물에서 부위만 다른 덩이뿌리를 울금이라고 부른다. 식물은 같은데 부위에 따라 명칭이 다름으로 인해 많은 사람들이 확인 없이 따라 부른다. 일본에서 강황을 울금이라 하니 그 영향도 크다. 심지어 회사의 제품이나 한약시장에서도 잘못 칭하는 지가 오래되었다. 고쳐 불러야 할 것이다.

온실에 있는 카로브나무(*Ceratonia siliqua*)는 콩과식물로 중국에서는 장각두(長角豆)로 불린다. 남유럽, 중동 지역에서 자생하는 이 식물은 과육을 건조한 분말로 만들어 식품으로 사용한다. 칼슘이나 철분, 식이섬유가 풍부해서 일본에서는 주로 건강식품으로 사용한다. 연구에 의해 혈당강하 작용이나 간기능 개선 작용이 확인되었다. 현지에서는 커피나 코코아의 대용품으로도 쓴다.

양유향, 해충, 브라질구아바

건조한 지중해성 기후와 바위가 많은 토양에서 잘 자라는 양유향(洋乳香, *Pistacia lentiscus*)은 수지(樹脂)를 약용한다. 이름에서 유추할 수 있듯이 그 모양이 한약 유향과 비슷하다. 강심, 이뇨약으로 심장쇠약이나 부종에 사용하는 해총(*Drimia maritima*)은 지중해 연안에서 자라는 약용 식물이다. 온실 안이지만 날씨가 추워서인지 해총의 줄기, 잎은 거의 사라져 버렸다. 30년간 강의하면서 살아 있는 해총의 모습을 본 적이 없는 필자는 귀한 식물 사진을 찍을 수 있는 좋은 기회를 놓쳤다. 하지만 약간 보이는 해총의 줄기 부분을 촬영하고자 했다.

재스민(*Jasminum officinale*)은 꽃이 피었다. 재스민 꽃은 강한 방향이 있어 향수 등의 향료로 사용되고 차나 요리 그리고 입욕제로도 활용된다. 눈이 충혈되거나 현기증이 나고 머리

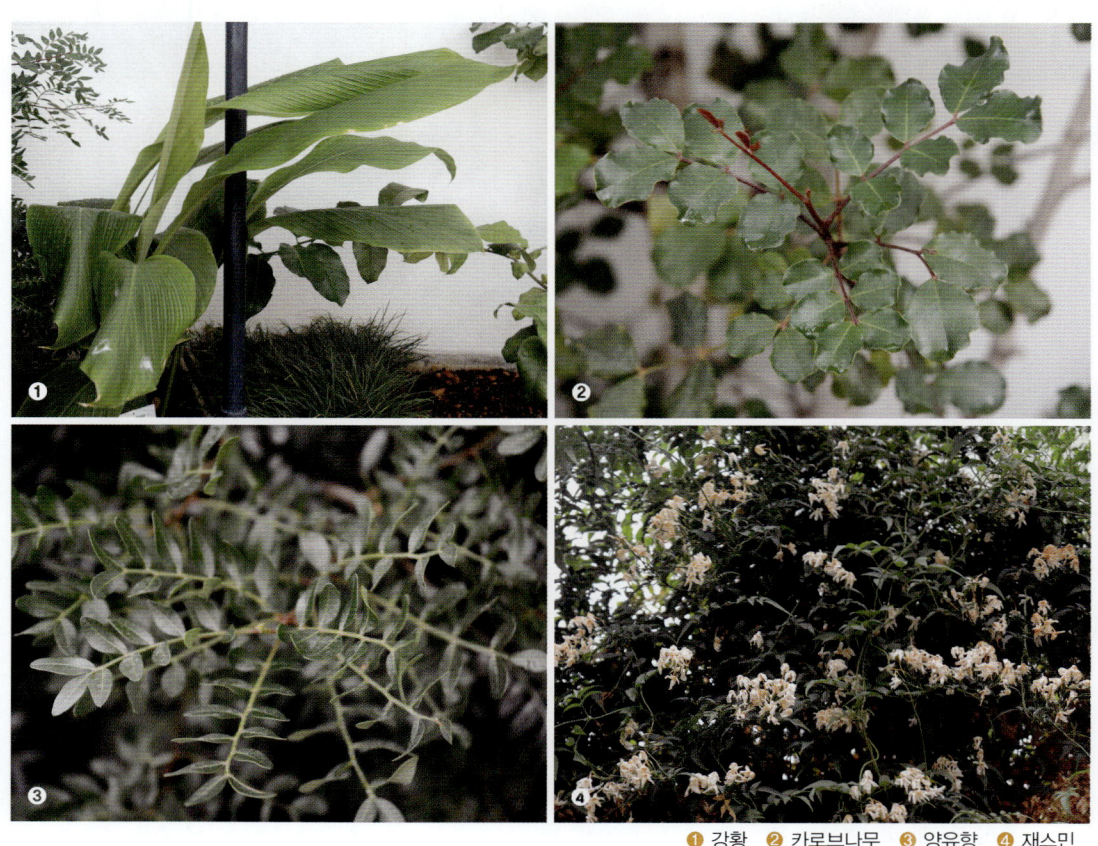

❶ 강황 ❷ 카로브나무 ❸ 양유향 ❹ 재스민

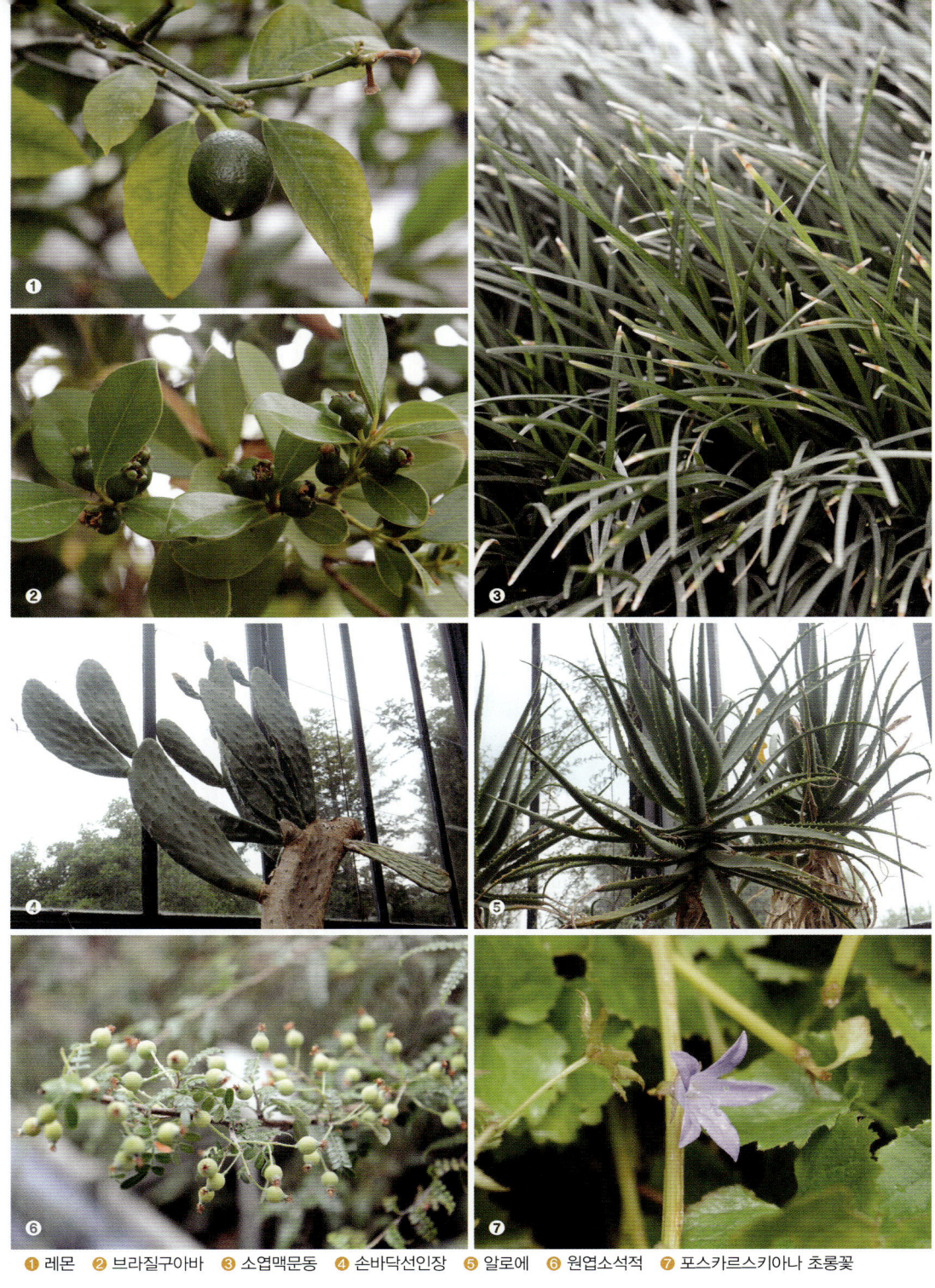

❶ 레몬 ❷ 브라질구아바 ❸ 소엽맥문동 ❹ 손바닥선인장 ❺ 알로에 ❻ 원엽소석적 ❼ 포스카르스키아나 초롱꽃

가 어지러운 증상을 낫게 한다. 열매를 달고 있는 레몬(Citrus limon)도 보인다. 온실 밖에는 소엽맥문동(Ophiopogon japonicus)이 자라고 있다. 일반적인 맥문동은 열매가 검은색인데 비해 소엽맥문동은 남보라색을 띤다. 열대과일로서 구아바의 한 종류인 브라질구아바(Psidium guineense)도 흔하지 않고 귀한 식물이다. 필자도 처음 본 식물이다.

데코루스 목서(Osmanthus decorus), 손바닥선인장(Opuntia ficus-indica), 알로에 아보레센스(Aloe arborescens), 원엽소석적(圓葉小石積, Osteomeles subrotunda), 호주흑목(Acacia melanoxylon), 만다린오렌지(Citrus reticulata), 중국자주받침꽃(Calycanthus chinensis), 태산목(Magnolia grandiflora), 포스카르스키아나 초롱꽃(Campanula poscharskyana), 백자단(Cotoneaster dammeri)의 식물 사진도 촬영이 가능했다.

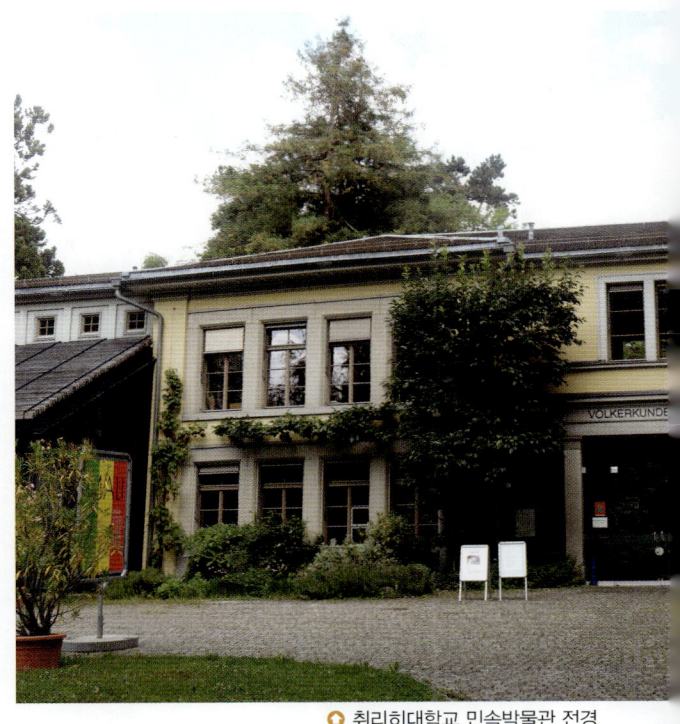

○ 취리히대학교 민속박물관 전경

식물원 경내에는 취리히대학교 민속박물관(Völkerkundemuseum)도 함께 있다. 스위스에서 3번째로 오래된 민속박물관이다. 시간이 부족해 그냥 지나쳤는데 이곳을 둘러본 일행 한 분이 전시되어 있던 한국의 김치 자료 사진을 찍어 두었다가 전해 주었다. 스위스의 귀한 김치 자료를 구할 수 있어 이 식물원 방문으로 얻은 소득이 두 배가 되었다.

이 식물원은 무료 입장이고, 3월부터 9월까지는 오전 7시부터 오후 7시까지, 10월부터 2월까지는 오전 8시부터 오후 6시까지 관람이 가능하다. 독일어 홈페이지는 http://www.bg.uzh.ch/de/altergarten.html이며 영어 홈페이지는 없다. 식물원은 시내에 위치해 있어 접근성은 아주 편리하고 취리히 역에서도 걸어갈 수 있다.

- 위치 : 취리히 역에서 식물원까지 도보로 30분 소요
- 홈페이지(독일어) : http://www.bg.uzh.ch/de/altergarten.html
- 설립 연도 : 1837년
- 면적 : 2헥타르
- 운영시간 : 7~19시(3~9월) / 8~18시(10~2월)
- 휴원일 : 연중 개원
- 입장료 : 무료
- 주소 : Pelikanstrasse 40, CH-8001 Zürich, Switzerland

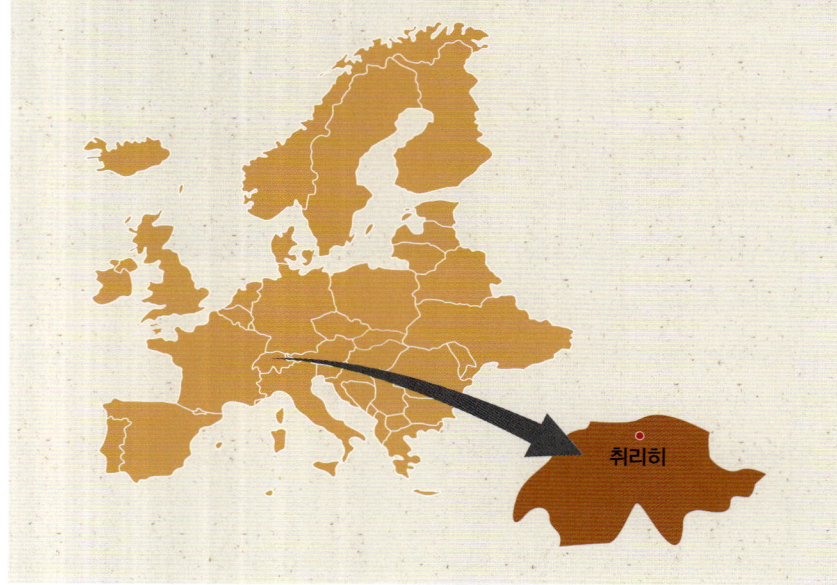

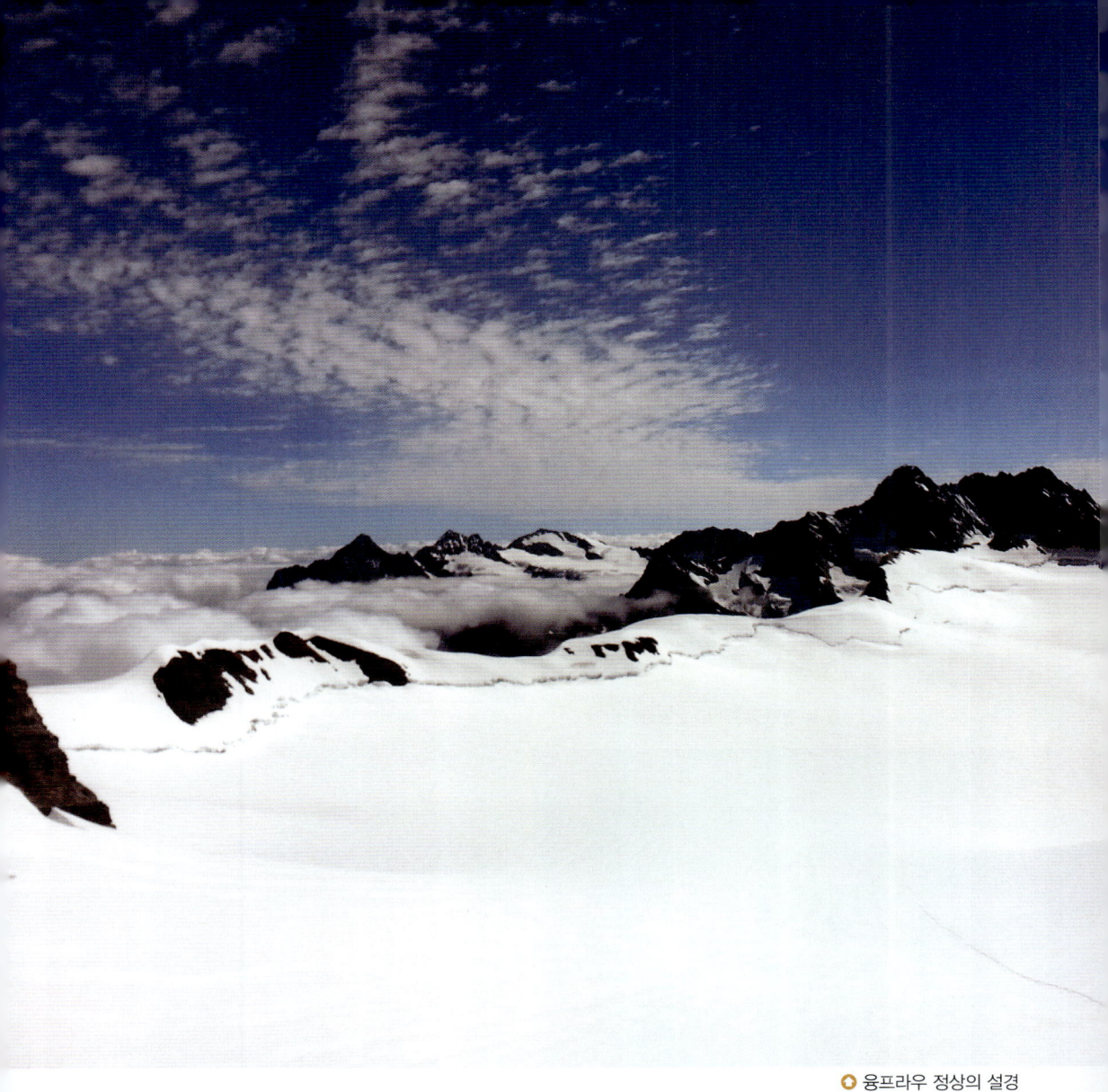

○ 융프라우 정상의 설경

| 2.04 |

융프라우 트래킹에서 만난 약초

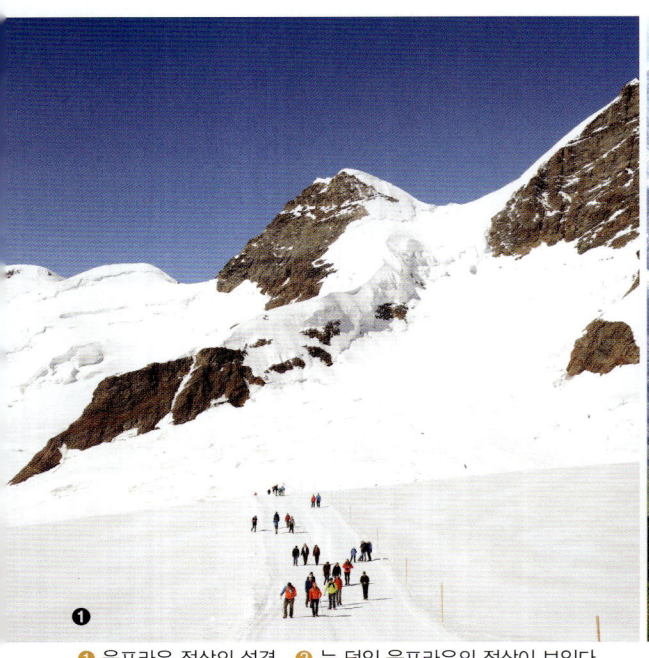 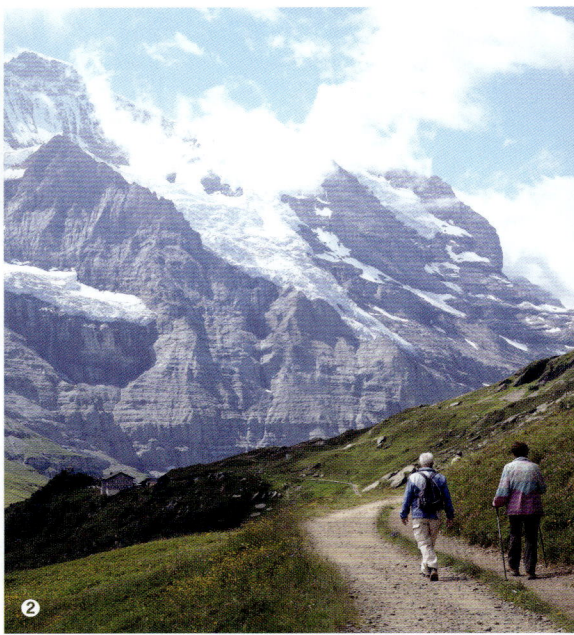

❶ 융프라우 정상의 설경   ❷ 눈 덮인 융프라우의 정상이 보인다.

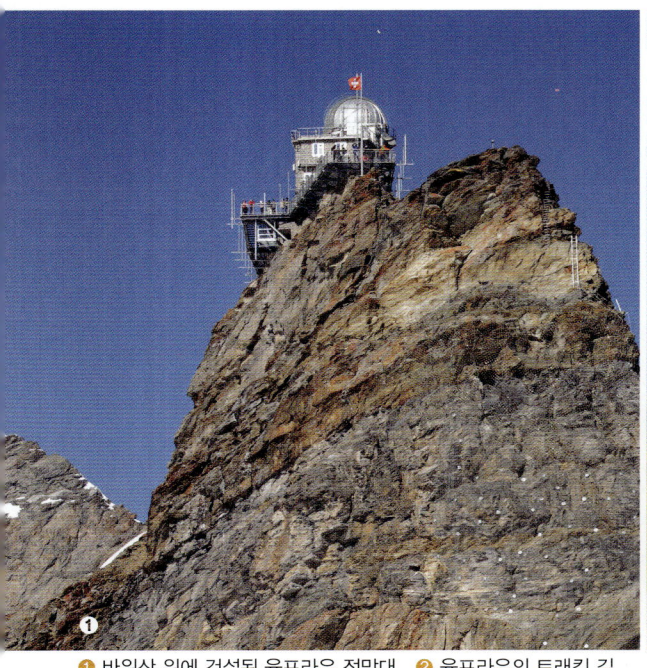 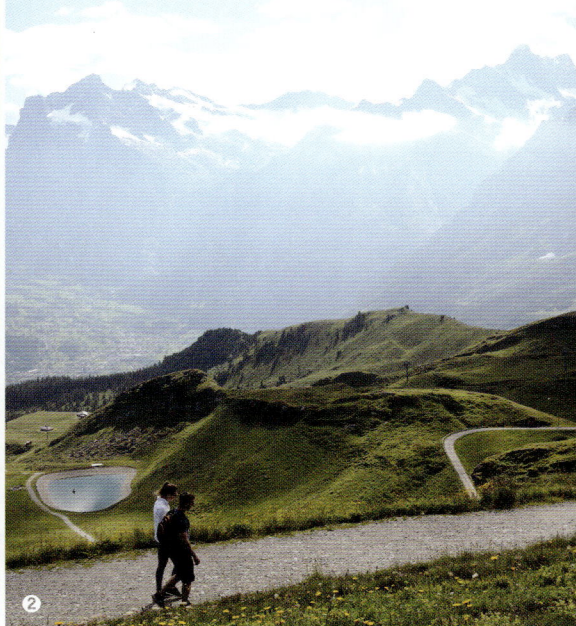

❶ 바위산 위에 건설된 융프라우 전망대   ❷ 융프라우의 트래킹 길

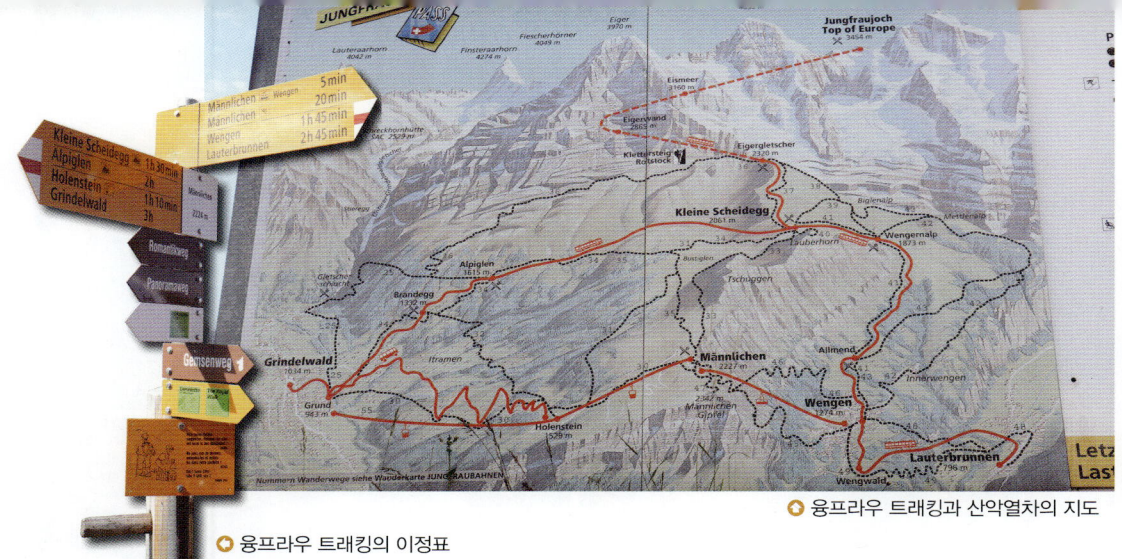

◎ 융프라우 트래킹과 산악열차의 지도

◎ 융프라우 트래킹의 이정표

멘리헨 역에서 클라이네 샤이데크 역까지 트래킹

대망의 스위스 알프스 산맥의 최고봉인 융프라우(4,158m)로 올라간다. 인터라켄에서 탄 산악열차는 종점인 클라이네 샤이데크(Kleine Scheidegg) 역(2,061m)까지만 올라간다. 제일 높은 융프라우 요흐 역(전망대, 3,454m)까지 가자면 클라이네 샤이데크 역에서 돌산 터널 속으로만 9.3km를 오르는 새 산악열차로 갈아타야 한다. 이 터널은 16년간 융프라우 산 옆에 있는 아이거 산과 묀히 산의 거대한 돌산을 뚫어 만든 것이다.

융프라우 트래킹을 즐기기 위해서 그룬트(Grund) 역(943m)에서 높고 긴 케이블카를 타고 멘리헨(Männlichen) 역(2,230m)까지 올라간다. 이곳을 출발하여 걸어서 클라이네 샤이데크 역까지 가다 보면 주위에 끝없이 펼쳐진 이름도 불러 줄 수 없는 숱한 야생화가 장관을 이룬 멋진 풍경에 설렘과 두근거림을 멈출 수가 없다. 계절은 여름인데 만년설로 뒤덮인 융프라우를 배경으로 싱싱한 아름다움을 뽐내는 야생화는 정말 절경이다. 80세에 가까운 스위스 할아버지(Hans Grossen)를 만난다. 고령에도 그는 지치지도 않고 즐기면서 트래킹한다.

가시엉겅퀴, 금불초, 불가리스장구채

트래킹 중간의 곳곳에는 가시엉겅퀴(spiniest thistle)라는 별명이 있는 엉겅퀴속(屬) 식물 *Cirsium spinosissimum*이 자라고 있다. 이 엉겅퀴는 돌이 있는 지역에서 잘 자라고 주로 프랑스, 이탈리아, 독일, 스위스에서 발견되는 유럽 식물이다. 눈 덮인 알프스 산맥을 마주하며 꽃을 피우고 세찬 바람 속에서 자그만 키로 잘도 버티고 있었다.

융프라우 트래킹에서 만난 약초 161

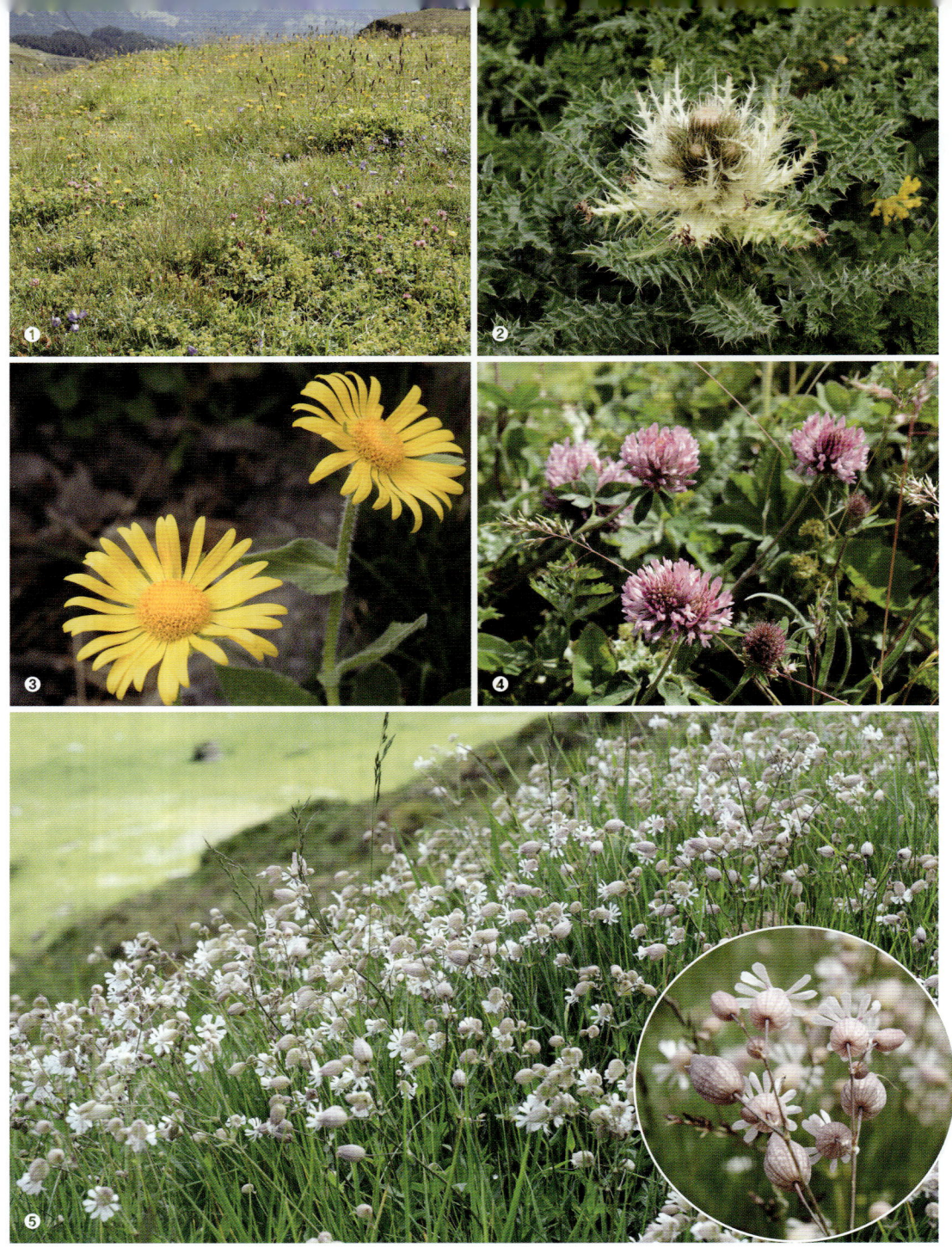

❶ 융프라우의 야생화 군락 ❷ 융프라우 트래킹에서 만난 가시엉겅퀴라는 별명의 *Cirsium spinosissimum*
❸ 금불초 꽃 ❹ 붉은토끼풀 ❺ 불가리스장구채 무리

길 옆에는 금불초(*Inula britannica* var. *japonica*) 무리가 자라고 있다. 금불초는 우리나라의《식품공전》에서 꽃을 식품에 제한적으로 사용할 수 있는 원료로 기재하고 있다. 우리나라 의약품 공정서에서는 금불초의 꽃을 선복화(旋覆花)라고 부르며 한약으로 사용한다고 수재한다. 숨이 차면서 기침을 하고 담(痰)이 많이 나오는 병증, 명치 밑이 그득하고 단단한 증상을 낫게 하고 기(氣)를 내려주며 구토를 가라앉히는 효능이 있다.

꽃 모양이 꼴뚜기를 닮은 불가리스장구채(*Silene vulgaris*) 그리고 붉은토끼풀(*Trifolium pratense*)도 곳곳에 보인다. 특히 제주도에서 자생하는 붉은토끼풀에 함유된 물질은 머리카락이 하얗게 세는 것을 방지하는 멜라닌 생성 효과가 우수하여, 화장품 원료로 활용 가능하다는 연구 결과가 나오기도 했다.

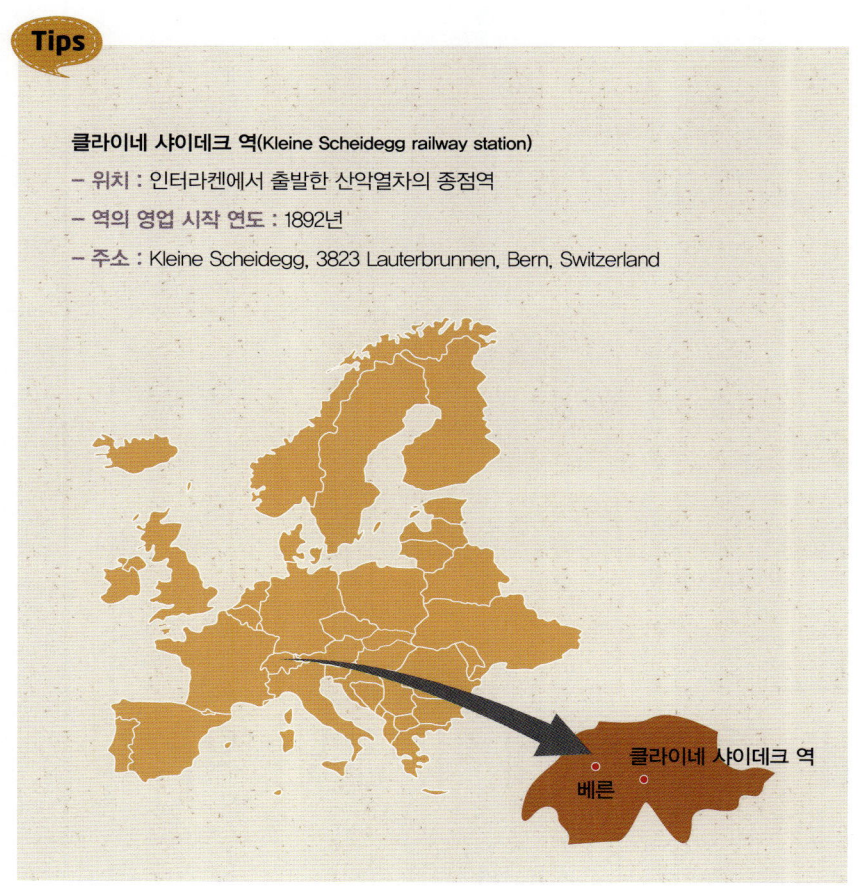

Tips

클라이네 샤이데크 역(Kleine Scheidegg railway station)
- 위치 : 인터라켄에서 출발한 산악열차의 종점역
- 역의 영업 시작 연도 : 1892년
- 주소 : Kleine Scheidegg, 3823 Lauterbrunnen, Bern, Switzerland

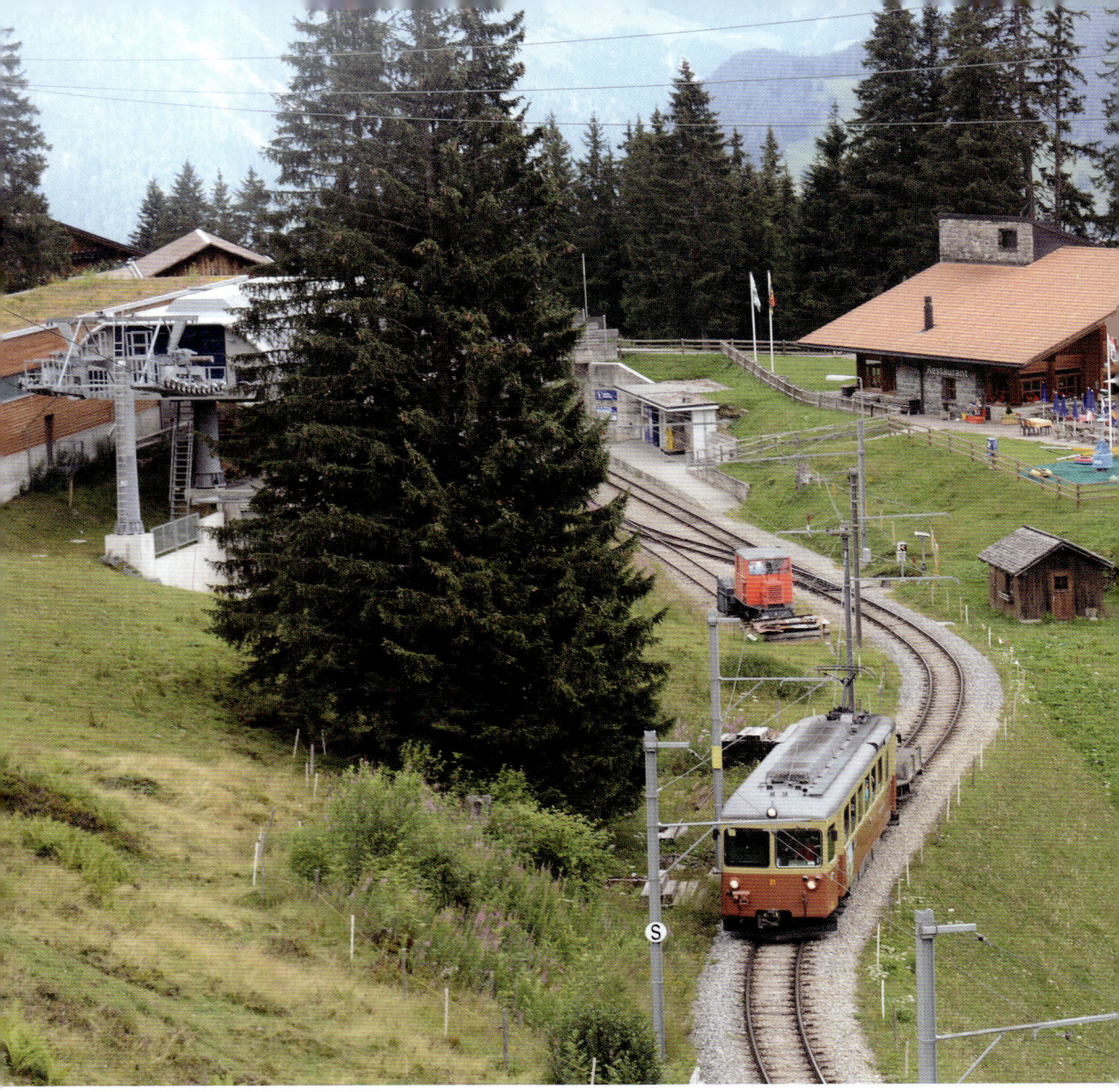

◯ 뮈렌의 트래킹 길은 철길이 함께한다.

| 2.05 |

뮈렌 트래킹에서 만난 약초

뮈렌 역에서 그뤼치알프 역으로 트래킹

다른 트래킹을 즐기기 위해 뮈렌(Mürren) 역(1,684m)에서 시작하여 그뤼치알프(Grütschalp) 역 (1,486m)으로 내려간다. 뮈렌 역 앞에는 인도 출신의 산악가이자 스키어인 아널드 룬(Arnold Lunn)의 기념비가 서 있다. 그는 이곳 뮈렌에서 1922년 처음으로 활강 경기를 시작했고,

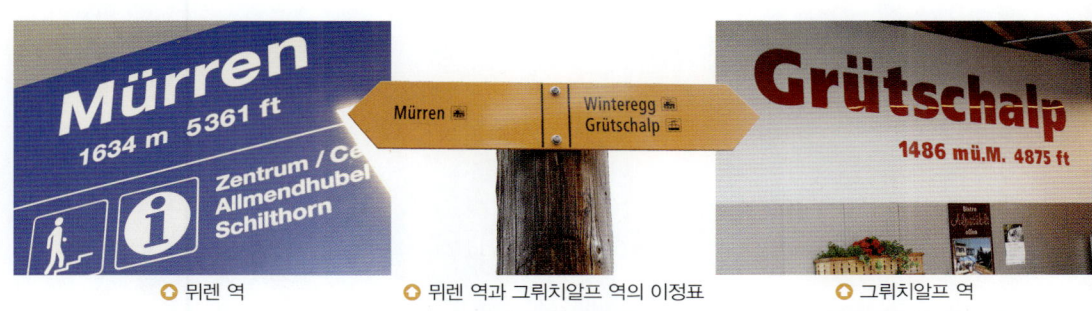

◐ 뮈렌 역　　　　◐ 뮈렌 역과 그뤼치알프 역의 이정표　　　　◐ 그뤼치알프 역

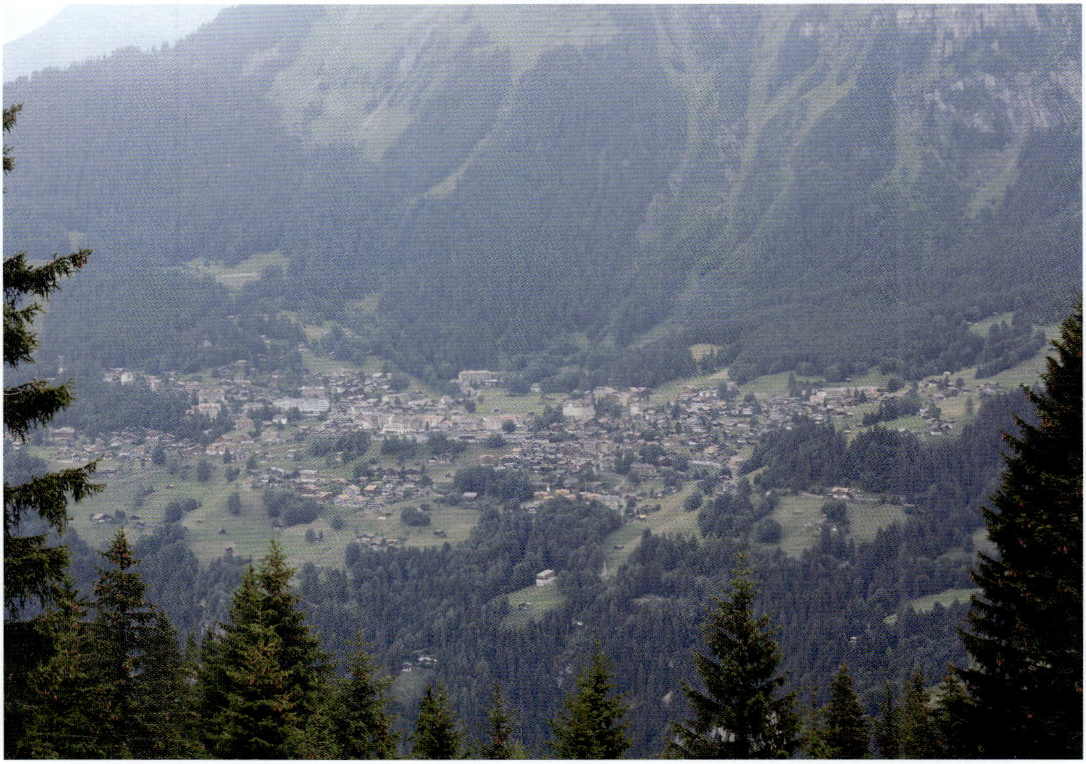

◐ 뮈렌의 트래킹 길 건너편의 아기자기한 집들

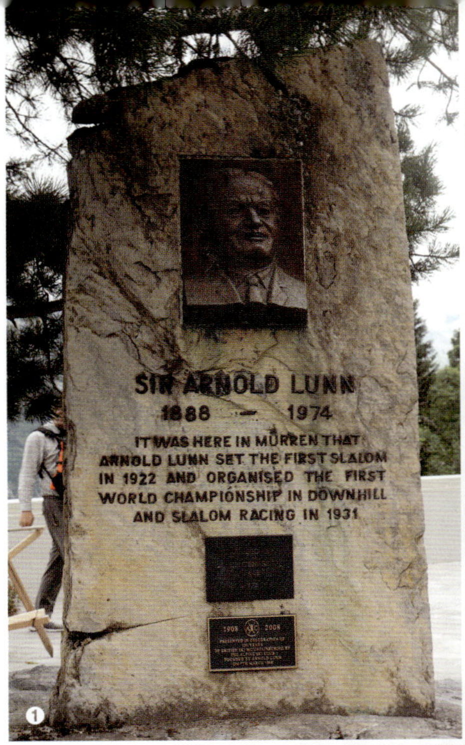

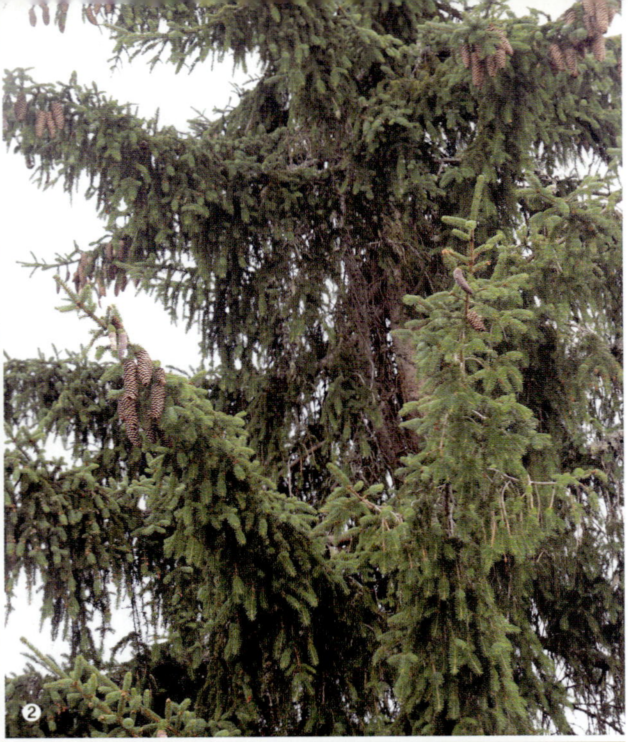

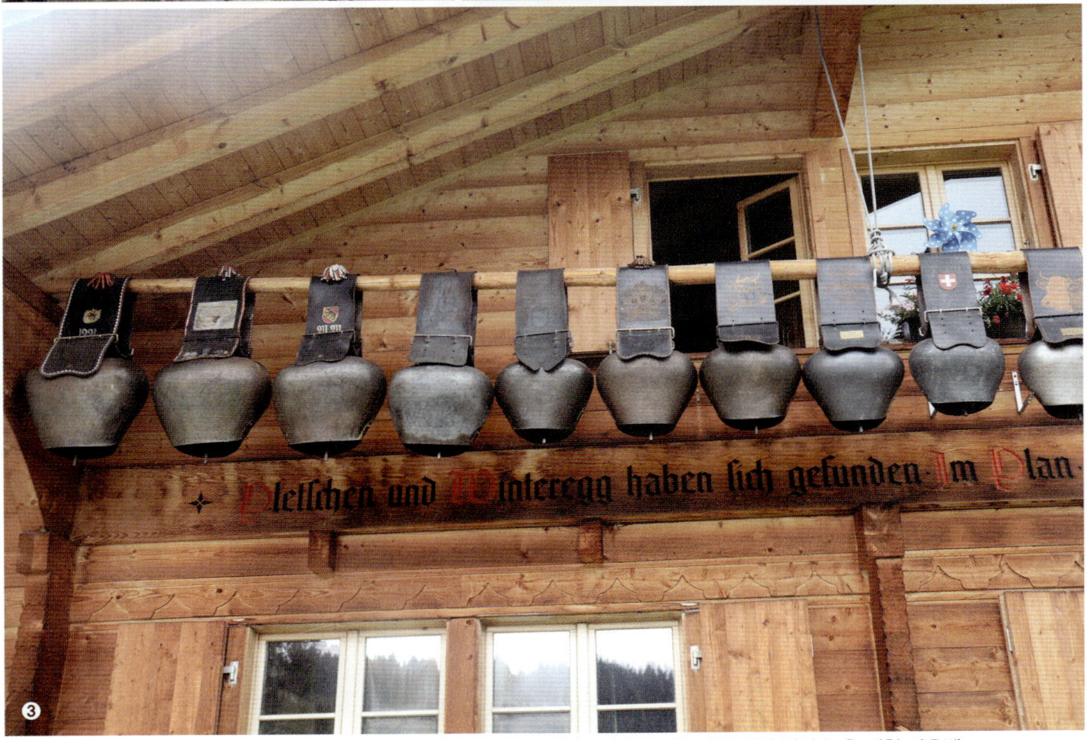

❶ 뮈렌 역 앞의 산악가이자 스키어인 아널드 룬의 기념비 ❷ 독일가문비나무 ❸ 나무 집에 달아 놓은 대형 카우벨

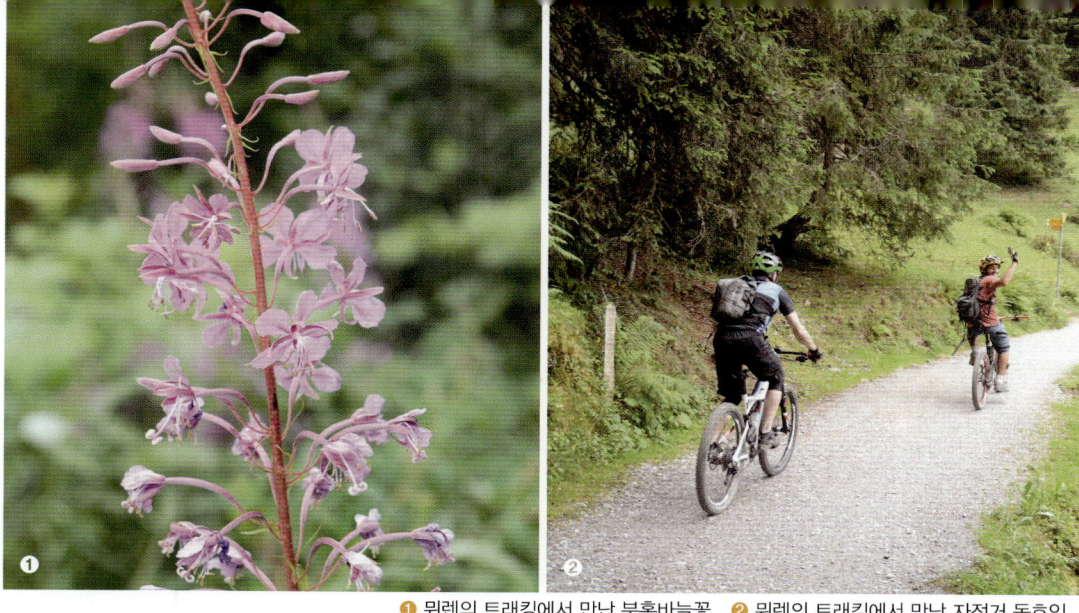

❶ 뮈렌의 트래킹에서 만난 분홍바늘꽃 ❷ 뮈렌의 트래킹에서 만난 자전거 동호인

1931년 활강 및 회전 경기의 첫 세계선수권대회를 조직했다. 뮈렌 역에서 그뤼치알프 역까지 가는 트래킹 길가에는 야생화가 군락을 이루고 철길이 친구처럼 계속 함께 가고 있다.

독일가문비나무, 분홍바늘꽃, 에델바이스, 자화고오두

숲속의 울창한 독일가문비나무(*Picea abies*, Norway spruce) 아래에는 고사리류가 수북이 자라고 있으며 길가에는 분홍바늘꽃(*Epilobium angustifolium*)이 곳곳에 꽃을 피우고 있고 길 건너편의 산중턱에는 아기자기한 집들이 한 폭의 풍경화를 그려내는 듯하다. 지나가는 산악 자전거 동호인들이 손 흔들며 반가움을 표시하는 이곳은 절로 힐링되는 그림 같은 곳이다. 독일가문비나무는 오스트리아에서 피부, 호흡기계, 위장계 장애에 차나 연고제로 사용하는 약용식물이기도 하다.

중간에 목재 가공공장이 나타나고 길옆에는 통나무를 베어 만든 땔감용 재료를 반듯하게 쌓아 놓았다. 이곳을 지나니 나무로 지은 집에 여러 개 달아 놓은 대형 카우벨(cowbell)이 보인다. 카우벨은 소 목에 다는 방울로 알프스 목장의 상징이다. 방울에 연결된 가죽의 다양한 로고와 때 묻은 무늬들은 오랜 세월의 흔적으로 남아 있다. 지나는 길손들이 잘 볼 수 있게 외벽 천장에 매달아 놓아 사진 촬영의 좋은 소재가 되어 주었다.

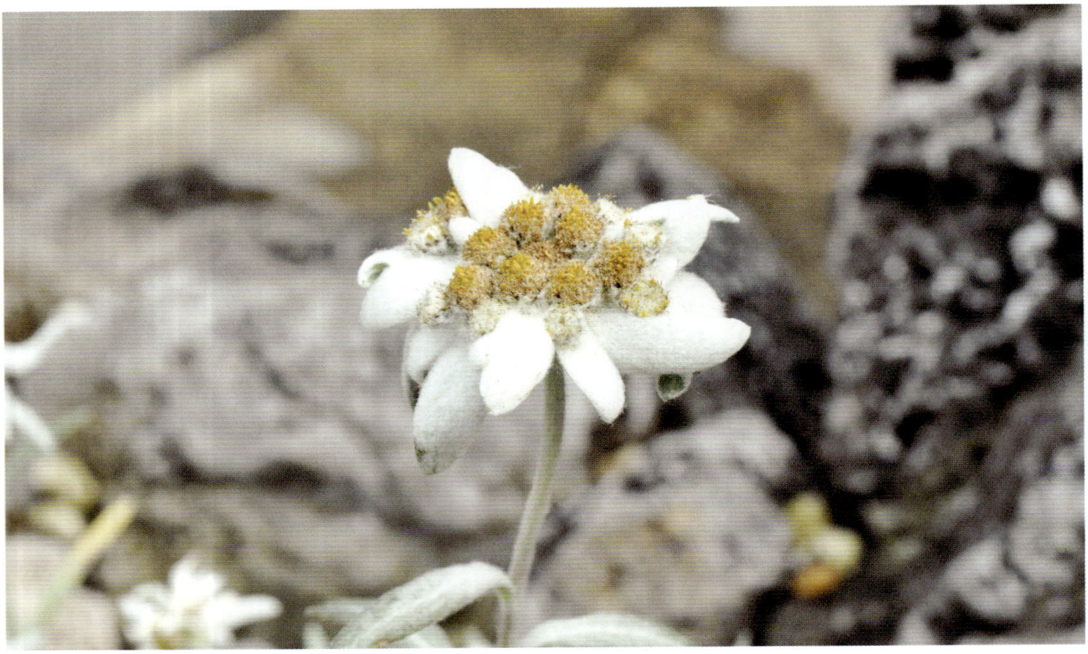

◐ 일본 오사카의 식물원에서 촬영한 에델바이스 꽃

일정과 동행이 있어서 길가의 수많은 야생화를 일일이 확인할 수 없었지만 사진으로 남기고 귀국 후에 자료를 조사하여 뮈렌 지역 17종의 야생화를 정리했다. 먼저 에델바이스(*Leontopodium nivale*)가 있다. 그러나 이곳에서는 에델바이스를 보지 못하고 오스트리아 빈의 터키 식당에서 에델바이스 맥주를 한잔하면서 대신 그 맥주병의 에델바이스 상표를 찍어 왔다.

그 외 독성 약초인 자화고오두(紫花高烏頭, *Aconitum lycoctonum*)를 비롯하여 바람꽃속(屬) 식물인 *Anemone blanda*, *Anemone narcissiflora*, 개미취속 식물 *Aster alpinus*, 매발톱꽃속 식물

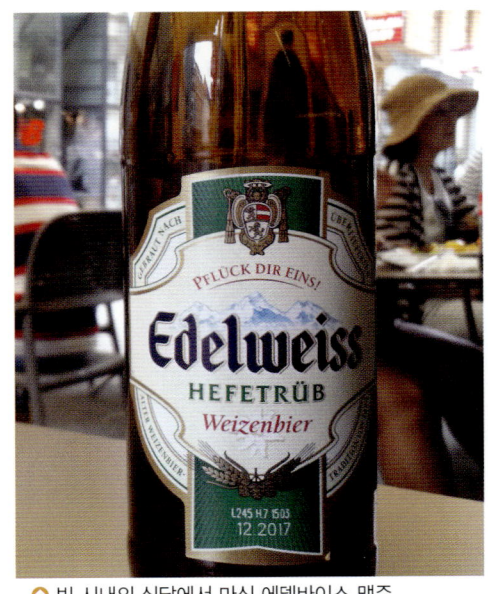

◐ 빈 시내의 식당에서 마신 에델바이스 맥주

Aquilegia alpina, 복주머니란속 식물 *Cypripedium calceolus*, 팥꽃나무속 식물 *Daphne alpina*, *Daphne striata*, 제비고깔속 식물 *Delphinium elatum*이 있다.

이 외에도 패랭이꽃속 식물인 *Dianthus carthusianorum*, 용머리속 식물 *Dracocephalum ruyschiana*, 끈끈이주걱속 식물 *Drosera rotundifolia*, 용담속 식물 *Gentiana acaulis*, 난초속 식물 *Orchis ustulata*, 앵초속 식물 *Primula auricula*, 할미꽃속 식물 *Pulsatilla alpina*이 뮈렌 지역의 야생화다. 눈 덮인 알프스를 바라보며 유럽의 야생화 약초를 만나는 귀한 트래킹 여행을 경험했다.

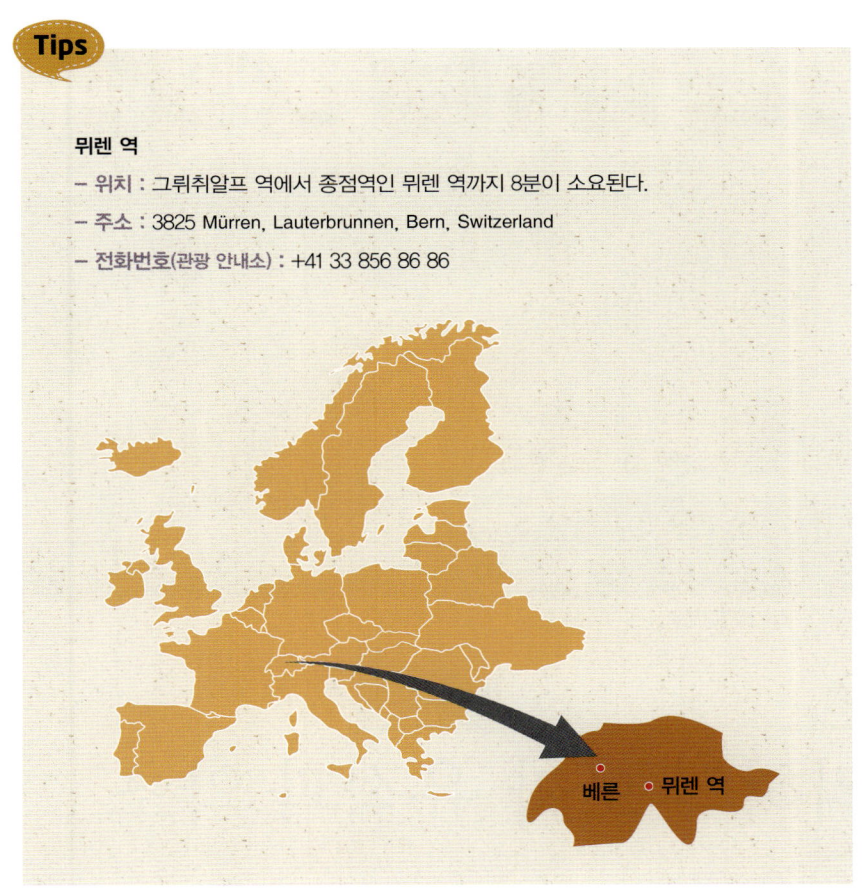

Tips

뮈렌 역
- 위치 : 그뤼취알프 역에서 종점역인 뮈렌 역까지 8분이 소요된다.
- 주소 : 3825 Mürren, Lauterbrunnen, Bern, Switzerland
- 전화번호(관광 안내소) : +41 33 856 86 86

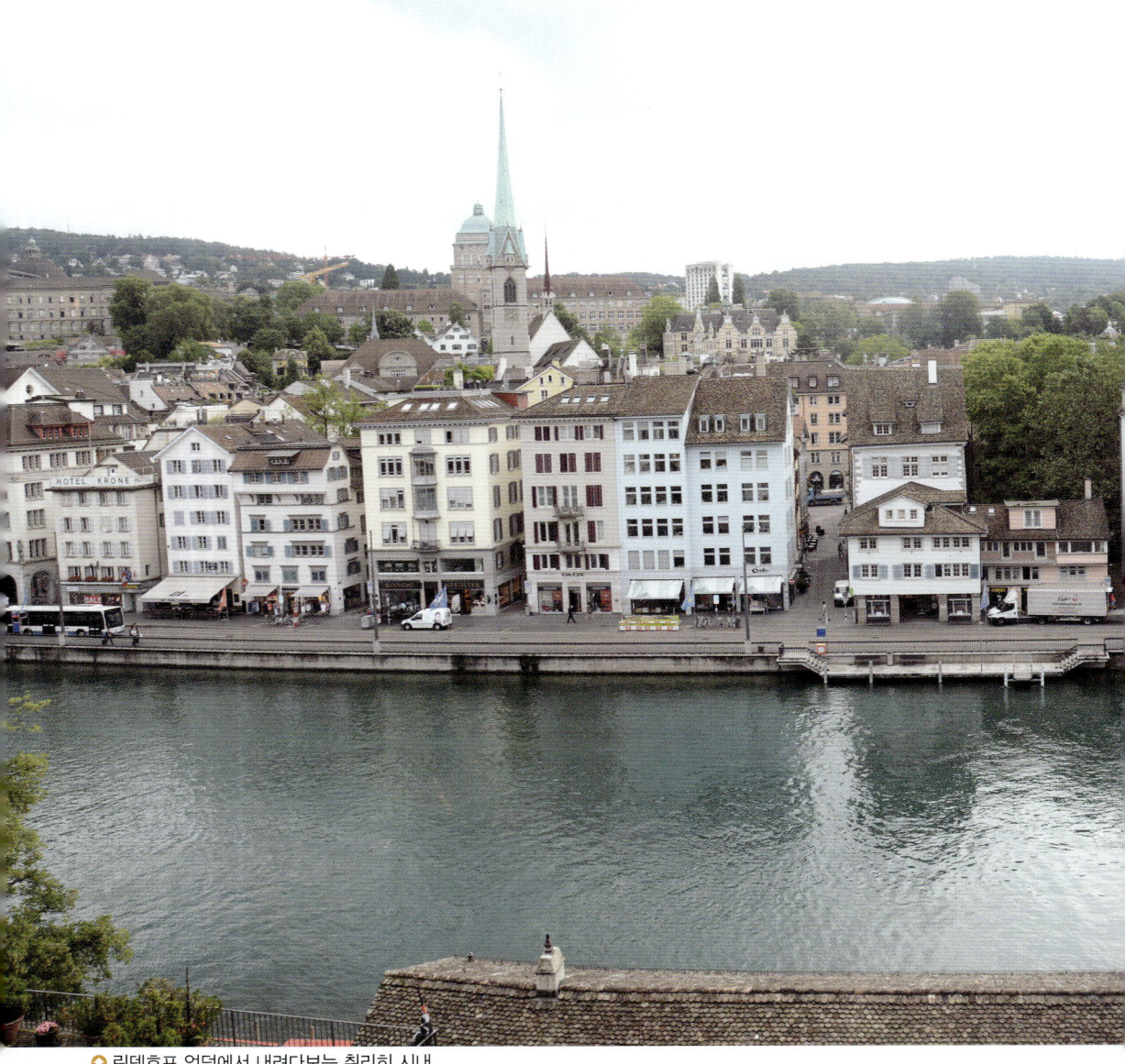

○ 린덴호프 언덕에서 내려다보는 취리히 시내

| 2.06 |

취리히의 로마 유적과 약초

경제수도 취리히

취리히(Zurich)는 스위스의 국제금융, 경제, 상업의 중심지로서 경제수도라 불린다. 인천공항에서 취리히까지 바로 가는 비행기가 있어 한국에서 가기가 편리하다.

취리히 중앙역(영어: Zurich main station, 독일어: Zürich Hauptbahnhof)은 스위스 최대의 철도역으로 국내 열차와 독일, 이탈리아, 프랑스, 오스트리아로 오가는 국제 열차의 터미널이다. 역 광장에는 우리에겐 낯선 인물이지만 스위스 철도의 개척자인 알프레드 에셔(Alfred Escher)의 동상이 서 있다. 스위스의 철도왕인 그는 스위스 국민들을 상대로 조사한, 자국 시민권을 가졌거나 가지고 있는 사람들 중에서 가장 중요한 인물 공동 9위를 차지한 바 있다.

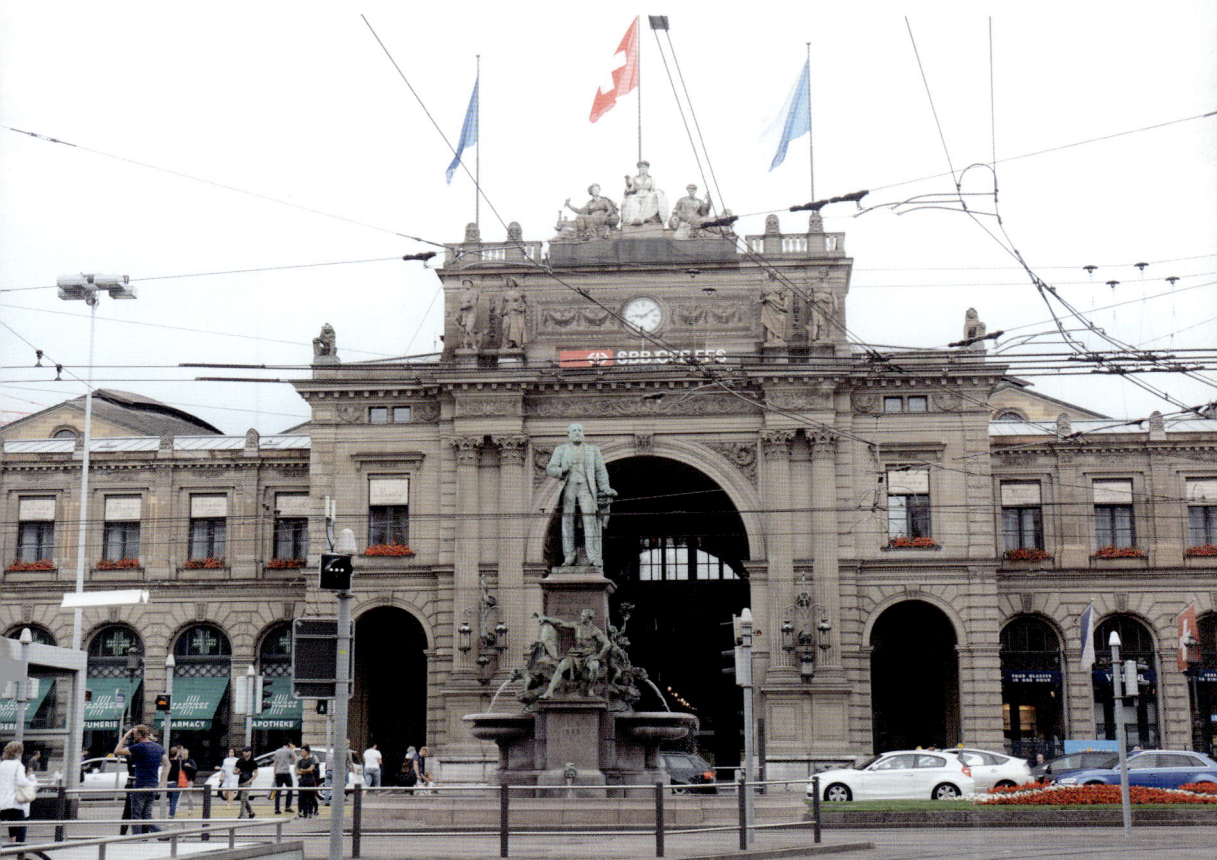

◐ 취리히 중앙역. 광장에는 스위스 철도왕 알프레드 에셔의 동상이 있다.

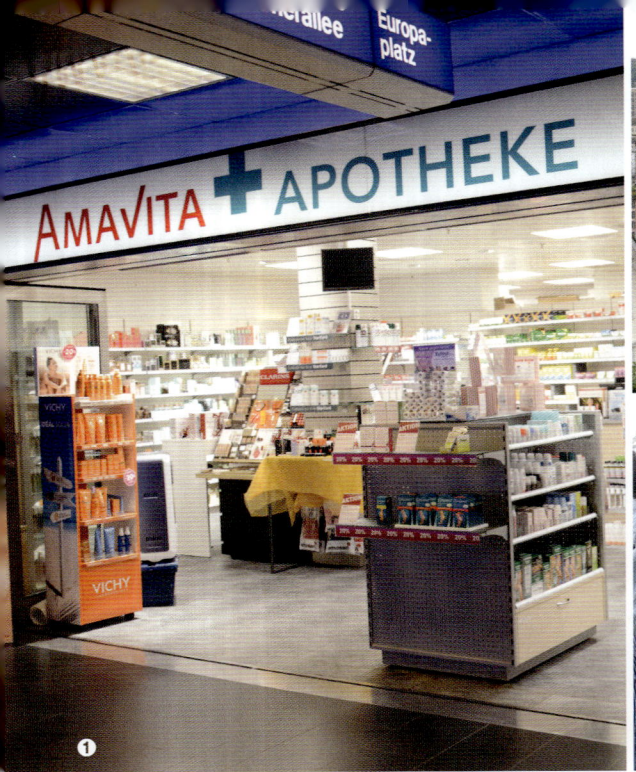
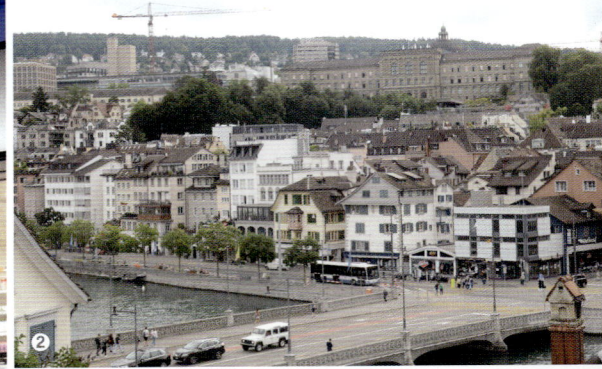
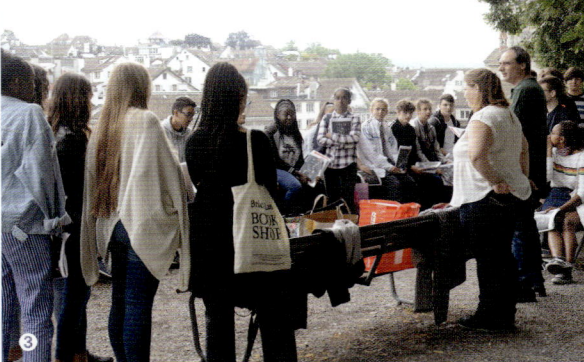

❶ 취리히 시내의 스위스 약국. 독일어로 약국이란 뜻인 Apotheke 글자가 있다.
❷ 린덴호프 언덕 건너편에는 스위스취리히연방공과대학이 있다. ❸ 린덴호프 언덕에서 학생들이 선생님의 얘기를 듣고 있다.

　　중앙역에서 취리히 호수(독일어: Zürichsee)에 이르는 반호프스트라세(Bahnhofstrasse) 거리는 시내의 중심 거리다. 취리히를 대표하는 번화가로 트램이 다니는 거리에는 스위스 약국도 몇 개 보인다. 독일어로 약국이란 뜻인 Apotheke 글자가 붙어 있다. 독일어를 모르는 필자는 한때 진열창 없이 Apotheke로만 간판을 붙여 놓은 곳이 약국인지 알아보지 못했다. 일행을 쫓아가느라 바빴지만 아무래도 필요할 것 같아 스위스 약국의 사진 몇 장을 찍어뒀다.

스위스취리히연방공과대학

　　리마트(Limmat) 강의 왼쪽 기슭에 자리 잡은 린덴호프(Lindenhof) 언덕에는 기원전 로마가 쌓았다는 성의 유적이 남아 있다. 이곳에서 리마트 강 건너편을 보면 스위스취리히연방공과대학(Swiss Federal Institute of Technology Zurich)의 건물이 보인다. 스위스 제일의 명문 대학이며 세계 최고 수준의 공과대학으로 평가받는 이 대학에서 알베르트 아인슈타인(Albert Einstein)이 공부하고 교수직을 시작한 것으로 유명하다. 21명의 노벨상 수상자를 배출한 대학이다. 이 대학은 직접 찾지는 못했지만 멀리서 보는 것만으로도 가슴을 설레게 만들었다. 언덕에는 마침 문화체험 나온 학생들이 성벽에 걸터앉아 선생님의 얘기를 듣고 있다. 그중 장난기 있는 학생들이 카메라 든 필자를 보고 손짓을 하며 포즈를 취해준다. 고맙지만 혹시 수업에 방해가 될까 싶어 설명을 잘 들으라는 메시지를 선생님 뒤에서 손짓으로 해줬다.

세이지, 박태기나무

린덴호프 언덕 주위에는 넓은 밭에 향신료이자 약초인 세이지(*Salvia officinalis*)가 자라고 있다. 커먼 세이지(Common Sage), 가든 세이지(Garden Sage)로도 불리는 세이지는 유럽 남부와 지중해 동부 지역이 원산지이며 러시아, 영국, 프랑스, 이탈리아, 독일이 주산지이다. 우리나라《식품공전》의 '식품에 사용할 수 있는 원료' 부분에 세이지 이름으로 잎이 수재되어 있어 식용이 가능하다. 세이지는 강하고 향기로우면서 약간 쓴맛이 있어서 채소, 샐러드, 소스, 수프, 치즈에 맛을 내는 데 사용한다. 향이 강하므로 요리에 넣을 때는 소량 사용한다. 구강청량 및 구취방지 작용이 있으며 위장장애, 소화불량에도 유효하다. 항당뇨의 약리작용도 알려져 있는 약용식물이다. 세이지는 정유 성분과 플라보노이드 등의 성분을 함유하고 있다.

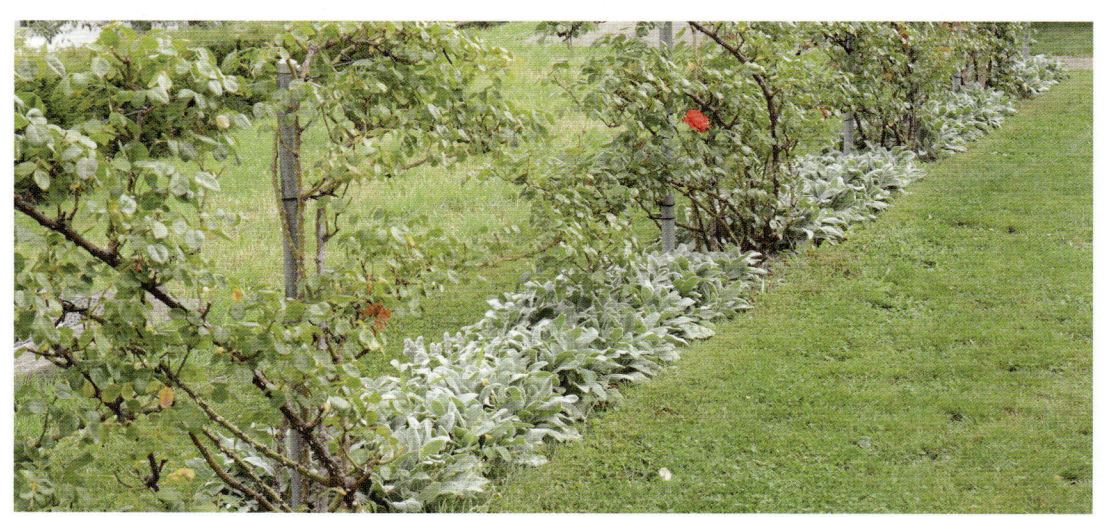

○ 린덴호프 언덕 주위에서 세이지가 자라고 있다.

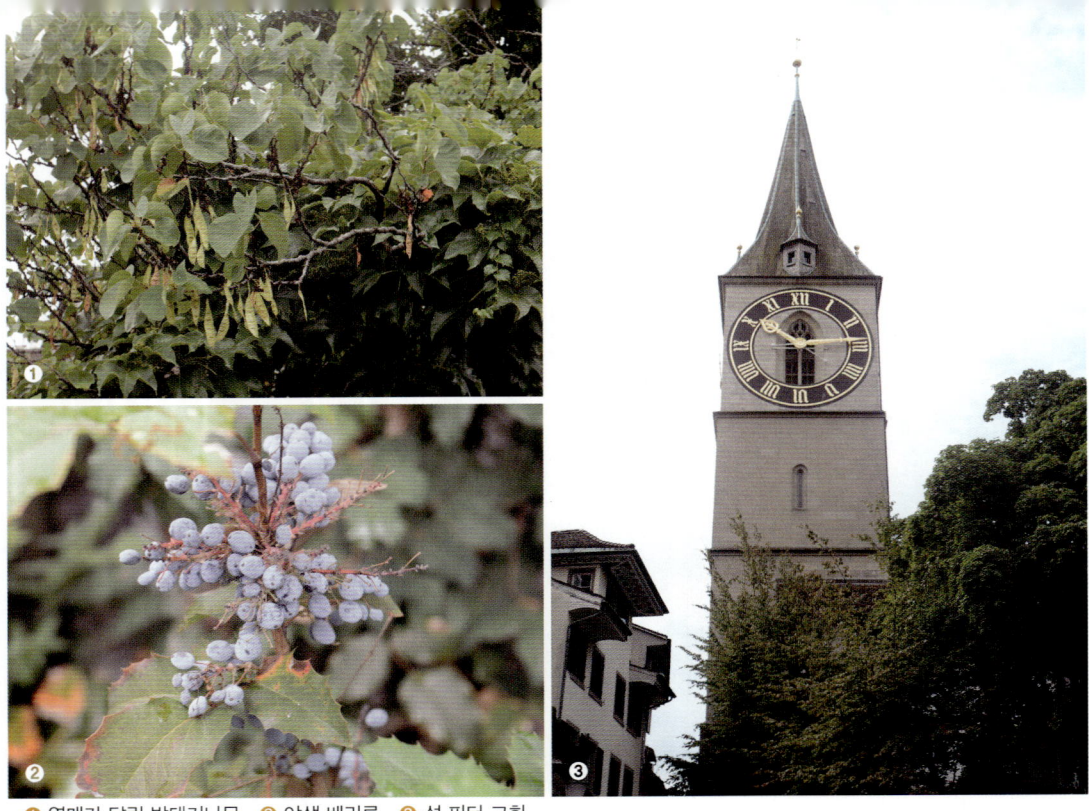

❶ 열매가 달린 박태기나무 ❷ 야생 베리류 ❸ 성 피터 교회

근처에는 박태기나무(Cercis chinensis)가 열매를 맺고 서 있다. 우리나라에도 중국에서 들어온 박태기나무가 자란다. 콩과(科) 식물로 밥알 모양과 비슷한 꽃이 피기 때문에 박태기라 부른다. 박태기나무의 나무껍질은 자형피(紫荊皮)로 부르는 한약이다. 월경불순, 소변볼 때 통증이 있는 병증, 목 안이 붓고 아픈 증상 그리고 팔다리를 잘 쓰지 못하고 마비되며 저리고 아픈 증상을 없애준다. 꽃도 자형화(紫荊花)로 부르며 약용식물로 쓴다. 야생 베리 종류가 그 옆에서 자라고 있다.

린덴호프 언덕에서 아래로 내려오면 성 피터(St. Peter) 교회가 나온다. 이 교회의 종탑에는 유럽에서 가장 크다는 직경 8.64m의 시계가 달려 있다. 시계는 수 세기 동안 취리히의 공식 지방표준시로 쓰였다. 교회 안으로 들어가니 1층에는 여러 장의 포스터가 벽에 붙어 있고 2층 뒷편에는 커다란 파이프오르간이 있다. 포스터 중에는 독일의 종교개혁자이자 신학자 마틴 루터(Martin Luther)와 네덜란드의 인문학자이자 가톨릭 사제인 에라스무스에 관한 홍보물도 있다. 모두 필자가 읽을 수 없는 독일어로 쓰여 있다.

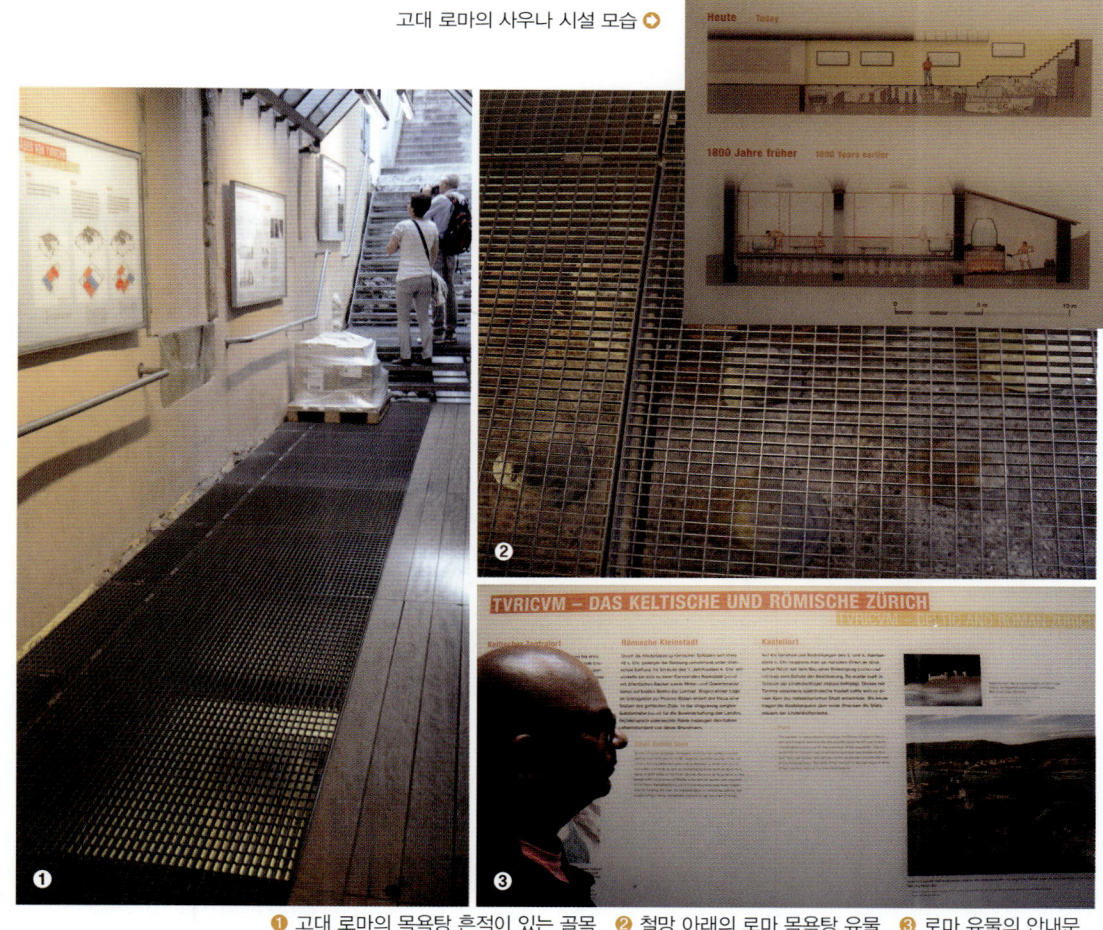

고대 로마의 사우나 시설 모습 ◐

❶ 고대 로마의 목욕탕 흔적이 있는 골목　❷ 철망 아래의 로마 목욕탕 유물　❸ 로마 유물의 안내문

고대 로마의 목욕탕

　성 피터 교회를 나와서 좁은 골목으로 내려가니 철망으로 덮어 놓은 보도가 보이고 사람들이 뭔가 쳐다보고 있다. 'Roman bathouse ruin'이라는 설명문이 붙어 있는 이곳에는 고대 로마 목욕탕 터의 흔적이 남아 있다. 건강, 위생이란 단어가 보이는 다른 설명문도 함께 있다. 1983년과 1984년 장난감 상점의 보수공사 때 고대 로마 목욕탕의 터 2군데가 발견되었다고 한다. 보도 철망 아래로 그 시대의 목욕탕 유물을 볼 수 있다. 이 자리에 있었던 예전의 사우나 시설 모습도 그림으로 그려져 있다. 기원후 70년에 사용했던 목욕

취리히의 로마 유적과 약초　**175**

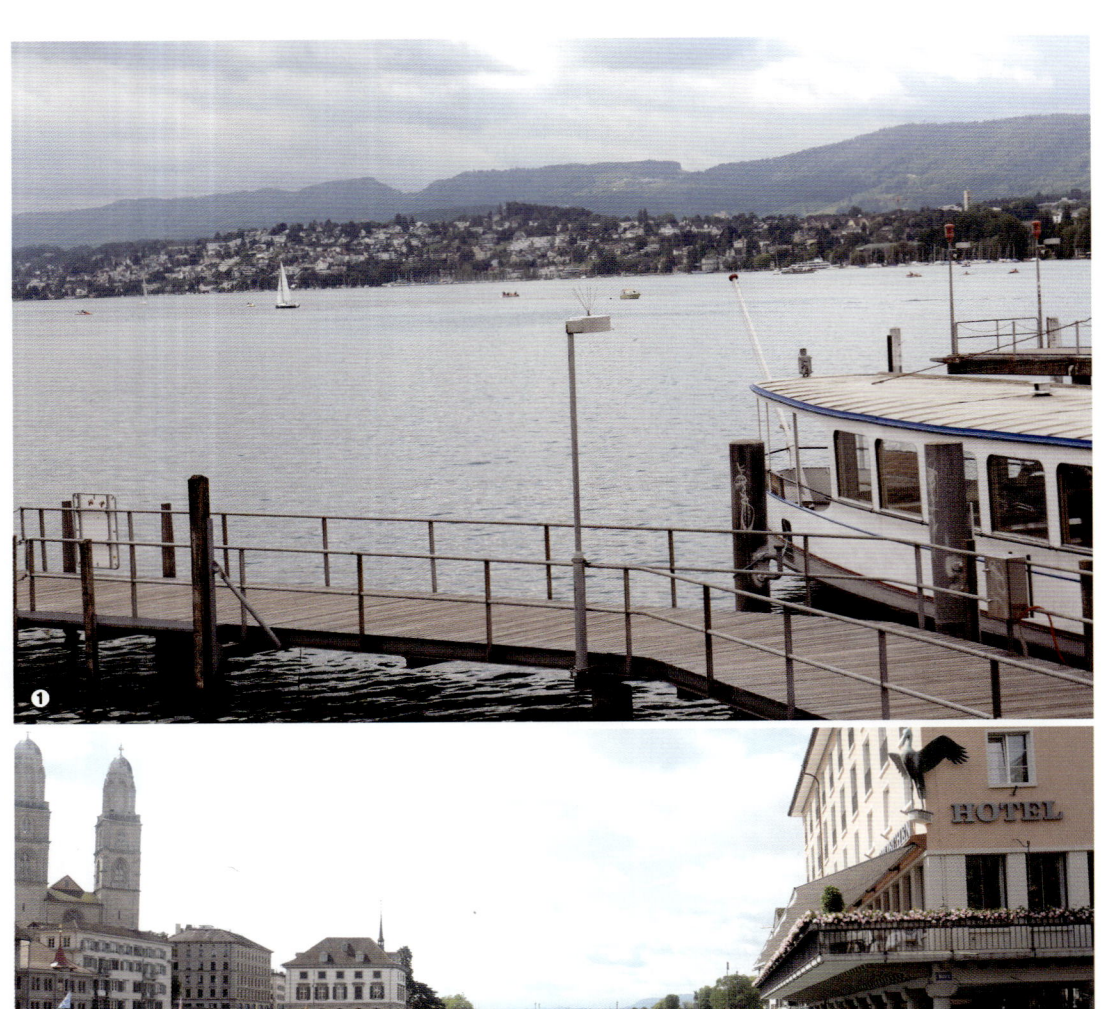

❶ 취리히 호수 ❷ 리마트 강가에서 독서하는 시민

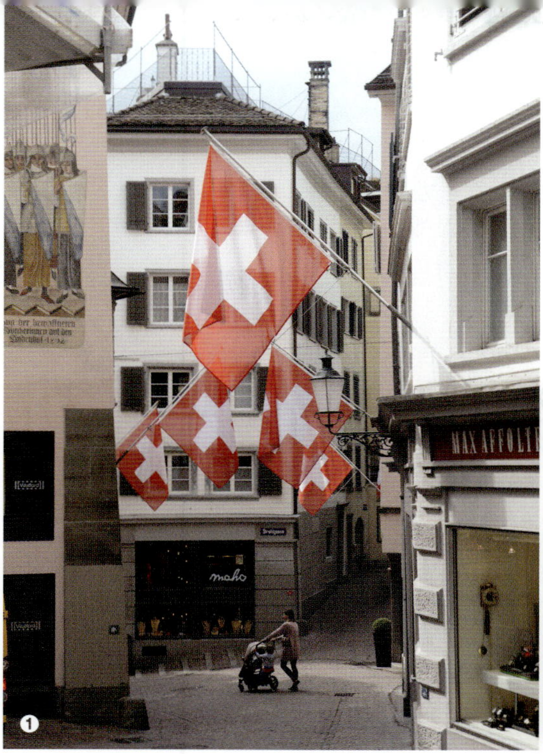

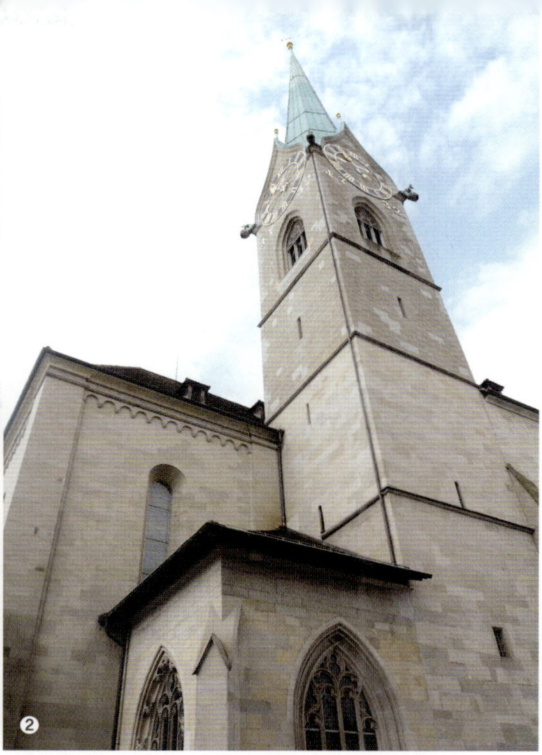

❶ 시내 곳곳에는 스위스 국기가 걸려 있다. ❷ 프라우뮌스터 교회

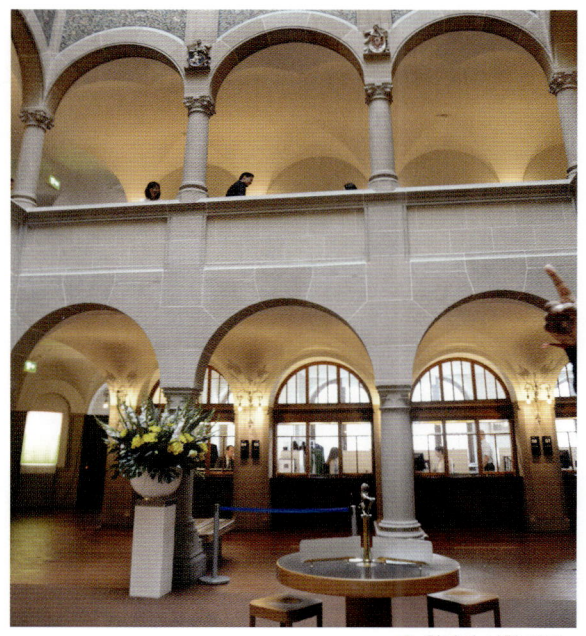

⬆ 취리히 시청 내부

탕이니 2천 년 전인데 그 당시 사우나 하던 로마 사람들의 모습을 상상하니 놀랍기 그지없다. 이곳 벽에 붙여 놓은 자료를 보면 로마의 영향은 로마 군인들이 기원전 40년 이곳에 정착하면서부터 서서히 증가했으며 리마트 강 주변에 공공 건축물, 주택지와 상업지구 등이 들어서면서 작지만 부유한 도시가 되었다고 설명하고 있다.

이 골목을 빠져나오니 취리히 호수에서 흘러나오는 리마트 강이 보인다. 강가에 앉아 혼자서 책을 읽거나 난간에 발을 올리고 편하게 담소 나누는 모습

취리히의 로마 유적과 약초   177

이 영락없이 이곳이 유럽임을 보여주고 있다. 인근에는 프라우뮌스터 교회(Kirche Fraumünster)가 있고 조금 더 올라가면 취리히 시청이 나온다. 일정에 없었던 취리히 산책은 우연히 만난 라케시 챈드(Rakesh Chand) 씨의 도움으로 이루어졌다. 그의 친절한 안내에 감사드린다.

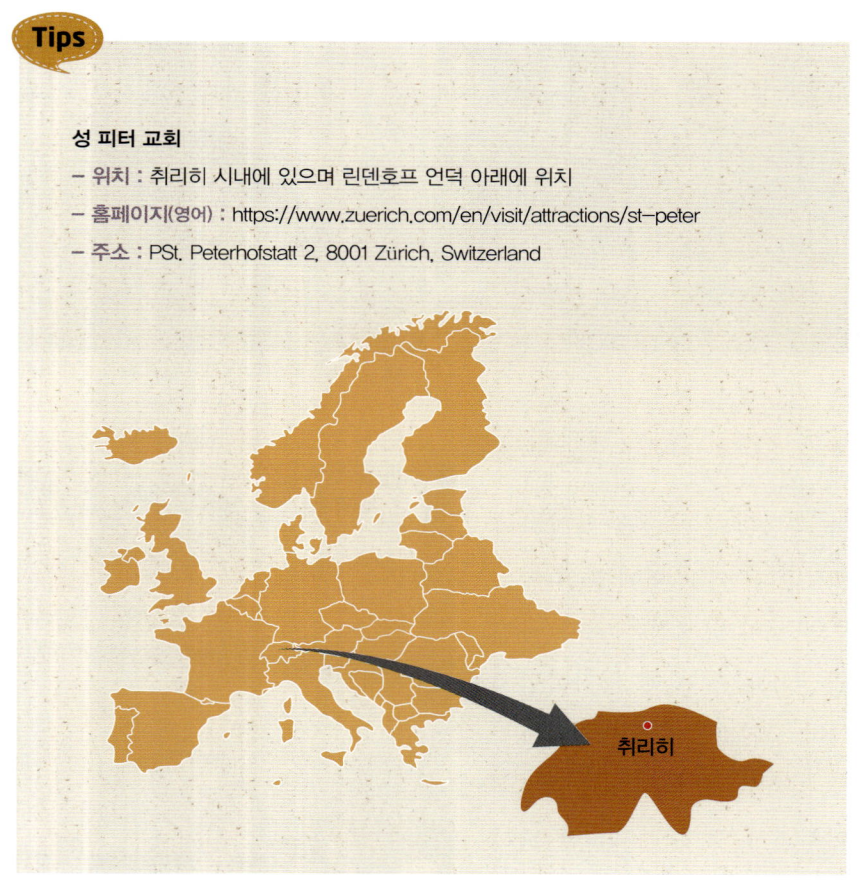

Tips

성 피터 교회
- 위치 : 취리히 시내에 있으며 린덴호프 언덕 아래에 위치
- 홈페이지(영어) : https://www.zuerich.com/en/visit/attractions/st-peter
- 주소 : PSt. Peterhofstatt 2, 8001 Zürich, Switzerland

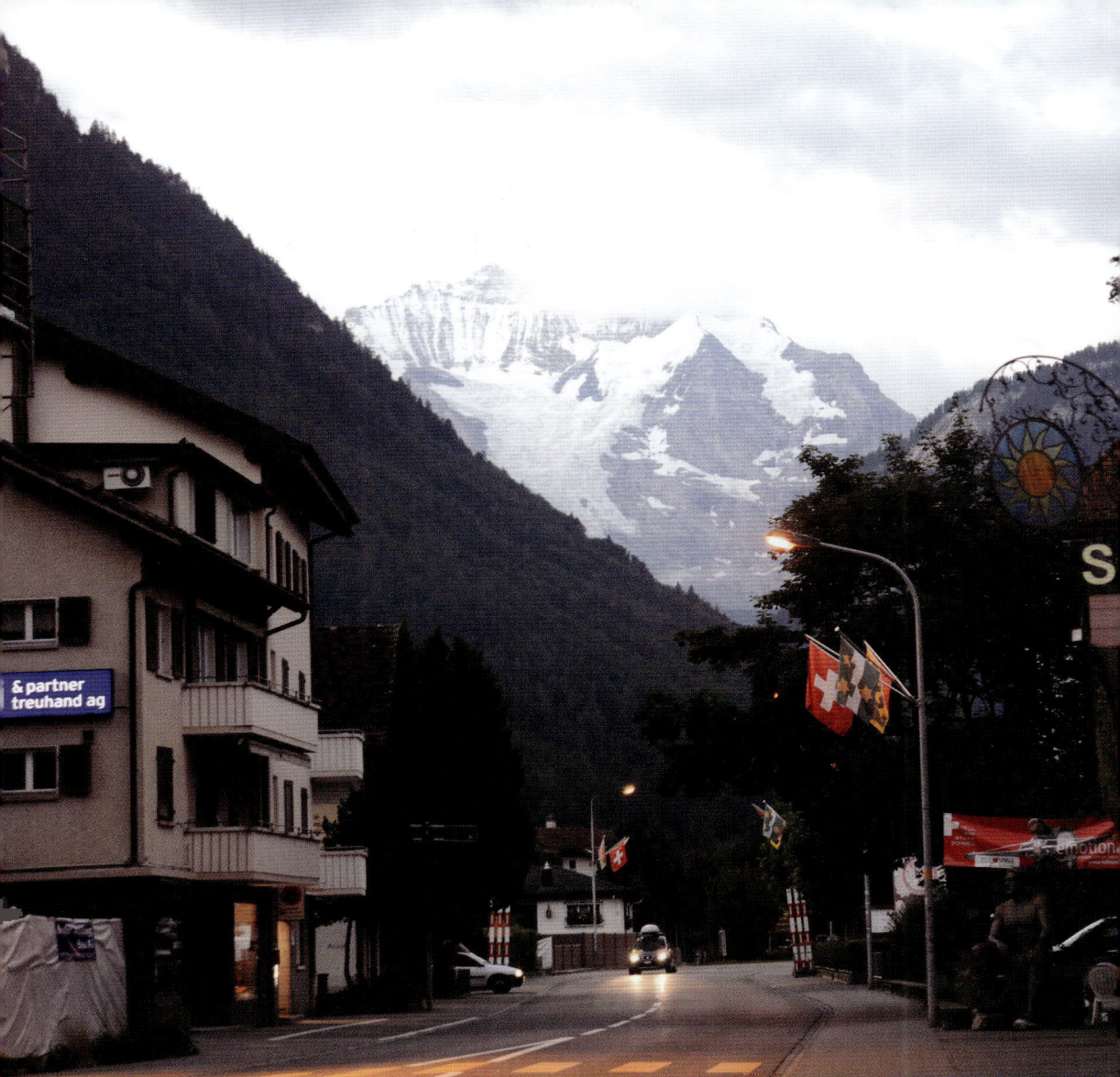

○ 인터라켄 시내 어디서나 보이는 융프라우

| 2.07 |

인터라켄 길거리의 약초

융프라우 관문 인터라켄

융프라우로 트래킹하기 위해선 인터라켄(Interlaken)에서 미리 숙박한다. 스위스 중부 베른 주(州) 남동부에 있는 자그만 마을이라 관광지에서 만났던 여행객을 시내에서 다시 만나기도 했지만 이곳을 찾는 관광객들의 수는 실로 엄청나다. 특히 어디서나 보이는 융프라우 설경은 매력적이다. 거리에서 연주하는 음악회를 즐기는 일도 그리고 길가의 올드카 구경

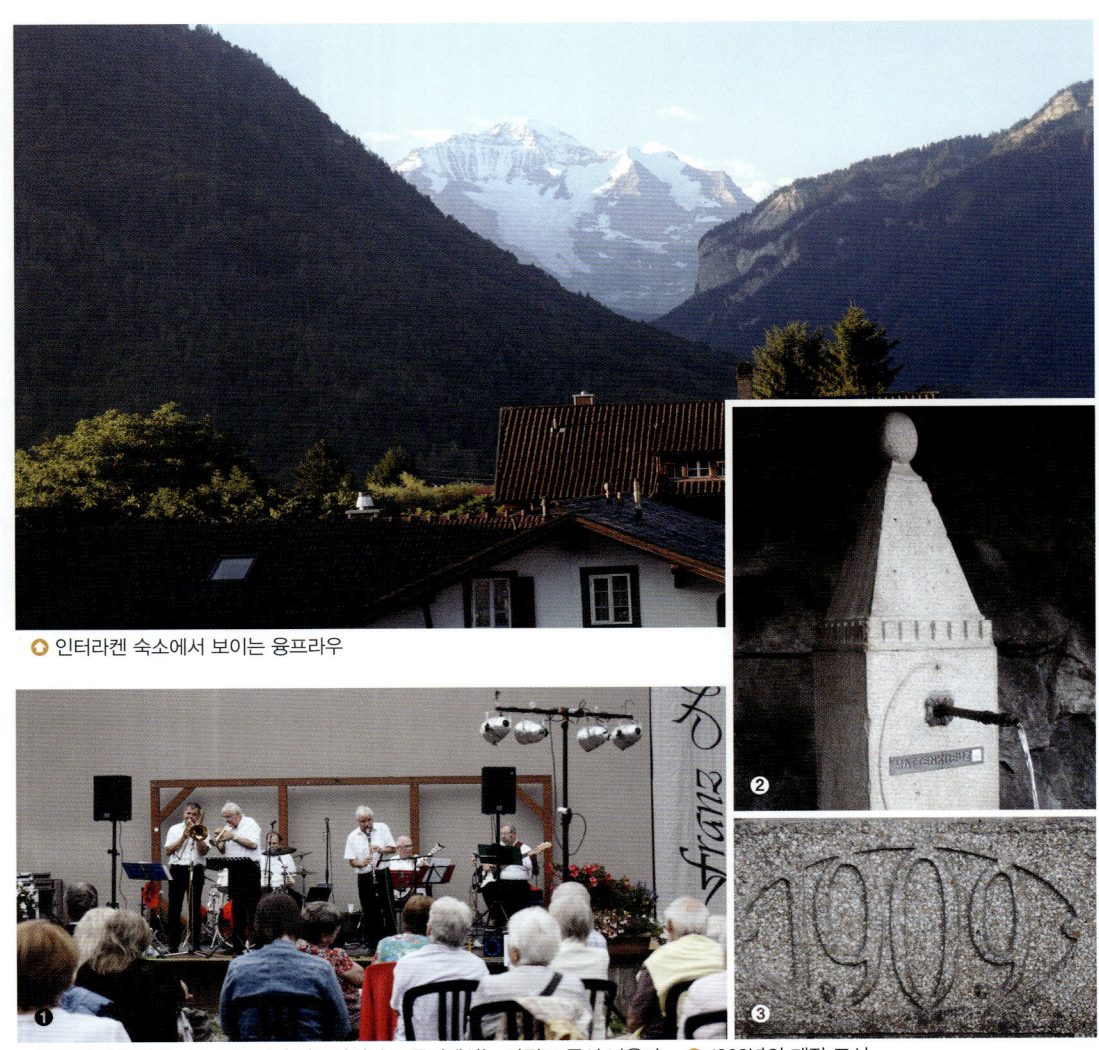

◎ 인터라켄 숙소에서 보이는 융프라우

❶ 거리의 음악회 ❷ 1909년에 만들어진 수도꼭지에서는 아직도 물이 나온다. ❸ 1909년의 제작 표시

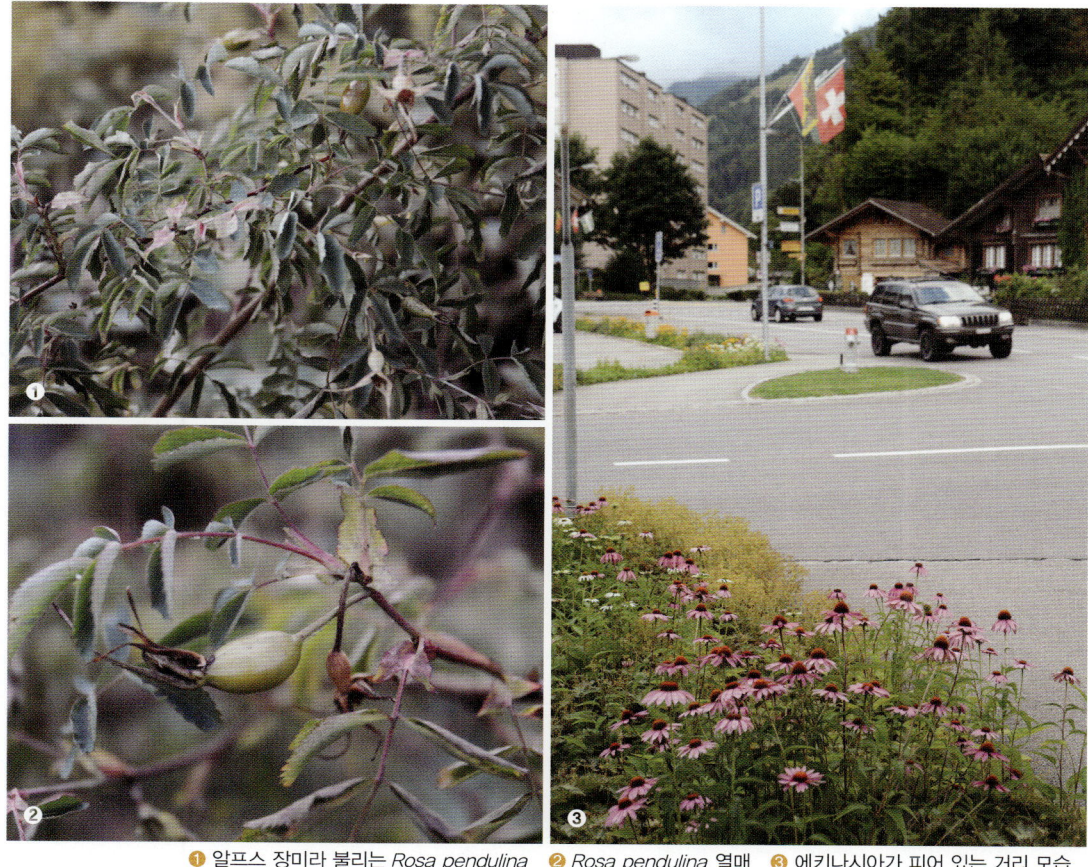

❶ 알프스 장미라 불리는 *Rosa pendulina* ❷ *Rosa pendulina* 열매 ❸ 에키나시아가 피어 있는 거리 모습

하는 일도 재미있다. 1909년에 만들었다는 마을의 수도꼭지에서는 아직도 물이 나온다. 인터라켄 시내를 걸어다녀도 전혀 심심하지 않다.

알프스 장미, 에키나시아, 협죽도

아침 산책 길에서 알프스 장미(alpine rose, *Rosa pendulina*)를 만난다. 알프스 장미라 불리는 이 식물은 열매를 맺고 서 있다. 유럽 산간지대에 분포하고 열매와 잎은 식용과 약용으로 쓰이는 식물이다. 장미속 식물은 북반구의 온대와 한대에 약 100여 종 서식하나 우리나라에는 11종이 분포한다. 그 옆에는 에키나시아(*Echinacea purpurea*)가 멀리 융프라우를 배경으로 꽃

인터라켄 길거리의 약초 181

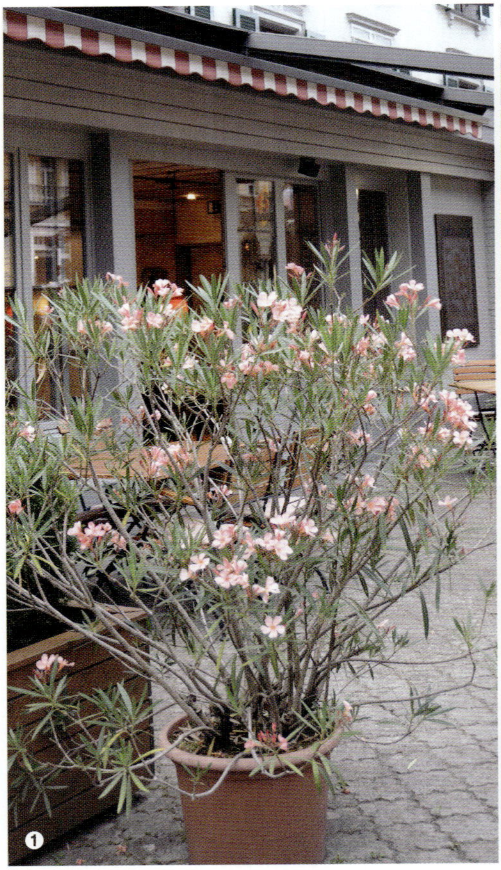

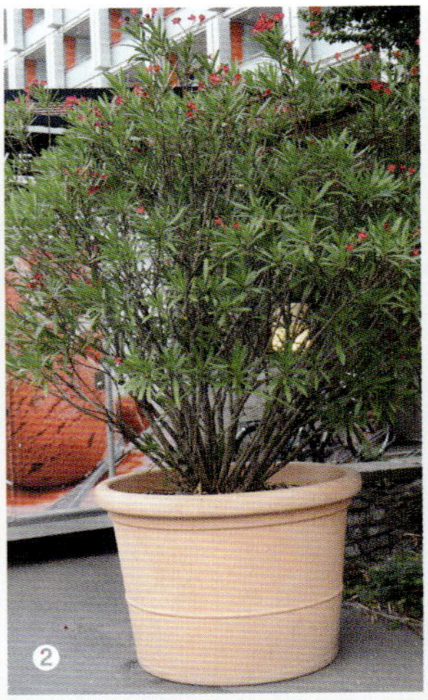

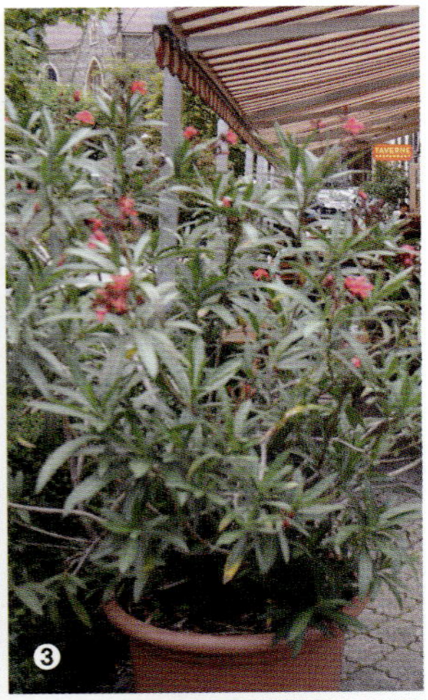

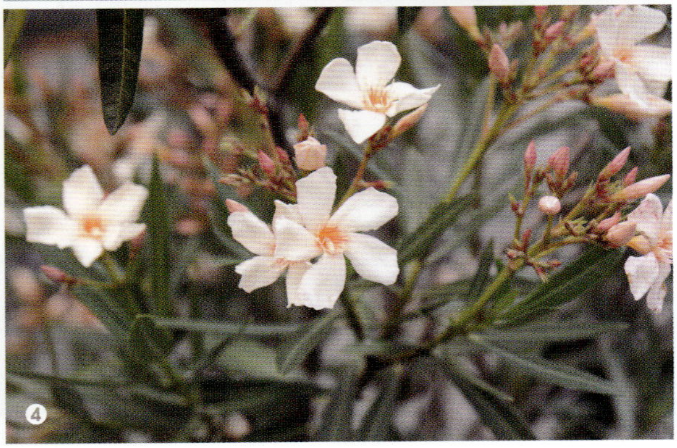

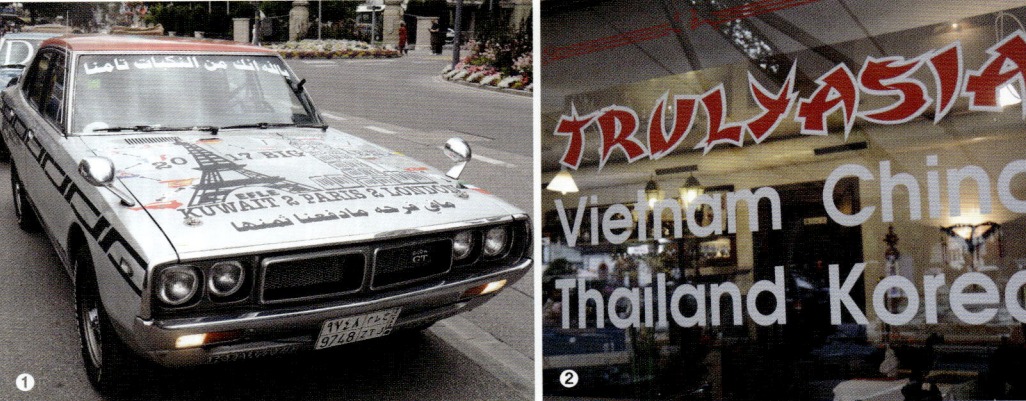

❶❷❸ 인터라켄 시내 거리의 화분에 심어진 협죽도 ❹ 협죽도 꽃

❶ 시내에서 만난 올드카 ❷ 한국 음식을 파는 인터라켄 시내의 아시아 식당

을 피웠다. 북미 인디언들이 약용식물로 사용했다는 에키나시아는 '재발성 기도감염의 보조요법' 효능의 의약품으로 개발된 약초다.

호텔이나 식당 앞의 대형 화분에 심어둔 협죽도(*Nerium oleander*)는 빨간색과 분홍색의 꽃을 피우며 지나는 관광객들을 반긴다. 유럽에서 자주 보이는 협죽도지만 약초 자료로 쓰기 위해 열심히 사진을 찍어둔다. 아시아, 유럽에서 기록해 뒀던 협죽도 사진은 얼추 300여 장은 되는 듯싶다.

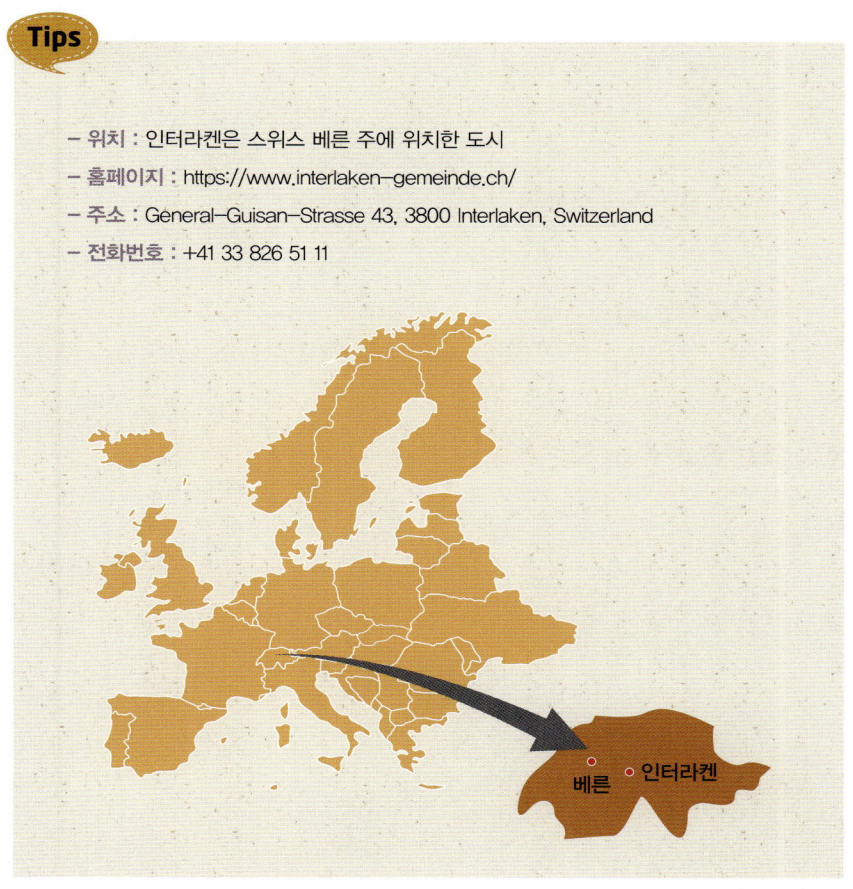

Tips
- 위치 : 인터라켄은 스위스 베른 주에 위치한 도시
- 홈페이지 : https://www.interlaken-gemeinde.ch/
- 주소 : General-Guisan-Strasse 43, 3800 Interlaken, Switzerland
- 전화번호 : +41 33 826 51 11

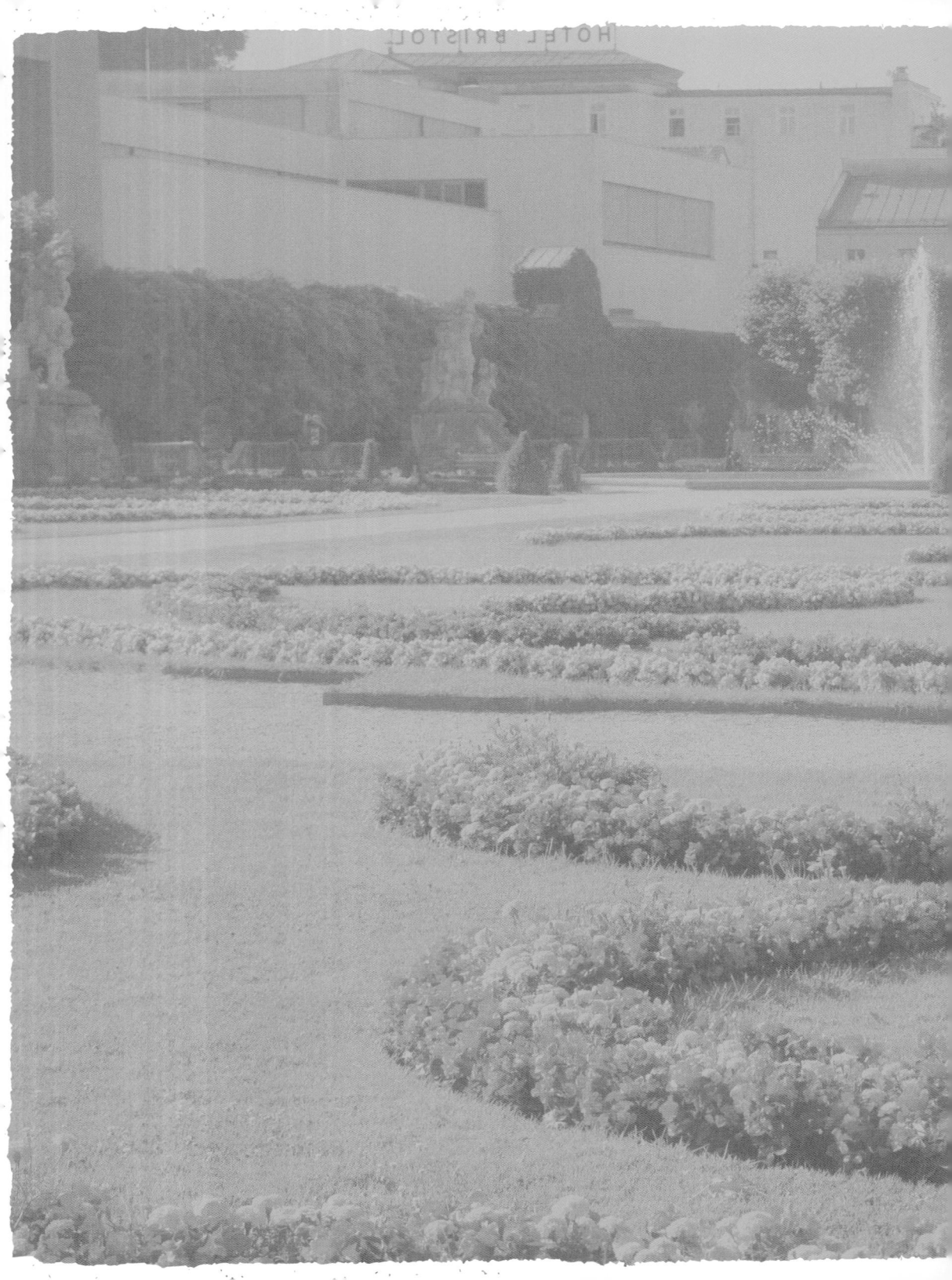

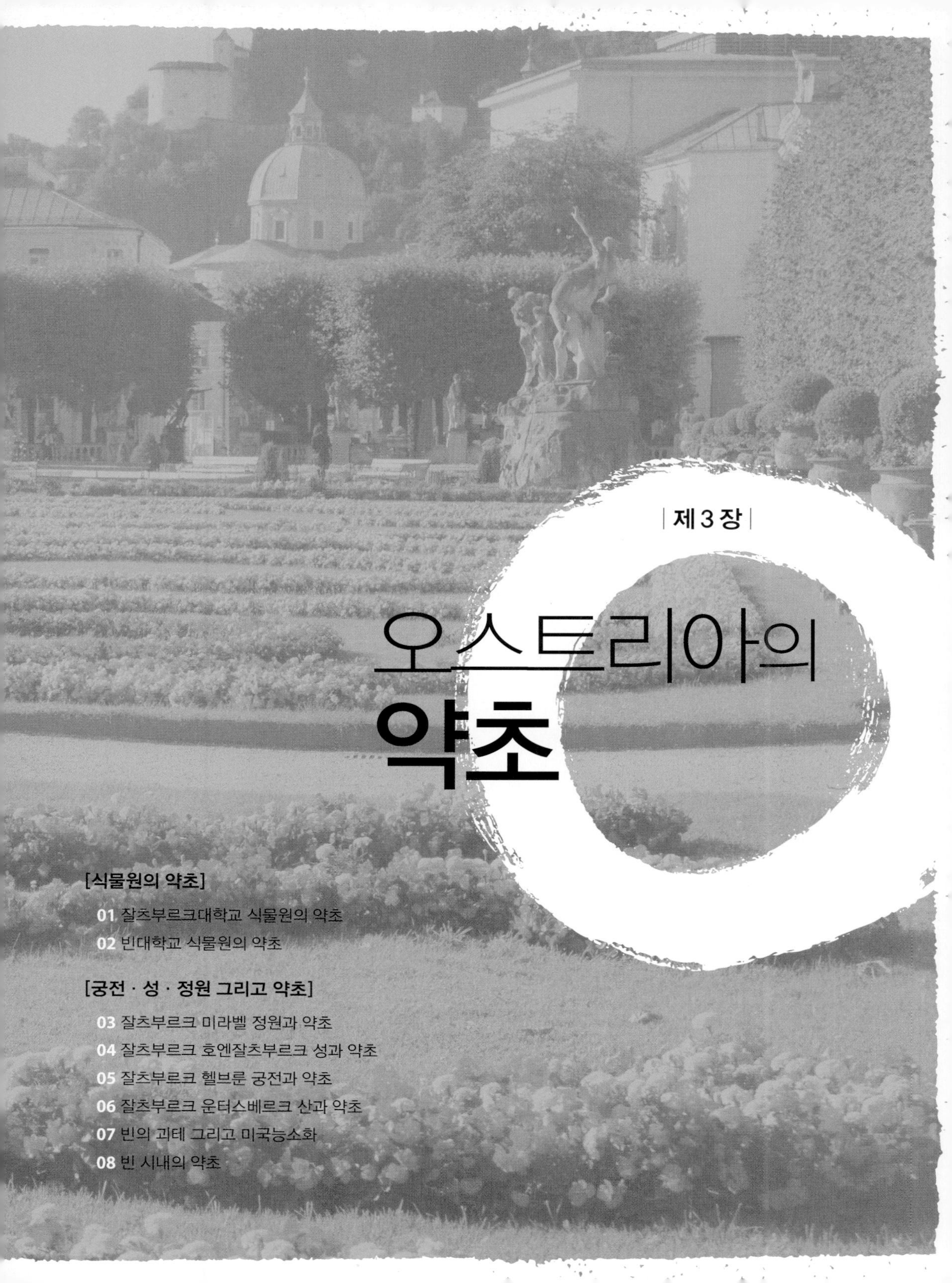

| 제 3 장 |

오스트리아의 약초

[식물원의 약초]
- 01 잘츠부르크대학교 식물원의 약초
- 02 빈대학교 식물원의 약초

[궁전 · 성 · 정원 그리고 약초]
- 03 잘츠부르크 미라벨 정원과 약초
- 04 잘츠부르크 호엔잘츠부르크 성과 약초
- 05 잘츠부르크 헬브룬 궁전과 약초
- 06 잘츠부르크 운터스베르크 산과 약초
- 07 빈의 괴테 그리고 미국능소화
- 08 빈 시내의 약초

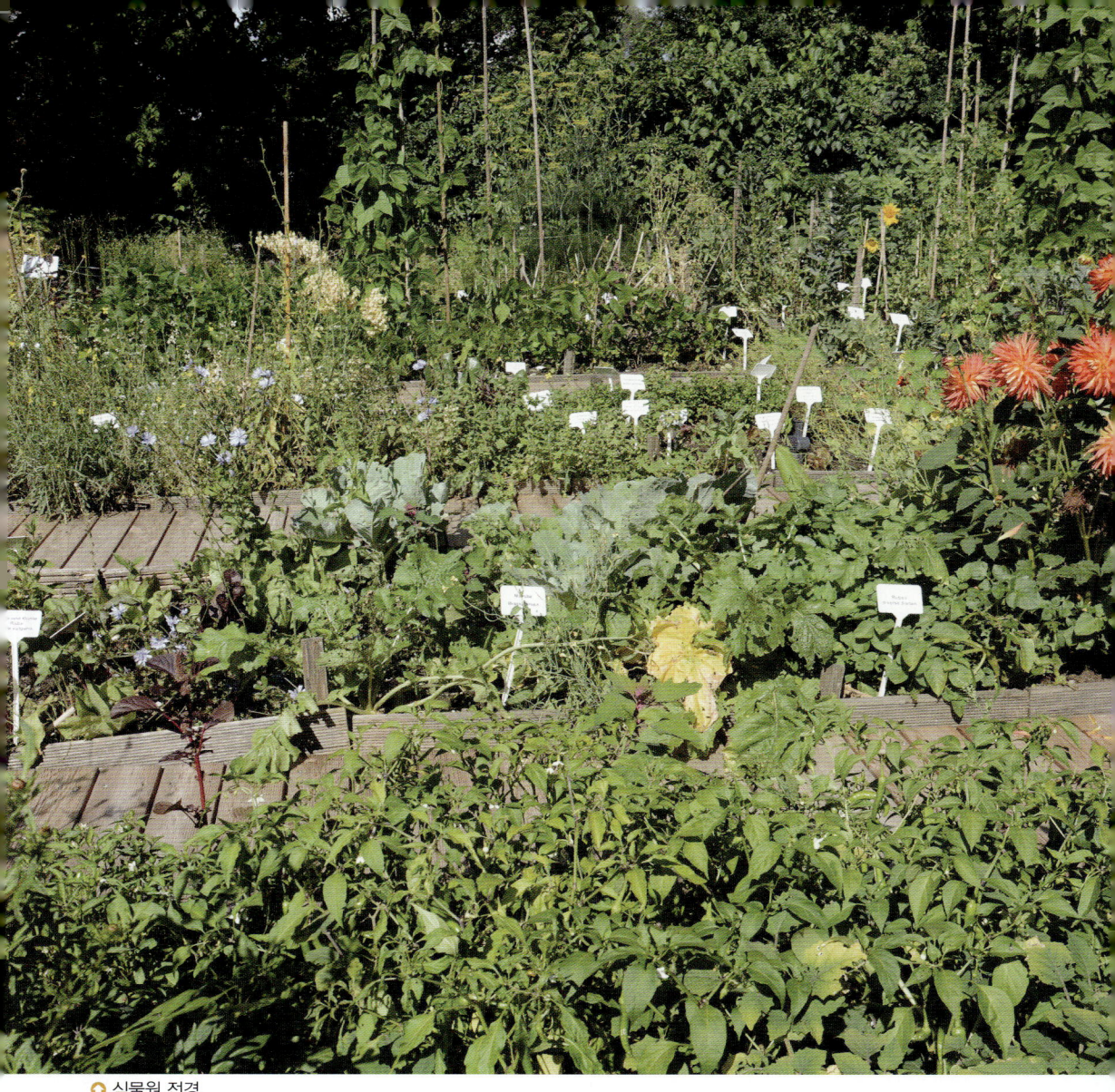

○ 식물원 전경

| 3.01 |

잘츠부르크대학교 식물원의 약초

모차르트 고향의 식물원

오스트리아 잘츠부르크는 W.A.모차르트의 출생지이며, 영화 〈사운드 오브 뮤직〉의 아름다운 배경으로 알려진 미라벨 정원과 함께 잘츠부르크 대성당, 잘츠부르크 성이 관광객의 발길을 인도하는 유명한 곳이다. 시내버스로 식물원 인근에 내렸지만 일요일이라 인적이 거의 없어 식물원을 찾아 들어가는 데 예상보다 애를 먹었다. 서둘러 출발한 덕분에 그래도 개장 시간인 10시 전에 도착하여 일등으로 들어가서 종일 동안 약용식물을 조사할 수 있었다.

1986년에 개원한 잘츠부르크대학교 식물원은 자연과학대학 바로 옆에 위치해 있으며 면적은 1헥타르(1ha=1만m²)이다. 약용식물정원을 비롯하여 습지식물정원, 전통농부정원, 야생작물정원, 장미정원 그리고 오스트리아 고산식물에 초점을 맞춘 암석정원 등으로 이루어져 있다.

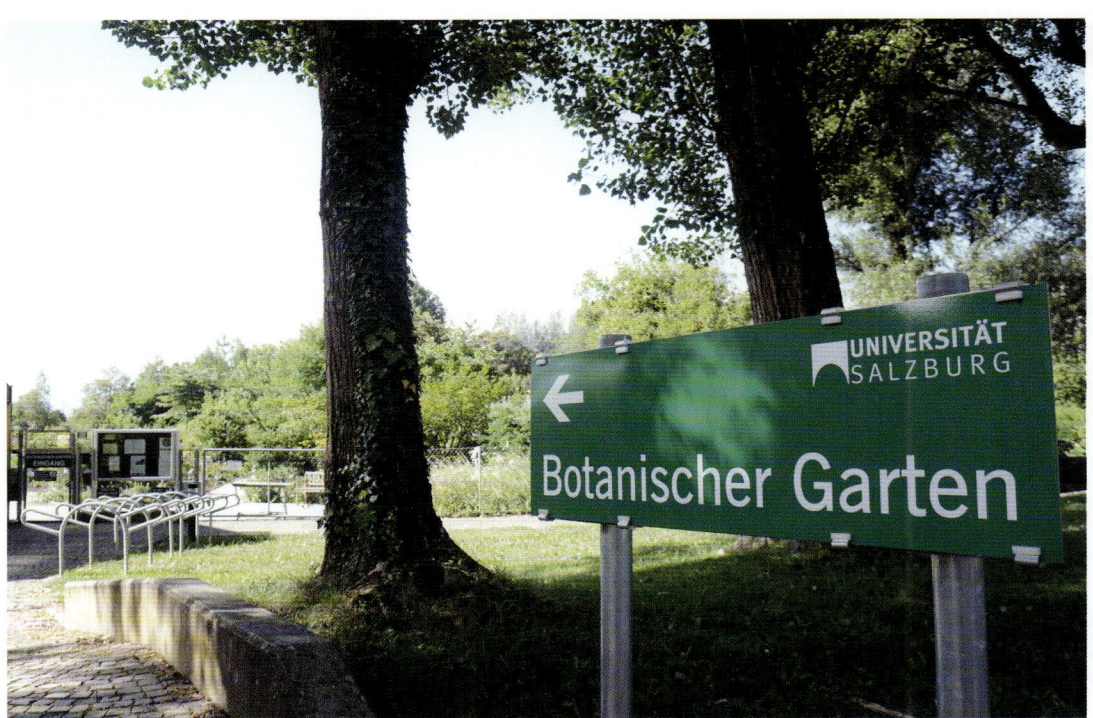

◎ 잘츠부르크 식물원의 입구

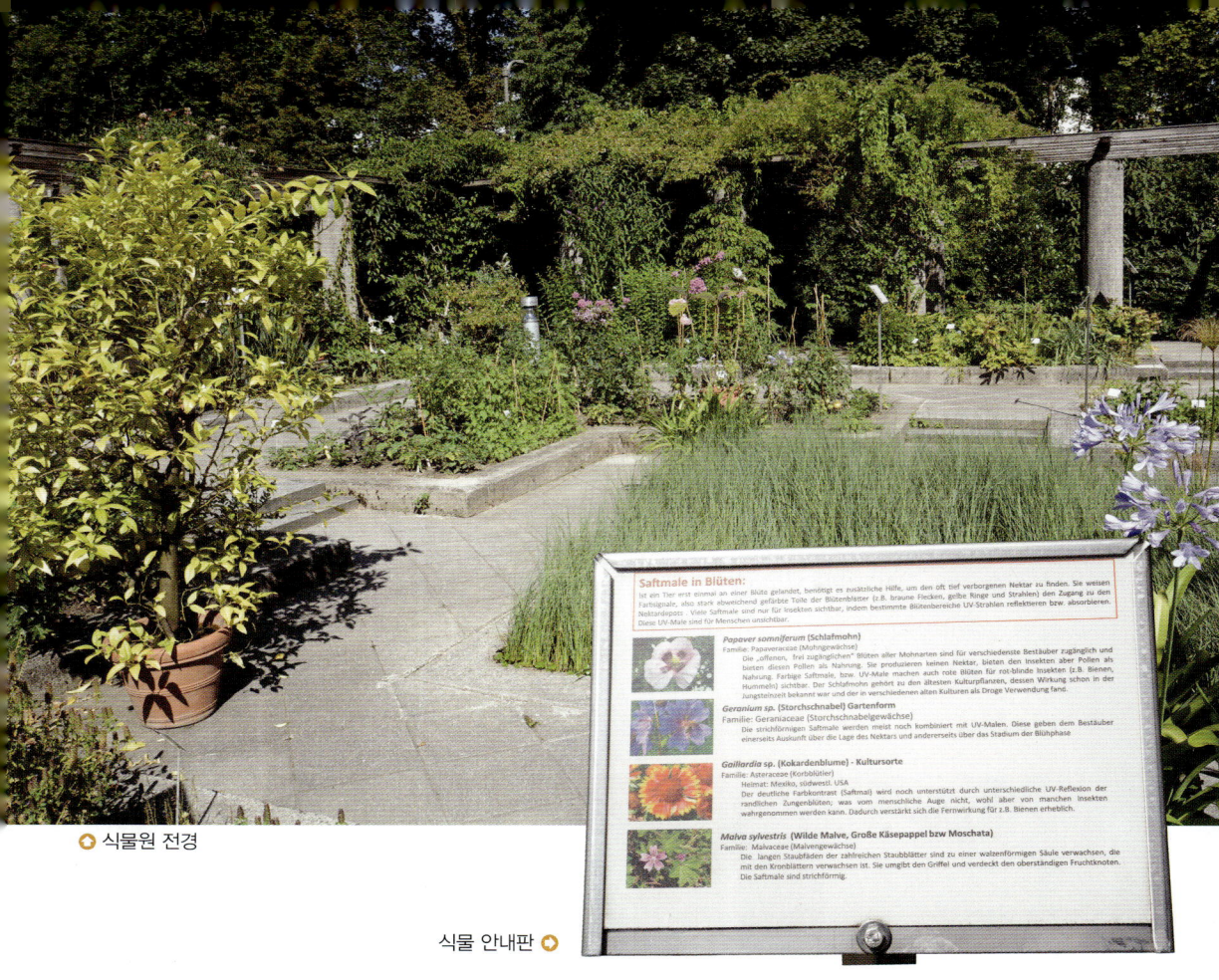

○ 식물원 전경

식물 안내판 ○

    입장하고 나서 30분쯤 지나니 정문에서 시민들이 웅성웅성 하고 있다. 가까이 가 봤더니 식물원 측에서 식물도감과 꽃 그림 카드를 팔고 있다. 오스트리아 식물 도서를 구입할 시간이 없어 고민하고 있던 참에 잘됐다 싶어 가격도 물어보지 않고 무작정 사 버렸다. 그랬더니 옆에 있던 아주머니가 필자에게 독일어로 된 책이라고 귀띔해 준다. 하지만 그 책들은 식물의 라틴어 학명이 있어 필자가 알아볼 수 있는 책이므로 흐뭇하게 사 버린 것이다. 한국에 오니 오히려 아끼는 책들이 꽂힌 서가 맨 위쪽에 자리를 잡는다.

    약용식물 구역에서는 시민들을 대상으로 약초 강의를 하고 있었다. 320여 종의 약용식물이 있는데 여름철에는 매주 약사가 와서 독일어로 강의를 한다고 한다. 이곳의 식물 표지판도 금속으로 예쁘게 제작을 했다.

갈바눔, 장엽대황, 히페리시초, 털디기탈리스

나도승마(*Kirengeshoma koreana*)의 표지판에는 학명의 종소명을 한국 즉 코레아나(*koreana*)로 썼다. 우리나라 고유종으로 학술적으로 또 유전자원으로서 매우 가치가 높으며 지리산, 백운산 등지에 분포한다. 2005년에 환경부 멸종위기 야생생물 II급으로 지정해 보호하고 있다.

식약처의 의약품 공정서에는 필자가 매우 중요하게 생각하는 한약인 아위가 포함돼 있다. 이는 식물 학명이 *Ferula assafoetida*로 아위의 줄기를 자른 부위에서 삼출된 분비물이나 상처의 유출물을 말한다. 이 식물과 비슷한 갈바눔(*Ferula gummosa*)을 약용식물 구역에서 발견했다. 이 식물은 아위와 마찬가지로 줄기 분비물을 약용하는데, 성서 시대에는 오일로 사용한 기록이 있으며 훈향료(薰香料)로 쓰였다.

한약 대황으로 사용하는 장엽대황(*Rheum palmatum*)을 이번에도 중국이 아닌 유럽에서 관찰

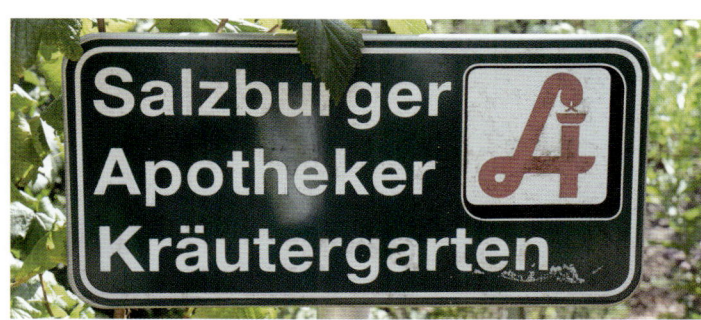

⬆ 식물원 내의 약용식물 구역

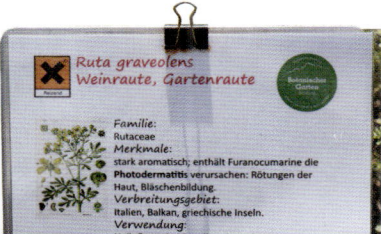

⬆ 운향(루)의 안내판

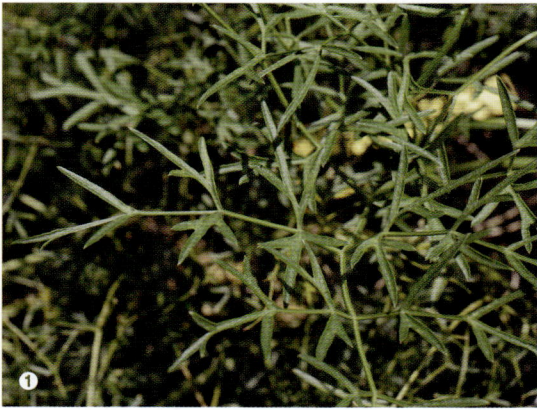

❶ 아위와 유사한 갈바눔　❷ 장엽대황의 잎

잘츠부르크대학교 식물원의 약초

하는 좋은 기회를 가졌다. 아마인으로 사용하는 식물인 아마(*Linum usitatissimum*)도 보라색 꽃으로 자태를 뽐내고 있다. 노란 꽃을 피운 히페리시초(*Hypericum perforatum*)는 상처 치유, 방부작용, 항우울 작용으로 알려져 있으며 유럽에서 세인트존스워트(St. John's wort)로 부른다. 강심, 이뇨, 심부전 증상에 사용하는 털디기탈리스(*Digitalis lanata*)는 열매를 맺은 시기이고, 에키나시아 안구스티폴리아(*Echinacea angustifolia*)는 분홍색 꽃을 피우고 있다.

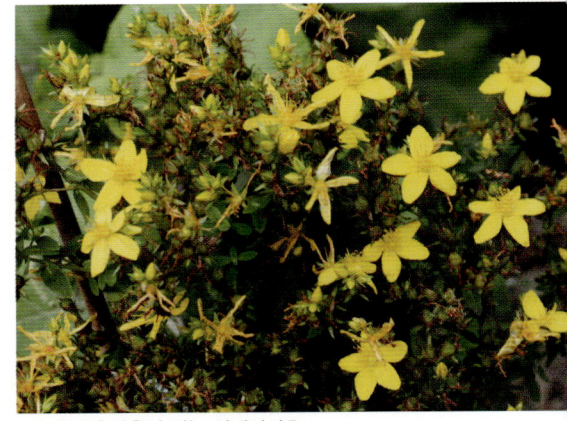
🔅 항우울작용이 있는 히페리시초

마조람, 캐모마일, 니겔라, 탠지, 오레가노

유럽의 식탁을 풍요롭게 하는 향신 식물들도 약용식물 구역에서 부지런히 꽃을 피우고 있다. 하얀 꽃을 피우고 있는 마조람(*Majorana hortensis*), 여름세이버리(*Satureja hortensis*), 캐모마일(*Chamaemelum nobile*), 니겔라(*Nigella sativa*), 얘로(서양톱풀, *Achillea millefolium*), 노란색 꽃이 보이는 마리골드(금잔화, *Calendula officinalis*), 탠지(쑨국화, *Tanacetum vulgare*) 그리고 분홍색 꽃의 오레가노(*Origanum*

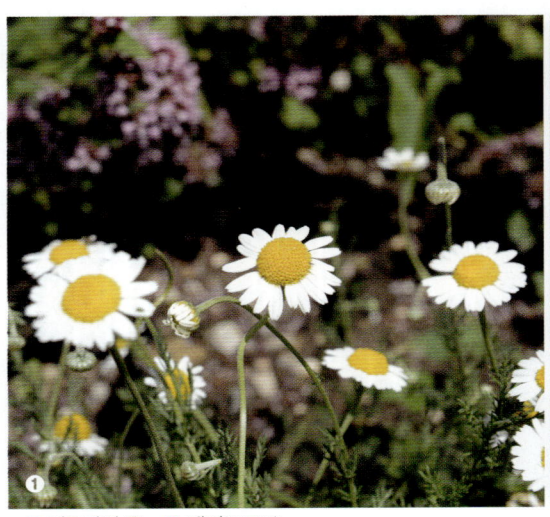
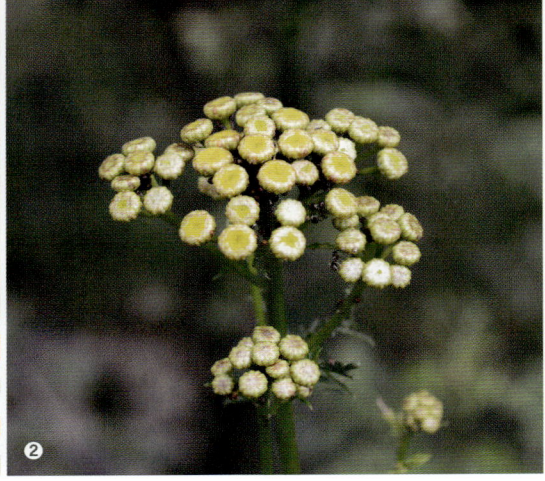

❶ 캐모마일 꽃 ❷ 탠지(쑨국화)

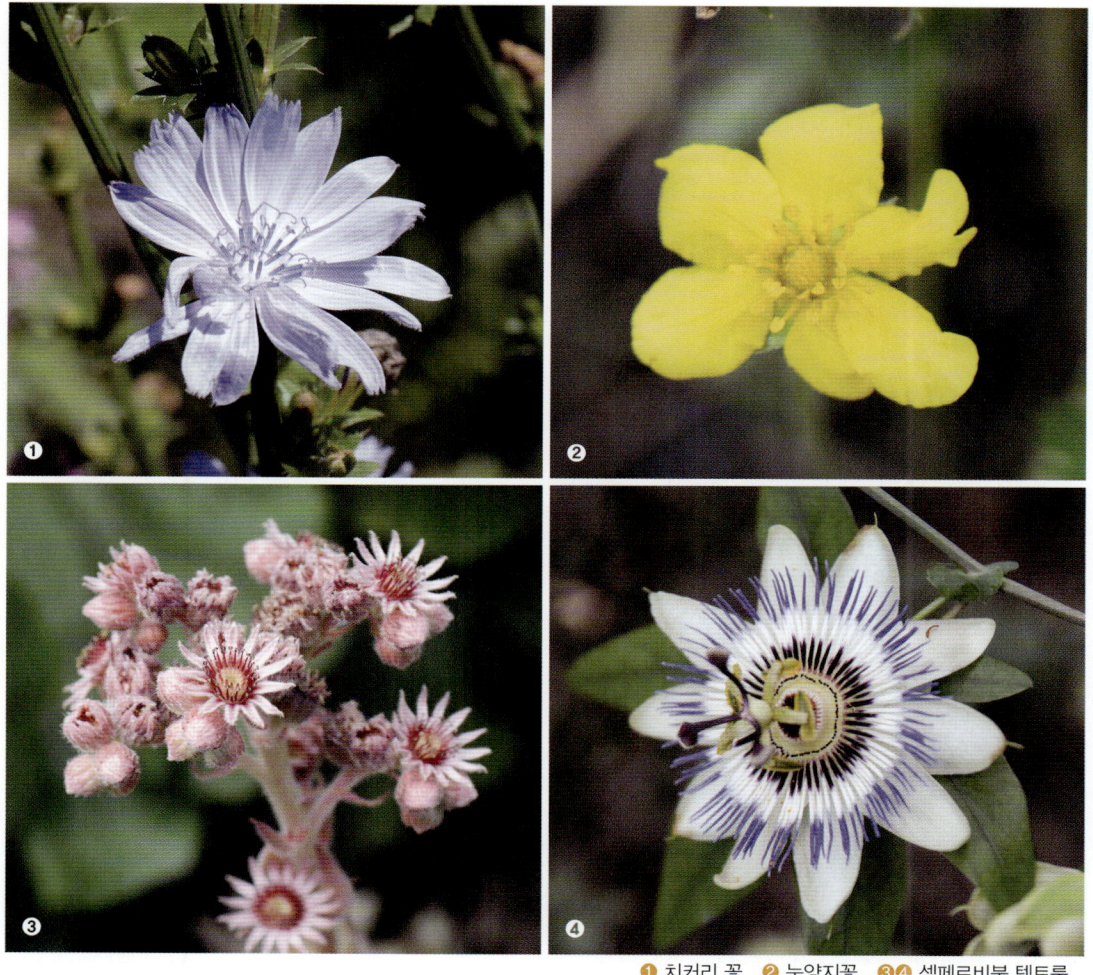

❶ 치커리 꽃 ❷ 눈양지꽃 ❸❹ 셈페르비붐 텍토룸

vulgare), 보라색 꽃의 치커리(*Cichorium intybus*)가 모두 탐스럽다.

편두통, 관절염 치료에 유효한 단설필국(短舌匹菊, *Tanacetum parthenium*)은 하얀색 꽃, 불안한 증상을 없애주고 담석 치료에 효과 있는 약수소(藥水蘇, *Betonica officinalis*)는 분홍색 꽃이다.

궐마(蕨麻)로 불리는 눈양지꽃(*Potentilla anserina*), 돌나물과 다육식물로 동종요법 약물인 셈페르비붐 텍토룸(*Sempervivum tectorum*), 유럽큰고추풀(*Gratiola officinalis*), 센나엽과 비슷한 카시아 센나(*Cassia senna*), 구백영(欧白英)으로 불리며 급성습진에 사용할 수 있는 솔라눔 둘카라마(*Solanum*

잘츠부르크대학교 식물원의 약초 191

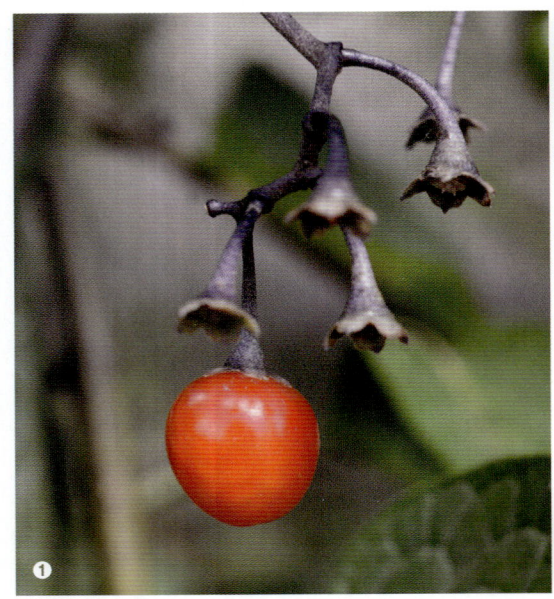 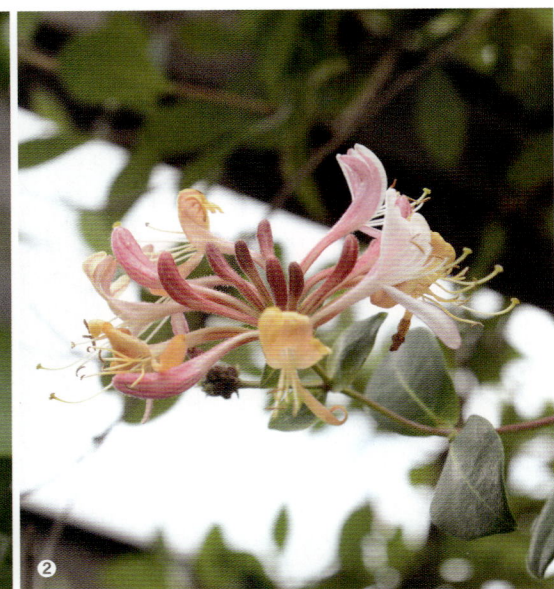

❶ 솔라눔 둘카라마 ❷ 붉은인동

dulcamara)도 재배하고 있다. 시계꽃(*Passiflora caerulea*)과 붉은인동(*Lonicera x heckrottii*)의 예쁜 꽃도 보인다.

하얀 꽃의 당근(*Daucus carota*), 노란 꽃의 달맞이꽃(*Oenothera biennis*), 보라색 꽃의 컴프리(*Symphytum officinale*)도 잘 자라고 있다.

식물명이 다소 혼동되는 표지판에 대해 직원에게 귀찮도록 여러 번 물어봤더니 나중에는 그가 먼저 다가와 이 식물원의 세미나 자료집을 보여주면서 고산식물을 설명해 주기도 했다. 식물원에서 휴식을 취하고 있던 한 할머니는 브뤼셀에서 온 음악감독이라고 하면서 말을 걸어왔다. 사진 찍는 모습이 인상적인지 필자에게 어디서 왔는지 무슨 일을 하는 사람인지 묻는 것이다. 브뤼셀은 초콜릿의 고급진 맛이 유명하지 않느냐고 하였더니 그녀는 피식 웃었다. 초콜릿보다 더 수려한 제품들이 많이 있다는 의미 같았다.

준비해 간 빵과 물로 점심을 때우고 7월의 한여름 태양 아래서 쪼그려 앉아 6시간 동안 매크로렌즈 속 세상을 촘촘히 들여다보며 14.8기가바이트 분량으로 297종의 약용식물을 촬영했다.

Tips

- 위치 : 잘츠부르크 중심부에서 남서쪽에 위치하며 잘츠부르크 중앙역에서 3번 버스를 타면 된다.
- 홈페이지 : https://www.uni-salzburg.at/index.php?id=201719&L=1
- 설립 연도 : 1986년
- 면적 : 1헥타르
- 운영시간 : 9~16시(4월, 화~금) / 10~18시(5~9월, 화~일) / 9~16시(10월, 화~금)
- 휴원일 : 운영시간 참조
- 입장료 : 무료
- 주소 : University of Salzburg, Botanical Garden, Department of Ecology and Evolution, Hellbrunnerstrasse 34, 5020 Salzburg, Austria
- 전화번호 : +43 662 8044 5533

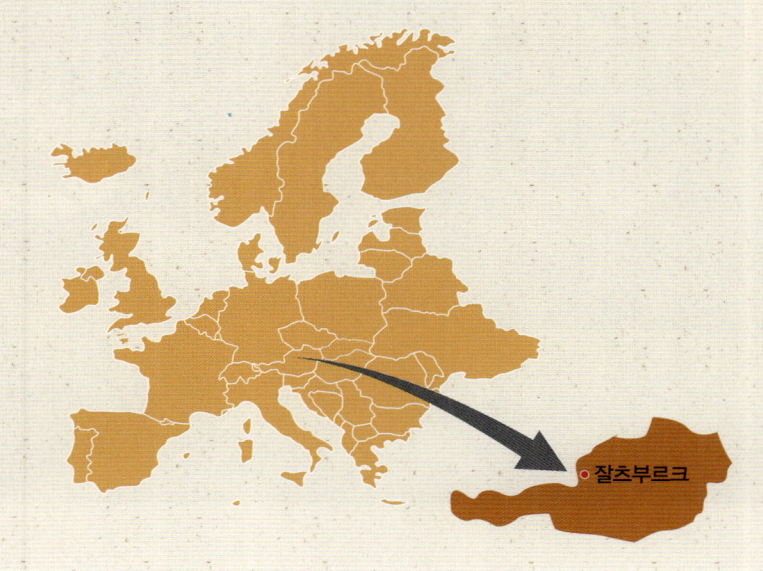

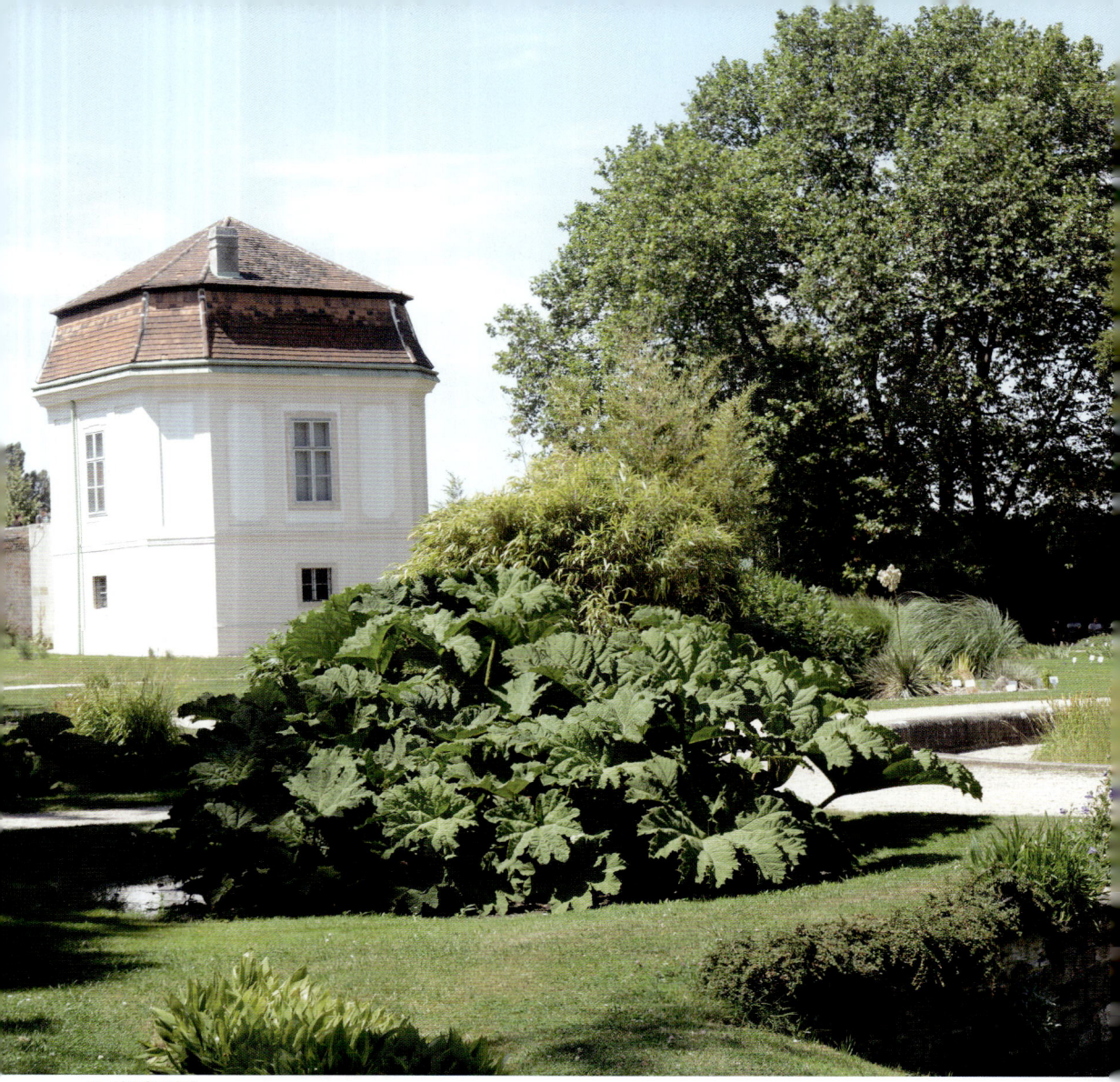

○ 식물원 전경

| 3.02 |

빈대학교 식물원의 약초

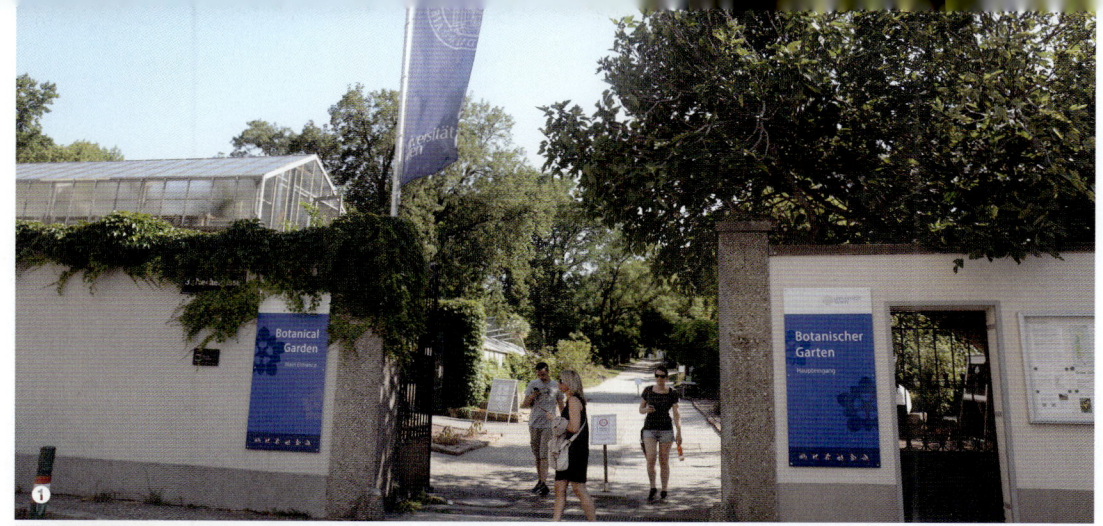
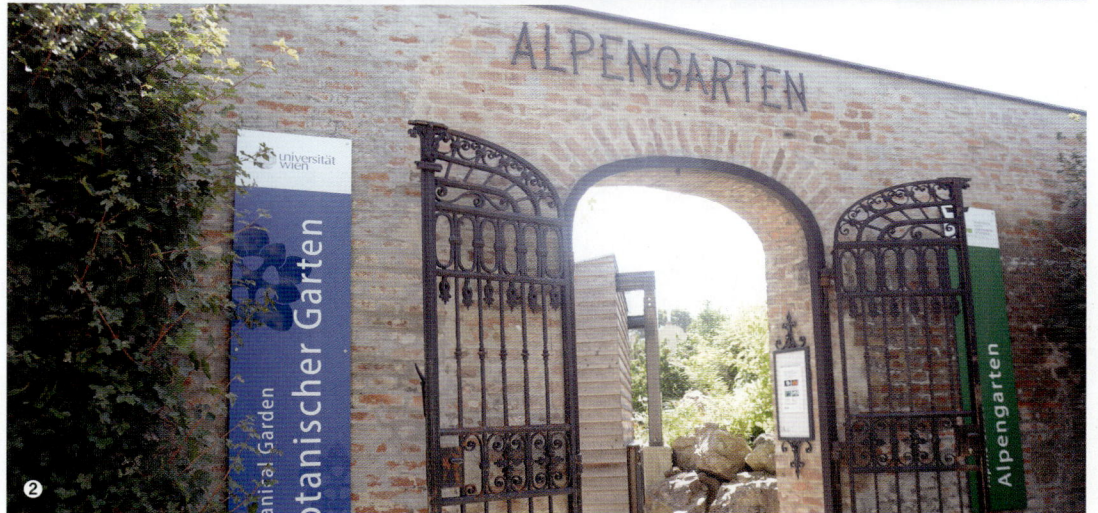

❶ 빈대학교 식물원의 정문 ❷ 궁전 인근의 빈대학교 식물원의 후문

도나우 강변의 식물원

오스트리아의 수도인 빈(Vienna)은 아름답고 푸른 도나우 강변에 위치한다. 빈은 독일어 표현이고 비엔나는 영어다. 모차르트와 베토벤 등 수많은 사람들의 사랑을 받는 음악가들을 배출한 음악의 도시로 유명하다. 이곳에 있는 빈대학교 식물원은 빈대학교 생명과학학부 소속이다. 클림트의 '키스'를 비롯해 명작들이 많이 소장되어 있는 벨베데레 궁전 바로 옆에 이 식물원이 위치한다. 이탈리아어로 전망이 좋다는 뜻의 벨베데레 궁전은 아름다운 바로크 건축물로서 세계문화유산으로 지정되었다.

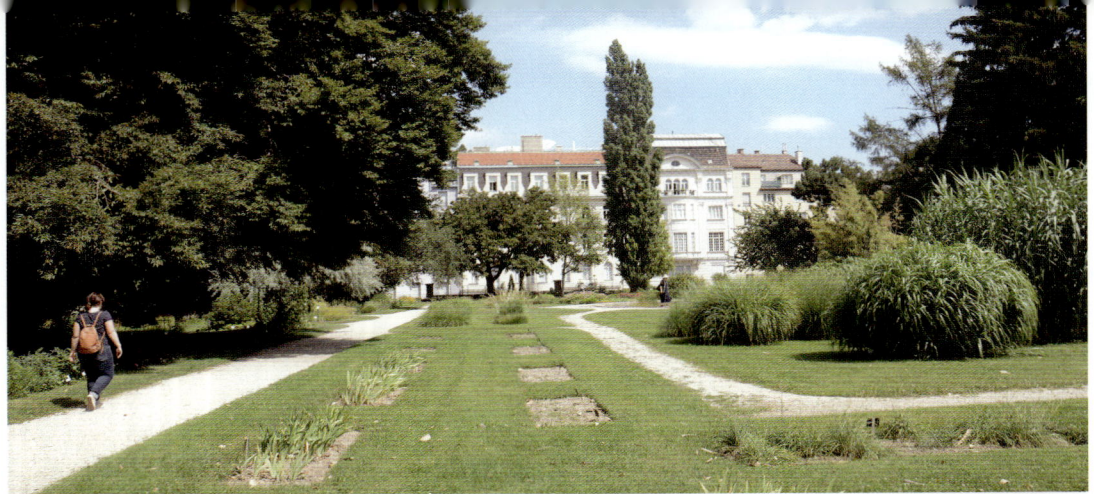

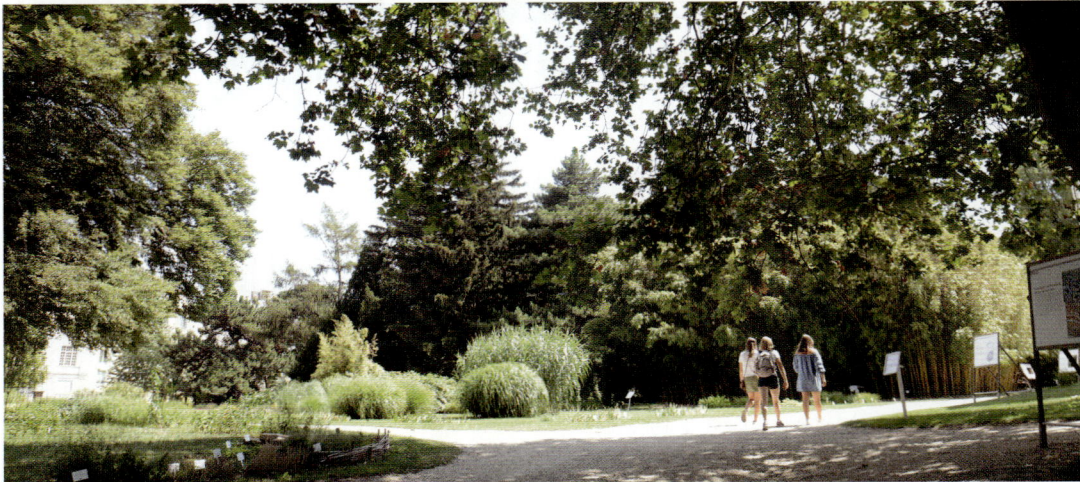

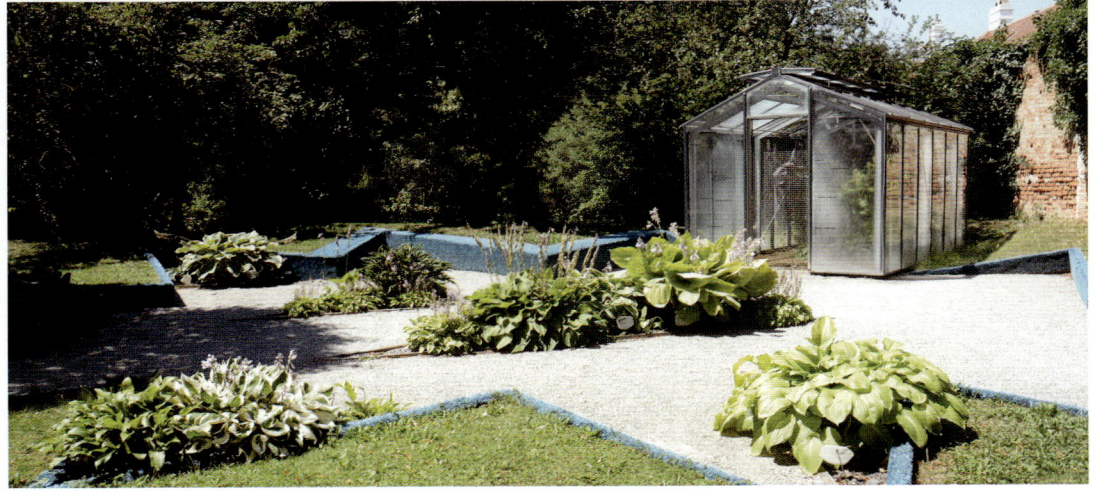

⬢ 식물원 전경

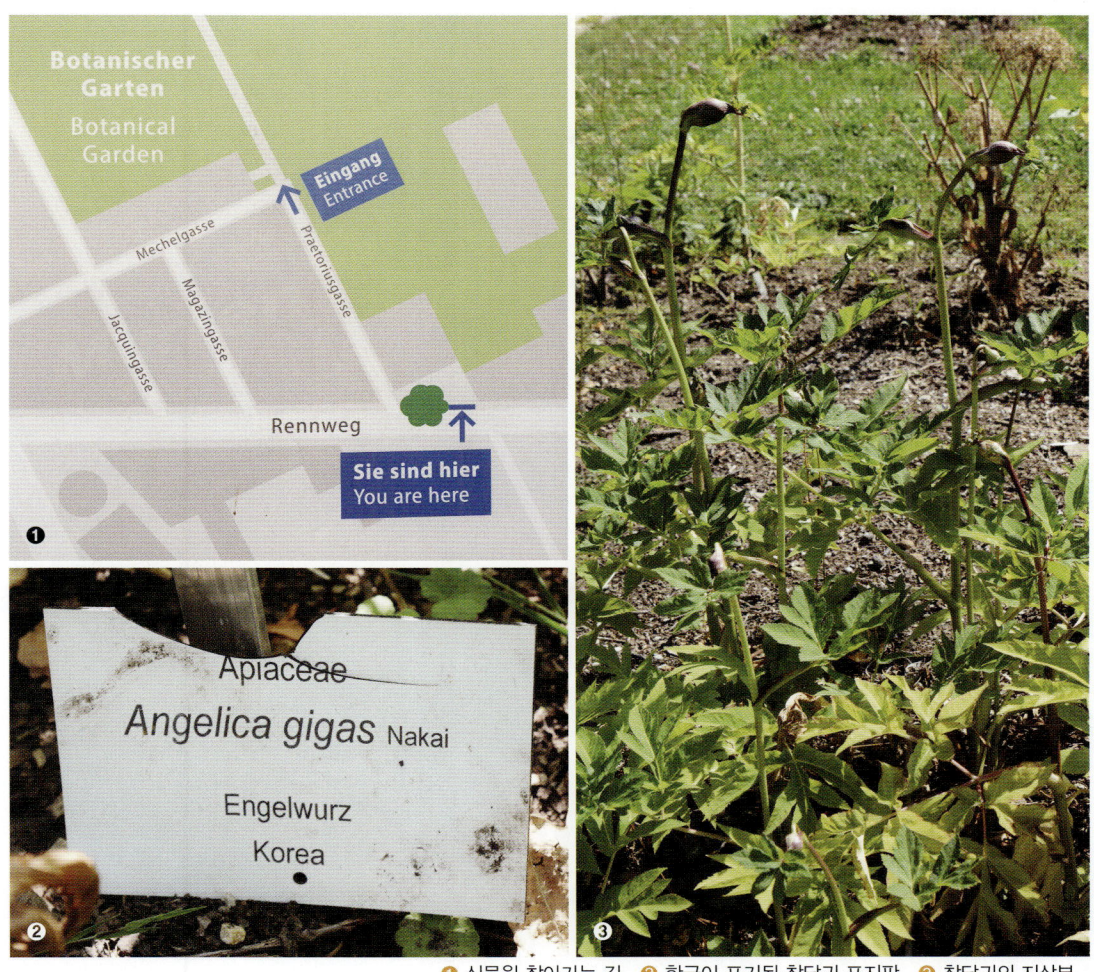

❶ 식물원 찾아가는 길 ❷ 한국이 표기된 참당귀 표지판 ❸ 참당귀의 지상부

    시내의 맥도날드 매장 앞에 있는 올리브나무와 식물원 근처 큰길가를 따라 심어 놓은 회화나무를 감상하며 식물원으로 걸어간다. 거대한 회화나무는 가로수 숲을 형성하고 그 아래 엄청난 양의 하얀 꽃잎이 떨어져 눈 덮인 듯한 거리의 풍경이 마치 환상을 보는 것 같다.

    1754년에 개원한 이 식물원은 면적이 8헥타르(1㏊=1만㎡)로서 이번에 찾은 스위스, 오스트리아, 크로아티아의 식물원 중 가장 넓고 식물 가짓수도 많다. 11,500종 식물을 재배하고 있다고 홈페이지에 소개하고 있다.

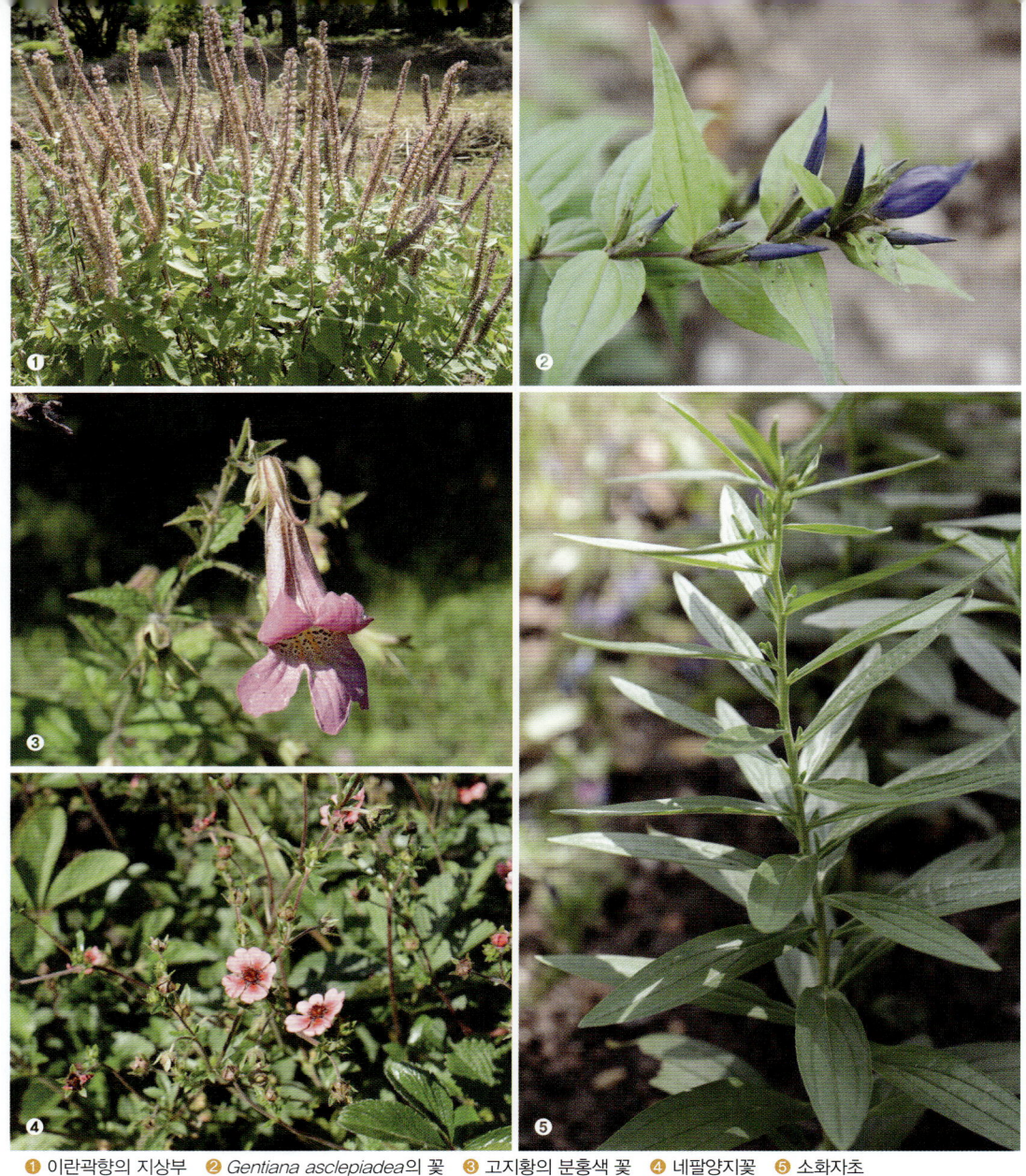

❶ 이란곽향의 지상부 ❷ *Gentiana asclepiadea*의 꽃 ❸ 고지황의 분홍색 꽃 ❹ 네팔양지꽃 ❺ 소화자초

식물원은 60구역으로 나누어 과별로 식물을 재배하고 있다. 즉 6구역에는 운향과 (Rutaceae), 가래나무과(Juglandaceae), 층층나무과(Cornaceae), 무환자나무과(Sapindaceae) 식물, 7구역은 장미과(Rosaceae), 무환자나무과(Sapindaceae), 운향과(Rutaceae), 은행나무과(Ginkgoaceae) 식물, 그

리고 8구역은 두릅나무과(Araliaceae), 장미과(Rosaceae), 보리수나무과(Elaeagnaceae), 버즘나무과(Platanaceae) 식물이 식재되어 있다.

한국의 참당귀, 진퍼리까치수염

식물원에서 가장 눈을 사로잡은 식물은 참당귀다. 한약재 당귀는 우리나라에서는 참당귀, 중국은 중국당귀, 일본은 일당귀의 식물 뿌리를 약으로 각각 사용한다. 그런데 이 참당귀가 빈대학교 식물원에서 자라고 있고 표지판의 원산지 표시가 'Korea', 즉 '한국'으로 표기되어 있지 않는가? 멀리 유럽의 식물원에 보이는 조그만 동방의 나라 한국에서 건너왔다는 표시는 생약학자를 흥분시키기에 충분했다. 항상 외국의 식물원 표지판에는 중국이 압도적으로 많았고, 한국이란 표기는 필자가 프랑스 식물원에서 처음 본 뒤로 이곳에서 두 번째로 보게 되어 그런 것이다. 참당귀와 유사한 백지(Angelica dahurica), 향신료로 사용하는 안젤리카(Angelica archangelica) 그리고 흑수당귀(黑水當歸, Angelica amurensis)도 바로 옆에 심었다. 까치수염속(Lysimachia) 식물인 진퍼리까치수염(Lysimachia fortunei)의 표지판에도 우리나라 국가명이 표기되어 있다. 같은 속 식물인 *Lysimachia davurica*, *Lysimachia nemorum*, *Lysimachia ephemerum*, *Lysimachia verticillaris*, *Lysimachia ciliata*도 함께 키우고 있다.

참여로, 이란곽향, 고지황, 네팔양지꽃, 소화자초, 골고사리

한약인 여로는 박새 또는 참여로 식물의 뿌리줄기와 뿌리를 약으로 사용한다. 필자는 이곳에서 참여로(Veratrum nigrum)의 꽃을 처음 발견하고서 많은 사진을 확보해 놨다. 마황류 식물인 *Ephedra major*도 있다. 이 식물은 아프리카 북서부의 카나리아 제도에서 지중해 또는 파키스탄까지 걸쳐 분포한다. 용담속(Gentiana) 한약은 우리나라 식약처 공정서에 겐티아나, 용담, 진교로 나오고 이와 비슷한 용담속 식물 4종(*Gentiana asclepiadea*, *Gentiana cruciata*, *Gentiana dahurica*, *Gentiana acaulis*)도 재배되고 있다.

우리나라의 국가표준식물목록에 이란곽향이란 재배식물로 등재된 *Teucrium hircanicum*도 보이고, 중국에서 건너온 중국 특산식물인 고지황(高地黃, *Rehmannia elata*)도 분홍색 꽃을 피우고 있다. 네팔양지꽃(*Potentilla nepalensis*), 소화자초(小花紫草, *Lithospermum officinale*)도 꽃이 피어 있

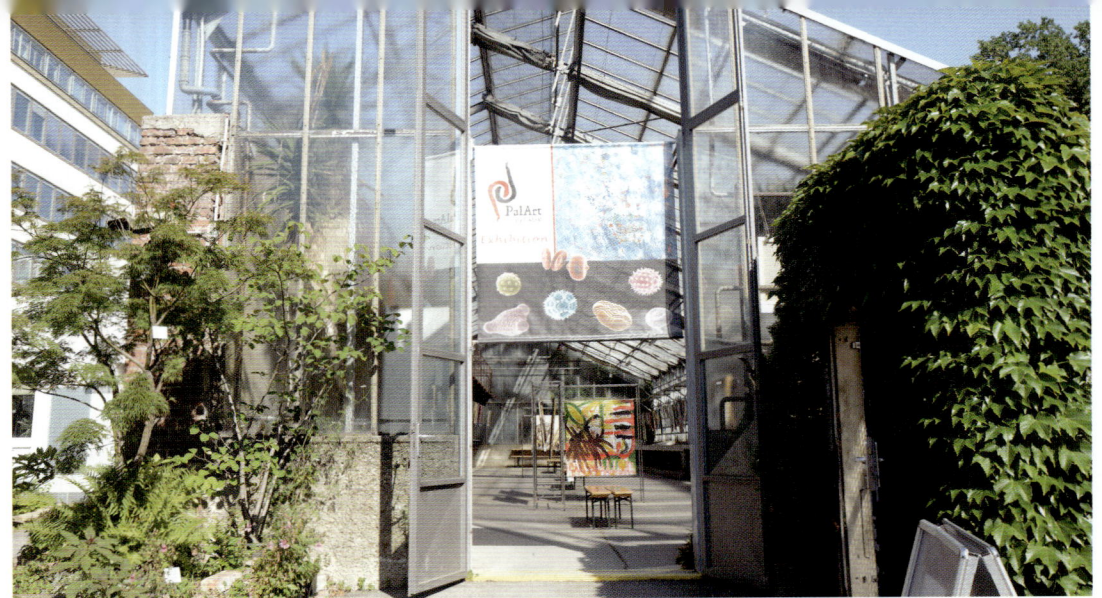

○ 식물원의 온실

다. 이처럼 꽃을 가장 중요하게 보는 것은 개화 시기에 맞추어 촬영하기가 힘들고 식물 분류 시에 명확성을 더해 주는 열쇠이기 때문이다.

보통샐서피(common salsify) 또는 굴 식물(oyster plant)이라 불리는 산엽파라문삼(蒜葉婆羅門參, *Tragopogon porrifolius*)도 보인다. 이 식물의 어린 뿌리는 샐러드로 이용하며 간이나 담낭에도 효과가 있는 약용식물이다.

양치류 식물을 모아 놓은 구역도 있다. 골고사리(*Asplenium scolopendrium*), 톱지네고사리(*Dryopteris atrata*), 개고사리(*Athyrium niponicum*) 등 양치류 식물 23종이 촬영 가능했다. 정문 쪽으로 나오니 선인장 구역과 온실도 보인다.

출발 전에 미리 한국에서 홈페이지를 통해 식물 목록과 식물원 지도를 인쇄해서 공부했지만 현장에서 서두르는 마음에 이를 무시했더니 낭패를 당했다. 식물원 입구가 3군데 있다는 사실을 알고 갔지만 시간상 벨베데레 궁전을 거쳐 간 덕에 후문으로 들어가 버린 것이다. 화장실이 급해 찾아보니 후문 쪽에는 없고 후문 인근 식물원 바깥에 유료 화장실이 있었다. 찾아간 그곳은 동전만 사용하는 무인 유료 화장실이었다. 동전이 없어 힘들어하다가 다시 후문으로 와서 매표소의 친절한 아가씨의 도움으로 소지한 고액권을 전부 동전으로 교환하고서야 화장실을 이용할 수 있었다. 그런데 나중에 보니 정문 바로 안쪽에 화장실이 있는 것이었다. 그리고 약용식물도 정문으로 들어오면 쉽게 갈 수 있는 지역에 대부분 있었다. 이 같은 점을 참고하여 이 식물원을 방문한다면 후문보다 정문을 찾아서 입장할 것을 독자분들께 추천한다.

하루 종일 무거운 카메라 가방을 멘 채 지친 몸을 이끌고 촬영한 결과, 209종의 식물을 10기가바이트 분량으로 담을 수 있었다. 빈대학교 식물원은 시내에 위치해 있어 걸어서 찾아가기에 수월하다.

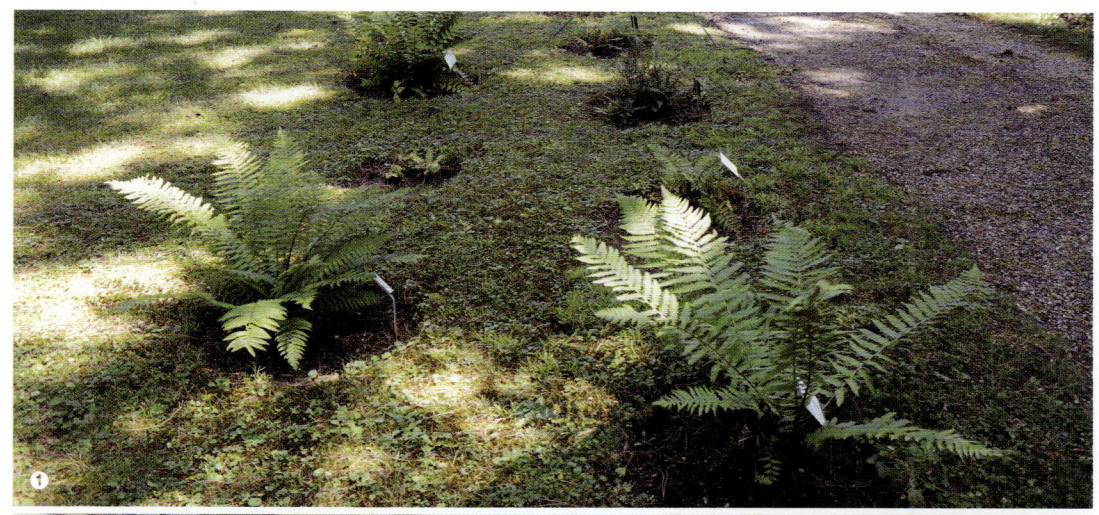

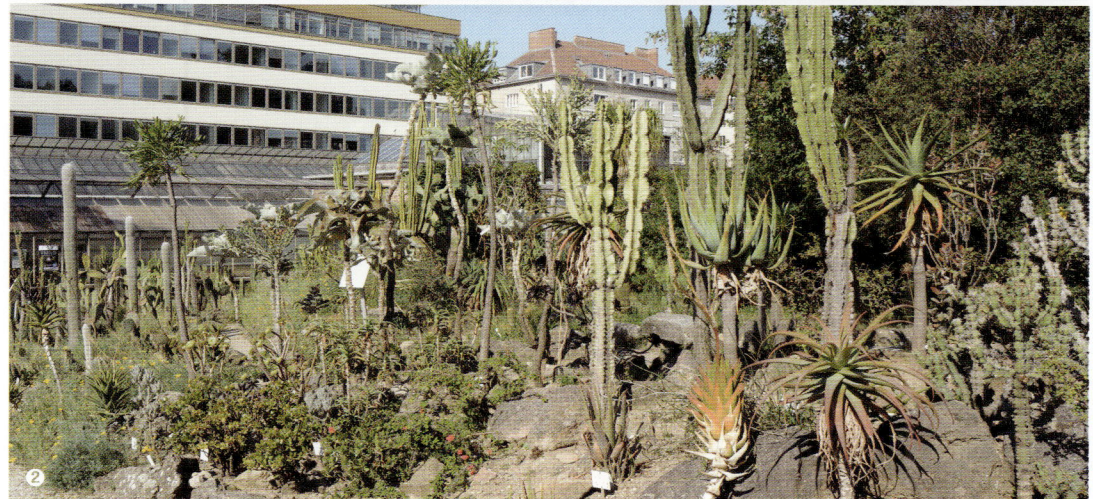

❶ 양치식물 구역 ❷ 선인장 구역

Tips

- 위치 : 벨베데레 궁전 옆에 위치
- 홈페이지 : http://www.botanik.univie.ac.at/hbv/index.php?nav=&lang=en
- 설립 연도 : 1754년
- 면적 : 8헥타르
- 운영시간(정문) : 10~16시(1월 7일~1월 31일) / 10~17시(2월 1일~3월 25일) /
  10~18시(3월 26일~9월 30일) / 10~17시(10월 1일~10월 28일) /
  10~16시(10월 29일~12월 23일)
- 휴원일 : 12월 24일~1월 6일
- 입장료 : 무료
- 주소 : Botanical Garden of the University of Vienna, Rennweg 14, 1030 Wien, Austria
- 전화번호 : +43 (1) 4277 54100

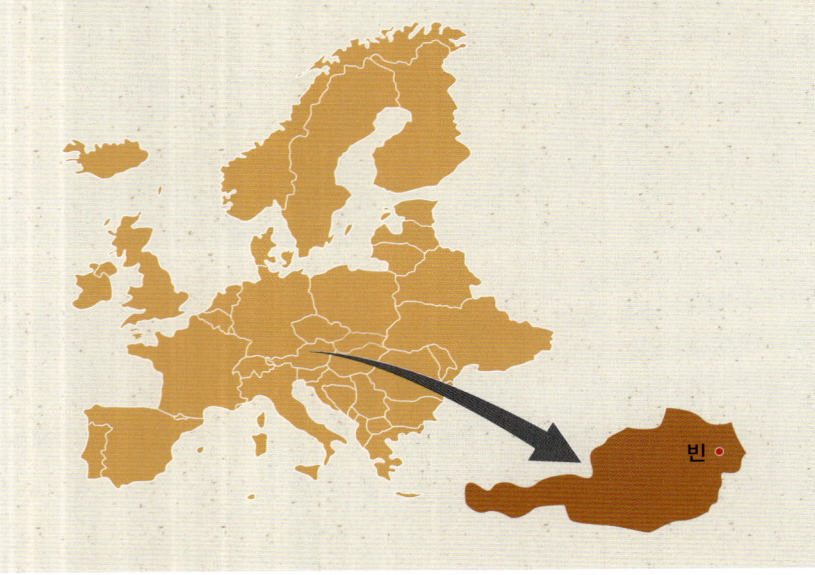

202

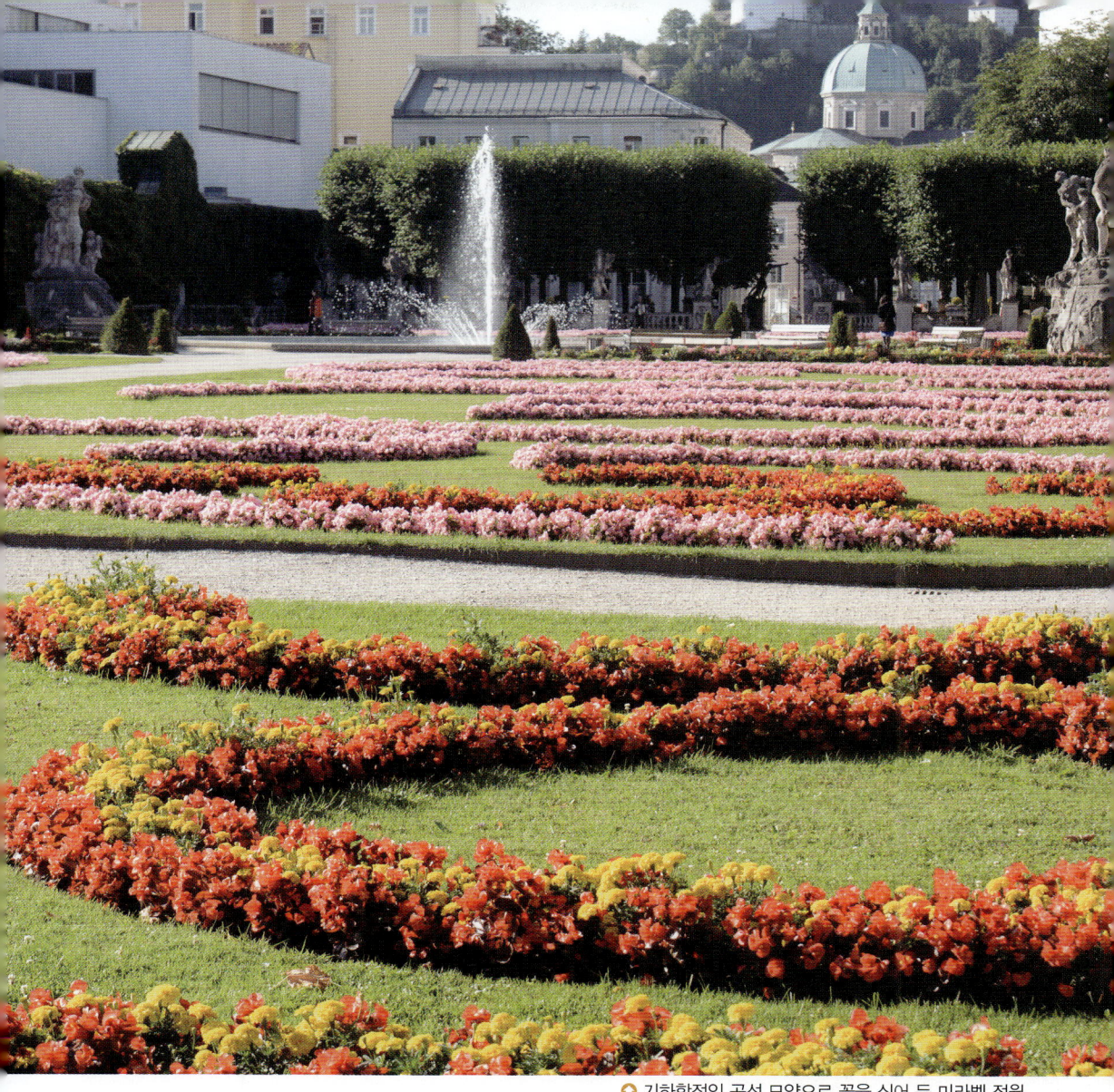

◆ 기하학적인 곡선 모양으로 꽃을 심어 둔 미라벨 정원

| 3.03 |

잘츠부르크 미라벨 정원과 약초

사운드 오브 뮤직의 공원

오스트리아 잘츠부르크 시내의 미라벨 궁전이 자랑하는 17세기 미라벨 정원(Mirabell Garden)이다. 연못, 분수, 대리석 조각물과 많은 꽃들로 잘 장식한 정원으로 유명하지만 이곳에서 촬영했던 영화 〈사운드 오브 뮤직〉으로 인해 세계적인 명소로 자리를 잡았다. 〈사운드 오브 뮤직〉은 1966년 아카데미 작품상, 감독상, 음악상 등 5개 부문의 상을 휩쓸고 우리의 시각과 청각 영역을 극대화시킨 뮤지컬 명작이다. 미라벨(Mirabell)이란 단어는 '감탄스럽다'의 'mirabile'과 '아름답다'라는 'bella'의 조합으로 이탈리아의 여성 이름이기도 하다. 미라벨 정원은 잘츠부르크 중앙역에서 남쪽으로 걷다 보면 오른편이며 시내를 가로질러 흐르는 잘차흐(Salzach) 강 근처다.

초록 잔디밭 그리고 기하학적인 곡선과 직선이 조화로운 정원에는 마침 꽃들이 만발해 있다. 마치 꽃 자수를 놓은 듯한 정원이라는 표현이 맞을 것 같다. 근처에 있는 장미 터널은 〈사운드 오브 뮤직〉의 여주인공 마리아가 아이들과 도레미송을 불러 우리들의 기억 속에 사랑스럽게 각인된 곳이다. 필자가 이곳을 찾은 날에도 정장 차림의 노부부가 장미 터널 안에서 입맞춤을 하며 낭만적인 사진 포즈를 취하고 있고, 초록색 정원 안에서는 꼬마 숙녀와 남자 아이가 재미있게 놀고 있다.

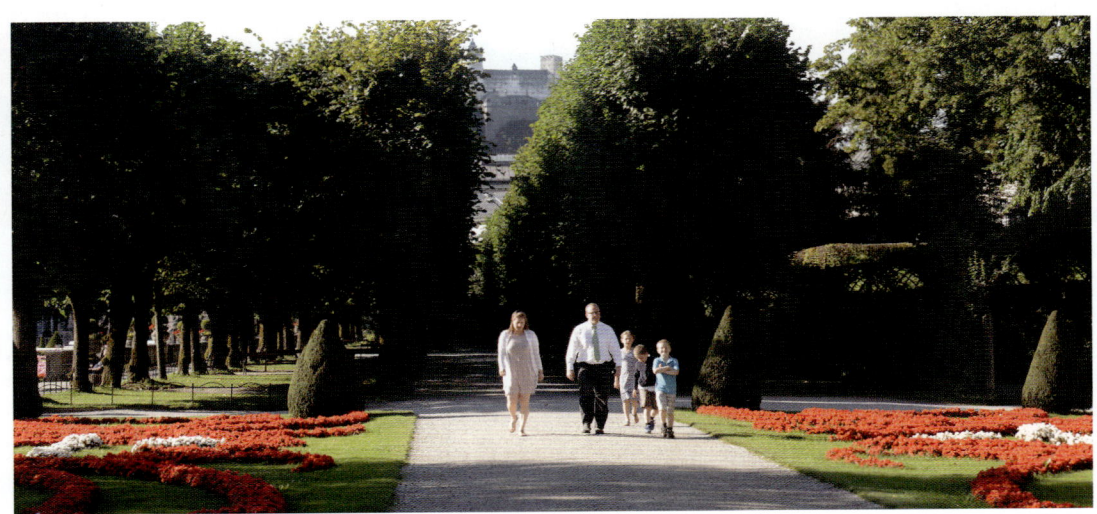

◐ 이른 아침에 한 가족이 미라벨 정원을 산책하고 있다.

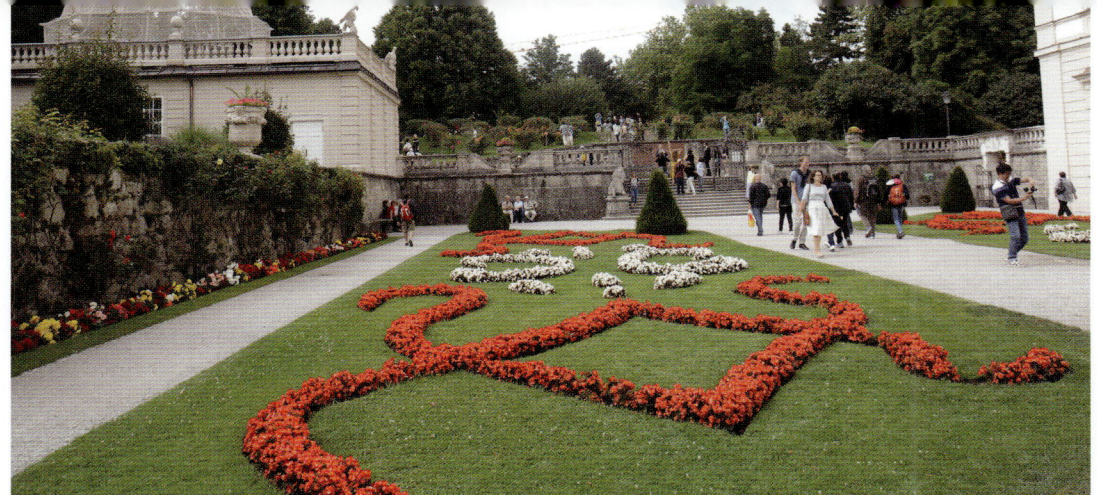

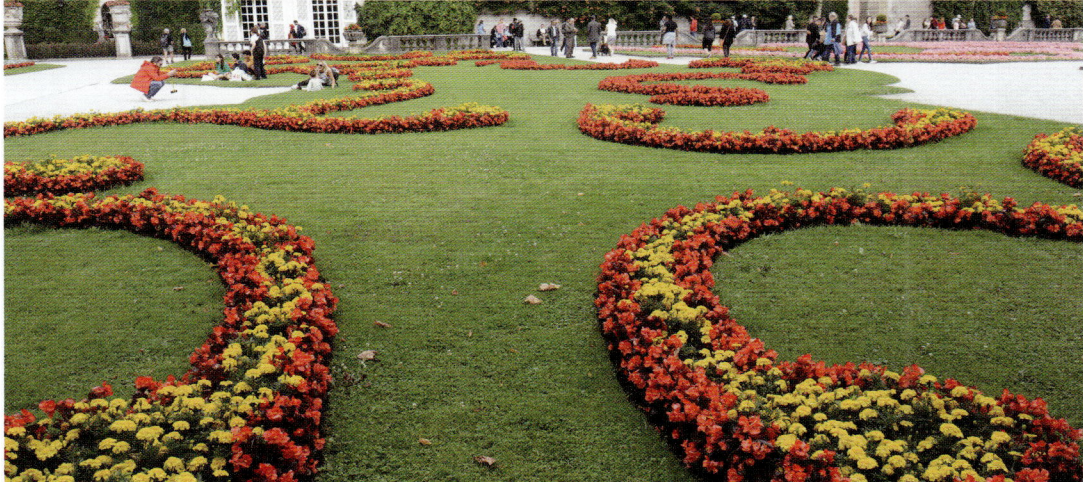

❍ 기하학적인 곡선 모양으로 꽃을 심어 둔 미라벨 정원

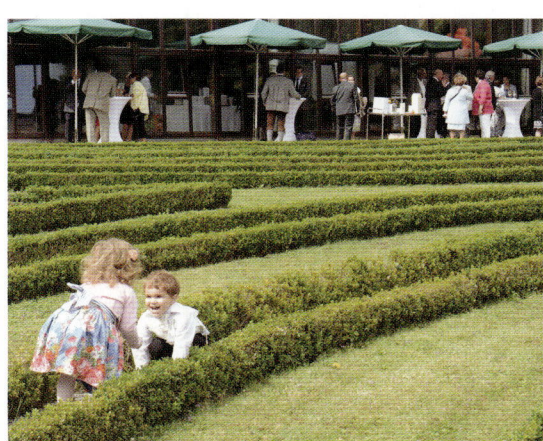

❍ 정원 안에서 꼬마 아이들이 재미있게 놀고 있다.

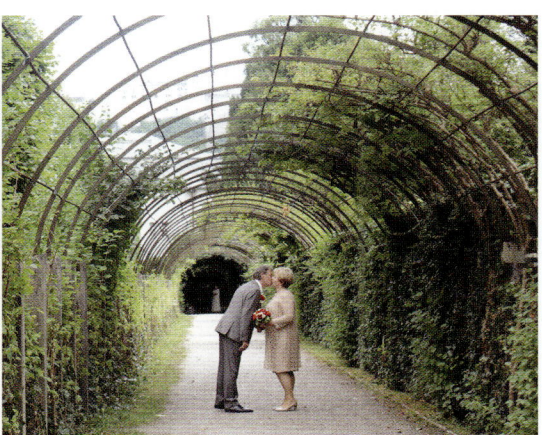

❍ 노부부가 장미 터널 안에서 입맞춤을 하고 있다.

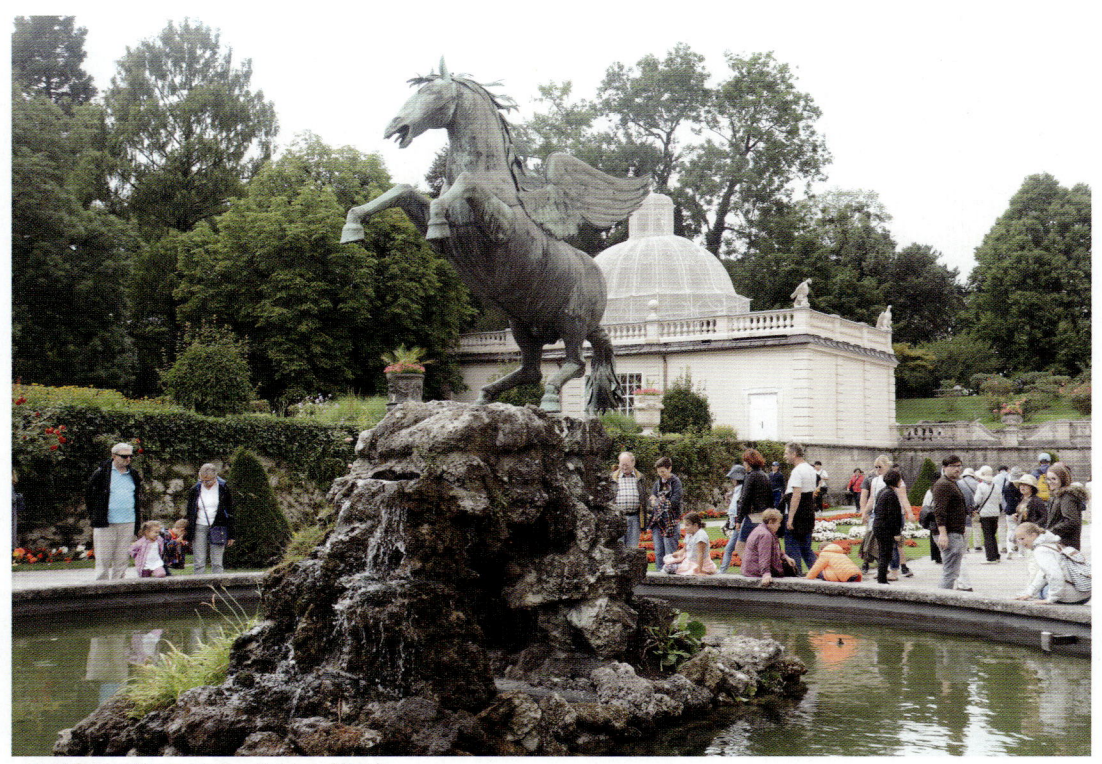

⚬ 많은 관광객들로 붐비는 페가수스 청동상

미국능소화, 모시대

　미라벨 정원에서 시내 도로로 나가는 계단 옆의 벽에는 능소화가 가득하다. 자세히 보니 우리나라에 있는 능소화(Campsis grandiflora)가 아니라 미국능소화(Campsis radicans)다. 우리나라 길거리 담장에서도 자주 보이는 식물인 능소화는 꽃의 지름이 크면서 통부가 짧은 데 비해 미국능소화는 꽃의 지름이 작으면서 통부가 길어 꽃의 밸런스가 다른 점이 특징이다. 우리나라의 의약품 공정서인 《대한민국약전외한약(생약)규격집》에서는 능소화와 미국능소화 둘 다 의약품으로 인정하고 있다. 능소화 꽃은 활혈통경(活血通經, 혈액순환을 촉진하여 월경이 잘 나오게 한다), 양혈거풍[凉血祛風, 혈열(血熱)을 식히고 풍(風)을 제거한다] 효능이 있고 숨이 차면서 기침하는 증상, 저리고 통증이 있는 증상에 처방할 수 있는 약용식물이다.

　북쪽으로 들어서면 앞발을 들고 있는 페가수스 청동상이 있는 연못을 만나게 된다. 페가

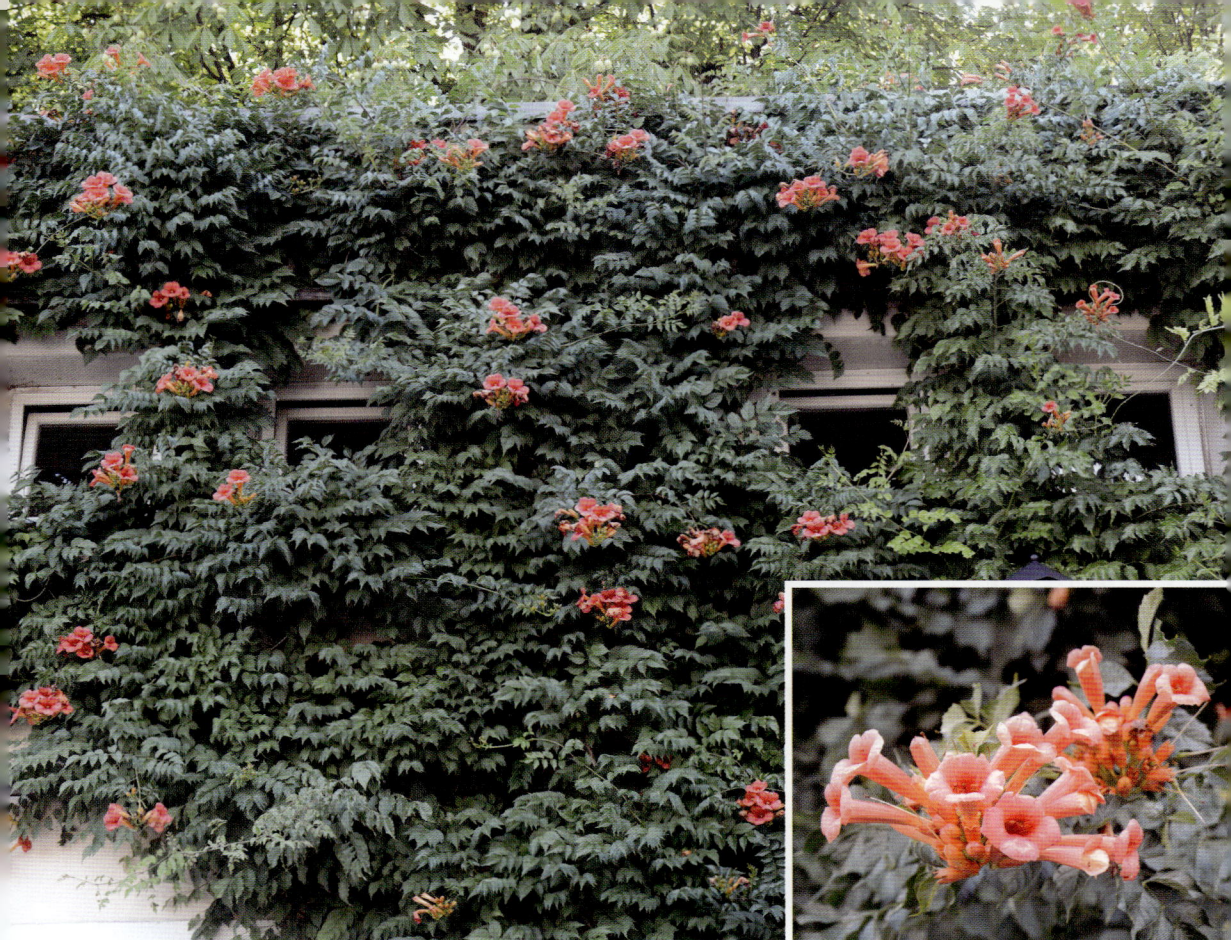

◆ 정원의 벽에서 자라는 미국능소화　　　　◆ 미라벨 정원의 미국능소화 꽃

수스는 그리스 신화에 나오는 신성한 동물로 날개가 달린 천마(天馬)다. 영화에서는 연못 가장자리를 도는 율동을 하면서 도레미송을 불렀던 곳이라 이곳도 관광객들로 항상 붐빈다.

　필자는 페가수스 청동상 근처에 있는 계단에서 머물다가 초롱꽃과의 잔대속(Adenophora) 식물이 보라색 꽃을 피우고 무리를 지어 자라는 모습을 발견했다. 꽃은 모시대와 아주 비슷하지만 잎의 모양이 달라서 모시대는 아닌 것 같다. 그래서 우리나라에는 자라지 않는 유럽의 모시대 식물인 것 같다는 충남대 약대의 배기환 명예교수의 설명이다. 모시대는 모시잔대라고도 불리며 꽃은 보라색, 잎은 줄기의 1마디에 1장씩 붙는 어긋나기를 한다. 모시대(Adenophora remotiflorus)의 뿌리는 한방에서 제니(薺苨)라고 부르며, 폐의 진액 부족으로 생긴 기침이나 목 안이 붓고 아픈 증상에 사용하는 한약이다.

페가수스 청동상 뒤편의 정원은 연못처럼 붐비지 않는다. 이곳을 지나다 몇십 년은 살아왔을 법한 사과나무 고목을 만났다. 나무 아랫부분을 보니 세월의 흔적이 묵직하고, 높은 곳엔 사과 열매 몇 개가 귀하게 달려 있을 뿐이다. 날이 어둡고 일행이 있어 나그네는 지체할 시간이 없어 그냥 지났기 때문에 사과나무인지 확신이 없었으나 귀국 후 순천대 교수께서 흐릿한 현장 사진을 보고 확인해 줬다.

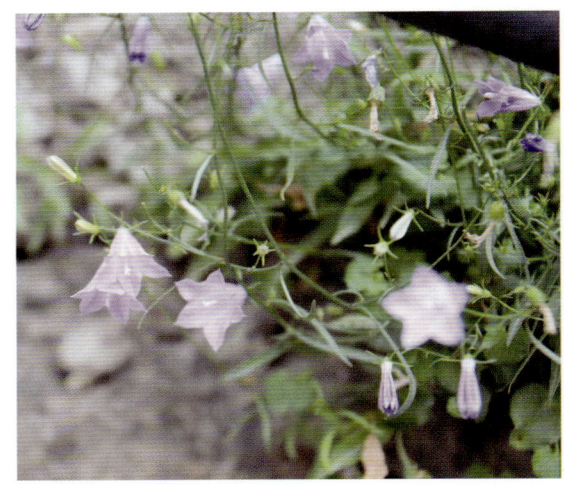
◐ 모시대와 비슷한 꽃

사자상 아래의 모시대 유사 꽃 ◐

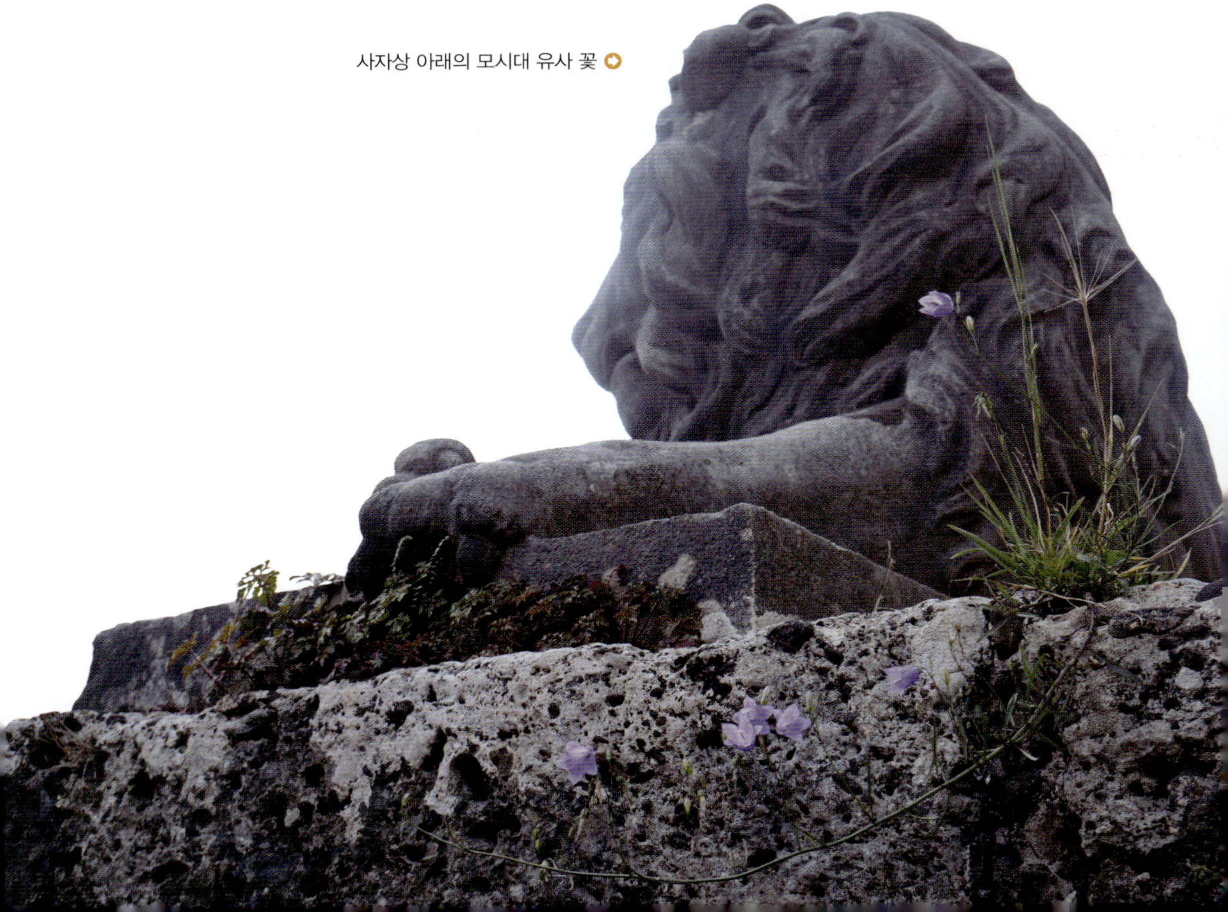

Tips

- 위치 : 잘츠부르크 중앙역에서 도보로 10분 정도 소요
- 홈페이지(미라벨 궁전과 정원) : https://www.salzburg.info/en/sights/top10/mirabell-palace-gardens
- 운영시간 : 6시~일몰시각
- 휴원일 : 없음
- 주소(미라벨 궁전) : Mirabellplatz 3, 5020 Salzburg, Austria
- 전화번호(미라벨 궁전) : +43 662 80720

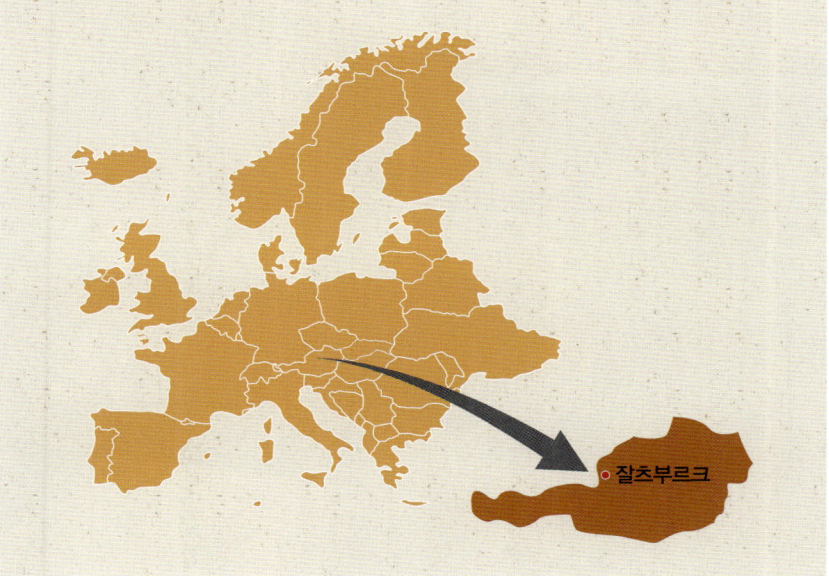

잘츠부르크 미라벨 정원과 약초

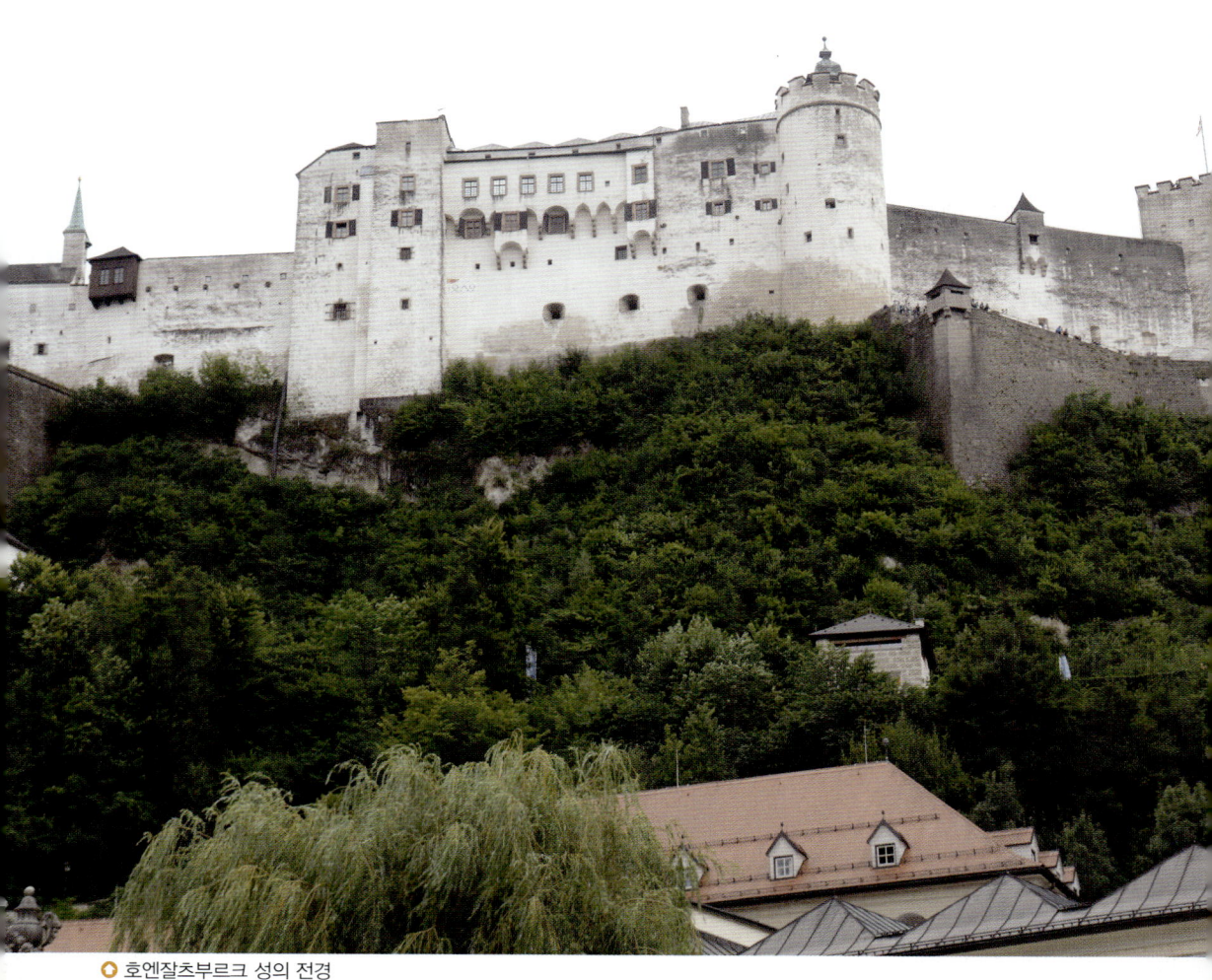

○ 호엔잘츠부르크 성의 전경

| 3.04 |

잘츠부르크
호엔잘츠부르크 성과 약초

유럽에서 가장 규모가 큰 중세 시대의 성

미라벨 정원 건너편으로 산 위의 요새인 호엔잘츠부르크 성(Hohensalzburg Castle)이 보인다. 정원의 중심축이 이 호엔잘츠부르크 성을 향하고 있으므로 분수와 산 위의 성을 뒤로 하고 서면 웅장한 배경사진을 찍을 수 있다.

호엔잘츠부르크 성은 유럽에서 가장 규모가 큰 중세 시대 성 중의 하나다. 잘츠부르크 대주교였던 게브하르트(Gebhard von Helfenstein)가 1077년에 창건한 이 성은 명실상부 잘츠부르크의 상징으로 언덕에 우뚝 서 있으므로 도시 어디에서나 잘 보이는 랜드마크다. 심지어

○ 성에서 내려다보는 잘츠부르크 시내

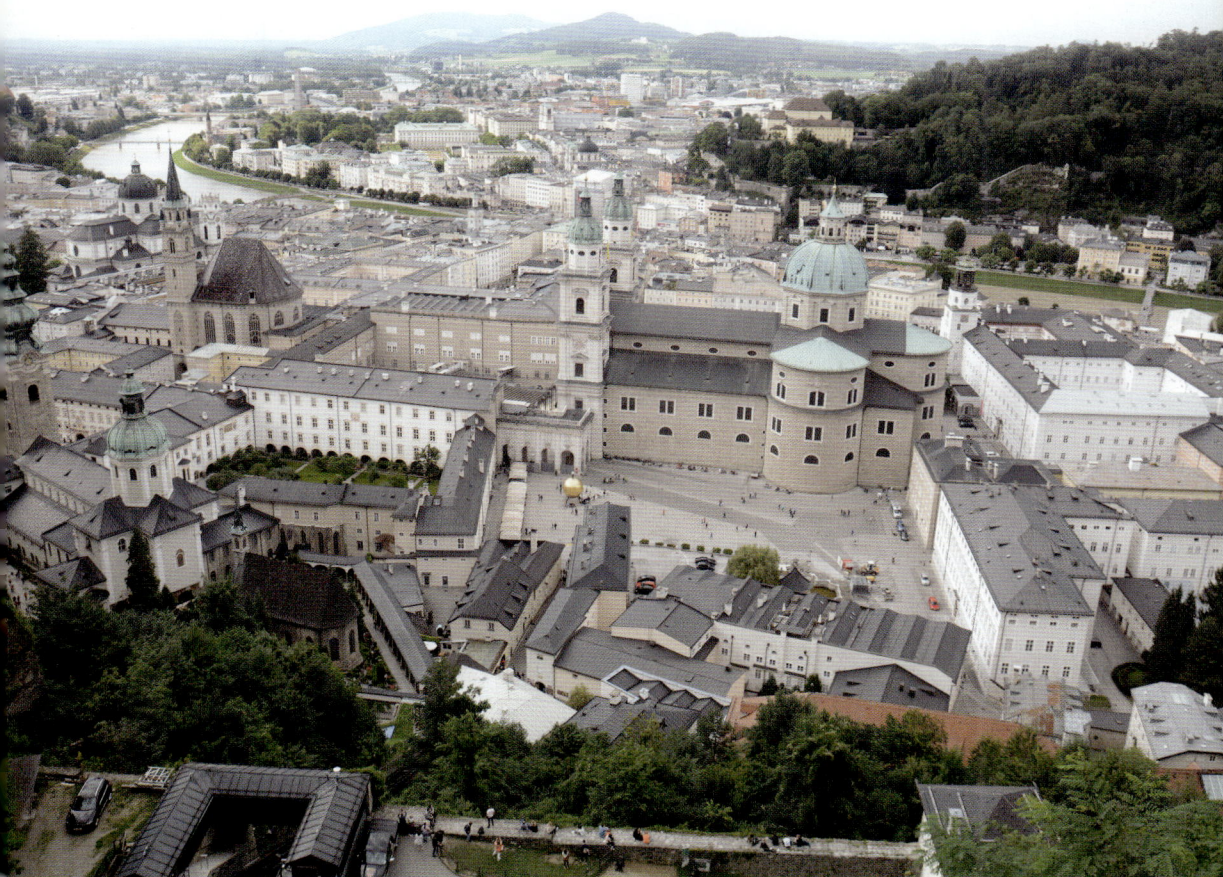

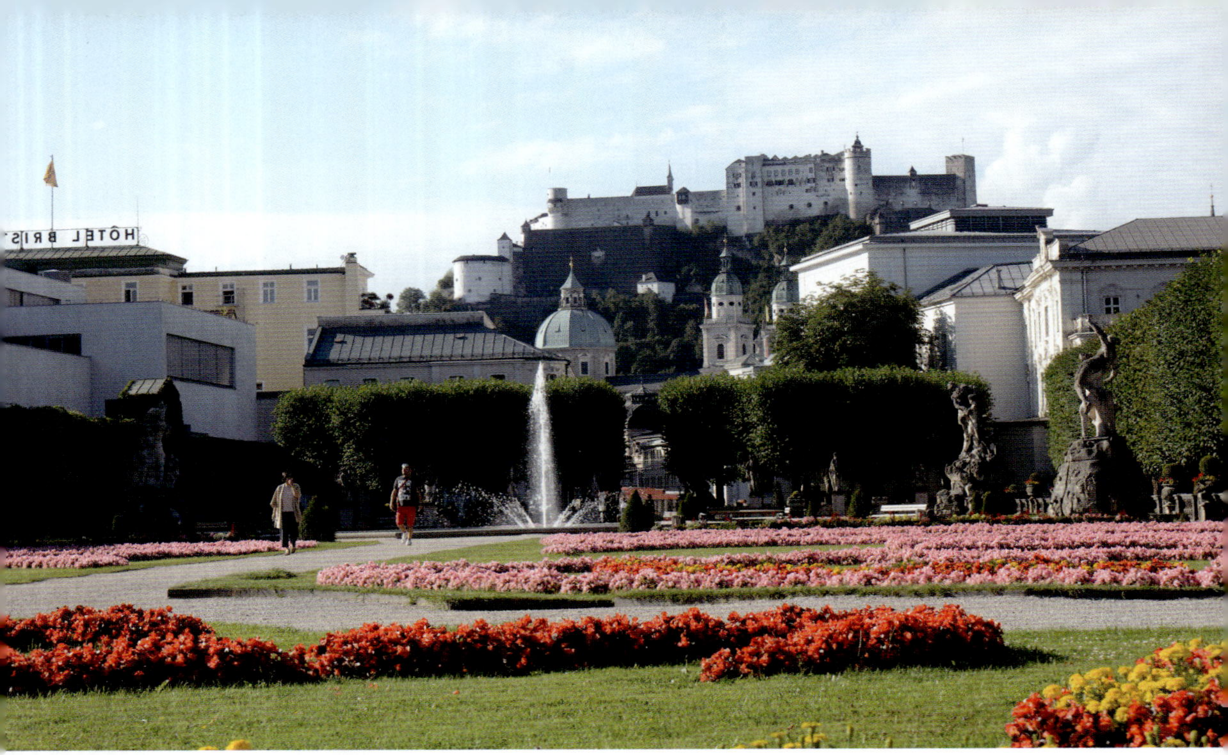

○ 미라벨 정원에서 보는 호엔잘츠부르크 성

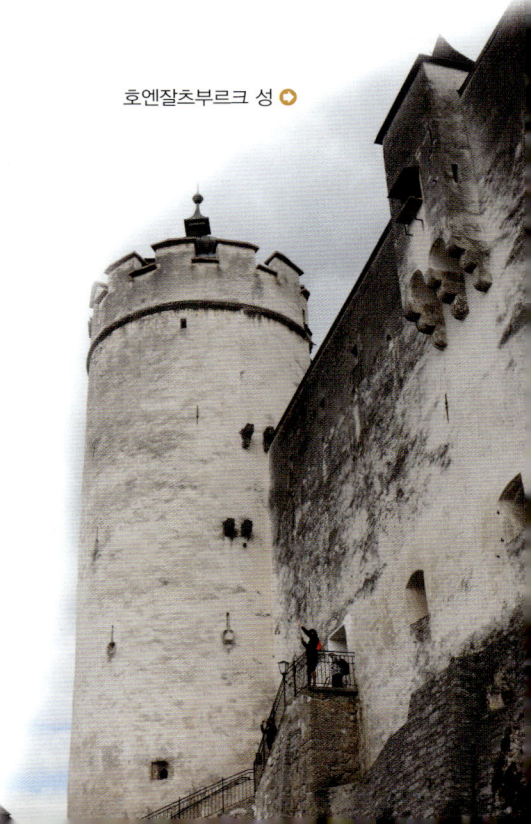

호엔잘츠부르크 성 ○

한 번도 점령당하지 않아서 잘 보존될 수 있었던 귀한 유물 중의 하나라고 한다. 케이블카를 타면 산 중턱까지 접근할 수 있고 성 입구로 들어갈 수 있었다. 케이블카 정거장에서 내려 계단을 오르다 뒤를 돌아보면 잘츠부르크 시내가 한눈에 펼쳐진다.

성 내부에 있는 옛날 무기와 공예품도 볼거리다. 특히 중세 고문기구가 전시되어 있는 방에서는 관광객들이 부쩍 호기심을 가지고 소곤거리며 구경을 한다. 기묘한 갖가지 고문기구들이 보는 사람들의 가슴을 섬뜩하게 만들어 무서운데 재미가 있는 아이러니다.

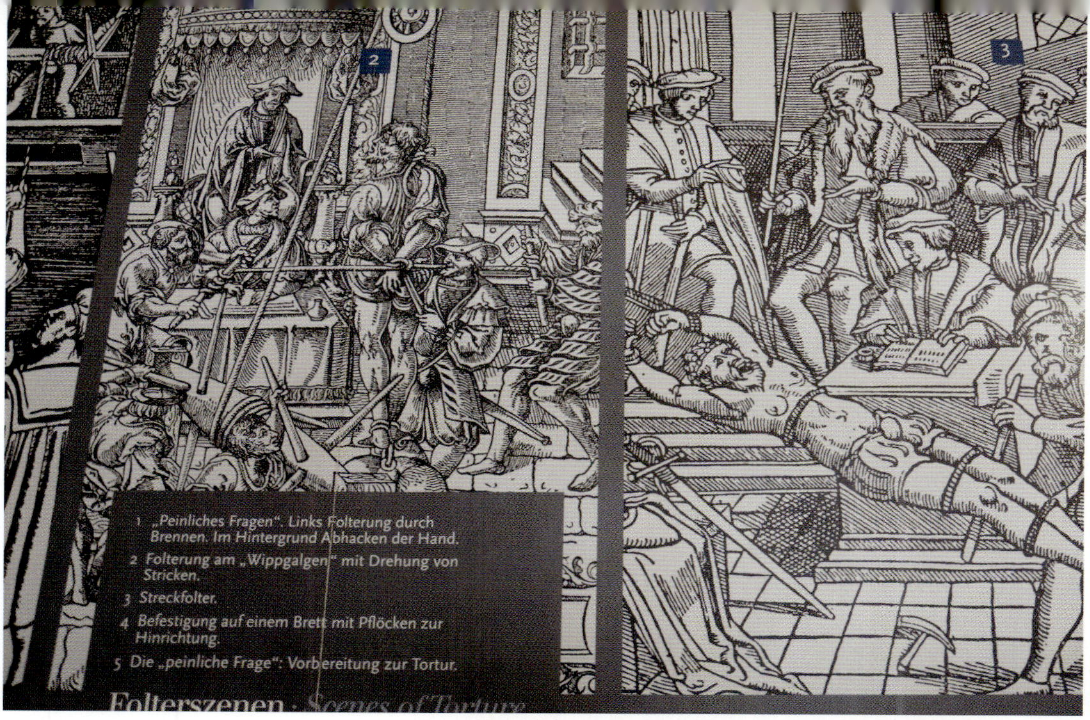

○ 호엔잘츠부르크 성에 걸린 그림. 당시 고문하는 모습을 재현하고 있다.

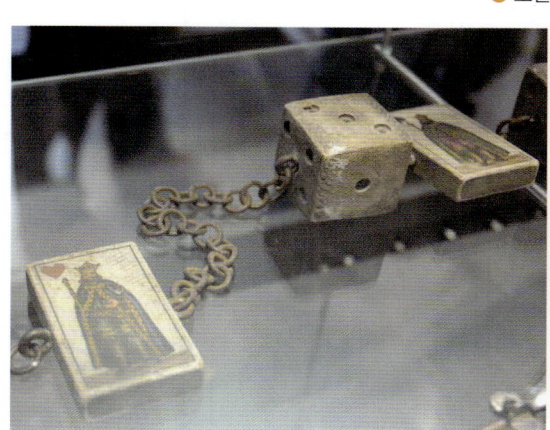
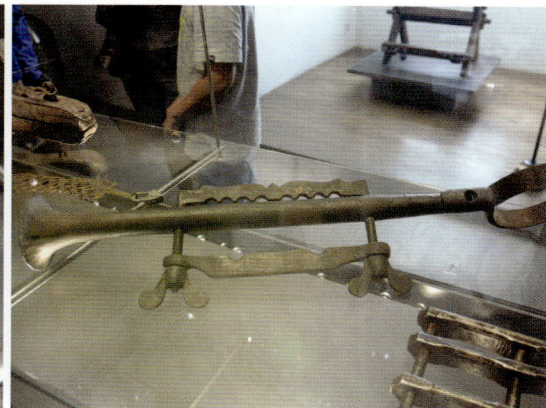

○○ 호엔잘츠부르크 성에 전시하고 있는 고문기구

에델바이스, 솜다리

성 안에 있는 기념품 판매 상점에서 고대하던 식물도 만났다. 에델바이스(*Leontopodium nivale* subsp. *alpinum* = *Leontopodium alpinum*)다. '오리지널 잘츠부르크의 천연물'이란 홍보 간판 아래 씨를 심은 화분과 에델바이스 비누를 팔고 있다. 필자는 생각할 겨를도 없이 이 제품들을 바로 사 버렸다. 그동안 유럽에서 수없이 에델바이스 자료를 찾아 왔으나 식물은 본 적이 없어

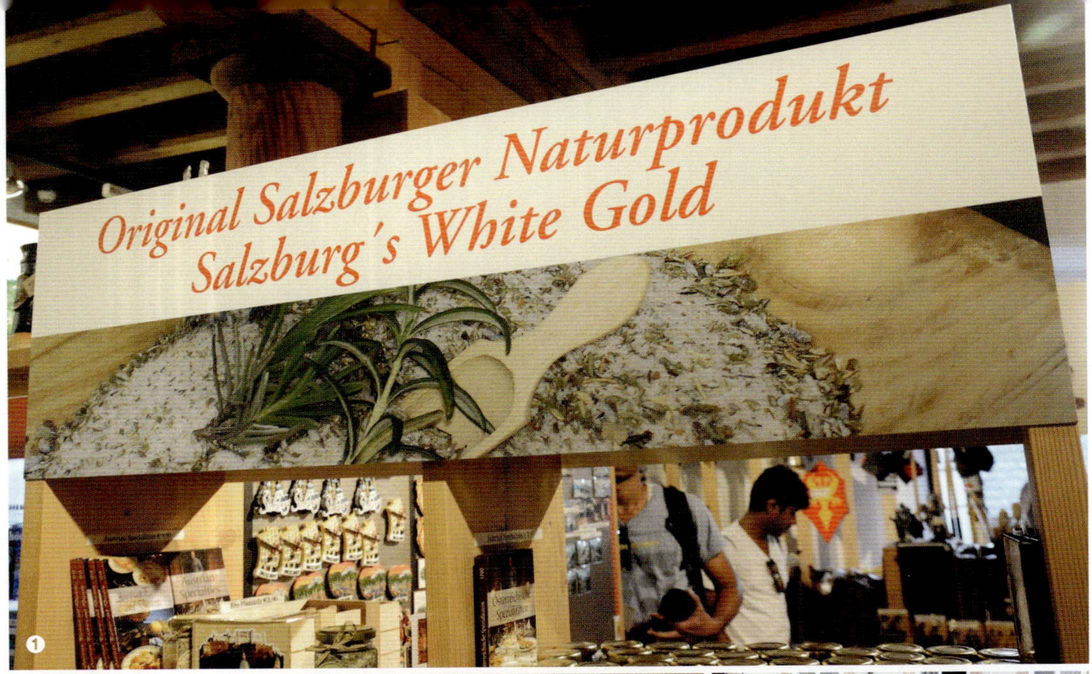

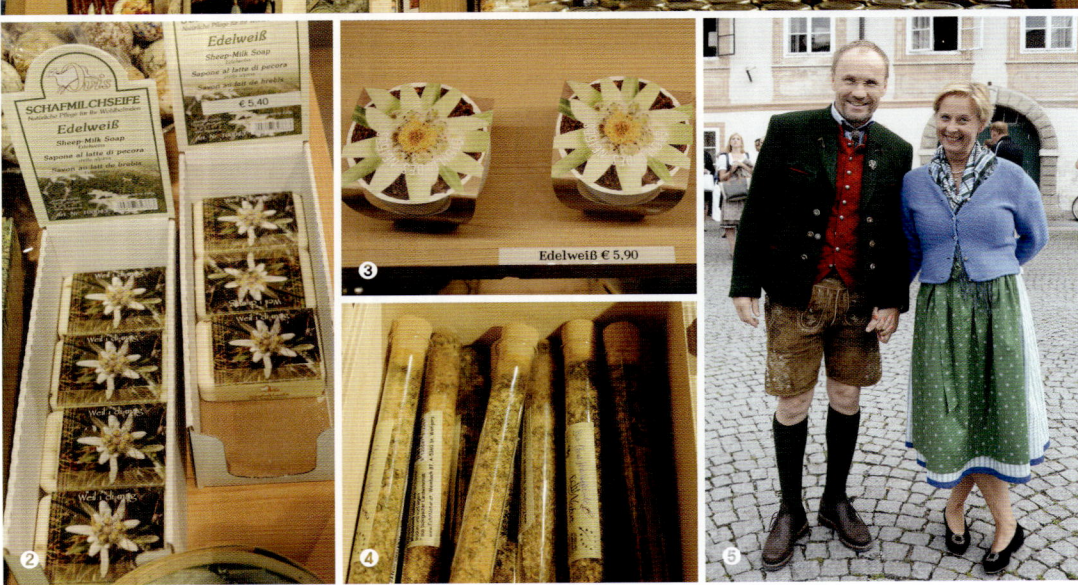

❶ 천연물 제품 판매 코너 ❷ 성에서 팔고 있는 에델바이스 비누 ❸ 성에서 팔고 있는 에델바이스 화분
❹ 성에서 팔고 있는 향신 식물이 포함된 식용소금 ❺ 오스트리아 전통의상을 입고 결혼식 피로연에 참석한 시민

    서 마치 전설 속의 신비로운 식물인가 하는 착각을 가질 정도였는데 선명한 에델바이스 꽃 사진이 들어간 비누를 보니 화들짝했던 것이다.

    에델바이스는 고산식물로 흰 털이 덮여 있으며 별처럼 생기고 벨벳 같은 하얀 꽃의 촉감이 특징이다. 우리나라의 특산식물로 한라산이나 금강산에서 자라는 솜다리(*Leontopodium coreanum*)가 에델바이스를 닮았는데 '하얀 솜털이 나 있는 다리'라는 뜻으로 이름을 붙였다.

상점 다른 쪽은 지역에서 생산한 허브로 만든 식용소금도 팔고 있다. 관심이 있는 식물 제품이 여기저기 널려 있어 세세하게 구경을 했고 계산대도 붐벼서 시간이 흘렀는지 먼저 나와 밖에서 기다리던 동료가 케이블카에 많은 관광객들이 줄을 섰다고 재촉을 한다. 소금 도시라는 이름처럼 잘츠부르크는 필자에게 연구 자료로 소득이 짭짤한 하루를 선사했다.

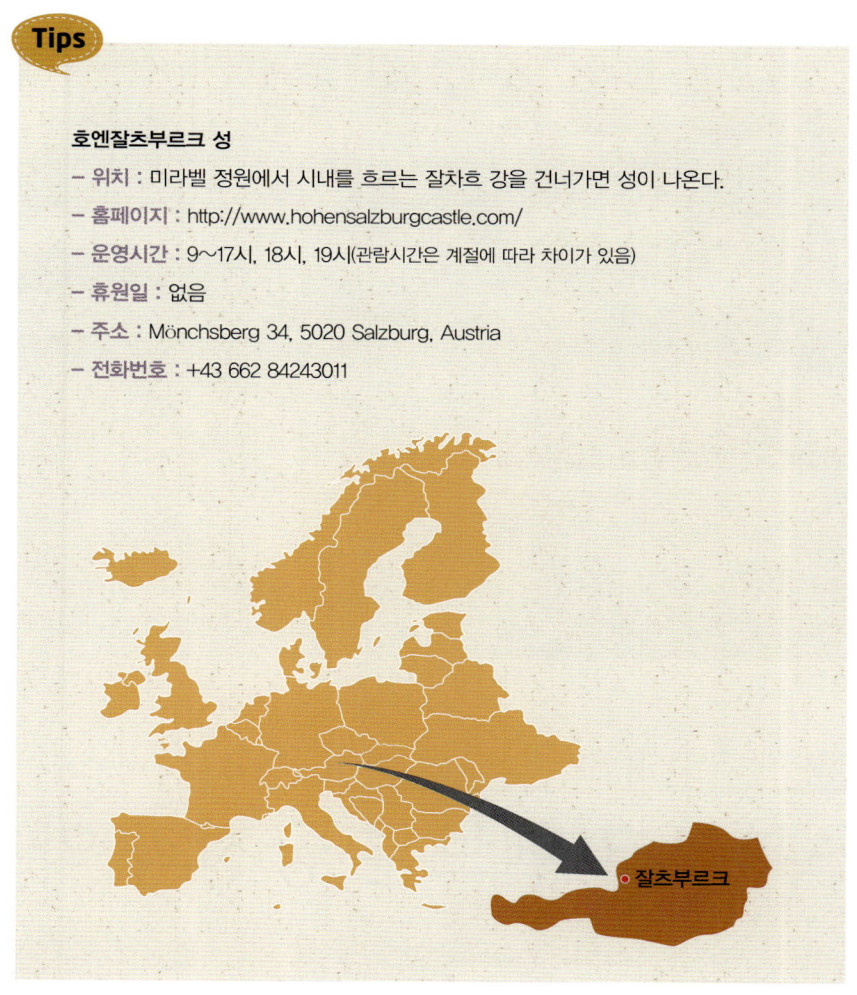

Tips

호엔잘츠부르크 성
- 위치 : 미라벨 정원에서 시내를 흐르는 잘차흐 강을 건너가면 성이 나온다.
- 홈페이지 : http://www.hohensalzburgcastle.com/
- 운영시간 : 9~17시, 18시, 19시(관람시간은 계절에 따라 차이가 있음)
- 휴원일 : 없음
- 주소 : Mönchsberg 34, 5020 Salzburg, Austria
- 전화번호 : +43 662 84243011

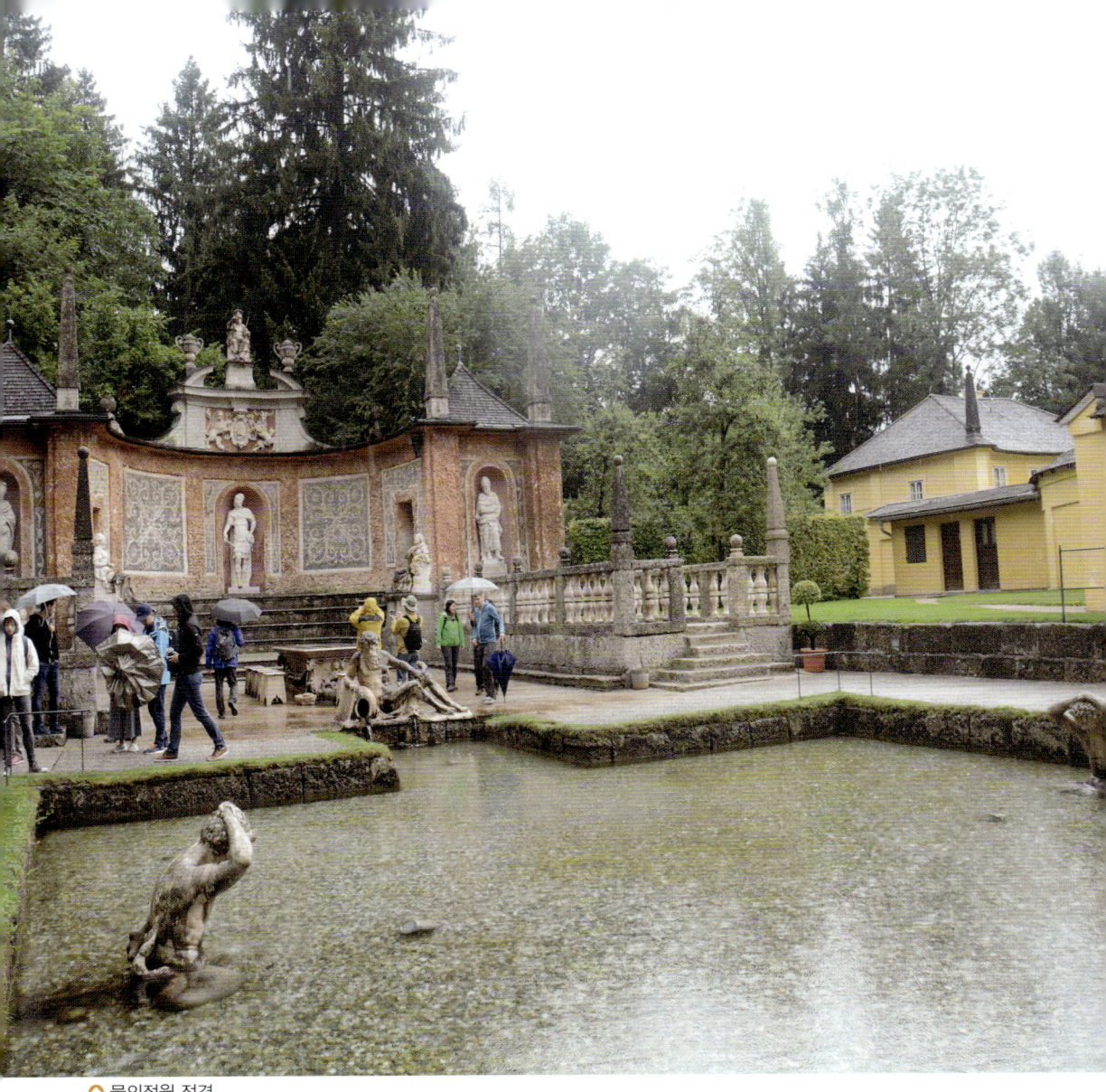

↑ 물의정원 전경

| 3.05 |

잘츠부르크 헬브룬 궁전과 약초

궁전은 물의정원

오스트리아 헬브룬(Hellbrunn) 궁전은 잘츠부르크의 대주교인 마르쿠스 시티쿠스 폰 호에넴스(Markus Sittikus von Hohenems)가 여름 별장으로 이용하기 위해 17세기에 세운 성으로 잘츠부르크에서는 동남쪽으로 10km 남짓 떨어져 있다.

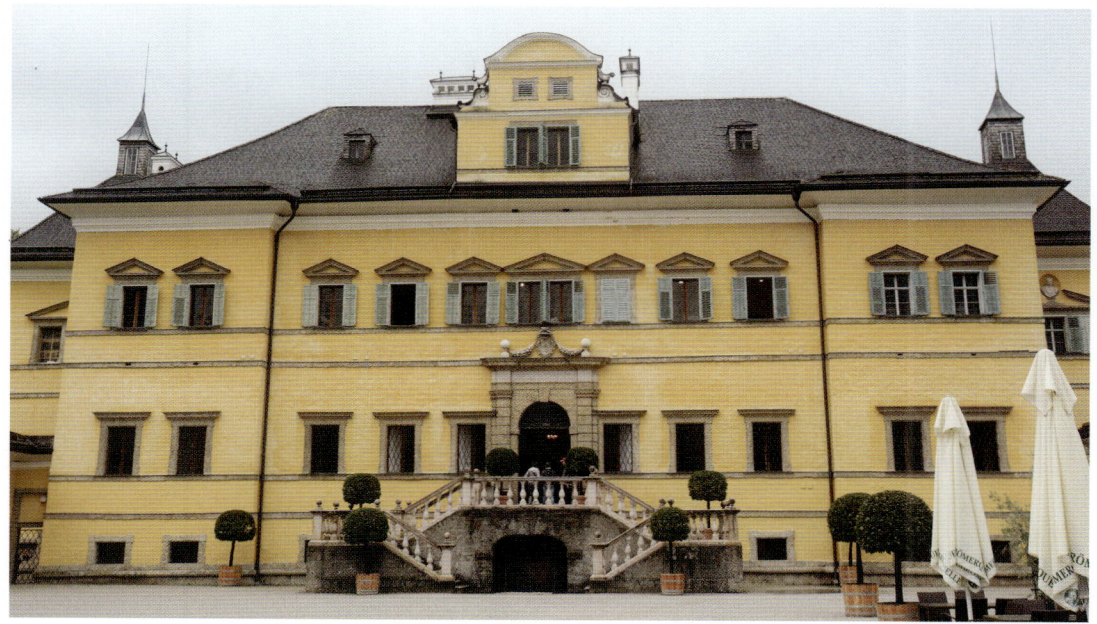

◎ 헬브룬 궁전의 전경

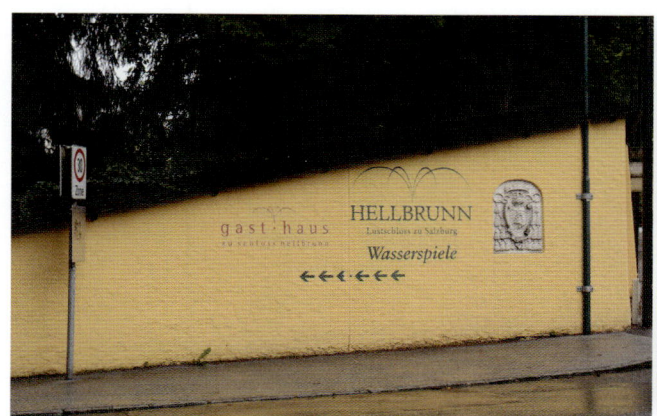

◎ 헬브룬 궁전의 노란색 담

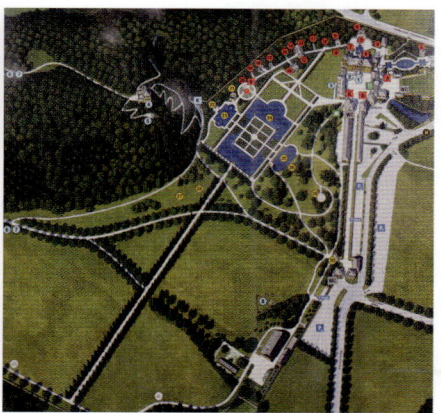

◎ 헬브룬 궁전의 안내도

이곳에 가려고 잘츠부르크 미라벨 정원에서 시내버스를 탔다. 궁전 입구에 다다르니 담장에 독일어로 헬브룬 궁전(독일어: Schloss Hellbrunn)이라고 적혀 있고 '바서슈필레(Wasserspiele)'란 단어가 덧붙어 있다. 독일어 '바서슈필레'는 영어로는 'Water feature'로 인공폭포나 수로 등의 의미를 가진 말이다. 궁전의 담장을 따라 아래로 내려가는데 성의 건물과 벽이 모두 노란색이다.

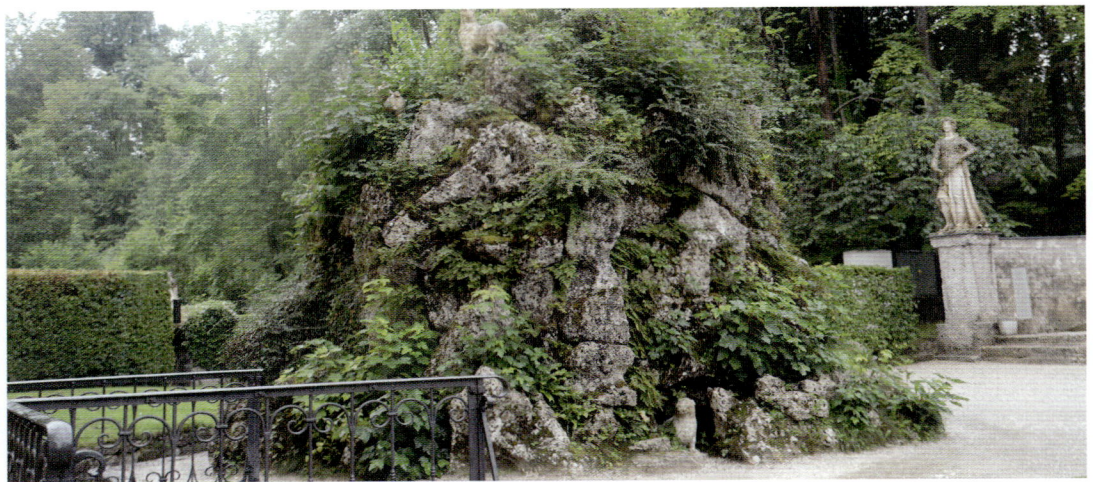
◎ 정원 풍경

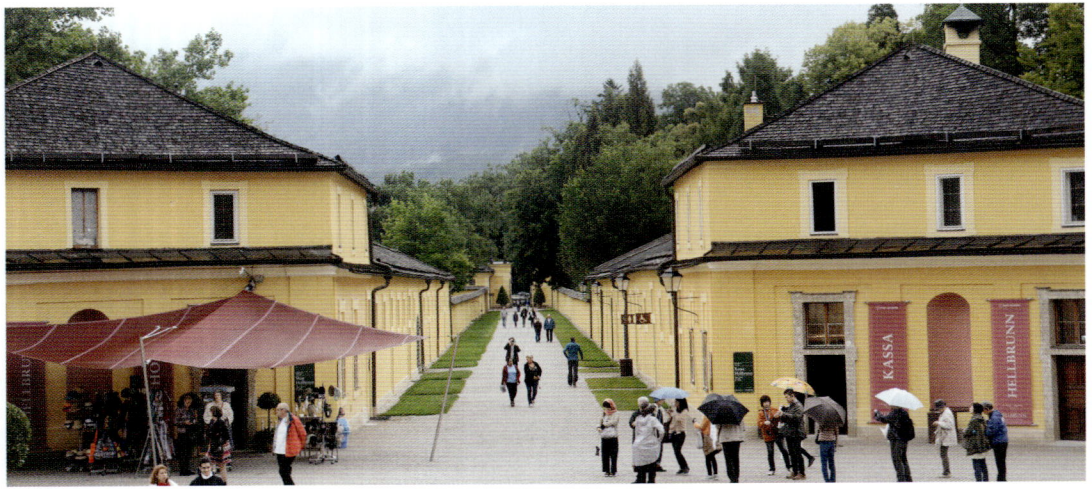
◎ 궁전 내의 노란색 건물

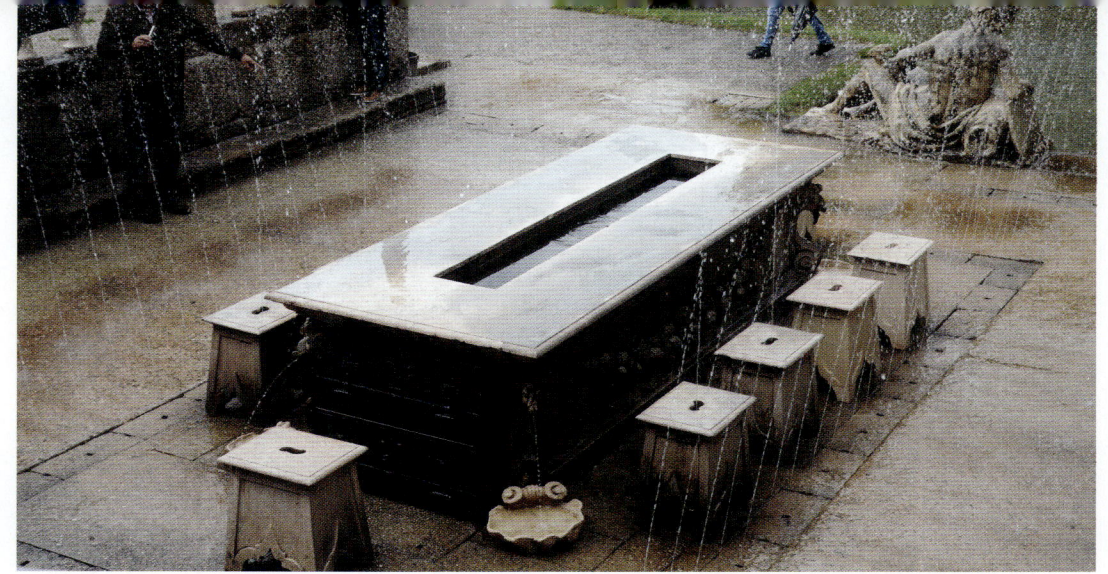

◯ 대리석 탁자에서 갑자기 물이 뿜어져 나온다.

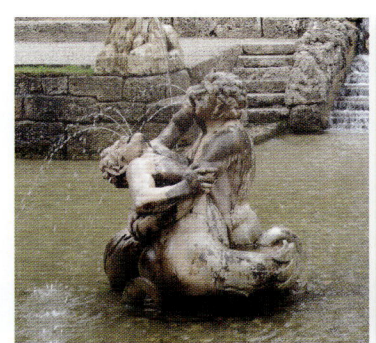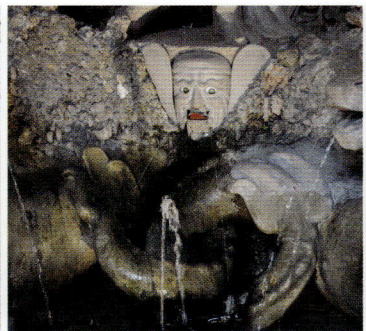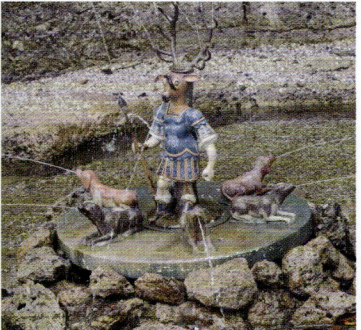

◯ 동상의 물구멍에서 물이 뿜어져 나온다.

　헬브룬 궁전에서 첫 번째로 만난 곳은 '물의정원'이다. 관광객에게 가장 인기가 많고 재미있는 곳이다. 마르쿠스 시티쿠스 대주교가 궁전 곳곳에 자기만 아는 분수를 만들고 지인들을 초대하여 와인을 즐기는 중에 갑자기 물이 쏟아지게 하여 물벼락을 맞게 하는 장난을 즐겼다고 한다. 안내인이 방문객에게 대리석 탁자에 앉아 있으라고 해서 몇 명이 나갔더니 갑자기 물이 뿜어져 나와서 놀라 도망을 치고 이 모습을 보는 관람객 모두가 깔깔 웃고 박수가 나왔다. 정원 내의 다양한 동상에도 숨겨진 물구멍이 있어 갑자기 물이 뿜어져 나왔다. 필자는 재빨리 물을 피해야지 하는 마음의 준비를 하고 있었지만 안내인의 설명을 듣는 중에 물세례를 받고 말았다. 물의정원은 개인적으로 입장할 수 없고 안내인의 도움이 필요하다.

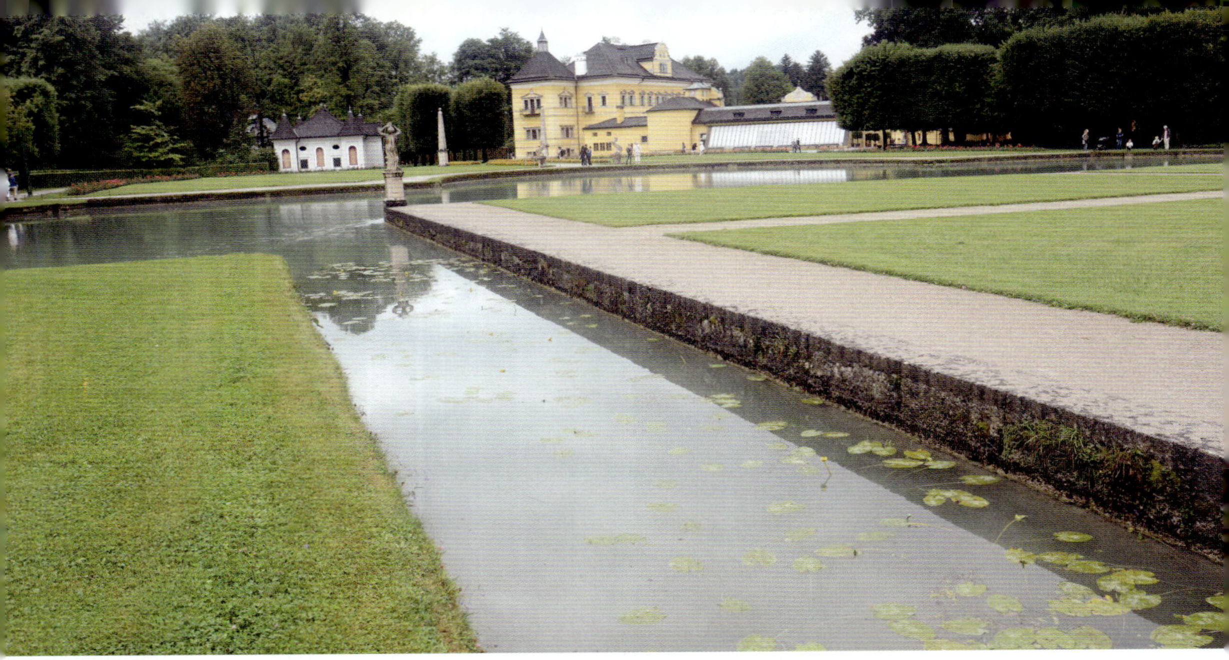

○ 정원 내의 직사각형 연못

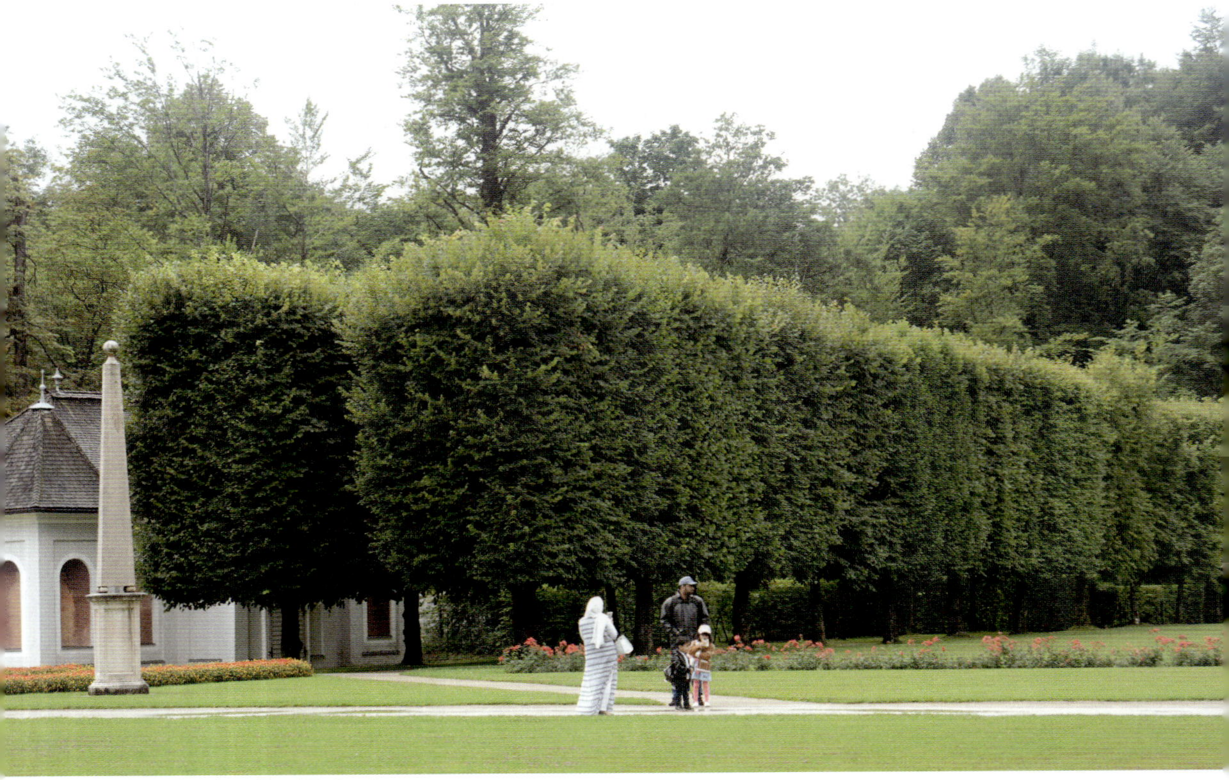

○ 정원을 산책하고 있는 가족의 모습

정향, 계피, 후추, 생강

궁전 건물 안으로 들어가니 17세기의 헬브룬 궁전 모습을 재현해 놓은 그림이 우리를 반기고 각 방은 당대 화가들의 천장화와 벽화들로 가득하다. 다양한 과일을 반으로 쪼개 놓은 그림 그리고 해바라기의 앞모습과 뒷모습을 그린 그림이 걸려 있는 방은 약용식물을 전공하는 필자를 한참이나 서 있게 했다. 다른 방에는 '현재의 자신에서 벗어나 죽음에 대비하라'라는 제목을 붙여 놓고 사과 같은 6개의 과일이 말라가는 과정을 비교하며 전시해 놓고 있다. 철학적인 제목을 던지고서 생로병사를 상징적으로 표현하고 있는 것 같다.

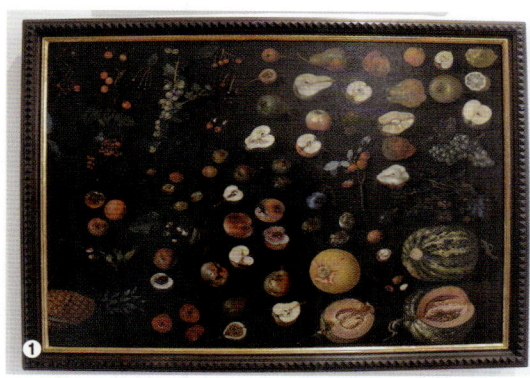 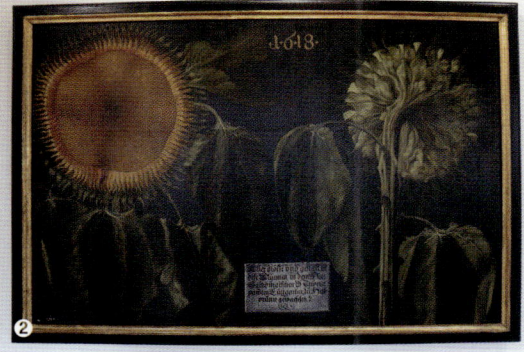

❶ 다양한 과일 그림　❷ 해바라기 그림

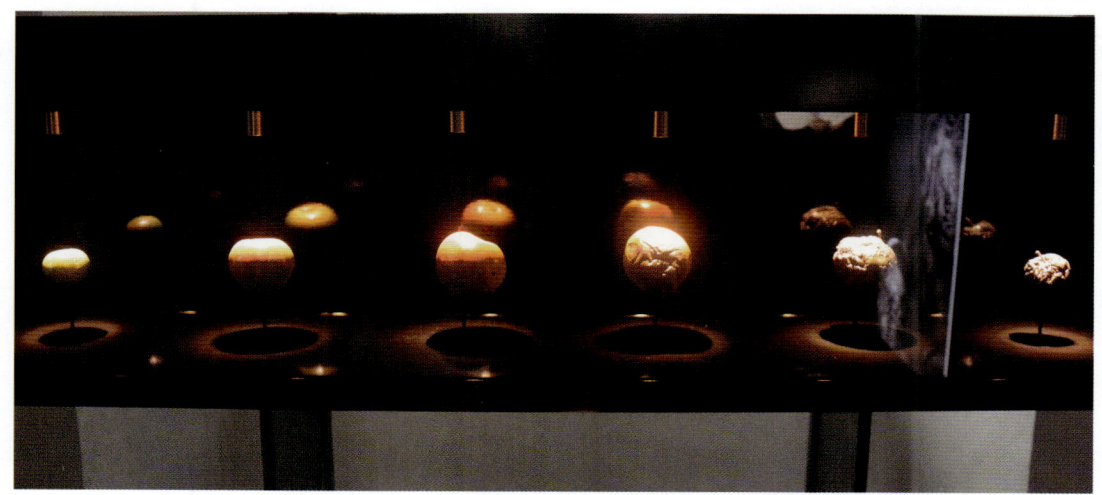

❸ 사과 같은 과일이 말라가는 과정의 전시물

잘츠부르크 헬브룬 궁전과 약초　**221**

마지막 방에는 대형 지구본이 가운데에 있다. 한반도를 찾아보니 좀 길고 이상한 형태로 중국 옆에 붙여 놓기는 했지만 분명하게 '한국'이라고 표기를 했다. 지구본 가장자리에는 정향, 계피, 후추, 생강 같은 향신료 모형을 홈을 파서 넣었고 독일어로 그 이름을 적었다.

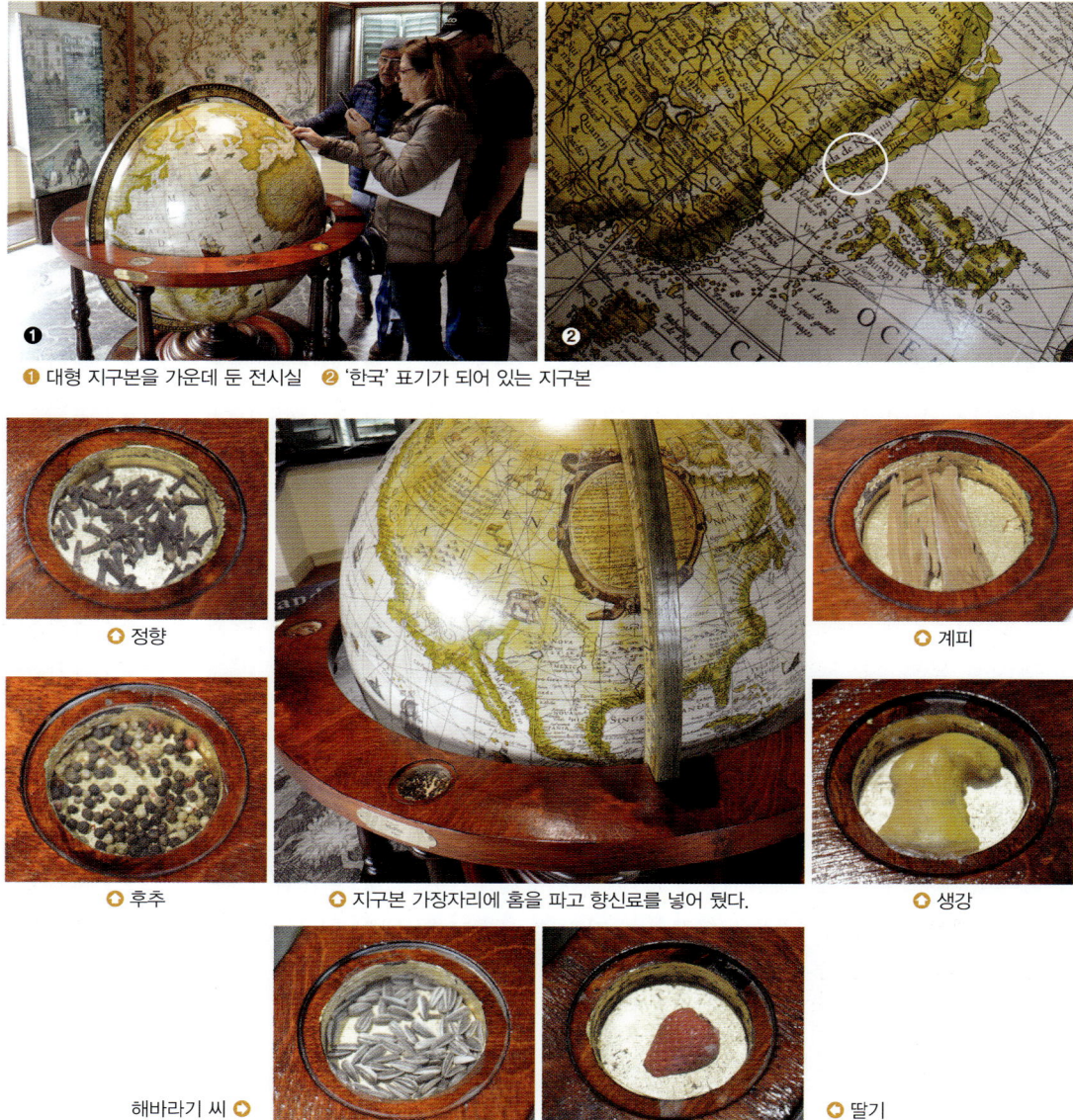

❶ 대형 지구본을 가운데 둔 전시실 ❷ '한국' 표기가 되어 있는 지구본

◌ 정향
◌ 계피
◌ 후추
◌ 지구본 가장자리에 홈을 파고 향신료를 넣어 뒀다.
◌ 생강
◌ 해바라기 씨 ◌
◌ 딸기

향신료이지만 정향(Syzygium aromaticum)은 복부가 차고 아픈 증상에 효과가 있으며, 계피(Cinnamomum cassia)는 양기 부족, 허리, 무릎이 차고 아픈 증상을 치료하는 약용식물이다. 후추(Piper nigrum)는 식욕부진, 복통, 설사, 이질에 유효하며, 생강(Zingiber officinale)은 소화가 안 되고 구토가 일어날 때 사용할 수 있다.

관람객들은 지구본을 이리저리 돌려 이 향신료들이 생산되는 세계의 주산지를 연결했다. 지구본에는 '1613년에 암스테르담에서 부분적으로 다시 제작한 지구본'이라고 적어 놓았다. 식물 그림을 그려 놓은 벽에는 중국 벽지라는 설명문도 붙여 놓았다. 이곳저곳을 사진 찍기에 바쁜 필자였지만 식물을 소재로 한 작품들이 더 많아 이 방에서 오랫동안 머물렀다.

헬브룬 궁전 안의 파빌리온은 영화 〈사운드 오브 뮤직〉에 나온 팔각 모양의 투명한 서양식 정자다. 궁전 건물로부터는 멀리 떨어진 곳에 있고, 1964년 영화에 사용되었다는 설명문이 있다. 영화 촬영 후 이 파빌리온을

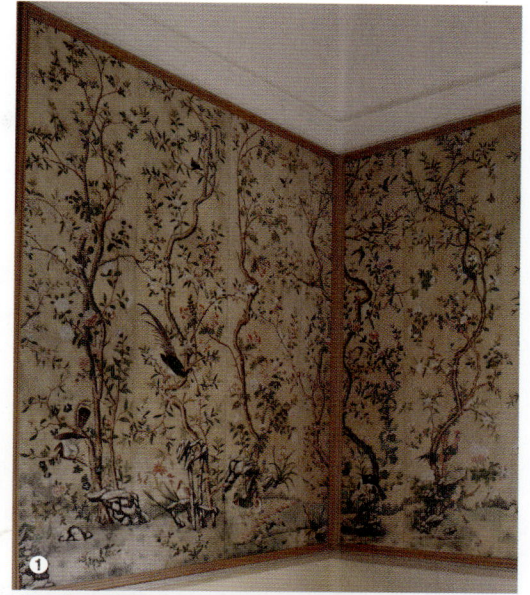
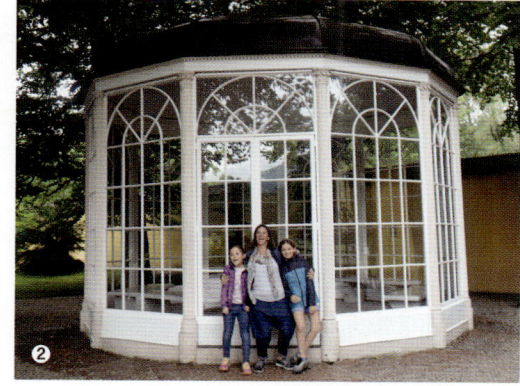

❶ 식물 그림이 그려진 중국 벽지
❷ 〈사운드 오브 뮤직〉에 나온 파빌리온

잘츠부르크 시에 기증했고 시는 1991년에 개축하여 헬브룬 궁전에서 시민들과 만나도록 했다. 헬브룬 궁전의 정원은 깔끔하게 잘 정리되었고 몇 개의 직사각형 연못은 기하학적으로 대칭을 이루며 서로 연결되어 관람객들이 산책하도록 구성되어 있다.

이 궁전은 3월 말부터 11월 초까지만 개장하며 정확한 날짜는 홈페이지를 통해 확인해야 한다. '물의정원'은 이 성의 대표 정원이라서 겨울에는 열지 않는 모양이다.

- 위치 : 잘츠부르크에서 동남쪽으로 10km 떨어진 곳에 위치
- 홈페이지(영어) : https://www.hellbrunn.at/en/
- 운영시간(궁전) : 3월 30일~11월 3일, 매일 개장 / 9시~16시 30분(4월, 10월) / 9시~17시 30분(5월, 6월, 9월) / 9~18시(7월, 8월)
- 휴원일(궁전) : 11~3월(홈페이지 확인 필요)
- 주소 : Fürstenweg 37, 5020 Salzburg, Austria
- 전화번호 : +43 662 82 03 72-0

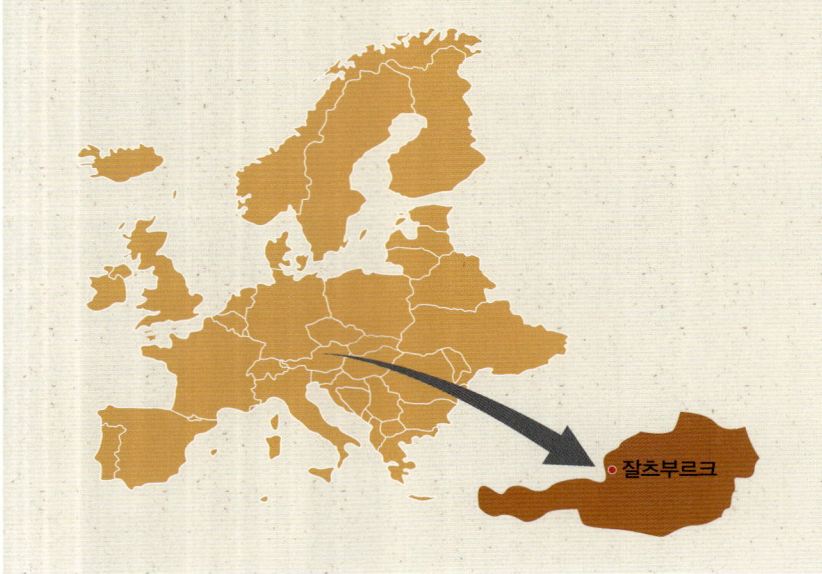

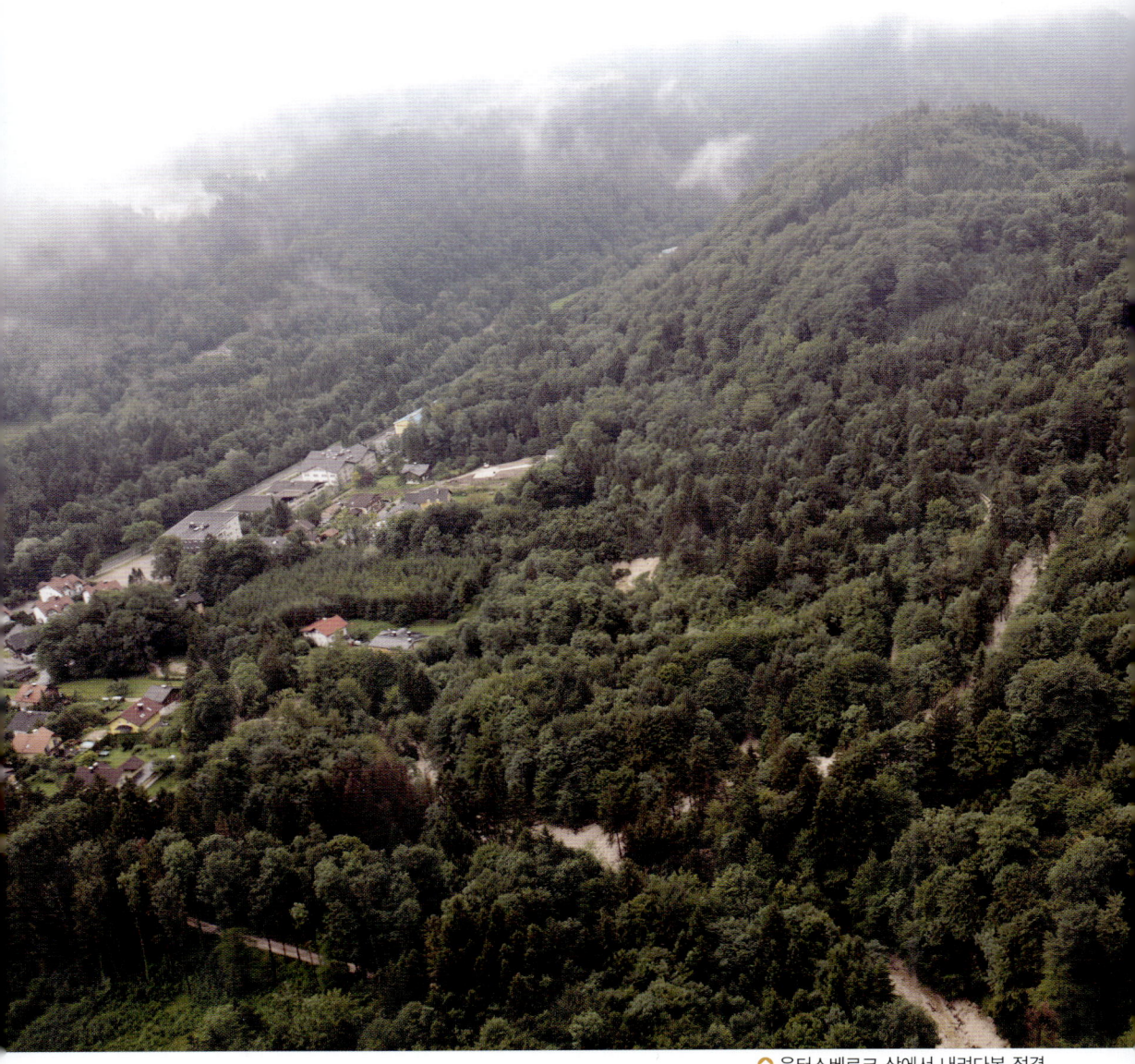

○ 운터스베르크 산에서 내려다본 전경

| 3.06 |

잘츠부르크 운터스베르크 산과 약초

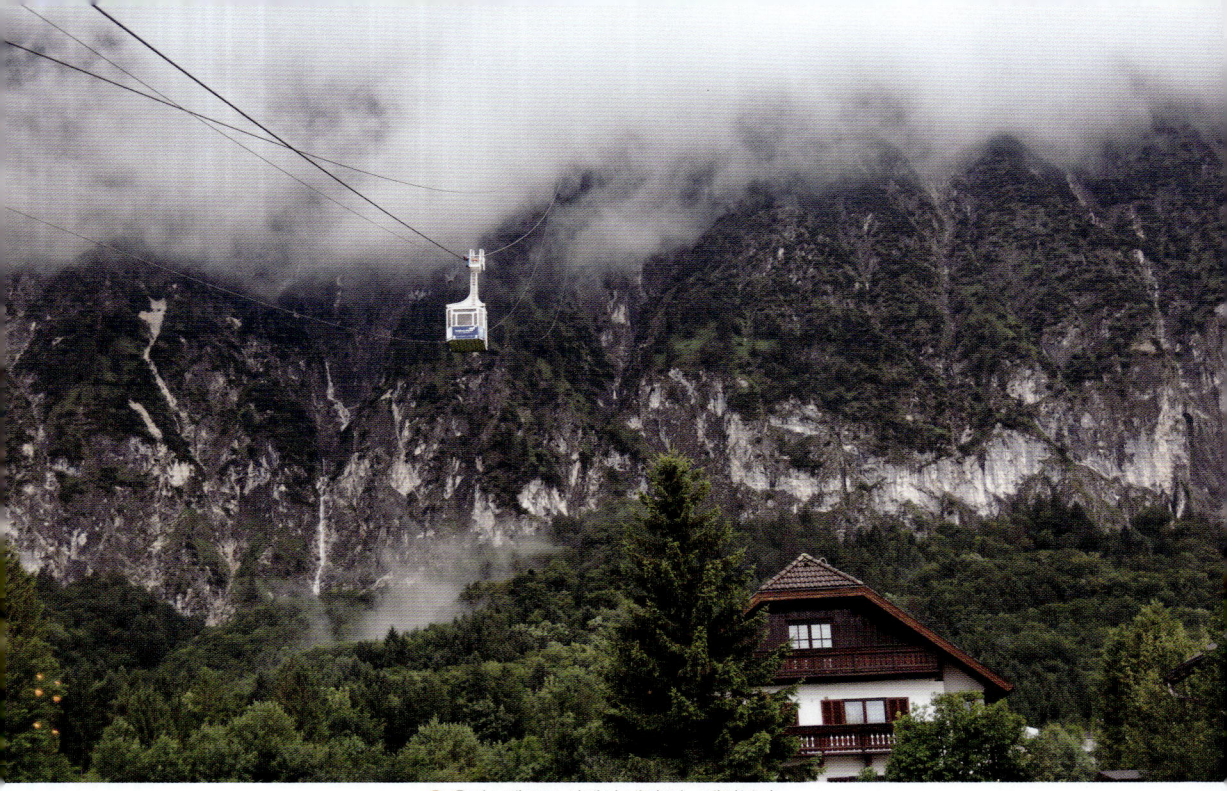

❂ 운터스베르크 산에서 내려오는 케이블카

헬브룬 궁전과 가까운 산

　오스트리아 잘츠부르크에는 운터스베르크(Untersberg) 산(1,776m)이 있다. 잘츠부르크 시내에서 버스로 30분 거리이며 헬브룬 궁전에서 가깝다. 이 산의 정상으로 가기 위해선 케이블카를 타야 한다. 성인 30명 정도가 한꺼번에 탈 수 있는 대형 케이블카였다. 첫 탑승 시간은 8시 30분, 9시 그리고 마지막 탑승 시간은 오후 4시, 5시, 5시 30분 등 다를 수 있어서 출발 전에 홈페이지를 통해 확인이 필요하다.

　필자가 올라간 날의 케이블카 산꼭대기 정거장은 운무가 깊었다. 산 아래부터 안개가 쌓여 큰 기대는 하지 않았지만 혹시라도 하는 설렘은 찾아들었고, 하지만 산은 이날 우리 일행과 소통하기 싫었는지 온통 안개로 얼굴을 가리고 침묵한 상태였다.

알프스의 약초

　정상에 있는 식당의 벽에 운터스베르크 산에서 생장하는 약초 사진을 전시하고 있

운터스베르크 산 위의 케이블카 정거장에 있는 이정표 ◐

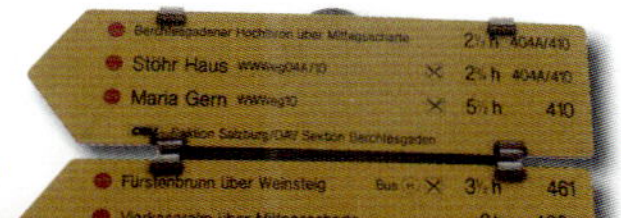

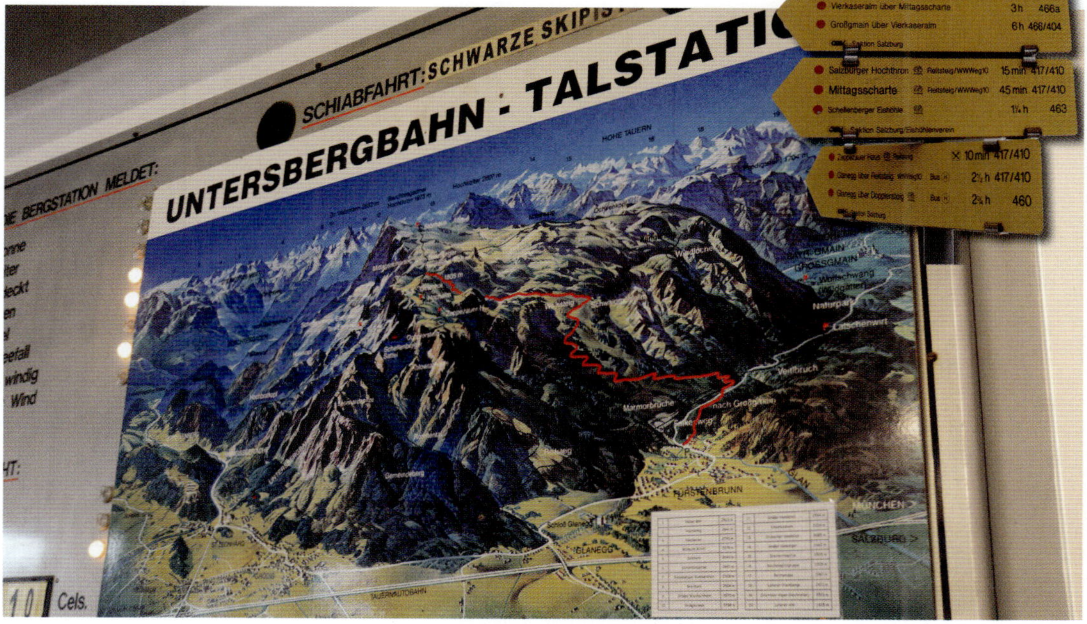

◐ 케이블카 정거장에 걸린 운터스베르크 산의 전경 사진

am Untersberg
of Untersberg

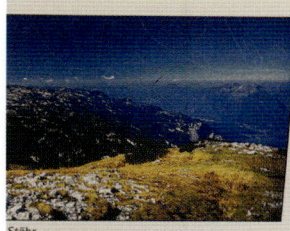
Stöhr

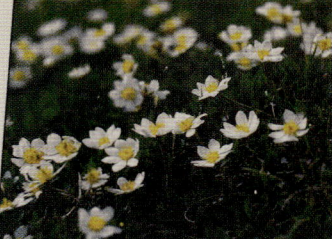
Silberwurz
Mountain Avens
Dryas octopetala

Foto: Oliver Stöhr

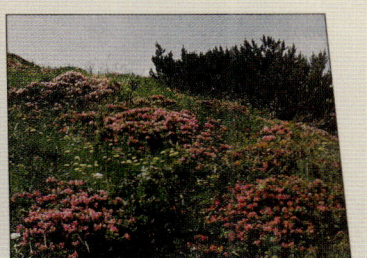
Wimper-Alpenrose
Hairy Alpenrose
Rhododendron hirsutum

Foto: Univ. Doz. Dr. Walter Strobl

, weiters treten
Vogelbeere auf. Die
zu den Gipfellagen, wo dann
neben einigen alpinen Pflanzen
öhr oder Bursers-Steinbrech vor.

holz-area. It is mixed with false
tain ash. Above the krumm-
ssland, where some fine sne-

Ihre Spaliere schmiegen sich eng an den Boden, um das günstigere Kleinklima zu nutzen. Dieses Rosengewächs ist typisch für die Gratlagen der Kalkalpen und für die

Der Wimper-Alpenrose - besser bekannt unter Almrausch - wird am Plateau kein Wanderer ausweichen können. Sie wächst ausschließlich auf Kalkgestein.

◐ 운터스베르크 산의 식당에 약초 사진을 전시하고 있다.

잘츠부르크 운터스베르크 산과 약초   227

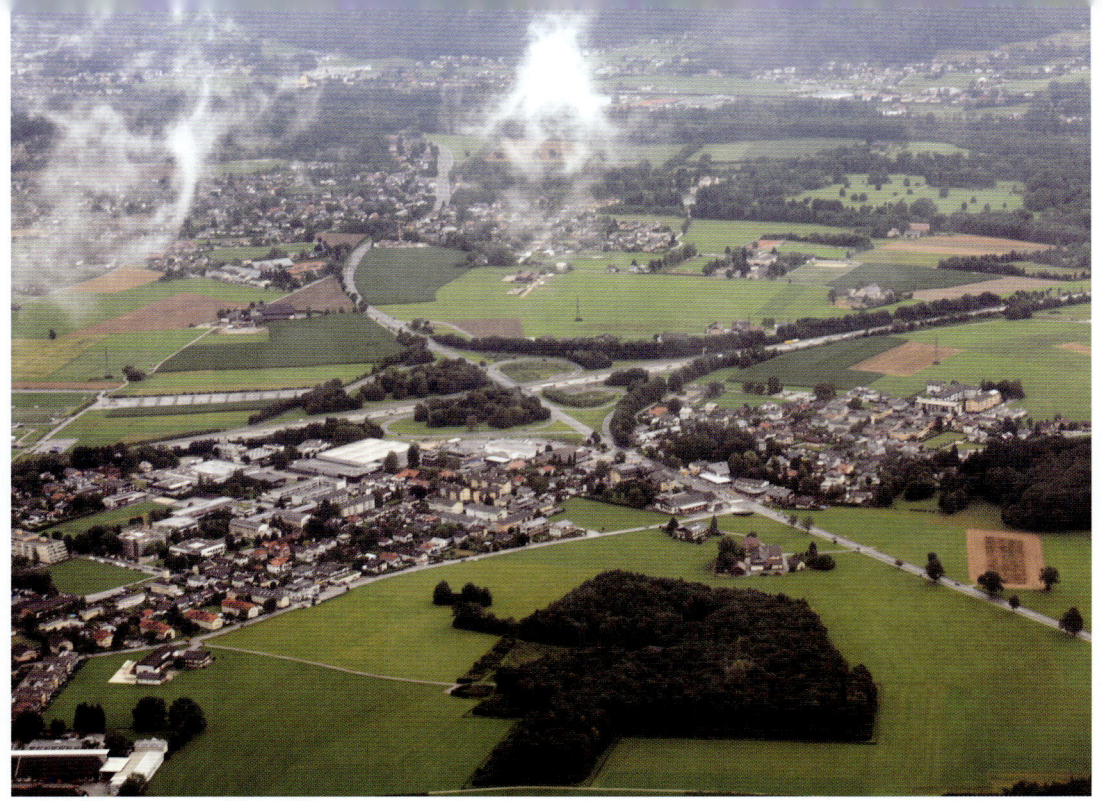

○ 운터스베르크 산에서 내려다본 전경

다. 꽃 사진의 주인공은 알프스 식물인 참담자리꽃나무(*Dryas octopetala*), 알프스에 자생하는 *Rhododendron hirsutum*, 서부 알프스를 포함하는 중부 유럽에서 자라는 *Primula auricula*, 유럽에 분포하는 겐티아나인 *Gentiana clusii*, 독성 약초인 성탄매괴(聖誕玫瑰, *Helleborus niger*), 삼각초(三角草, *Hepatica nobilis*)이다.

필자는 운터스베르크 산의 식물 자료를 구해서 독일어로 된 31종 약초를 정리해 기록으로 묶어 두었다. 엉겅퀴속(屬) 식물인 *Cirsium eriophorum*, 디기탈리스속의 *Digitalis grandiflora* 그리고 용담속은 *Gentiana acaulis*, *Gentiana asclepiadea*, *Gentiana pannonica*, *Gentiana punctata*, *Gentianella aspera* 5종이 있다. 진달래속 식물인 *Rhodothamnus chamaecistus*, 그리고 백합속 식물인 *Lilium bulbiferum*, *Lilium martagon*도 보인다.

날씨 탓인지 한산했던 케이블카 정상의 식당에서 뜨거운 커피를 한잔 마시고 산의 품에서 내려왔다. 마음 맞는 동행들과 같이했으므로 산의 얼굴을 못 보았던 것에 대한 큰 아쉬

움은 가지지 않았다. 운터스베르크 산은 야생화 꽃길을 따라가는 트래킹이 좋고 여름철의 설산 풍경도 즐길 수 있는 멋진 산이다.

잘츠부르크 중앙역을 출발한 25번 버스는 헬브룬 궁전을 거쳐서 종점인 운터스베르크 케이블카 타는 곳에 도착한다.

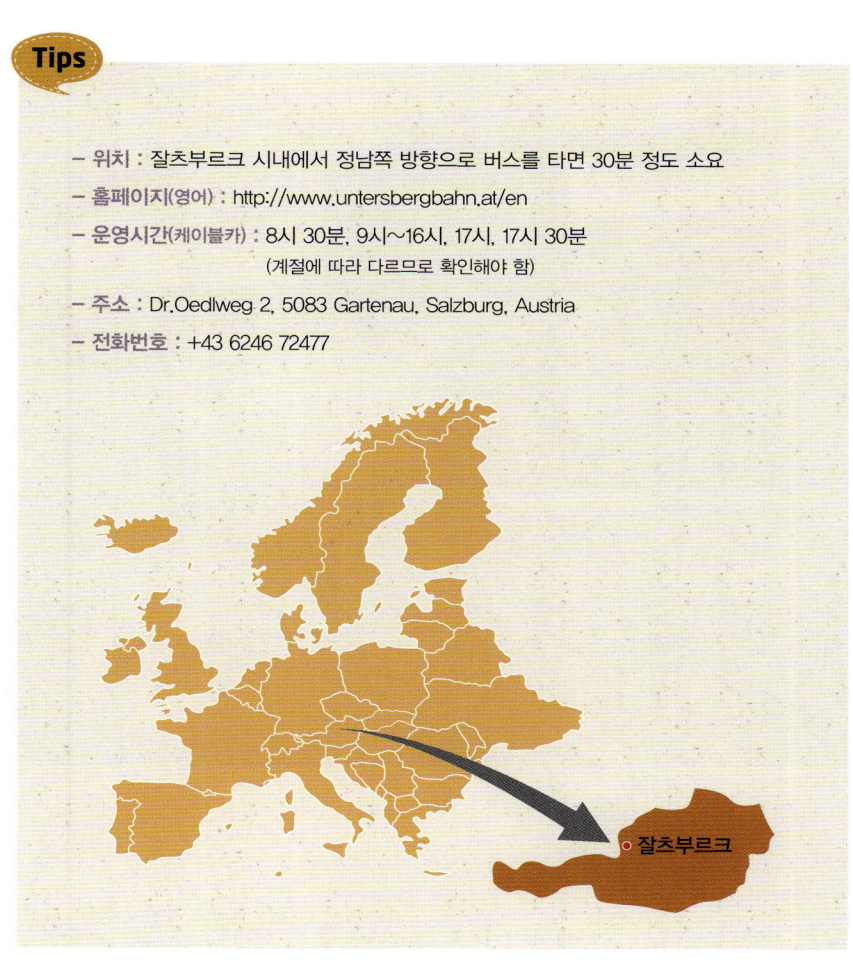

Tips
- 위치 : 잘츠부르크 시내에서 정남쪽 방향으로 버스를 타면 30분 정도 소요
- 홈페이지(영어) : http://www.untersbergbahn.at/en
- 운영시간(케이블카) : 8시 30분, 9시~16시, 17시, 17시 30분
  (계절에 따라 다르므로 확인해야 함)
- 주소 : Dr.Oedlweg 2, 5083 Gartenau, Salzburg, Austria
- 전화번호 : +43 6246 72477

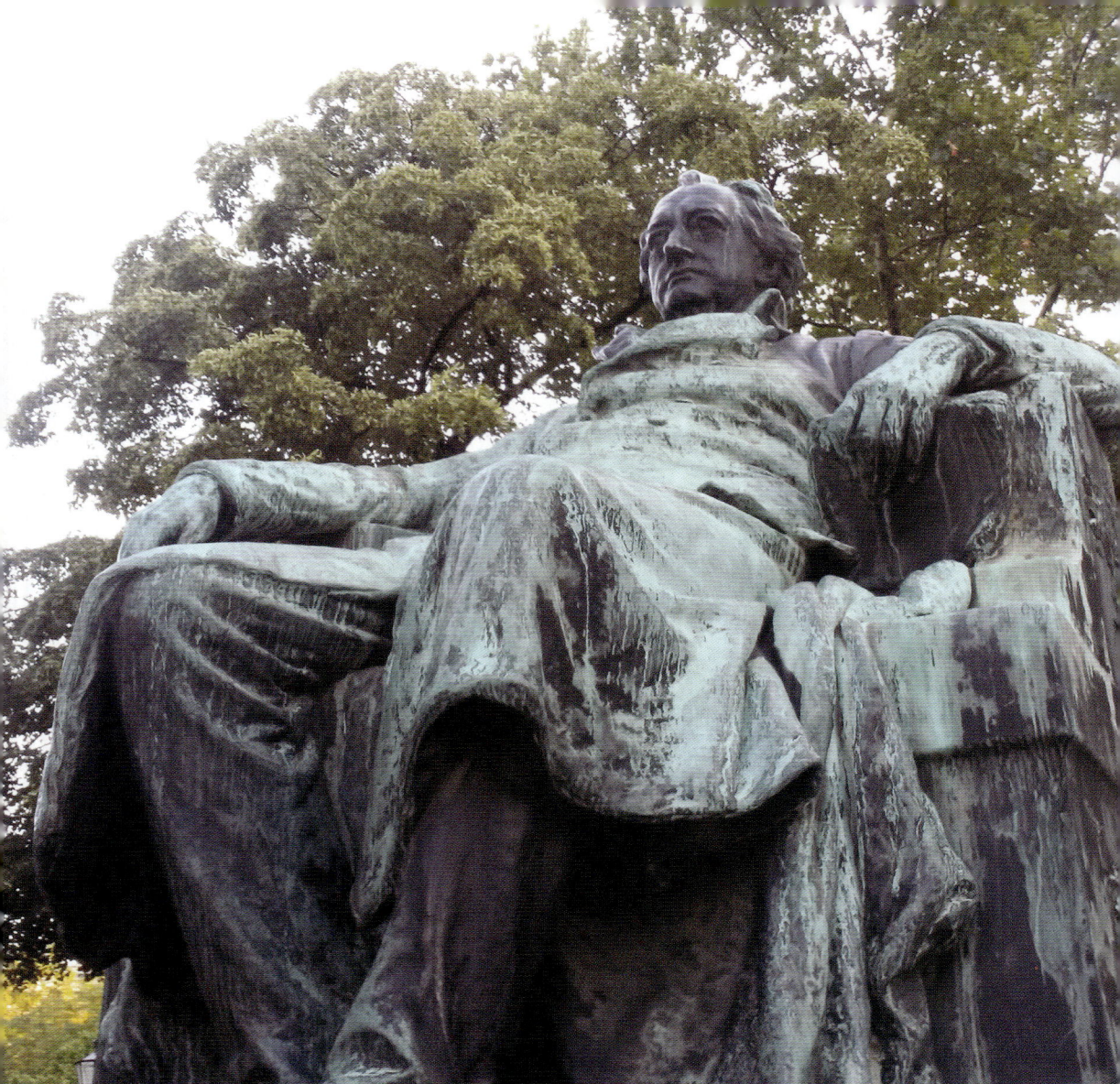

◐ 빈의 왕궁정원에 있는 괴테 청동상

| 3.07 |

빈의 괴테 그리고 미국능소화

모차르트 높은음자리표의 정원

독일의 대문호이자 바이마르 공국(公國)의 재상으로도 활약한 요한 볼프강 폰 괴테(1749–1832). 그가 오스트리아의 수도인 빈의 괴테가쎄(Goethegasse) 거리에 있다. 이곳은 높은음자리표 꽃밭 위의 모차르트 대리석상이라 하면 알 수 있는 바로 그 왕궁정원이다. 정확한 위치는 왕궁정원의 후문 바로 옆이다.

괴테 청동상이 있는 왕궁정원은 독일어로 부르크정원(Burggarten)이다. 나폴레옹이 이끄는 프랑스군이 이 지역의 일부분을 파괴하자 오스트리아 황제 프란츠 2세가 개인 정원 조성을 지시하였다. 1919년까지는 일반에 개방하지 않았으나 지금은 일반에게 열린 공원이다. 괴테 청동상 옆에는 프란츠 요제프 1세의 청동상도 함께 있다. 그는 오스트리아 제국 및 오스트리아-헝가리 제국의 황제로서 세르비아에 전쟁을 공포했다. 이 전쟁은 황제의 바람과는 달리 국지전으로 끝나지 않고 유럽 전쟁의 형태로 번졌으며, 급기야는 제1차 세계대전으로 돌입하게 되었다.

괴테 그리고 평생 친구 실러

아침 산책 길에 괴테 청동상을 보았기 때문에 독일 사람인 괴테가 왜 여기 빈에 왔는

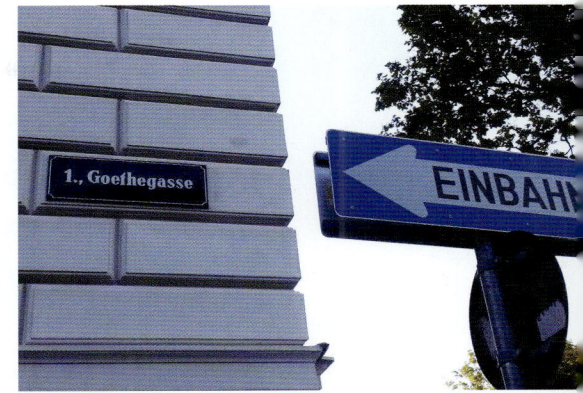
왕궁정원 옆의 괴테 거리. '괴테가쎄'란 표지판이 보인다.

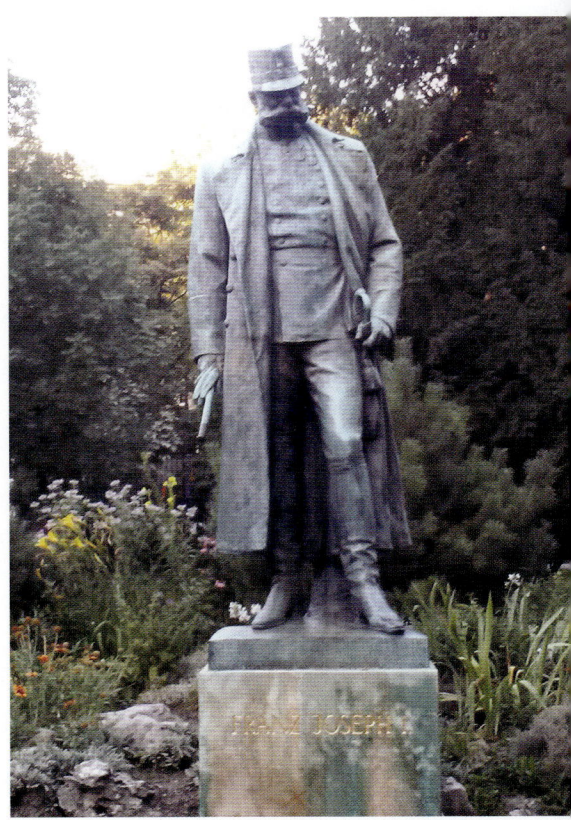
괴테 옆에 있는 오스트리아 황제 프란츠 요제프 1세의 청동상

지 의문을 가지고 오스트리아를 떠난 후에 자료를 조사했다. 필자는 위인의 업적, 그리고 어떤 경로로 삶이 이루어졌는지에 대해 많은 관심을 가진다. 필자는 온·오프라인에서 오랜 시간을 투자한 결과 괴테 청동상 건너편의 공원에 그의 평생지기였던 프리드리히 실러(1759-1805)의 동상이 세워져 있다는 사실을 찾게 되었고 이는 구글 지도를 통해서도 확인했다. 건너편 공원 이름도 실러 공원(Schiller Park)이다.

실러는 독일의 국민시인으로 괴테와 더불어 독일 고전주의문학의 2대 거성으로 추앙받는다. 두 사람은 한쪽이 사망할 때까지 보기 드문 우정을 유지하였다. 1794년부터 본격적으로 시작된 문학적, 사상적, 인간적 동반은 실러가 괴테를 따라 바이마르로 이주하기에 이르렀다고 하니, 1805년에 실러가 46세라는 이른 나이에 사망하고 괴테가 받은 충격은 충격 그 이상이었을 것이다. 괴테는 83세의 나이에 바이마르의 묘지에서 평생의 지기였던 실러 곁에 누웠다. 오스트리아 빈에서 괴테는 앉아 있고 젊은 나이에 생을 마감한 실러는 서 있는, 대조적이면서도 일부러 맞춘 것 같은 동상 모습이다.

신문 칼럼을 보았더니 아버지로부터 거액을 상속받은 괴테 아버지는 명예직인 황실고문관을 재력으로 얻었지만 평생 직업을 갖지 못했다고 한다. 신분적 지위에 콤플렉스를 느낀 아버지는 아들 괴테에게 가정교사를 두고 전 과목에 걸쳐 과외를 받게 했다. 아들을 법학도로 키워 장차 독일 상류사회의 일원으로 데뷔시키려는 아버지의 소망에 따라 괴테는 라이프치히대학교에서 법학을 공부했고 변호사가 되기도 했으나 사실 그의 주된 관심은 문학의 주위에만 머물러, 영민한 만큼 내적 감수성이 예민했던 문청이었다.

능소화, 미국능소화

괴테를 만나고 왕궁정원 안으로 들어서니 바로 앞에 제법 큰 능소화나무가 서 있다. 능소화는 우리나라 주택가를 걷다 보면 쉽게 보는 식물이다. 그렇지만 이곳 유럽에서 만나는 능소화는 우리나라와 다른 식물이다. 꽃의 목(통부)이 엄청 긴 미국능소화(Campsis radicans)다. 능소화(Campsis grandiflora)는 꽃이 황금색이고 꽃받침은 깊게 갈라지지만 미국능소화는 꽃이 심홍색이고 꽃받침은 얕게 찢어진다. 능소화는 꽃으로 감상하지만 우리나라 식약처의 의약품 공정서에 실려 있는 엄연한 의약품이다. 이곳의 미국능소화 꽃도 마찬가지로 우리나라 정부에서 인정하는 의약품이다.

능소화 꽃은 《동의보감》에서 한약인 자위(紫葳)로 기재되어 있다. 꽃은 출산 및 수유기의 온갖 질환, 여성의 부정기 자궁출혈, 배 속에 생긴 덩어리, 월경이 중단된 것을 낫게 한다는 설명이 있다. 출산 후 어혈이 이리저리 돌아다니는 것, 자궁에서 분비물이 나오는 것에 주로 쓴다. 또한 혈(血)을 보충하고 태아를 안정시키는 효능도 있다. 코끝이 빨갛게 되는 것, 열독, 여드름 같은 피부병을 치료하며 대소변을 잘 통하게 한다.

능소화는 혈과 관련된 병으로 오는 통증을 낫게 하는 중요한 약초이다. 또한 음(陰)을 돕는데 효과가 매우 빠르다. 능소화의 줄기와 잎도 팔다리에 힘이 없어서 쓰지 못하고 싸늘해지는 증상을 낫게 하는 약초로 쓰인다. 기를 보충하고 다리 힘을 튼튼하게도 한다. 능소화의 뿌리도 약초로 쓴다. 즉 열풍으로 몸이 가려운 것과 급성 발진성 전염병, 어혈, 자궁에서 분비물이 나오는 증상을 치료하는 것이다.

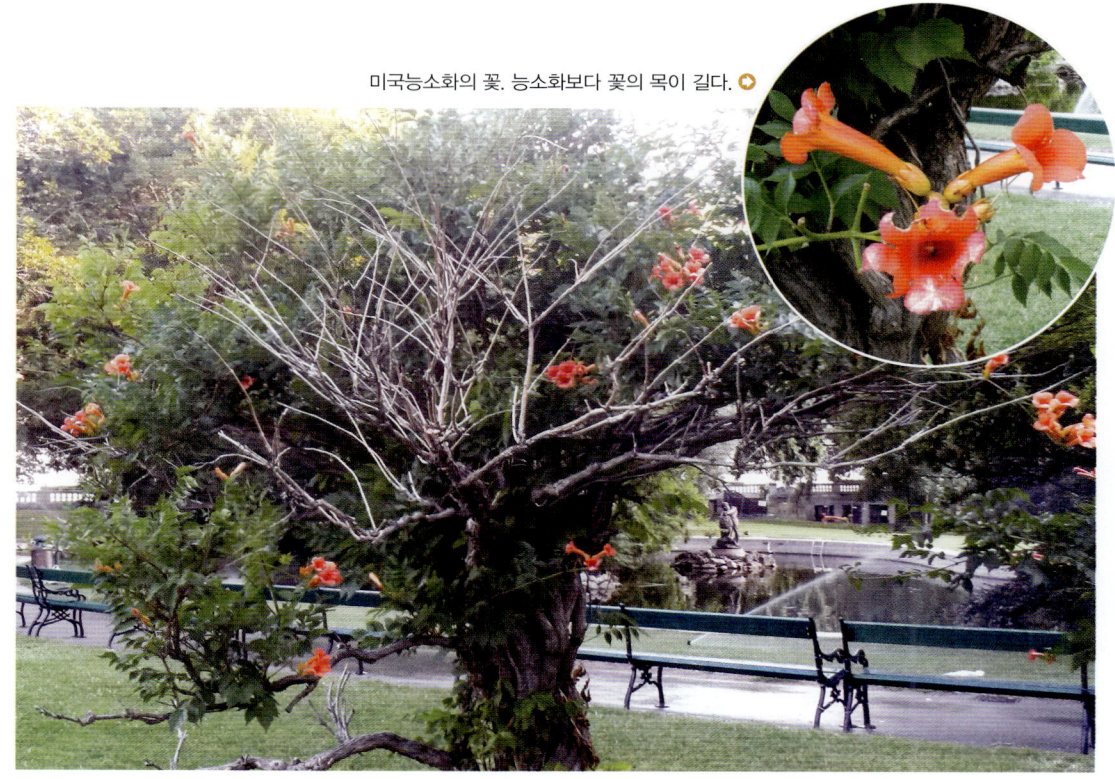

🟠 미국능소화의 꽃. 능소화보다 꽃의 목이 길다.

🟠 왕궁정원 안의 미국능소화

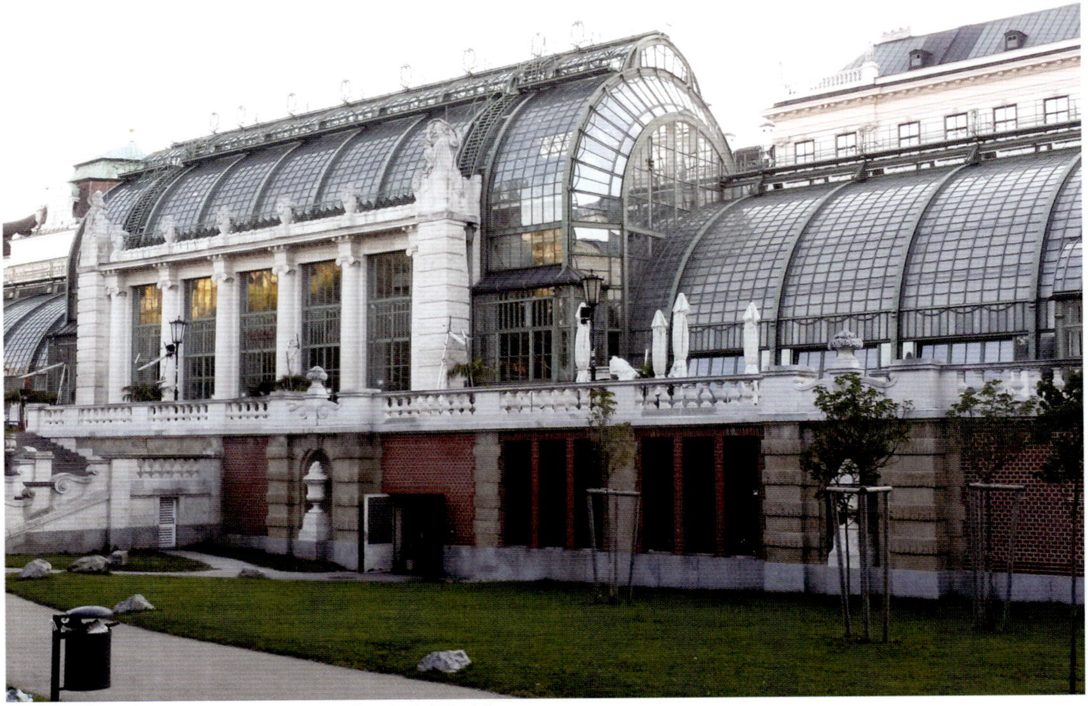

◐ 나비들이 자라는 공간과 레스토랑이 있는 슈메터링 하우스

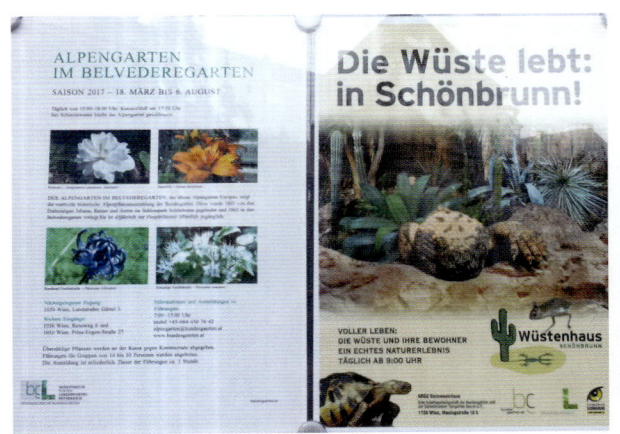

◐ 벨베데레 궁전 고산식물원과 쇤브룬 궁전 사막식물원의 홍보물

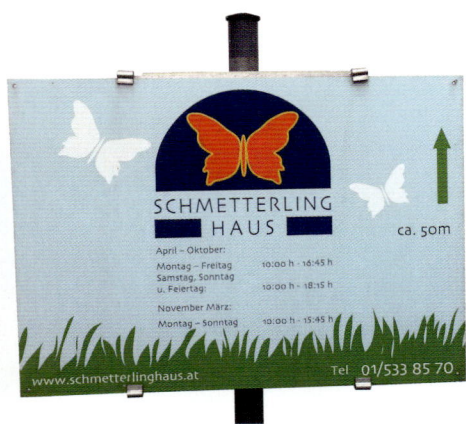

◐ '나비 집'이란 뜻인 슈메터링 하우스의 안내판

벨베데레 정원의 고산식물

　왕궁정원 내의 언덕 위에 길게 자리 잡은 철골 건축물은 독일어로 '나비 집'이란 뜻의 슈메터링 하우스(Schmetterlinghaus)이다. 이곳에 나비들이 자라는 공간 그리고 오래된 카페이자 레스토랑인 팔먼 하우스(Palmenhaus)도 함께 들어서 있다. 이른 아침이라 문이 잠겼고 손님도 없지만 유리창 너머로 보이는 나비 방과 카페는 깔끔하고 유럽의 분위기가 갖

춰진 공간이었다. 여성들이 본다면 들어가서 식사를 하고 싶은 마음이 생길 만한 공간이다. 건물 유리창에는 오스트리아의 벨베데레 정원 고산식물원에 있는 초롱꽃과(科) 식물인 *Phyteuma orbiculare*, *Phyteuma comosum*, 양귀비과 식물인 *Sanguinaria canadensis*, 백합과 식물인 *Lilium bulbiferum*의 꽃 사진 그리고 쉔브룬 궁전 내에 있는 식물원의 사막식물 사진이 있다.

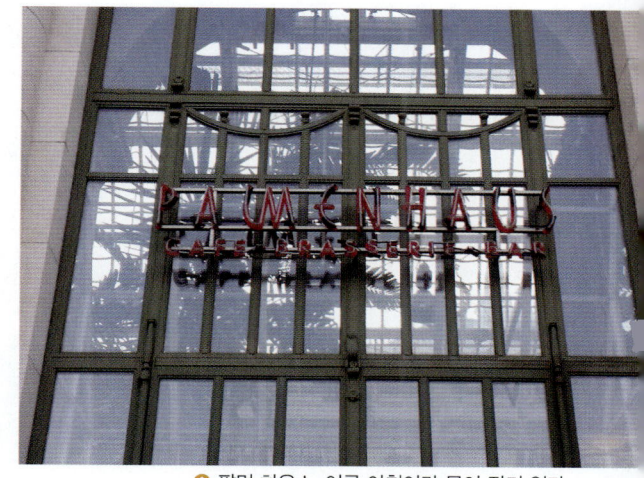

○ 팔먼 하우스. 이른 아침이라 문이 잠겨 있다.

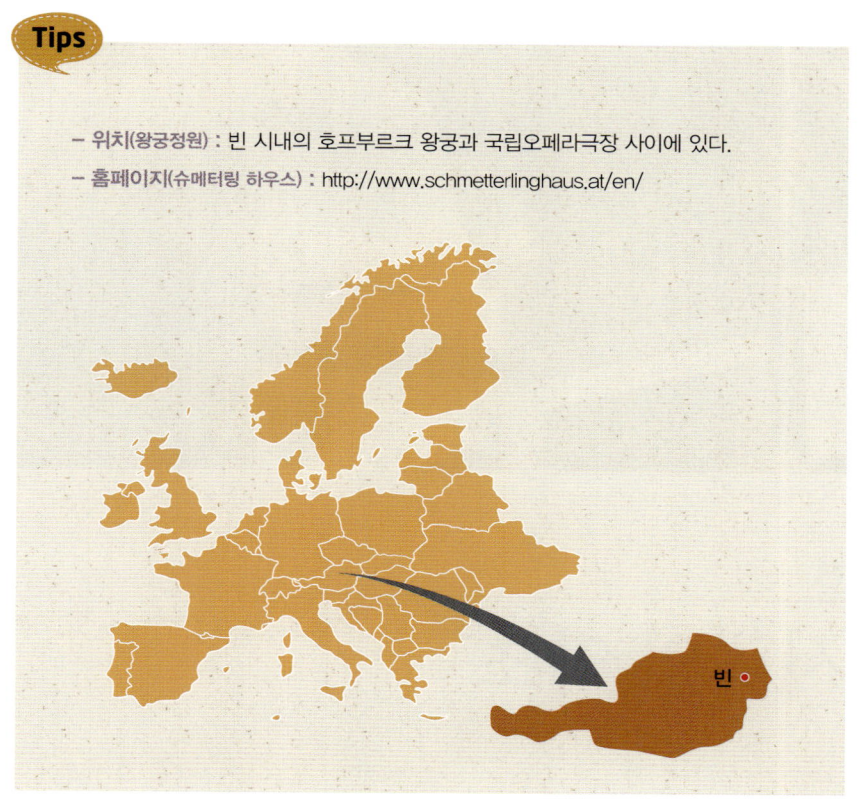

- 위치(왕궁정원) : 빈 시내의 호프부르크 왕궁과 국립오페라극장 사이에 있다.
- 홈페이지(슈메터링 하우스) : http://www.schmetterlinghaus.at/en/

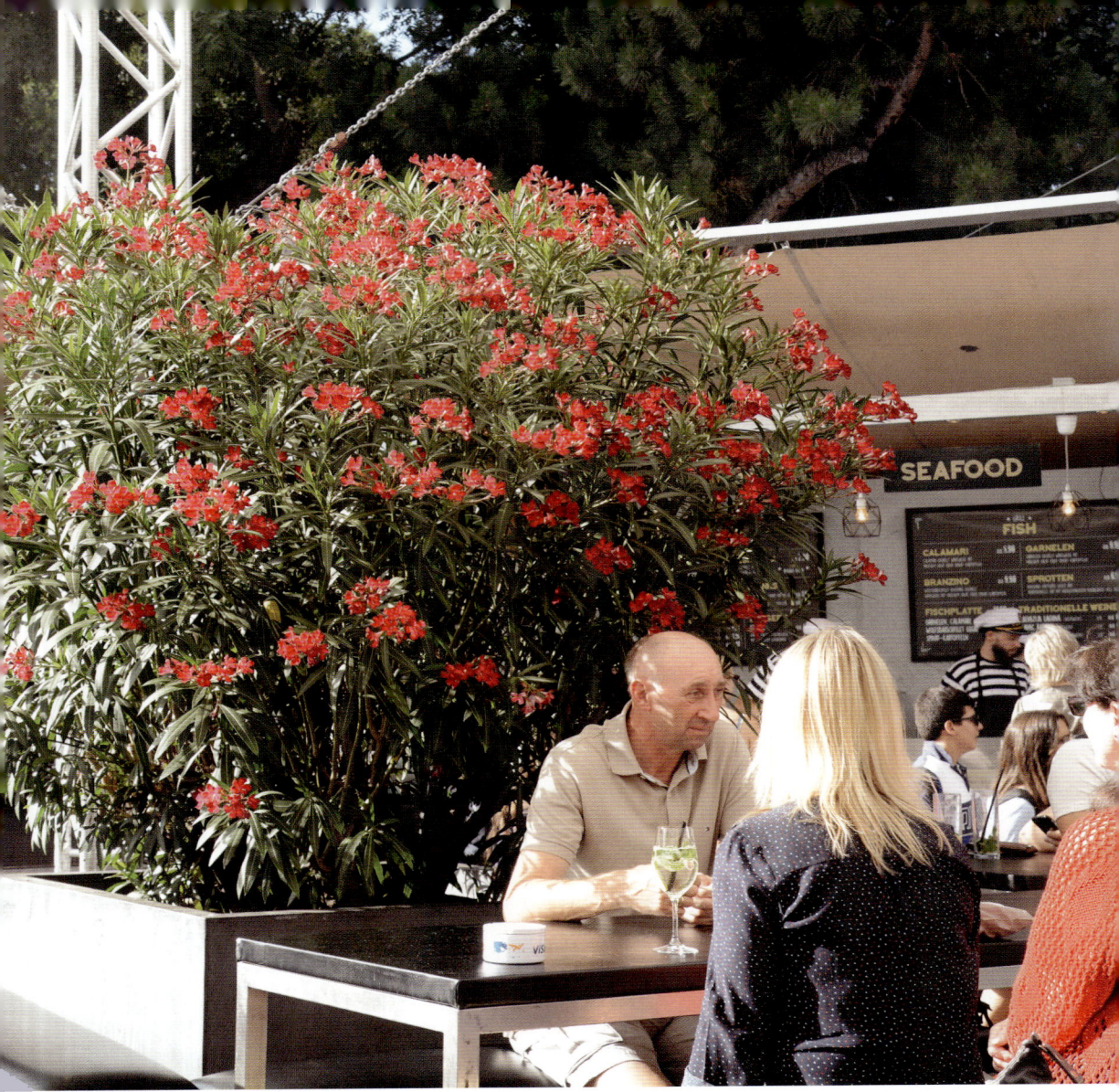

◆ 빈 시청 앞 광장의 협죽도

| 3.08 |

빈 시내의 약초

매년 여름철 열리는 필름 페스티벌

빈 시청 앞 광장을 찾은 날에는 마침 필름 페스티벌이 열리고 있었다. 매년 여름철이 되면 이곳에서 열리는 야외 행사다. 영화는 물론 무용 같은 공연 실황의 녹화 영상도 대형 스크린을 통해 상영한다. 스크린을 향해 양옆에는 세계 각국의 음식을 파는 간이식당이 줄지어 있고 관광객들은 가운데 마련한 의자에서 식사를 즐기고 있다. 광장 중간 중간에 심어진 협죽도(Nerium oleander)를 배경으로 선글라스를 낀 외국인들의 담소하는 모습을 촬영하니 진짜로 유럽에 온 느낌이 든다.

협죽도, 올리브나무, 아마, 루콜라

시내의 맥도날드 매장 앞 그리고 빈 국립 오페라하우스 옆의 카페 앞에는 올리브나무(Olea europaea)가 대형 화분에 심어져 있다. 햄버

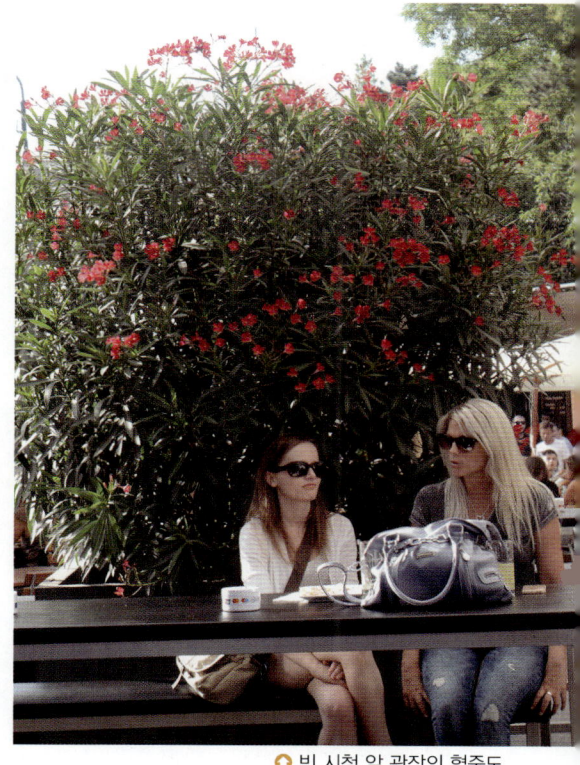

○ 빈 시청 앞 광장의 협죽도

거 가게를 배경으로 또 카페 건물이 나오게 하여 올리브나무 모습을 여러 장 촬영해 둔다. 한국의 식물원 온실에서만 봤던 올리브나무를 유럽의 길거리 나무로 이렇게 쉽게 만나니 신기하기만 하다. 벨베데레 궁전 인근에 있는 빈대학교 식물원 가는 길에는 가로수로 심어 놓은 회화나무(Sophora japonica)가 보인다. 땅바닥에 떨어진 회화나무 꽃잎으로 보도가 흡사 눈으로 뒤덮인 것같이 보인다. 회화나무는 유럽의 길거리에서 자주 보이는 약용식물이다.

호텔의 조식에서는 아마(Linum usitatissimum) 씨를 만났다. 플레이크 코너에 다양한 종류의 말린 과일과 함께 아마 씨도 준비되어 있었다. 이곳 사람들은 건강식품으로 아마 씨를 즐기는 것 같다. 우리나라《식품공전》에는 식품에 사용하는 것은 효소불활성화 등을 위해 열처리한 씨에 한한다고 규정하고 있다. 1일 섭취량은 16g을 초과하지 않아야 하고 1회 섭취량

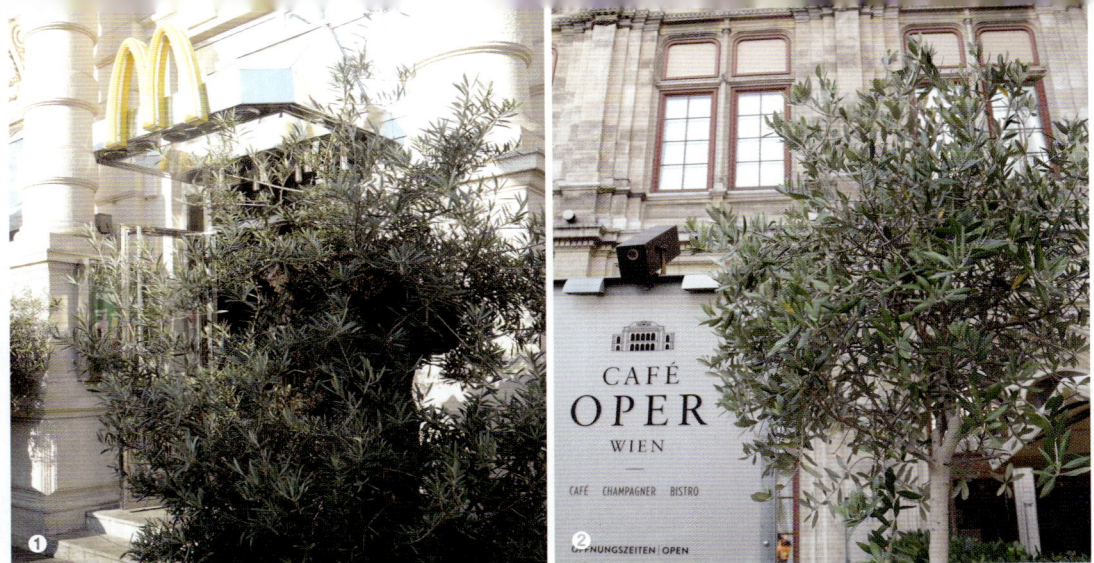

❶ 빈 시내의 맥도날드 매장 앞의 올리브나무   ❷ 빈 시내의 오페라하우스 인근의 올리브나무

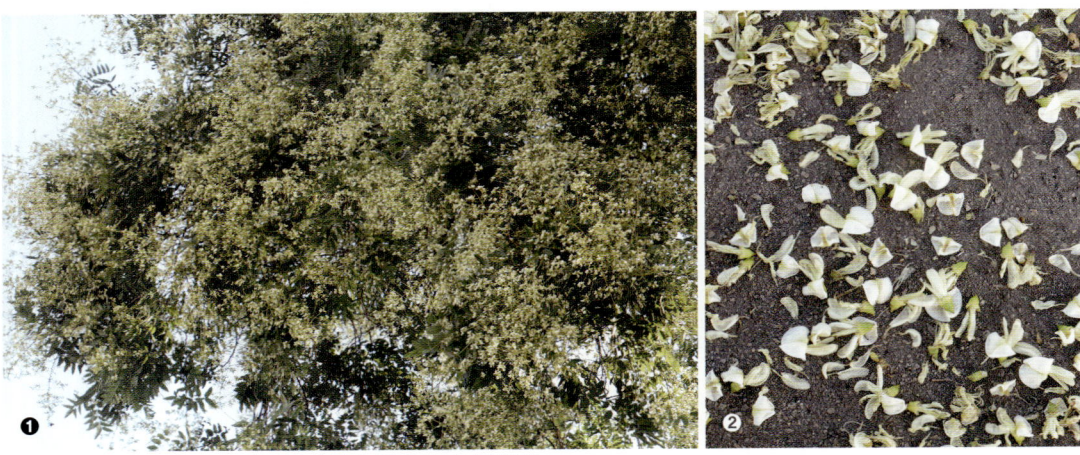

❶ 빈 시내의 회화나무   ❷ 빈 시내의 회화나무에서 떨어진 꽃잎

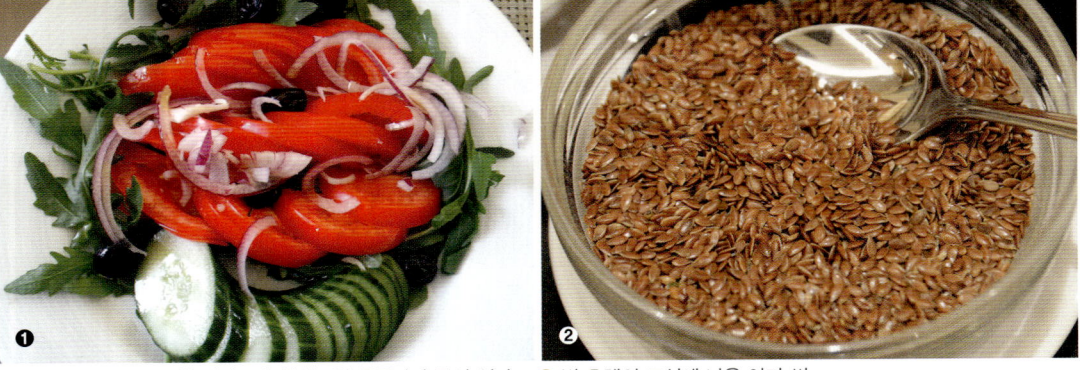

❶ 빈 식당에서 주문한 샐러드에 향신료인 루콜라가 들어 있다.   ❷ 빈 호텔의 조식에 나온 아마 씨

은 4g을 초과하지 않도록 사용해야 한다는 조건이 붙어 있다.

터키 식당에서 샐러드를 시켰는데 채소 중에 루콜라(*Eruca sativa*)가 들어 있다. 루콜라는 아루굴라 또는 로켓이라 부르는 향신료로 지중해 지역이 원산지이며 인도, 파키스탄, 이란에서 많이 생산한다. 잎을 샐러드로 이용하거나 잎을 잘라서 수프, 피자, 스테이크에 얹어 맛을 낸다. 루콜라는 기침, 가래를 없애주는 효능도 가진다. 식당 메뉴판에 에델바이스 맥주가 있어서 주문하고 병에 붙은 에델바이스를 촬영해 뒀다.

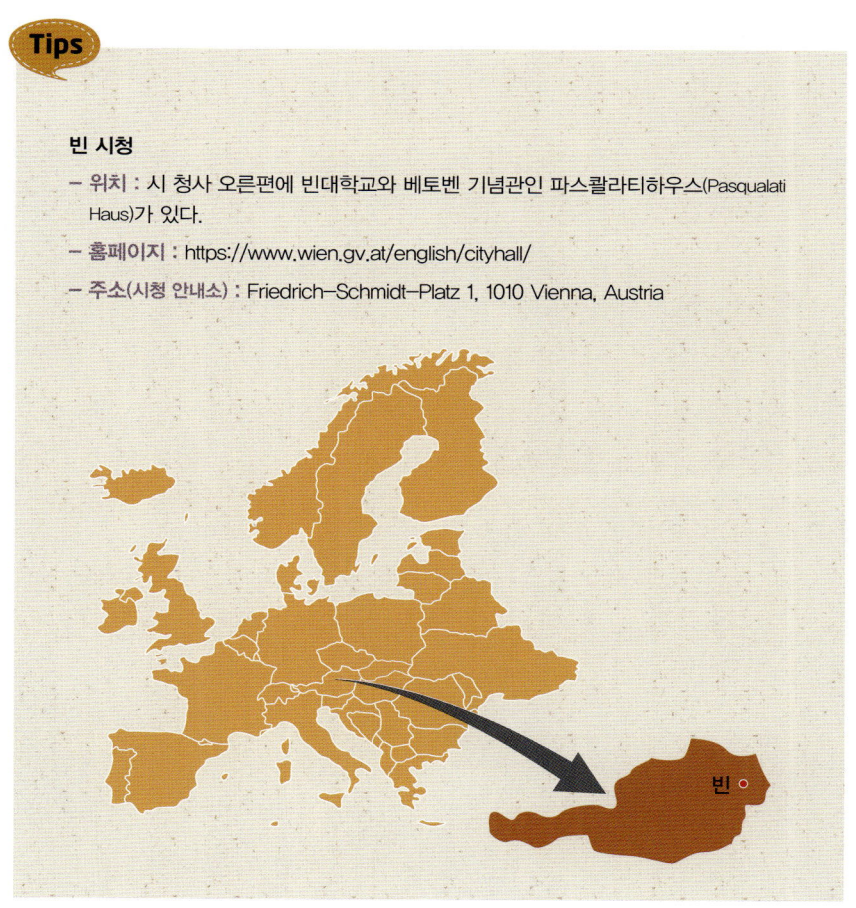

Tips

빈 시청
- 위치 : 시 청사 오른편에 빈대학교와 베토벤 기념관인 파스콸라티하우스(Pasqualati Haus)가 있다.
- 홈페이지 : https://www.wien.gv.at/english/cityhall/
- 주소(시청 안내소) : Friedrich-Schmidt-Platz 1, 1010 Vienna, Austria

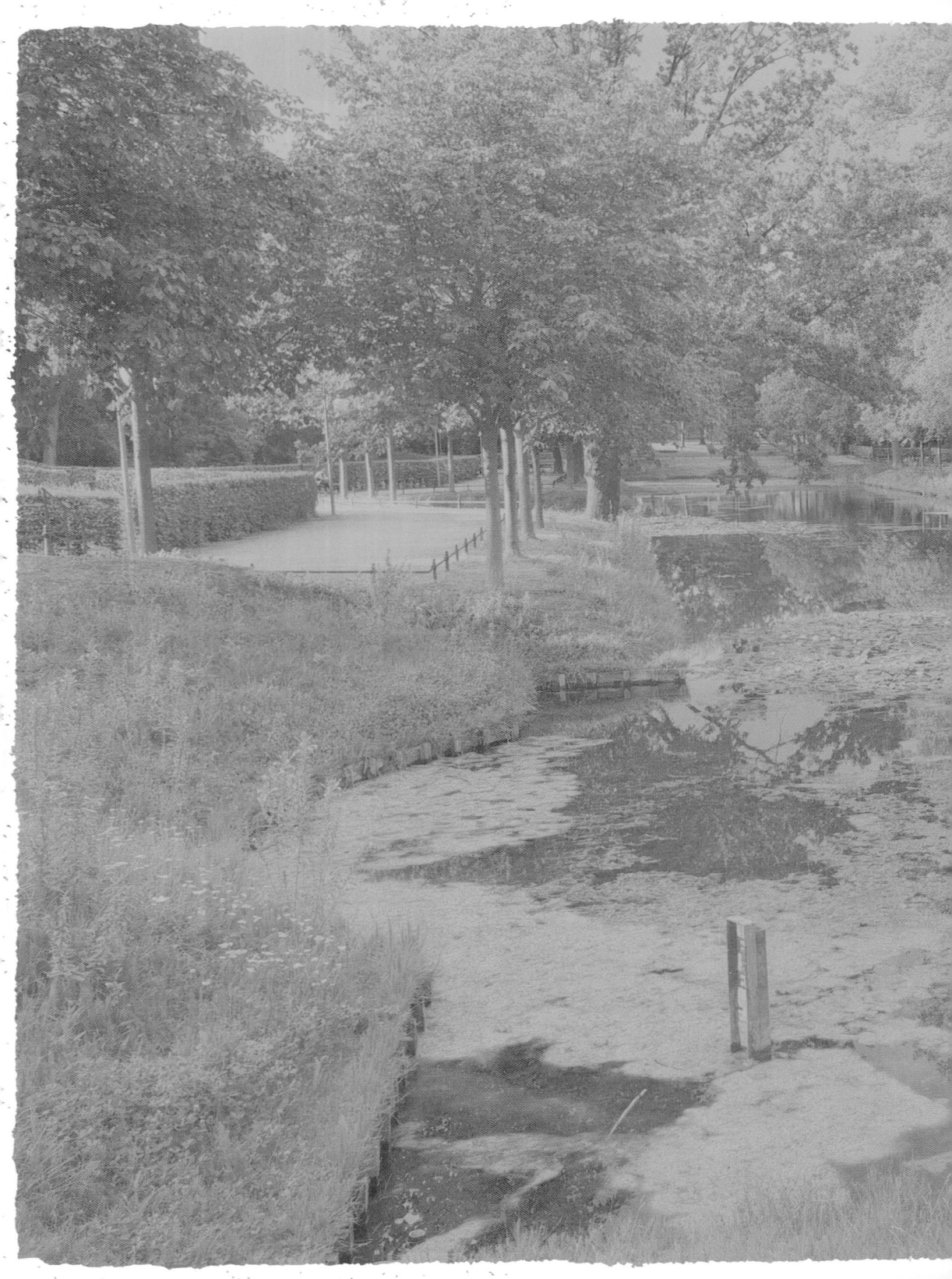

| 제 4 장 |

독일의 약초

01 뒤셀도르프대학교 식물원의 약초
02 베를린 티어가르텐 공원의 약초

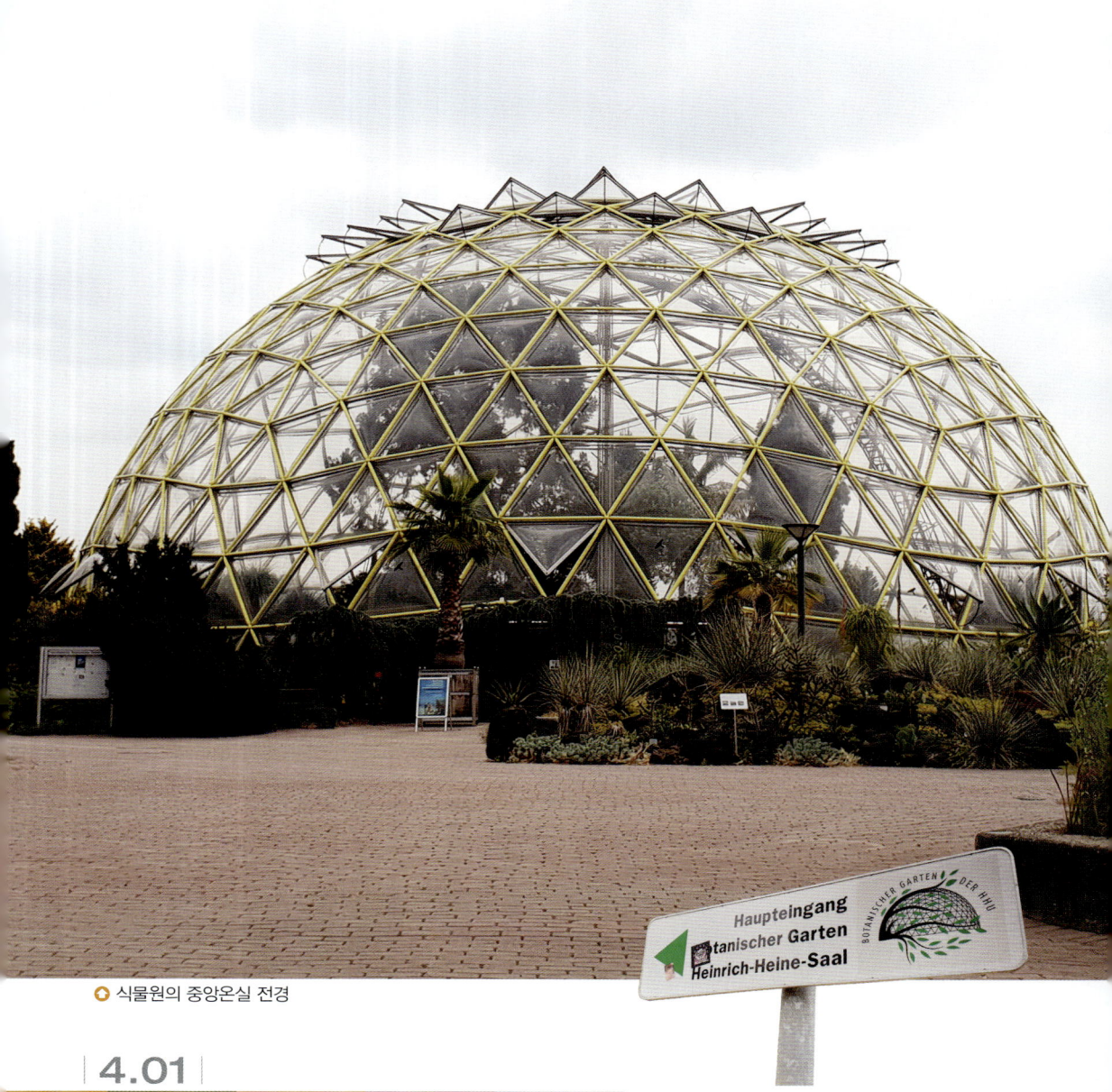

○ 식물원의 중앙온실 전경

| 4.01 |

뒤셀도르프대학교 식물원의 약초

하이네 대학인 뒤셀도르프대학교

뒤셀도르프(독일어: Düsseldorf) 시는 독일 서부의 노르트라인베스트팔렌(Northrhine-Westphalia) 주의 주도이다. 뒤셀도르프 국제공항은 뒤셀도르프 시내에서 북쪽으로 8km 떨어진 곳에 위치하고 있으며 프랑크푸르트 국제공항과 뮌헨 국제공항 다음으로 독일에서 세 번째로 큰 공항이다. 시내에 위치한 뒤셀도르프 중앙역은 독일 철도의 중요한 허브 중 하나이다. 이 도시에는 한국인을 비롯한 동양인들이 많이 거주하고 있어 시내에는 한식당은 물론 다른 아시아 식당들이 많이 보인다.

뒤셀도르프대학교가 시내 남부에 위치하고 있다. 1965년 뒤셀도르프대학교로 개교했으나 1989년 하인리히 하이네 뒤셀도르프대학교(독일어: Heinrich-Heine-Universität Düsseldorf)로 교명이 바뀌었다. 이 도시 출신의 시인인 하인리히 하이네의 이름을 붙여 하인리히 하이네 뒤셀도

대학 캠퍼스 안내도 ◯→

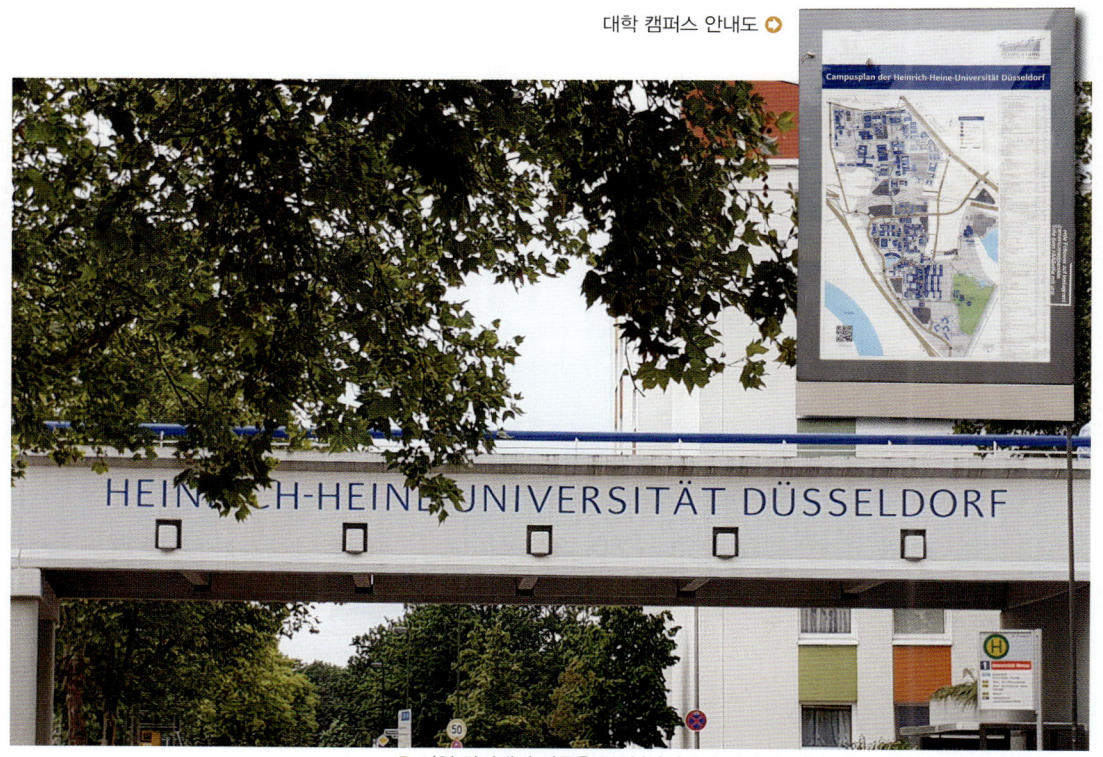

◯ 시인 하이네의 이름을 붙인 '하인리히 하이네 뒤셀도르프대학교'의 교명이 보인다.

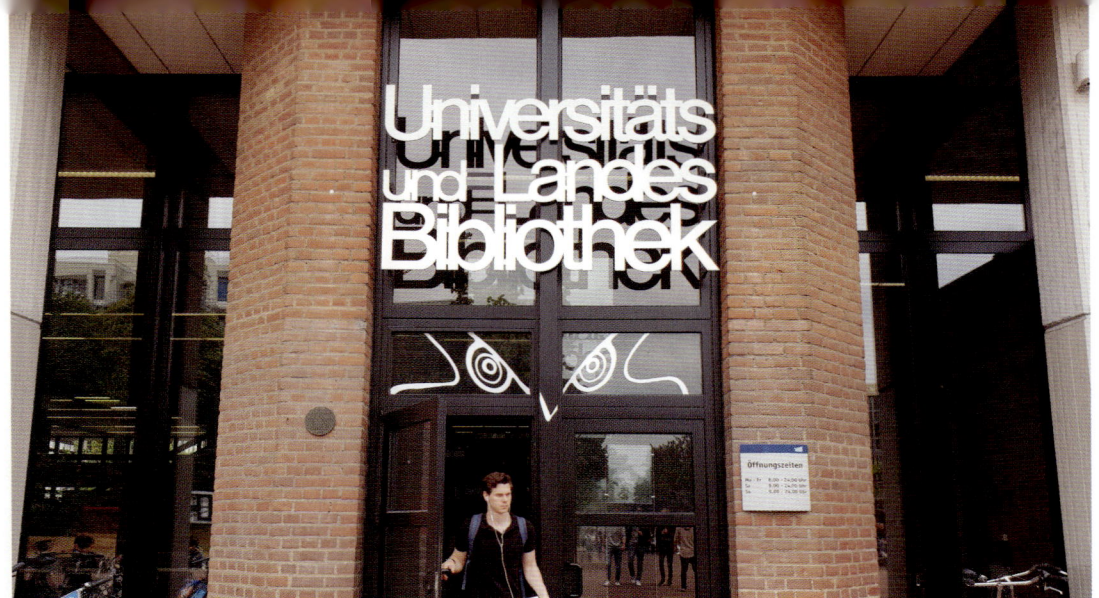

◎ 뒤셀도르프대학교의 도서관

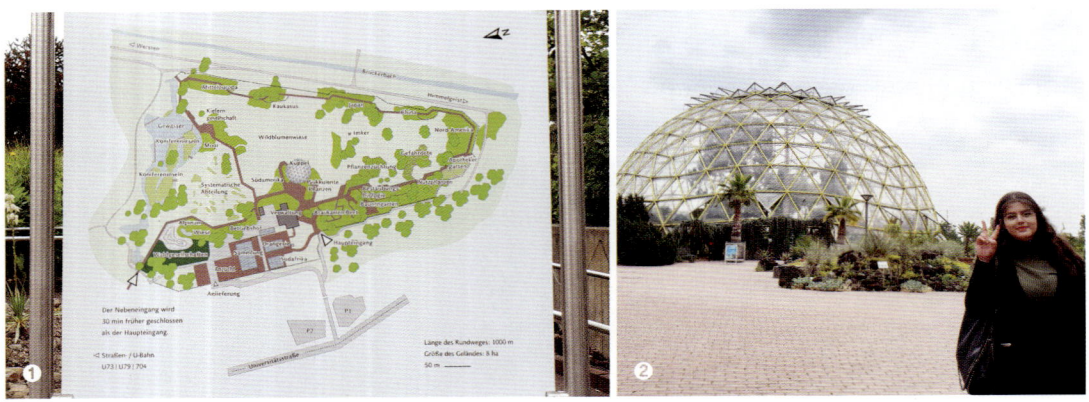

❶ 식물원 안내도 ❷ 필자를 안내한 Houda Bellagnech Ahmari 씨. 뒤쪽에 중앙온실이 보인다.

르프대학교가 되었다. 보통 뒤셀도르프대학교로 부른다. 대학 홈페이지에 들어가니 법과대학, 수학·자연과학대학, 의과대학, 인문·예술대학 및 경제대학의 5개 단과대학으로 이루어져 있으며 현재 3만 5,000명의 학생이 재학 중인 것으로 나온다.

　대학 캠퍼스의 동남쪽 코너에 식물원이 자리 잡고 있다. 대학 입구의 전철역에서 다시 버스를 타고 대학 중심부에 내린 후 여러 번 물어서 겨우 식물원을 찾을 수 있었다. 뒤셀도르프대학교 식물원의 정식 명칭은 the Botanischer Garten Düsseldorf, the Botanischer Garten der Heinrich-Heine-Universität Düsseldorf 또는 the Botanischer Garten der

Universität Düsseldorf이다. 월요일부터 금요일까지만 개장하는 11월에서 2월까지를 제외하고는 식물원은 매일 열리며 입장료는 따로 받지 않는다. 1974년에 개원한 식물원은 면적이 8헥타르(1ha=1만m²)이며 6,000여 종의 식물이 식재되어 있다. 약용식물정원을 포함하여 식물분류정원, 고산정원 그리고 중부유럽, 동북아시아, 일본, 중국, 북미, 남미 정원 등으로 구성되어 있다.

식물원의 랜드마크인 중앙온실은 멀리서도 눈에 띈다. 이 온실은 식물원 중앙에 자리 잡고 있으며 면적이 1,000m², 높이는 18m이다. 그리고 약 400종의 지중해, 카나리아 제도, 호주, 뉴질랜드, 아시아, 남아프리카, 중앙아프리카, 칠레, 캘리포니아 지역의 식물들을 재배하고 있다. 336m² 면적의 남아프리카 온실도 근처에 있다.

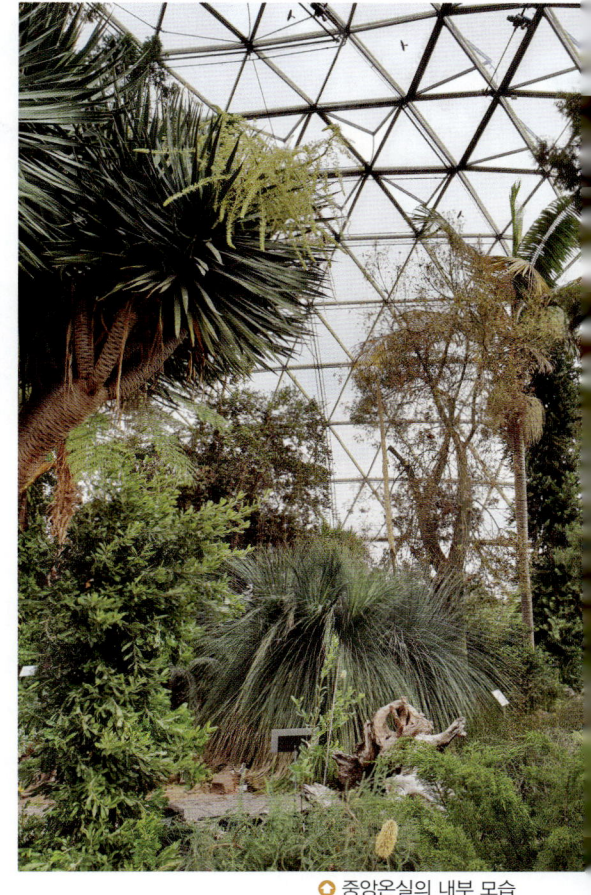

◐ 중앙온실의 내부 모습

용혈수, 코르크참나무, 맥문아재비

필자는 중앙온실에서 25과(科) 36종의 약초를 촬영했다. 여러 식물 중에서 용혈수(龍血樹, *Dracaena draco*)는 가지가 줄기 끝에서 갈라지고 줄 모양의 잎이 빽빽이 나서 둥근 수형으로 자라고 있다. 이 이름은 이 식물의 진액이 붉어 피와 같이 보이기 때문에 붙여진 것이다. 이 식물과 관련한 한약으로 혈갈(血竭)이 있다. 《동의보감》 탕액편의 나무부(部)에도 기재되어 있는 혈갈은 기린갈(麒麟竭, *Daemonorops draco*)이란 식물의 열매에서 삼출된 수지를 가열 압착하여 만든 덩어리이다. 중국에서 생산되는 혈갈의 한약은 기린갈이 아닌 약초인 검엽용혈수(劍葉龍血樹, *Dracaena cochinchinensis*) 또는 캄보디아용혈수(*Dracaena cambodiana*)의 수지를 가공한 것이다.

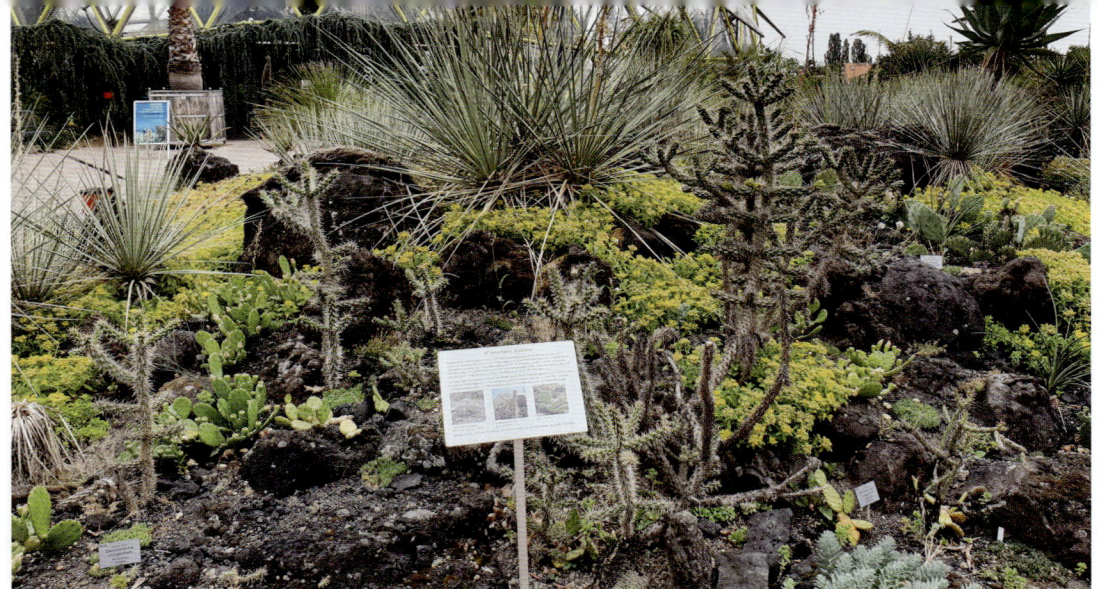

● 중앙온실 바깥의 식물

혈갈은 새로운 피부 조직의 재생을 촉진시키거나 외상출혈이 멎지 않는 증상을 치료하고 타박상으로 인한 어혈을 풀어주는 효능이 알려져 있다.

　코르크참나무(*Quercus coccifera*)가 보인다. 케르메스(kermes) 참나무라고도 부르는 이 나무는 바로 포도주 병마개의 원료가 된다. 한 나무가 평균 20~250kg의 코르크를 생산한다. 우리나라에서는 이 나무가 자라지 않으므로 굴참나무에서 코르크를 채취한다. 유럽 남부에서 아프리카 북부에 걸쳐 분포한다. 우리나라에서 자생하는 맥문아재비(*Ophiopogon jaburan*)도 자라고 있다. 여러해살이풀로 제주도, 전남, 경남 등 섬을 포함한 남부 지역에 분포한다. 원산지는 한국과 일본인 것으로 도감에 기재되어 있는데 이곳 식물원의 표지판에는 일본만 기재되어 있어 아쉽다. 병솔나무(*Callistemon speciosus*)는 이삭꽃차례의 모양이 병을 닦는 솔처럼 생겨서 이름 붙여졌으며 호주 서부가 원산지이다.

　다솔로 불리는 *Aichryson tortuosum*은 호주 서부의 작은 마을인 Gingin의 빙하 융빙에 의해 퇴적된 모래가 만든 평탄지(sandplain)에서 자란다. 셀러리톱 소나무인 *Phyllocladus aspleniifolius*는 호주 동남부의 거대한 섬인 태즈메이니아(Tasmania)에서 자란다. *Apodasmia similis*는 뉴질랜드가 원산지이며, 꽃은 10월부터 12월까지 피고, 열매는 12월에서 3월 사이에 열린다. *Hakea laurina*는 호주 남서부에서 넓게 재배되며 월계수의 잎과 닮았다. 우리나라에서 캥거루발톱으로 부르는 *Anigozanthos flavidus*는 호주 남서부에서 자란다. 카라카(Karaka) 또는 뉴질랜드 월계수로 부르는 *Corynocarpus laevigatus*의 열매는 식용하지만 쓴맛이 난다. 가지과(科)의 담배속(屬) 식물인 *Nicotiana africana*는 아프리카 나미비아(Namibia)가 원산지이다.

그 외 소철, 차나무, 올리브나무, 동백나무, 라벤더, 석류나무, 무화과나무 같은 약용식물도 보인다. 이 중 무화과라는 이름은 '꽃이 없는 과일'이라는 중국어에서 기원하는데 실제로 꽃은 존재하나 화탁으로 둘러싸여 밖에서는 보이지 않는다. 우리나라 남쪽의 영암 지역에서도 재배가 된다.

지볼트, 클루시우스, 훔볼트도 만나

중앙온실의 아래에는 식물의 조사, 채집, 재배와 관련 있는 인사들의 업적을 알려주는

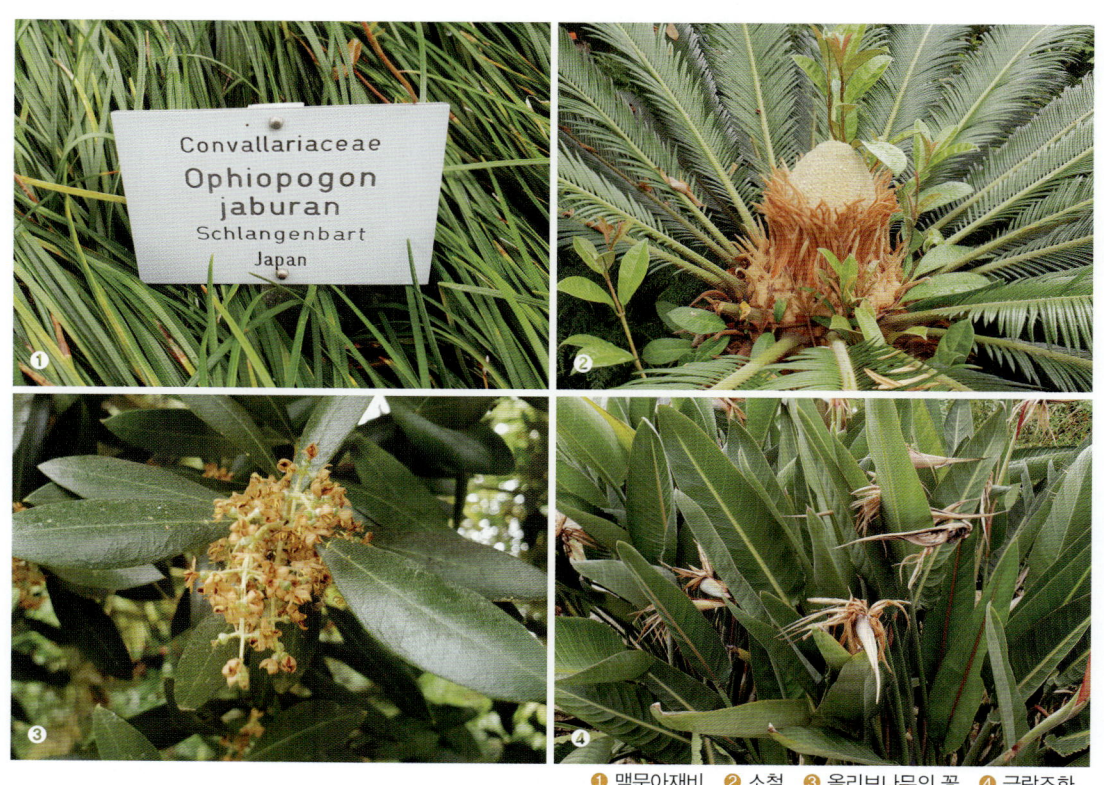

❶ 맥문아재비 ❷ 소철 ❸ 올리브나무의 꽃 ❹ 극락조화

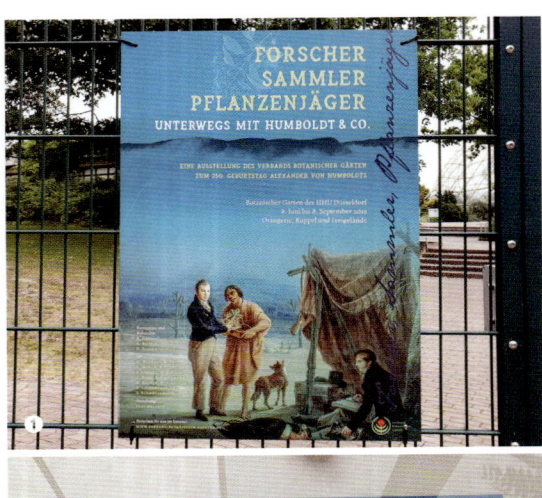 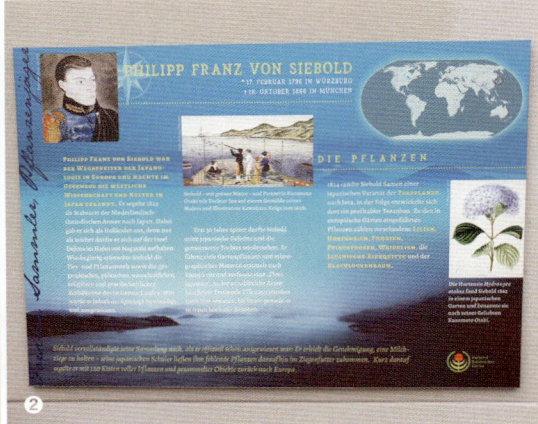
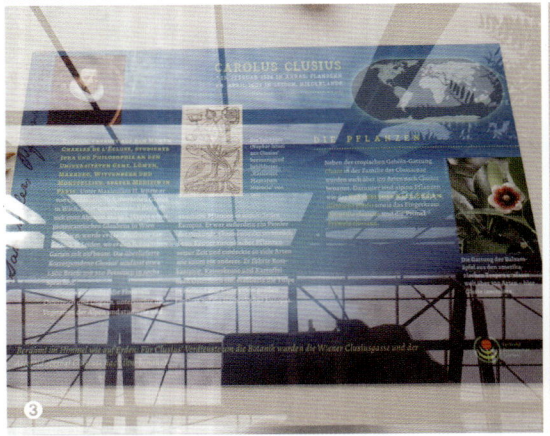 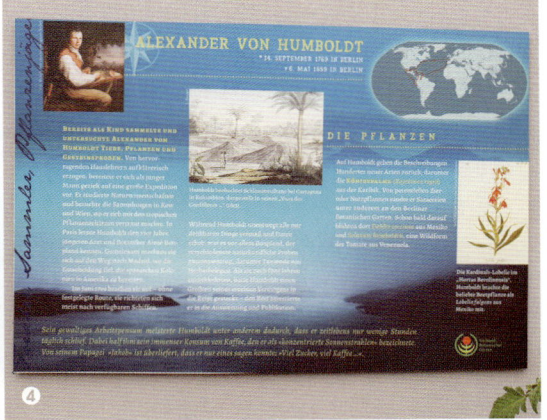

❶ 식물과 관련한 유명 인사들의 전시 안내물 ❷ 지볼트의 홍보물
❸ 카롤루스 클루시우스의 홍보물 ❹ 알렉산더 폰 훔볼트의 홍보물

홍보물이 전시되고 있었다. 그중에 필리프 프란츠 폰 지볼트(Philipp Franz von Siebold), 카롤루스 클루시우스(Carolus Clusius), 알렉산더 폰 훔볼트(Alexander von Humboldt)가 눈에 띈다. 지볼트는 독일의 의사이자 식물학자로 일본에서 서양 의학을 처음 가르친 유럽인이다. 학명 명명자 부분의 'Siebold'는 이 지볼트를 가리킨다. 클루시우스는 프랑스 출신의 의사이자 식물학자로 16세기 원예에 대해 최고의 영향력을 미친 식물학자이다. 훔볼트는 독일의 자연과학자이자 지리학자로 세계를 여행한 성과를 많은 저서로 간행하여 자연지리학의 시조로 일컬어진다.

248

필자는 뒤셀도르프 시에 인접한 라팅엔(Ratingen) 시의 회젤(Hösel)에서 생활하는 김정구 회장과 이혜숙 여사를 방문한 김에 식물원에도 가 보기로 했다. 그렇지만 식물원을 찾아가는 길이 어려워 포기한 상태였는데, 마침 한인마트에서 한국 김밥으로 식사 중인 Houda Bellagnech Ahmari 씨를 만나게 되었다. 한국 김치와 가수를 좋아한다는 그녀에게 필자의 사정을 얘기하니 기꺼이 식물원까지 안내해 주겠다는 것이다. 우연히 만난 외국인을 식물원까지 데려다준 그녀의 친절을 지금도 고맙게 기억한다. 귀국 후 그녀는 필자에게 우리 글로 '안녕하세요? 감사합니다'를 또렷하게 적은 메일을 보내줬다. 식물원에는 90분이 걸리는 유료 가이드 투어 프로그램도 있다.

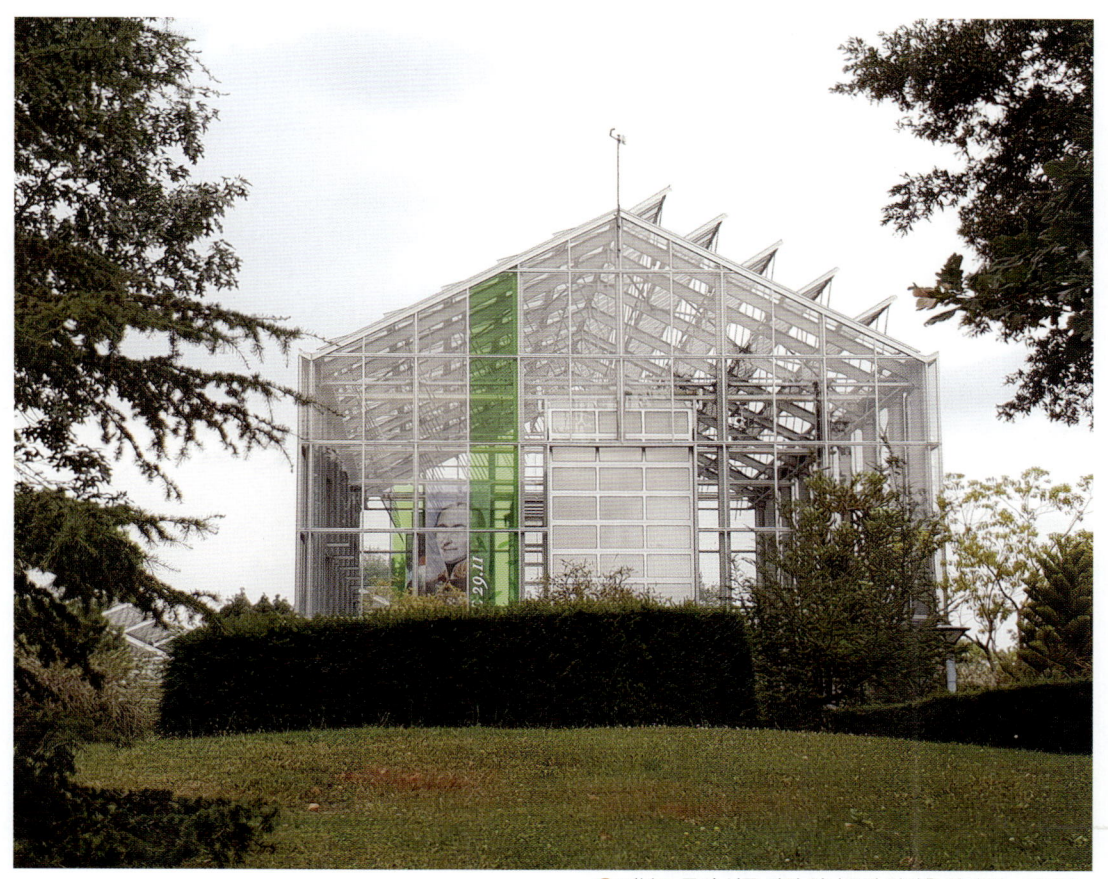

◯ 지볼트 등의 식물 관련 인사들의 업적을 알려주는 전시관

Tips

- 위치 : 뒤셀도르프 시의 남부에 위치
- 홈페이지 : http://www.botanischergarten.hhu.de, https://www.duesseldorf-tourismus.de/en/sights/parks/botanical-garden-of-the-university/
- 설립 연도 : 1974년
- 면적 : 8헥타르
- 운영시간 : 8～19시(4～9월, 월～금), 13～19시(4～9월, 토), 10～19시(4～9월, 일) / 8～18시(3월, 10월, 월～금), 13～18시(3월, 10월, 토), 10～18시(3월, 10월, 일) / 8～16시(11～2월, 월～금)
- 휴원일 : 11～2월은 토, 일 휴원
- 입장료 : 무료
- 주소 : Heinrich-Heine-Universität, 40225 Düsseldorf, Northrhine-Westphalia, Germany
- 전화번호 : +49 211 8112478

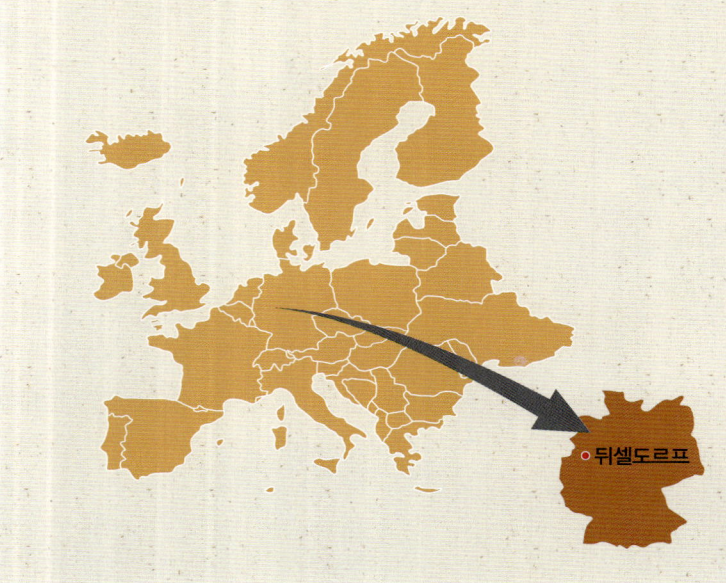

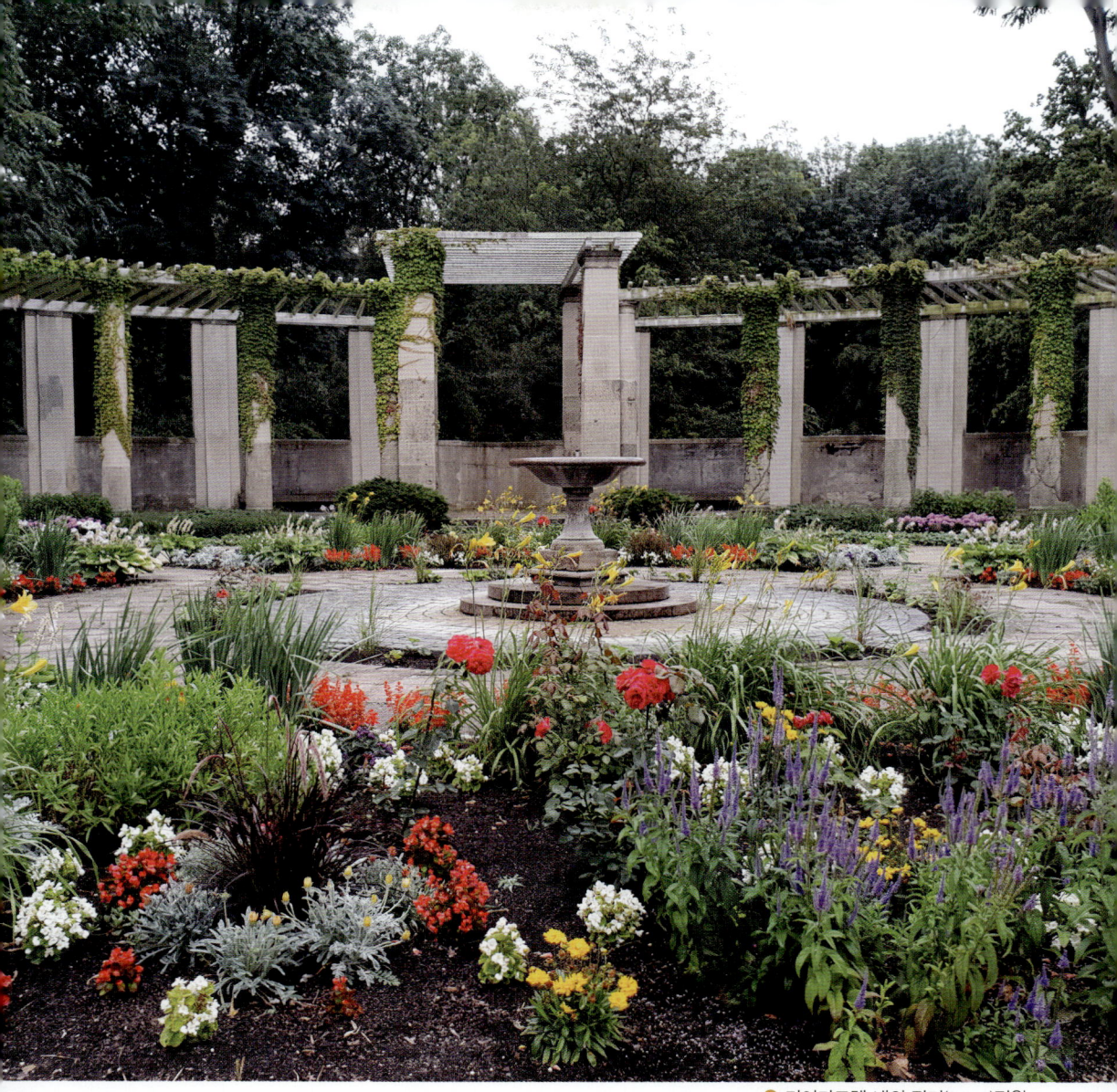

◯ 티어가르텐 내의 장미(Rosen)정원

| 4.02 |

베를린 티어가르텐 공원의 약초

모차르트, 베토벤, 하이든을 만나는 공원

독일 베를린 시내의 티어가르텐(Tiergarten)은 210헥타르(1ha=1만m²)의 면적에 달하는 아주 넓은 공원으로 독일어로 동물원이라는 뜻이다. 과거에는 제후들의 사냥터로 이용되었지만 현재는 시민들의 휴식처로 개방되어 있다. 정식 명칭은 '그로서 티어가르텐(Großer Tiergarten)'이다. 다른 지역에도 티어가르텐이라는 이름의 공원이 있어 이를 구분하기 위해 크다는 뜻

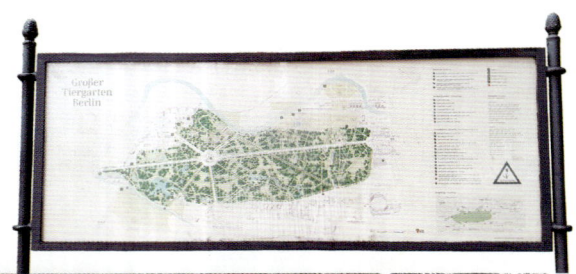

◎ 티어가르텐의 안내도

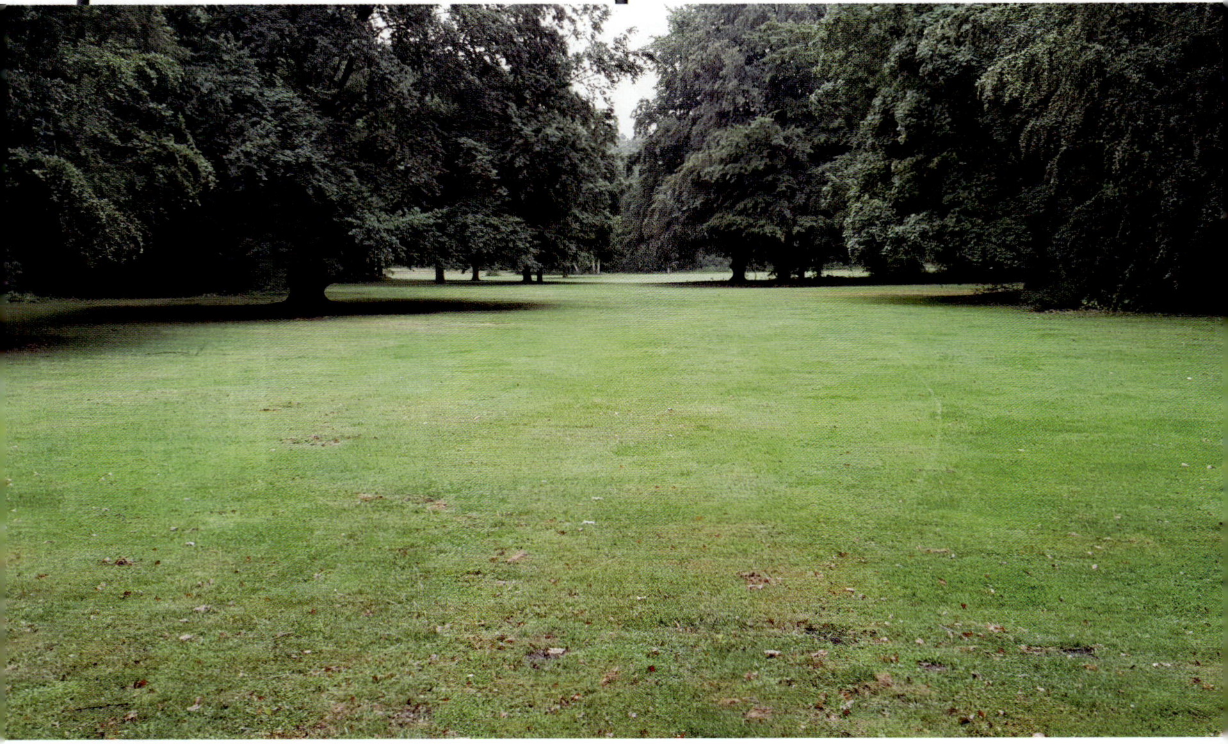

◎ 티어가르텐의 전경

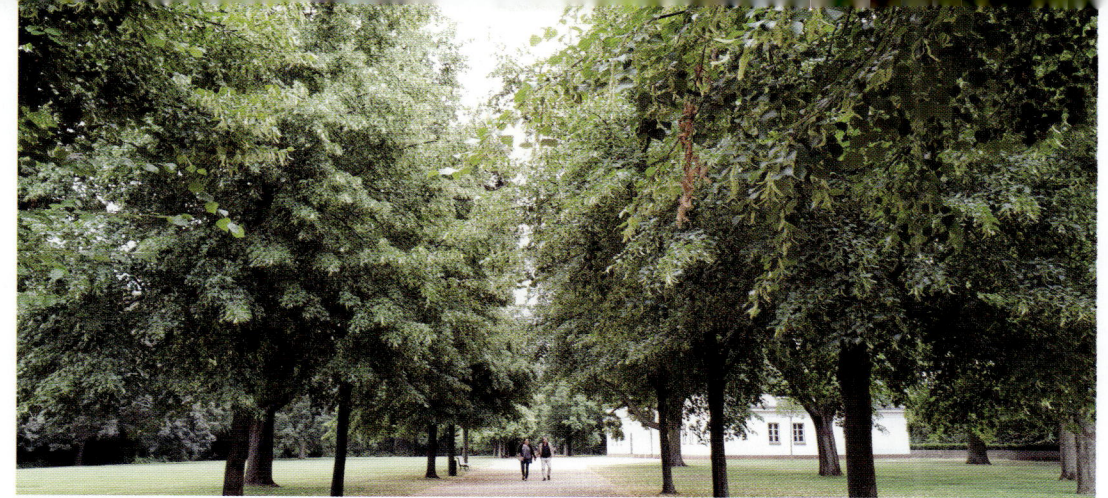
◎ 티어가르텐의 전경

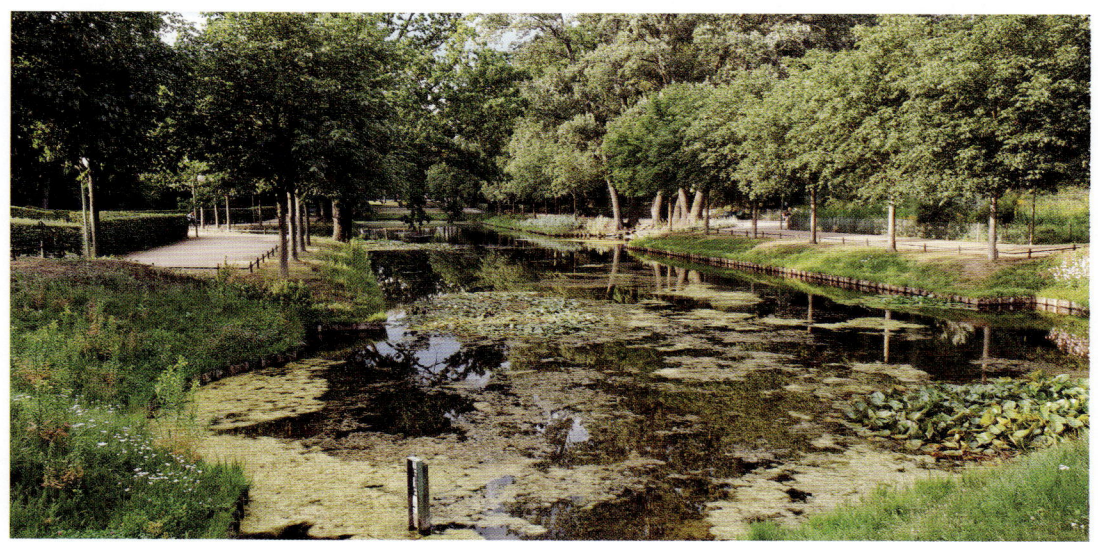
◎ 공원 내의 호수

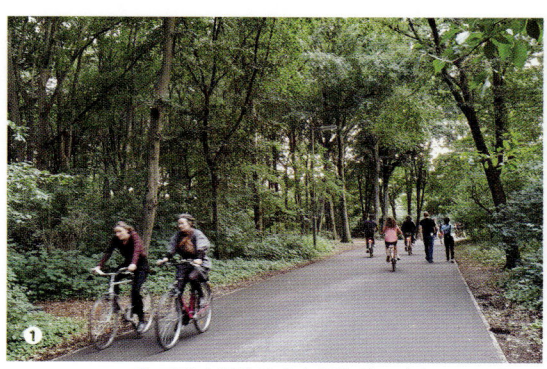
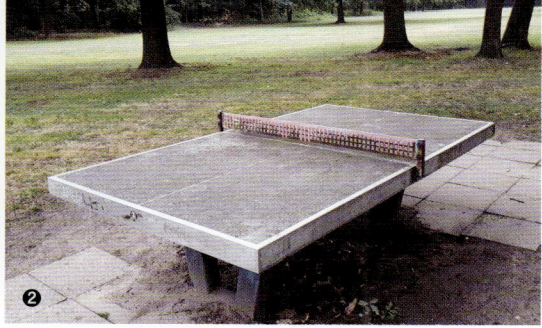

❶ 자전거 동호인이나 산책하는 시민들로 붐비는 산책 길 ❷ 시멘트로 만들어진 탁구대가 공원 내에 설치되어 있다.

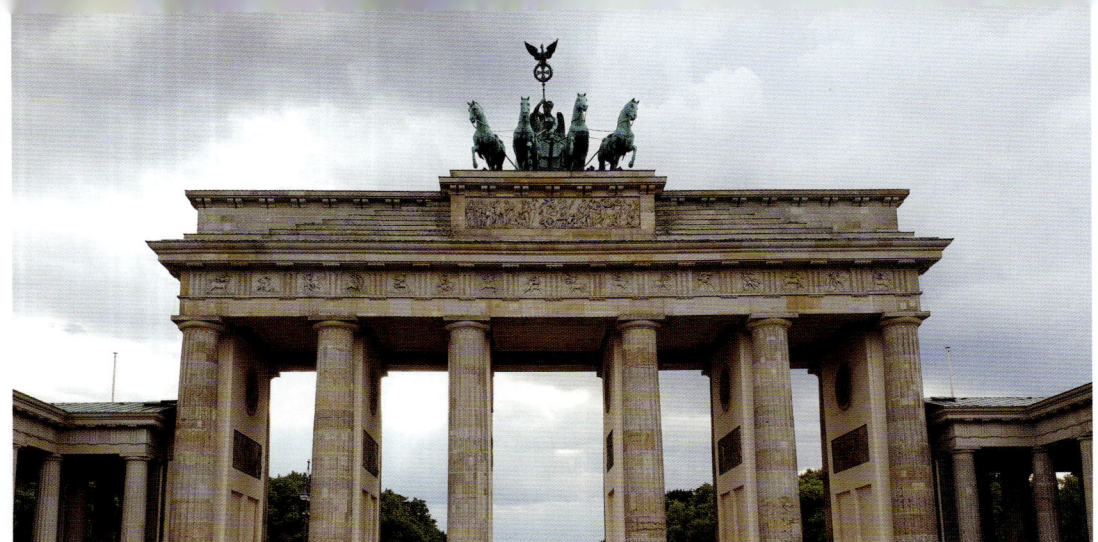

◐ 공원 동쪽의 브란덴부르크 문

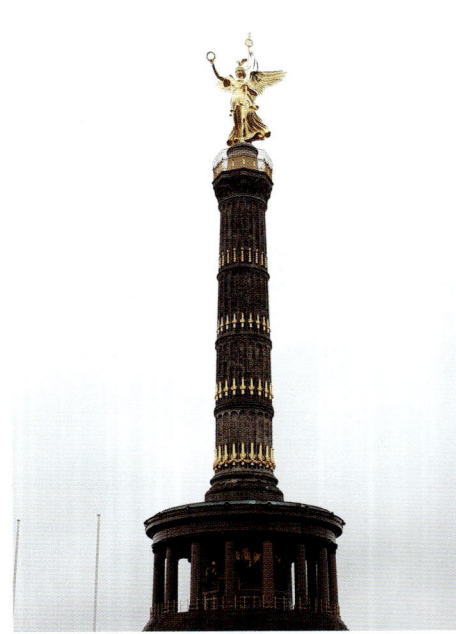

◐ 공원 중앙의 전승기념탑

◐ 전승기념탑 근처의 독일 제국의 첫 수상인 비스마르크 동상

의 '그로서'를 앞에 붙여 말한다. 공원 중앙에는 전승기념탑인 지게스조일레(Siegessäule)가 건립되어 있고 공원 동쪽 끝으로 나가면 독일 통일의 상징인 브란덴부르크(Brandenburg) 문이 서 있다. 이 공원은 현재 베를린 시의 중앙에 위치하며 통일 전에는 서독 지역에 속했다.

공원 곳곳에서 유명 인사들의 기념상을 발견할 수 있다. 연못 인근의 삼각형 탑에는 작곡

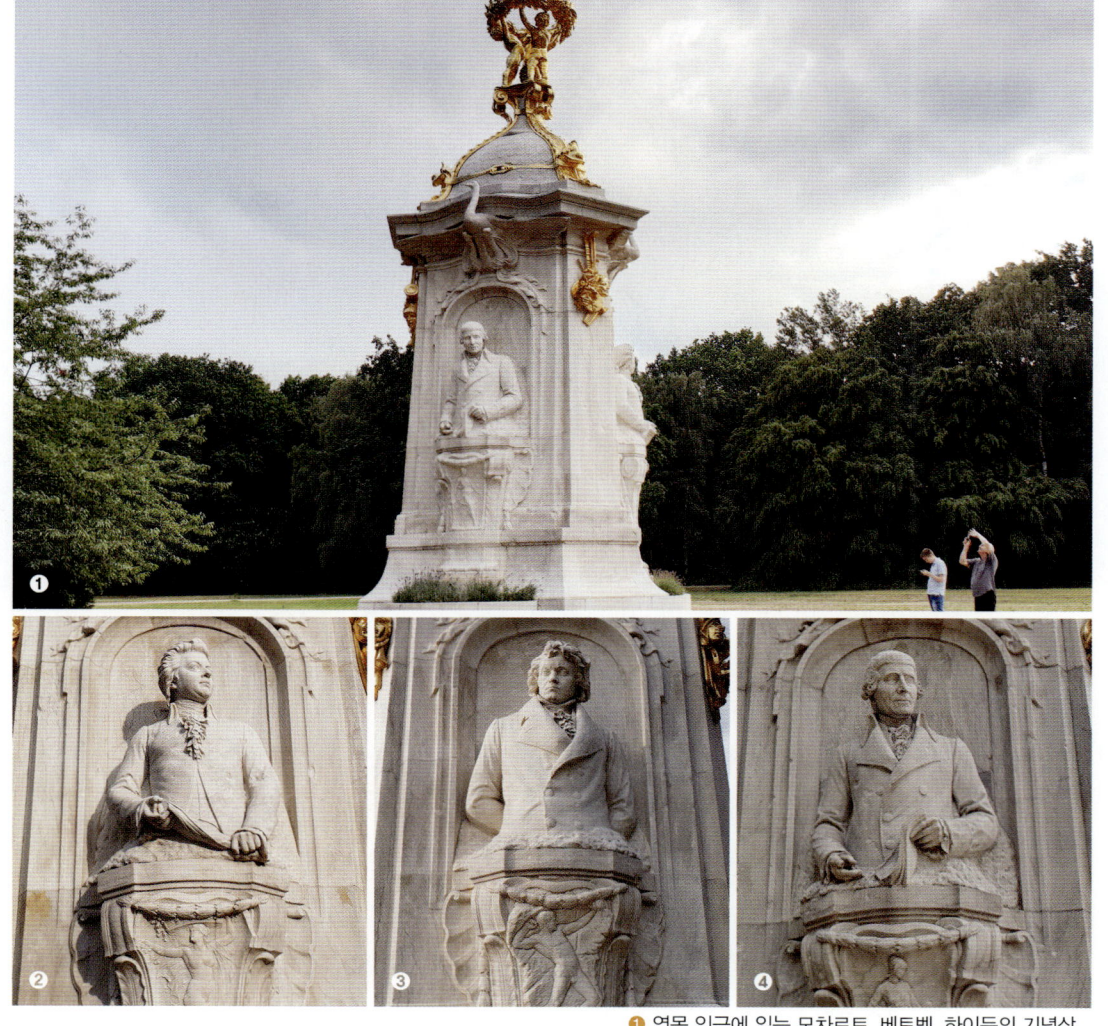

❶ 연못 인근에 있는 모차르트, 베토벤, 하이든의 기념상
❷ 오스트리아 작곡가 모차르트의 기념상 ❸ 독일 작곡가 베토벤의 기념상 ❹ 오스트리아 작곡가 하이든의 기념상

가인 모차르트, 베토벤, 하이든 세 분의 부조가 한 면씩 나누어져 붙어 있다. 필자가 좋아하는 모차르트를 여기서 만나니 반가운 마음에 이분 앞에서 유독 많은 시간을 보냈다. 몇 년 전에 오스트리아 잘츠부르크와 빈에서 모차르트의 발자취를 만나고 나서 영화 〈아마데우스〉를 다시 보기도 했다. 이들 외에도 전승기념탑 인근에서는 독일 제국의 첫 수상인 비스마르크를, 브란덴부르크 문 근처에서 독일의 대표적인 문학가인 괴테를 볼 수 있다.

전날 저녁 때는 잘 조성된 산책 길에 자전거 동호인이나 산책하는 시민들로 붐볐지만,

다음 날 이른 아침의 산책 길에는 혼자 조용히 이 길을 즐길 수 있었다. 시멘트로 제작된 탁구대도 몇 군데 마련되어 있어 울창한 숲과 함께 시민들의 멋진 휴식 공간이 되어 준다. 티어가르텐에서 꽃으로 가득한 정원도 만날 수 있다. 즉 누빔(Steppen)정원, 장미(Rosen)정원 및 영국(Englischer)정원이다.

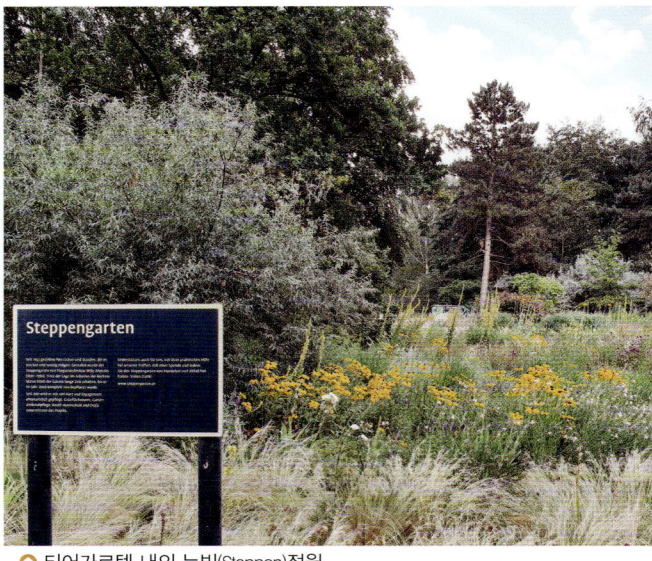
○ 티어가르텐 내의 누빔(Steppen)정원

베르가모트, 참나리, 단삼

누빔(Steppen)정원에서 베르가모트, 참나리, 단삼류, *Verbascum densiflorum*이 보인다. 베르가모트(bergamot, *Monarda didyma*)는 꿀풀과(科) 식물로 북미가 원산지이며 우리나라에서도 재배하고 있다. 꽃에 향기가 있으며 생잎은 차로 활용하기도 한다. 소화, 방부의 약리작용이 있고 감기 치료에 효과 있다. *Verbascum densiflorum*에 노란 꽃이 피어 있다. 이 식물과 비슷한 약초는 우단담배풀(*Verbascum thapsus*)로 서울대 약초원에서도 재배 중이다.

필자는 *Verbascum densiflorum*은 오스트리아 잘츠부르크대학교 식물원, 스위스 베른대학교 식물원, 그리고 같은 속(屬) 식물인 *Verbascum epixanthinum*, *Verbascum olympicum*, *Verbascum pulverulentum*은 프랑스 파리 식물원에서 촬영한 적이 있다. *Verbascum phlomoides*는 스위스 베른대학교 식물원에서 그리고 *Verbascum speciosum*은 오스트리아 빈대학교 식물원에서 사진 찍어 보관 중이다.

노란 꽃이 핀 참나리(*Lilium lancifolium*)는 비늘줄기를 한약 백합(百合)이라고 부른다. 백합의 한방 효능은 양음윤폐(養陰潤肺, 진액을 보충하여 폐를 촉촉하게 한다), 청심안신[淸心安神, 심열(心熱)을 식히고 정신을 안정시킨다]으로 정신을 안정시키고 음허(陰虛)로 인한 오랜 기침을 치료하며 잠을 잘 자지 못하고 꿈을 많이 꾸는 증상에 유효하다. 《동의보감》에서는 '상한의 백합병(百合病)을 낫게 하고 대소변을 잘 나오게 한다. 모든 사기와 헛것에 들려 울고 미친 소리로 떠드는 것을 치료한다. 고독(蠱毒)을 죽이며 젖멍울, 등에 나는 큰 종기, 피부에 생기는 부스럼을 치료한다'고 그 약효를 설명하고 있다.

약초 단삼(Salvia miltiorrhiza)을 쏙 빼닮은 보라색 꽃도 보인다. 한약 단삼(丹參)은 활혈거어(活血祛瘀, 혈액순환을 촉진하고 어혈을 없앤다), 통경지통(通經止痛, 경락을 잘 통하게 하여 통증을 멎게 한다), 청심제번(淸心除煩, 심열(心熱)을 식히고 마음이 답답한 것을 없앤다], 양혈소옹[凉血消癰, 혈열(血熱)을 식히고 종기를 가라앉힌다]의 한방 효능이 알려져 있다. 그래서 가슴이 답답하여 잠을 못 자는 증상, 가슴 속이 달아오르면서 초조 불안한 증상, 가슴이 막히는 듯하면서 아픈 증상을 치료한다. 관절이 벌겋게 붓고 달아오르면서 온몸에 열이 나고 아픈 증상에도 단삼이 유효하다.

아침 산책 길에 들른 장미(Rosen)정원에는 필자를 반기는 꽃들로 가득하다. 라벤더, 해바라기, 에키나시아가 눈에 띈다. 에키나시아는 북미가 원산지이며 이곳의 원주민들이 약으로 사용했던 약초다. 허브차로서 마시는 것 외에 염증이나 상처를 치료하고 면역력을 높이는 효과도 있다. 이른 시간이라 혼자인 줄 알았더니 어느새 한 여행객도 이 정원에 들어와 벤치에 앉아 있다.

간을 보호하는 엉겅퀴

전승기념탑 건너편의 영국(Englischer)정원을 들렀다. 여기에 엉겅퀴(Cirsium japonicum var. ussuriense)로

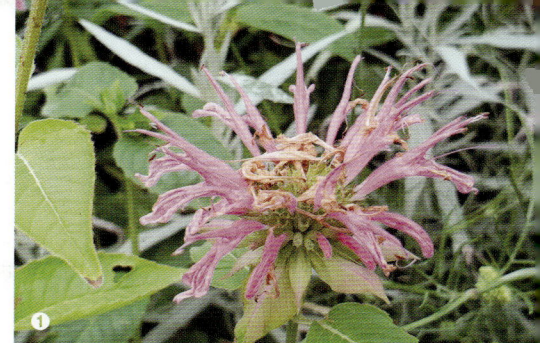
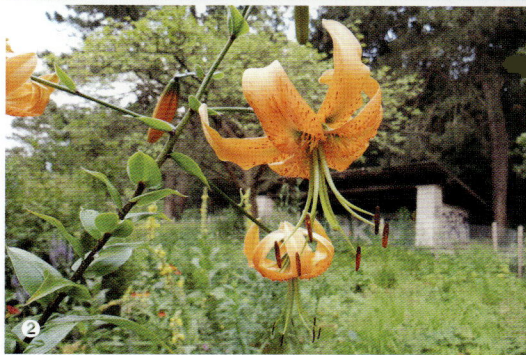
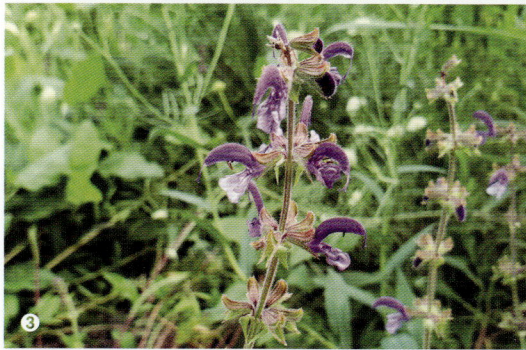
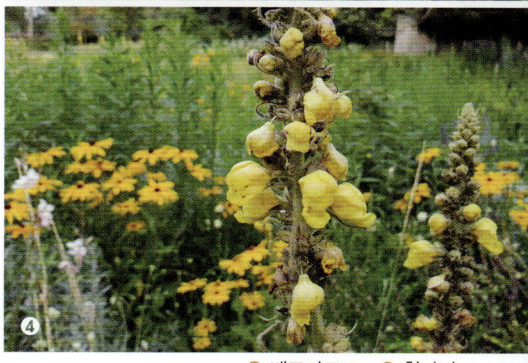

❶ 베르가모트　❷ 참나리
❸ 단삼과 비슷한 약초
❹ 노란 꽃이 핀 Verbascum densiflorum

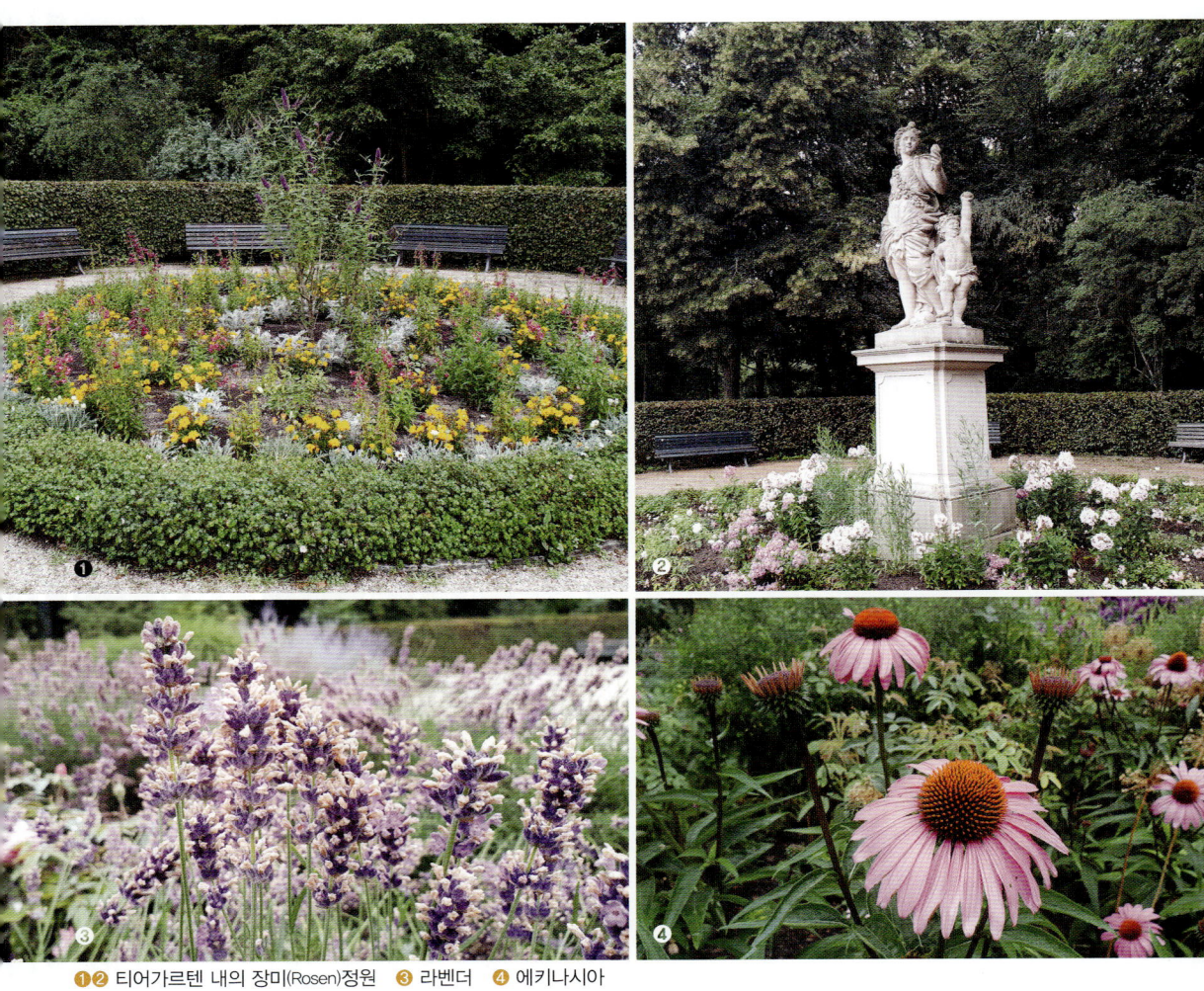

❶❷ 티어가르텐 내의 장미(Rosen)정원　❸ 라벤더　❹ 에키나시아

보이는 약초가 자라고 있다. 엉겅퀴는 약초 전체를 한약 대계(大薊)라 부른다. 대계는 양혈지혈[凉血止血, 혈열(血熱)을 식히고 지혈한다], 행어소종(行瘀消腫, 어혈을 없애고 종기를 가라앉힌다)의 한방 효능이 있다. 그래서 간염, 신염 치료에 효과가 있으며 각종 출혈을 멎게 하는 작용도 있다. 필자는 엉겅퀴에서 알코올에 의한 간독성으로부터 간세포를 보호하는 효과를 실험하고 그 약리성분을 밝혀 외국 학술지에 발표한 바 있다. 연구 결과는 약대 교재인 《생약학》에도 실려 있다.

영국(Englischer)정원에는 예쁜 영국식 식당이 있다. 화장실이 급해 마침 개장 준비를 하는 식당 직원에게 부탁했지만 거절당해 혼났던 기억이 아직도 생생하다. 유럽 거리에서 화장실을 이용한다는 것은 참으로 힘든 일임을 다시 한번 실감한다.

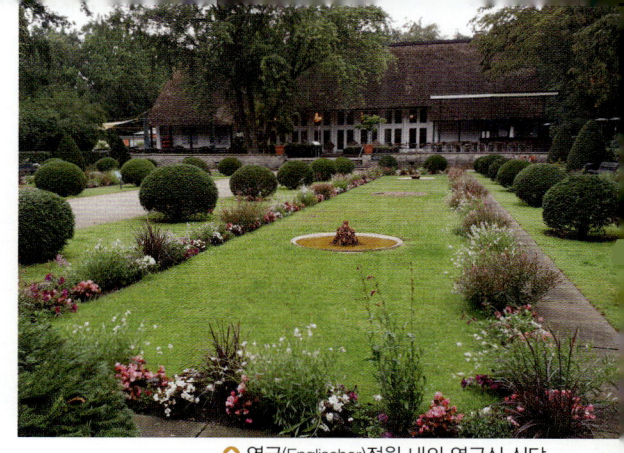

◯ 영국(Englischer)정원 내의 영국식 식당

Tips

- 위치 : 베를린 시의 중심부 미테 지구의 티어가르텐 지역에 위치
- 홈페이지 : https://www.berlin.de/senuvk/berlin_tipps/grosser_tiergarten/
- 면적 : 210헥타르
- 휴원일 : 없음
- 입장료 : 없음
- 주소 : Str. des 17, Juni, 10785 Berlin, Germany
- 전화번호 : +49 30 901833101

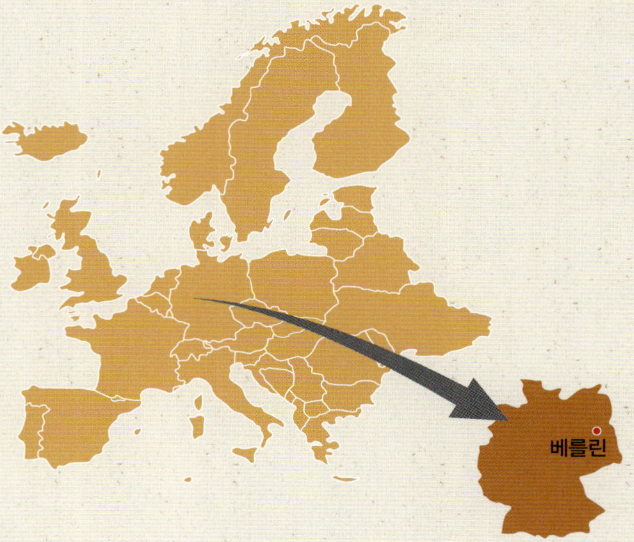

베를린

| 제 5 장 |

벨기에의
약초

01 브뤼셀과 브뤼헤 그리고 약초

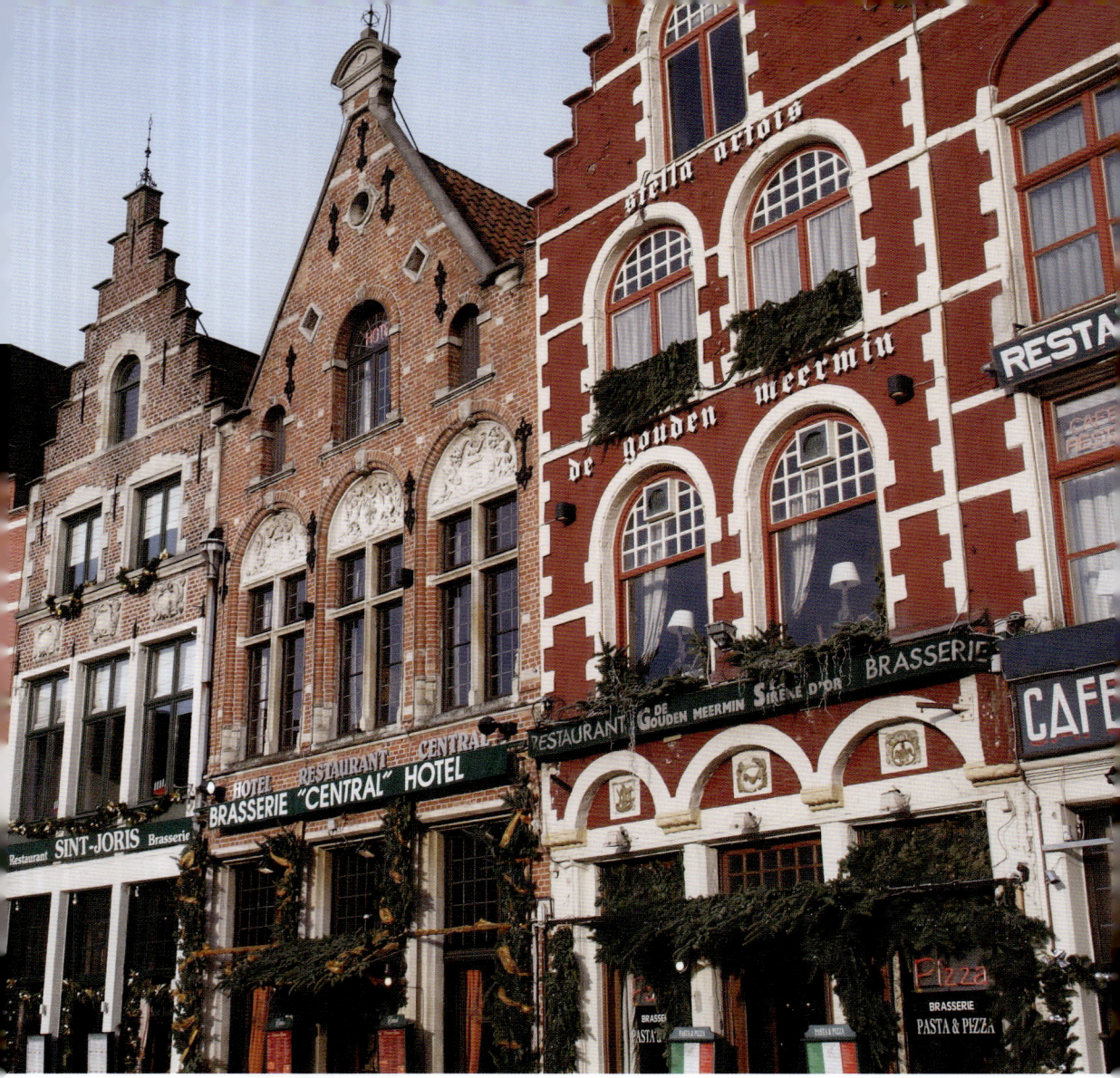

◎ 브뤼헤 마르크트 광장의 아름다운 건물

| 5.01 |

브뤼셀과 브뤼헤 그리고 약초

브뤼셀의 파에야

'큰 광장'이란 뜻의 그랑플라스(Grand Place)는 13세기에 대형 시장이 생기면서 더불어 발달했다. 그랑플라스는 벨기에 수도인 브뤼셀의 관광 중심지이자 시민들의 공공장소다. 시 청사, 왕의 집, 길드 하우스 등 아름다운 건축물들이 사방을 둘러싸고 있으며 1998년에 유네스코 세계문화유산으로 지정되었다.

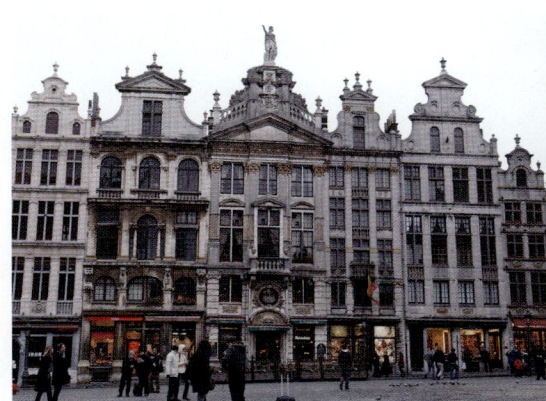
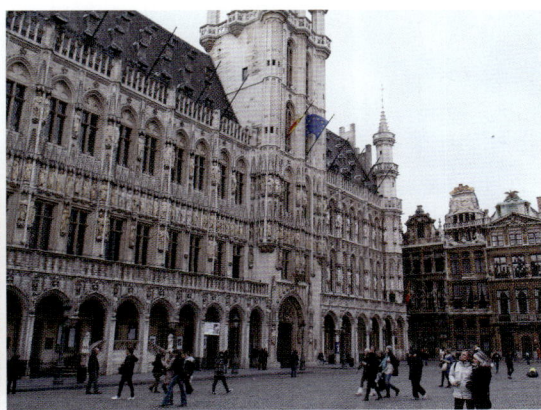

○ 브뤼셀의 관광 중심지인 그랑플라스

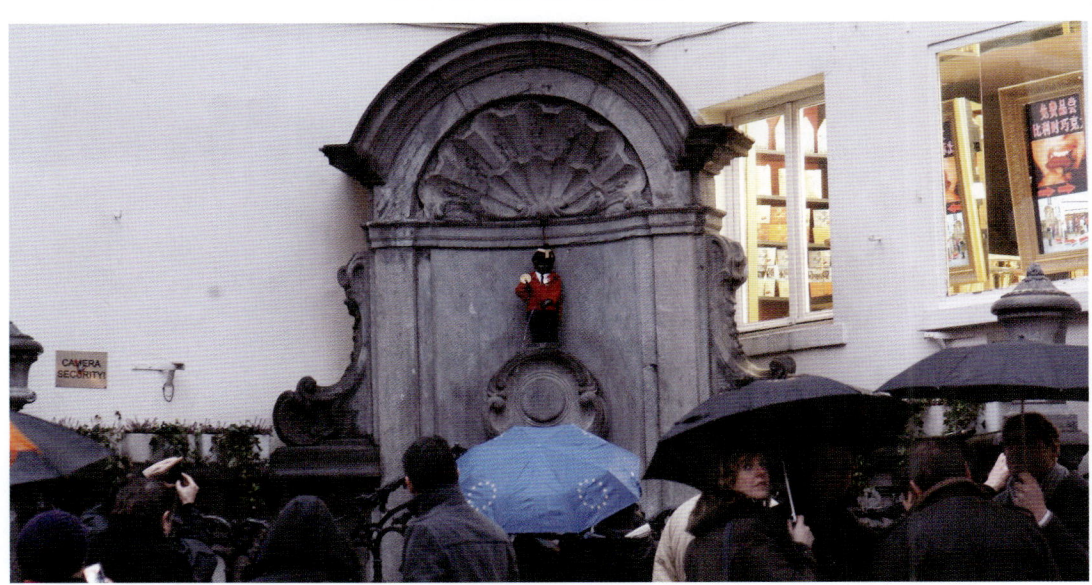

○ 오줌싸개 소년의 동상

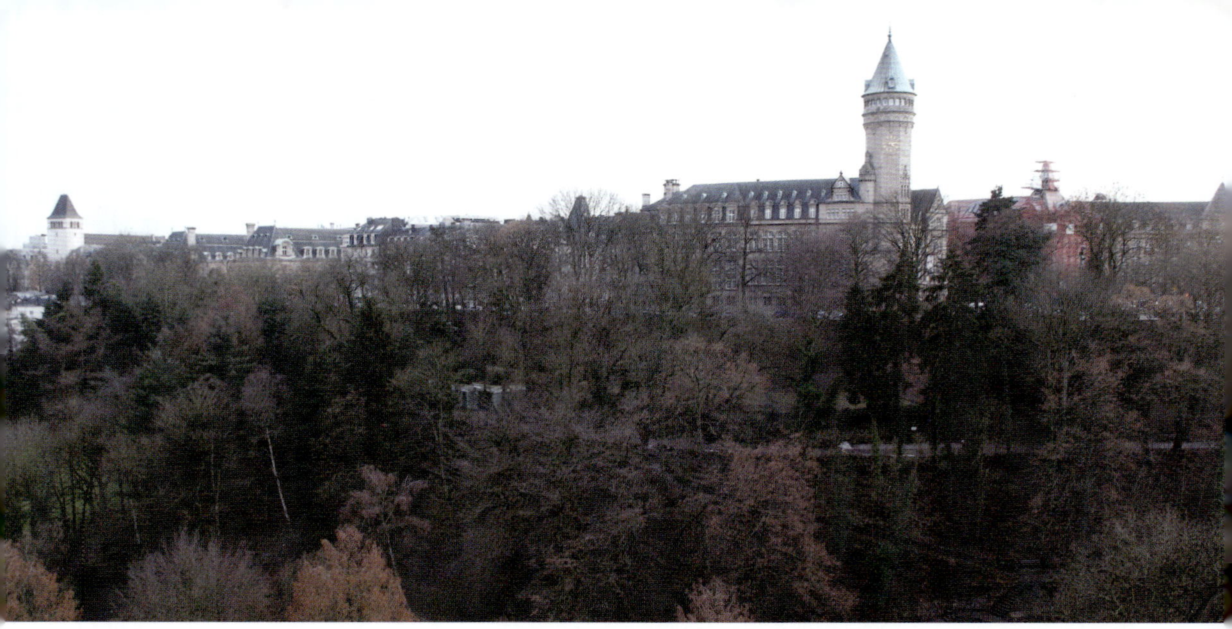

◎ 브뤼셀 시내의 숲

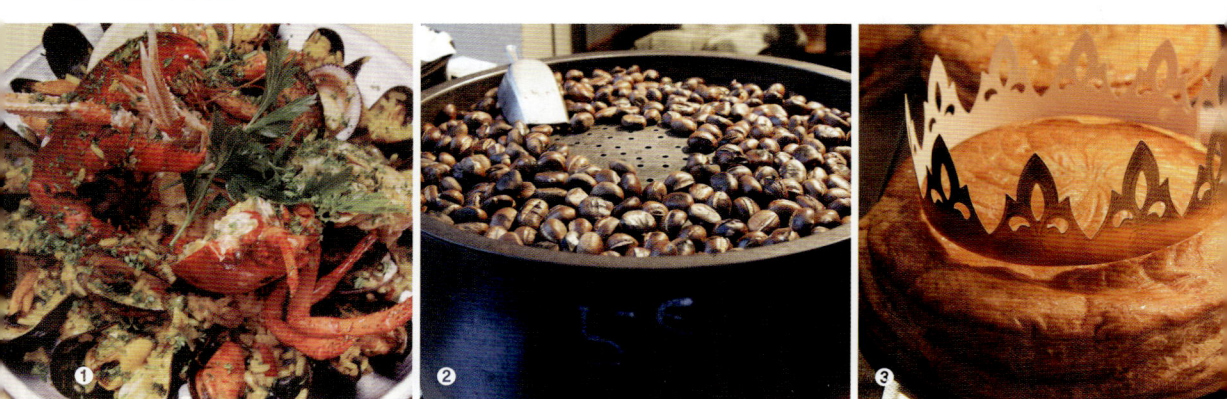

❶ 파에야 요리. 특유의 노란색을 띠는 것은 사프란 때문이다. ❷ 브뤼셀의 군밤 판매 ❸ 종이 왕관이 씌워진 갈레트

    이 광장으로 가는 음식 골목의 식당마다 파에야(paella) 요리가 가득하다. 넓은 팬에 고기와 해산물, 채소를 넣고 볶은 후에 물을 부어 끓이다가 쌀을 넣어 익힌 스페인의 전통적인 쌀 요리다. 스페인은 아니지만 벨기에의 그랑플라스 골목마다 파에야 요리가 주를 이루고 호객도 많았지만 신중히 식당을 골라 들어가서 먹어 본다.

    이 요리가 특유의 노란색을 띠는 것은 세계에서 가장 비싼 향신료이자 약초인 사프란(saffron) 때문이다. 흔히 '샤프란'이라고 부르는데 그것은 잘못된 이름이다. 사프란은 1개의 구근에서 2~3송이의 꽃이 피고 꽃 1송이는 3갈래로 갈라지는데 그 속에 있는 빨간 암술만

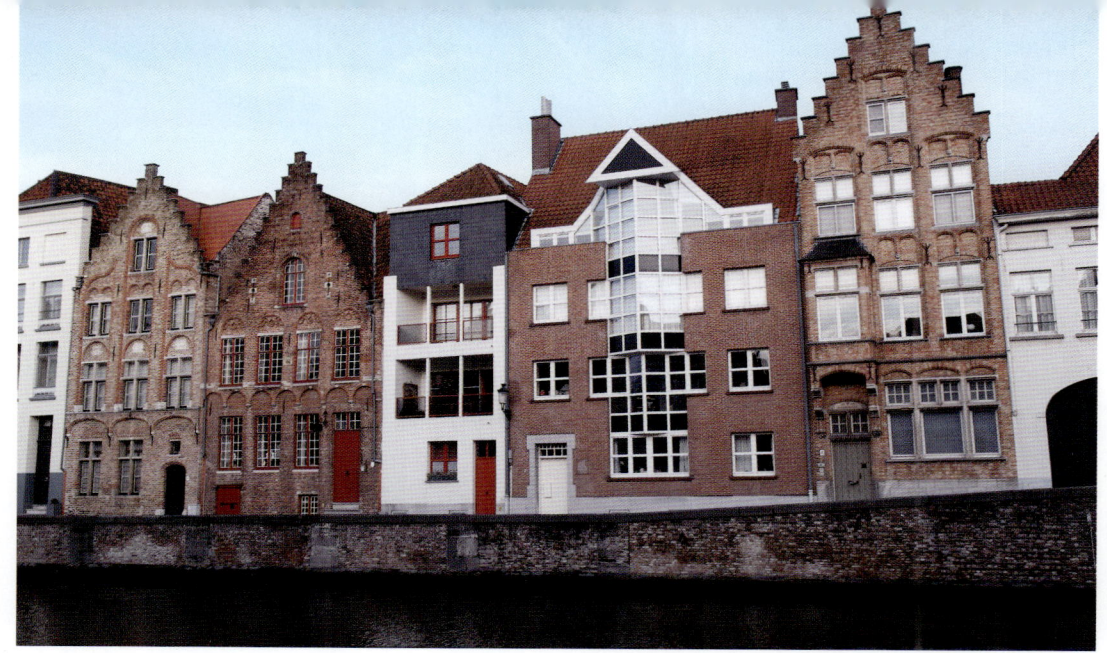

◐ 동화 속 마을 같은 브뤼헤의 수로

을 따서 사람이 손으로 말리므로 지극히 소량만을 채취할 수 있어서 더 귀하고, 주로 황금을 연상하는 노란색을 내거나 은은한 향과 맛을 얻을 목적으로 많이 활용한다. 의학적으로는 통경작용, 갱년기장애를 개선하는 약리작용이 있다.

　브뤼셀 시내에서 군밤 장사를 만났다. 껍질을 다 까 주지 않고 껍질에 칼집만 내서 판매하고 있다. 하지만 손으로 군밤을 벌리면 아주 잘 까지고 속살은 여전히 촉촉하다. 갈레트(Galette)는 프랑스에서 식사 후 디저트나 간식으로 애용하는 달콤한 빵과자다. 감자와 옥수수 등을 재료로 팬에 구워내는 팬케이크인 갈레트를 사 먹어 보았다. 이곳에서 파는 갈레트는 파이 반죽에 인형을 넣고 다시 덮어서 굽는데 이름이 왕의 과자란 뜻인 '갈레트 데 루아(Galette des Rois)'이다. 그래서 갈레트 위에 종이 왕관도 씌운다. 지인의 딸아이가 학교에서 인형이 들어 있는지 모르고 삼켜서 혼비백산했다는 이야기도 들은 적이 있다. 인형이 들어 있는 조각을 받으면 하루 동안 왕관을 쓸 수 있고 한 해의 행운이 오는 과자라고 한다. 아기자기한 이 거리에 무척이나 어울리는 간식이다.

브뤼헤의 유럽너도밤나무, 수선화

　벨기에 북서부의 오래된 마을인 브뤼헤(Brugge)는 수도인 브뤼셀에서 북서쪽으로 90km

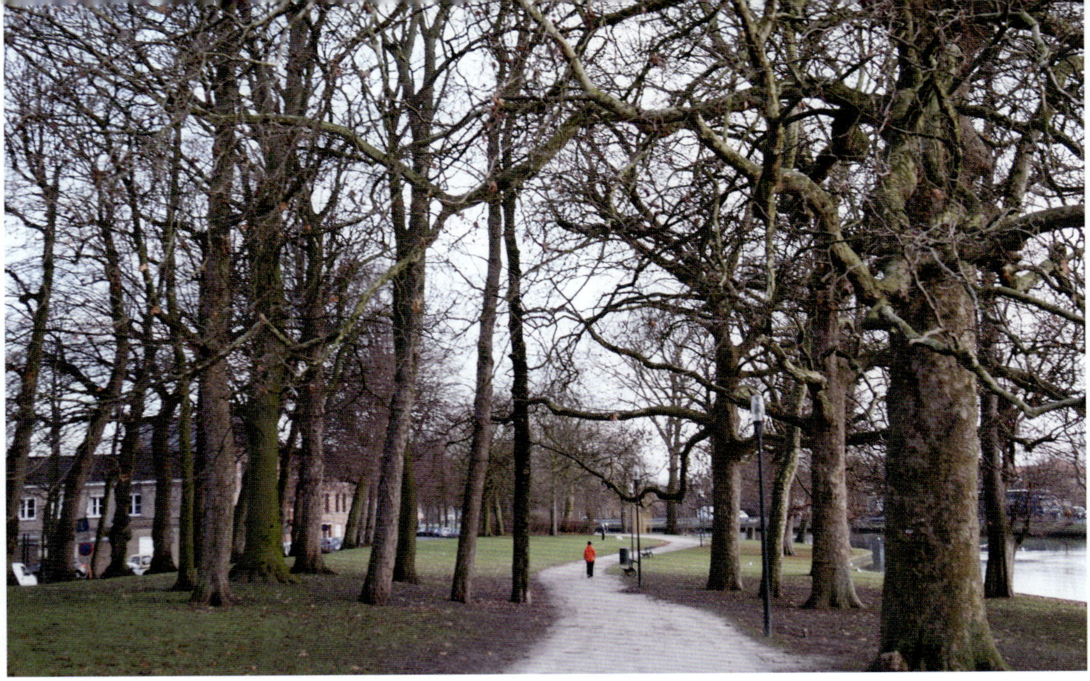

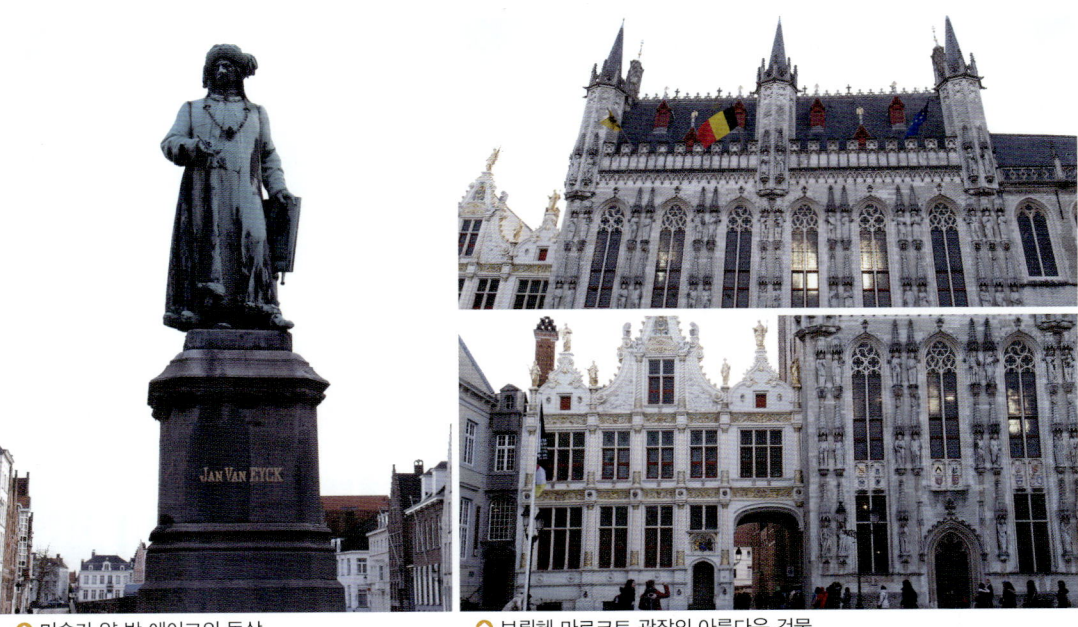

◯ 브뤼헤 지방의 유럽너도밤나무

◯ 미술가 얀 반 에이크의 동상

◯ 브뤼헤 마르크트 광장의 아름다운 건물

떨어진 곳이다. 붉은 벽돌로 지은 소박한 집들이 운하로 둘러싸인 오래된 동화 속의 마을에 차분히 내려앉은 느낌이다. 마을의 운하가 있는 산책 길을 따라 유럽너도밤나무(*Fagus*

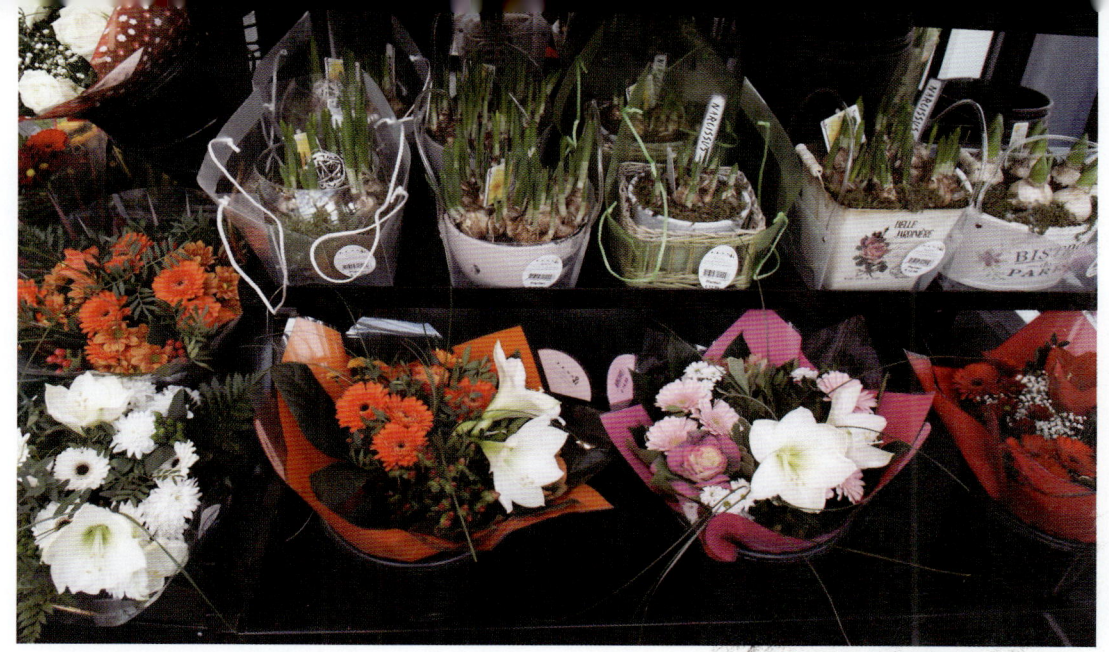

○ 브뤼헤 꽃집에서 판매 중인 수선화

sylvatica) 숲길을 들어가 본다. 세월의 주름을 짊어진 채 고목이 된 너도밤나무는 앙상한 가지를 버티며 묵직하게 서 있다.

운하를 따라 걸어 나오니 얀 반 에이크(Jan van Eyck)의 동상이 있다. 달걀노른자를 사용한 프레스코화가 대부분이던 시대에 그는 기름에 안료를 개어 쓰는 유화 기법을 완벽하게 표현한 최초의 미술가 중 한 명으로 유명하다. 벨기에 동부의 마세이크에서 태어나 이곳 브뤼헤에서 세상을 떠났다.

브뤼헤의 중심을 이루는 마르크트 광장은 비현실적으로 느낄 만큼 세심하게 장식한 건물들이 병풍처럼 들어서 있다. 아침 식사를 위해 광장 근처 빵집을 찾아 빵과 커피를 사서 자리에 앉았다. 옆 좌석의 노부부도 빵으로 식사를 하고 있다. 평화로운 부부의 모습을 사진에 담고 싶어 촬영해도 되는지 양해를 구했더니 흔쾌히 승낙하였다. 노부부의 행복한 식사 모습이 보기에 좋아서 카메라에 많이 담아 두었다.

광장의 꽃집에서는 수선화를 팔고 있다. 지중해 연안이 원산지인 수선화는 구근으로 번식하므로 팔고 있는 수선화에도 구근인 알뿌리가 보인다. 수선화 꽃은 관상용으로 누구나 좋아하겠지만 한방에서는 맛은 맵고 성질은 서늘하며 정신을 과도하게 사용하여 피로하고 머리가 어지러운 증상 그리고 이질에 사용하는 약용식물이다. 프랑스 남부 지역에서는 정유를 얻기 위해 수선화를 재배하기도 한다. 우리나라에서는 수선화와 추사 김정희의 인연이 유명하다. 제주도에서 외로이 유배 생활을 하던 추사는 수선화에 대한 사랑이 지극했던 모양이다. 제주도에서 흔한 꽃인 수선화는 심지어 추사가 발견한 꽃이라고도 전한다.

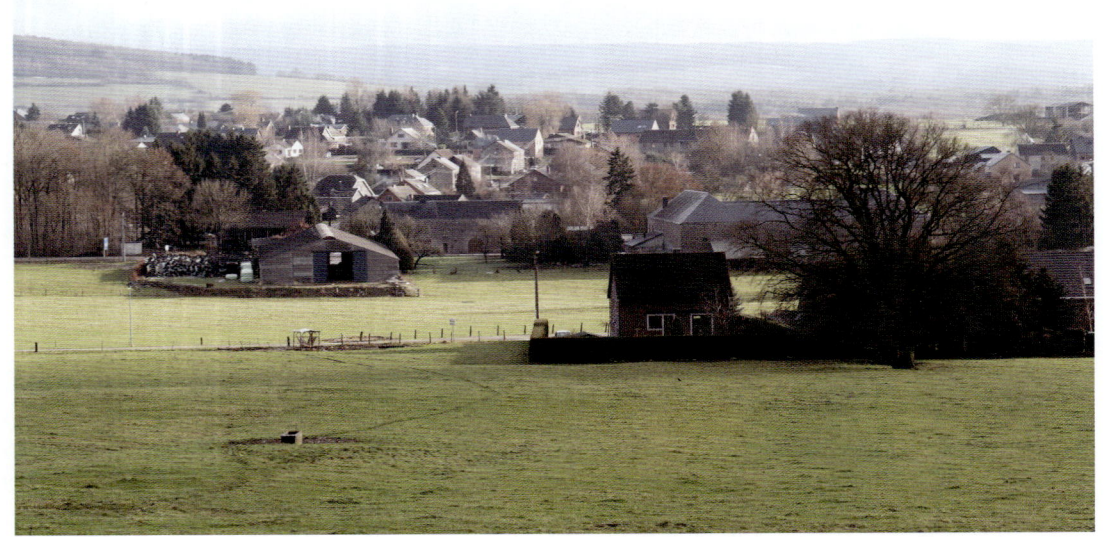

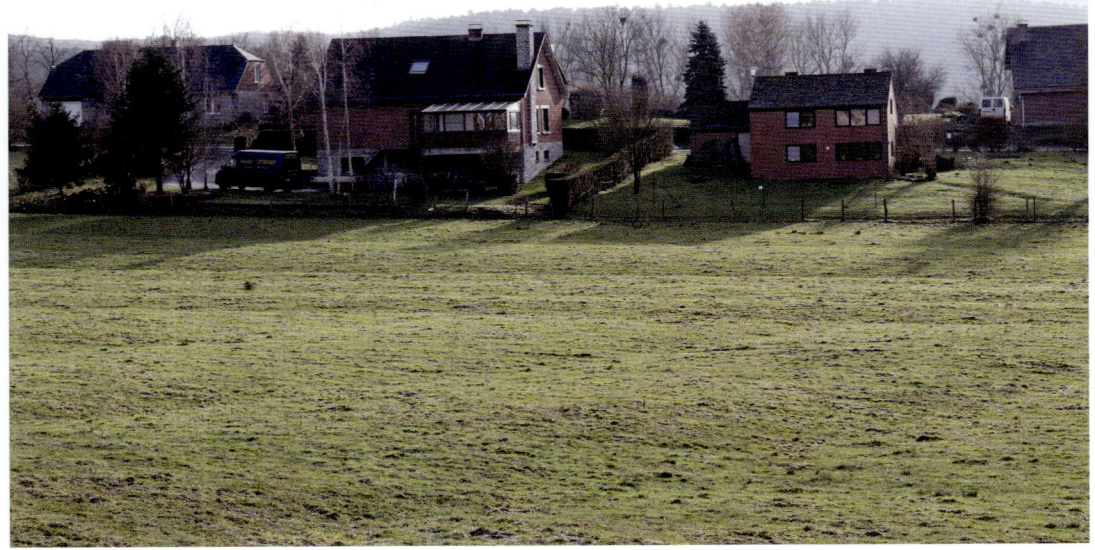

◎ 브뤼헤 인근의 초원

15세기부터 왕궁이 있던 아름다운 중세 도시인 브뤼헤를 벗어나니 도로 옆으로 넓은 초원이 나타난다. 차를 타고 가며 오래 이어진 이 광경은 이곳이 상상했던 유럽임을 느끼게 한다.

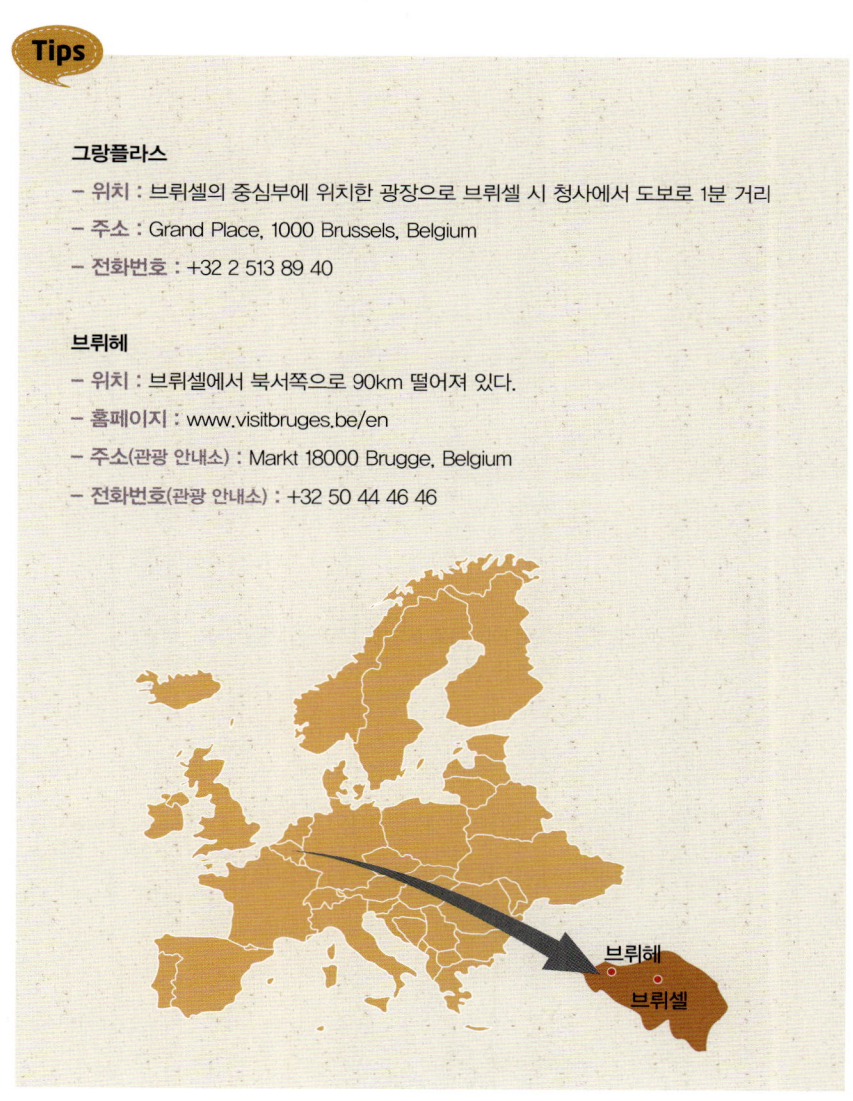

Tips

그랑플라스
- 위치 : 브뤼셀의 중심부에 위치한 광장으로 브뤼셀 시 청사에서 도보로 1분 거리
- 주소 : Grand Place, 1000 Brussels, Belgium
- 전화번호 : +32 2 513 89 40

브뤼헤
- 위치 : 브뤼셀에서 북서쪽으로 90km 떨어져 있다.
- 홈페이지 : www.visitbruges.be/en
- 주소(관광 안내소) : Markt 18000 Brugge, Belgium
- 전화번호(관광 안내소) : +32 50 44 46 46

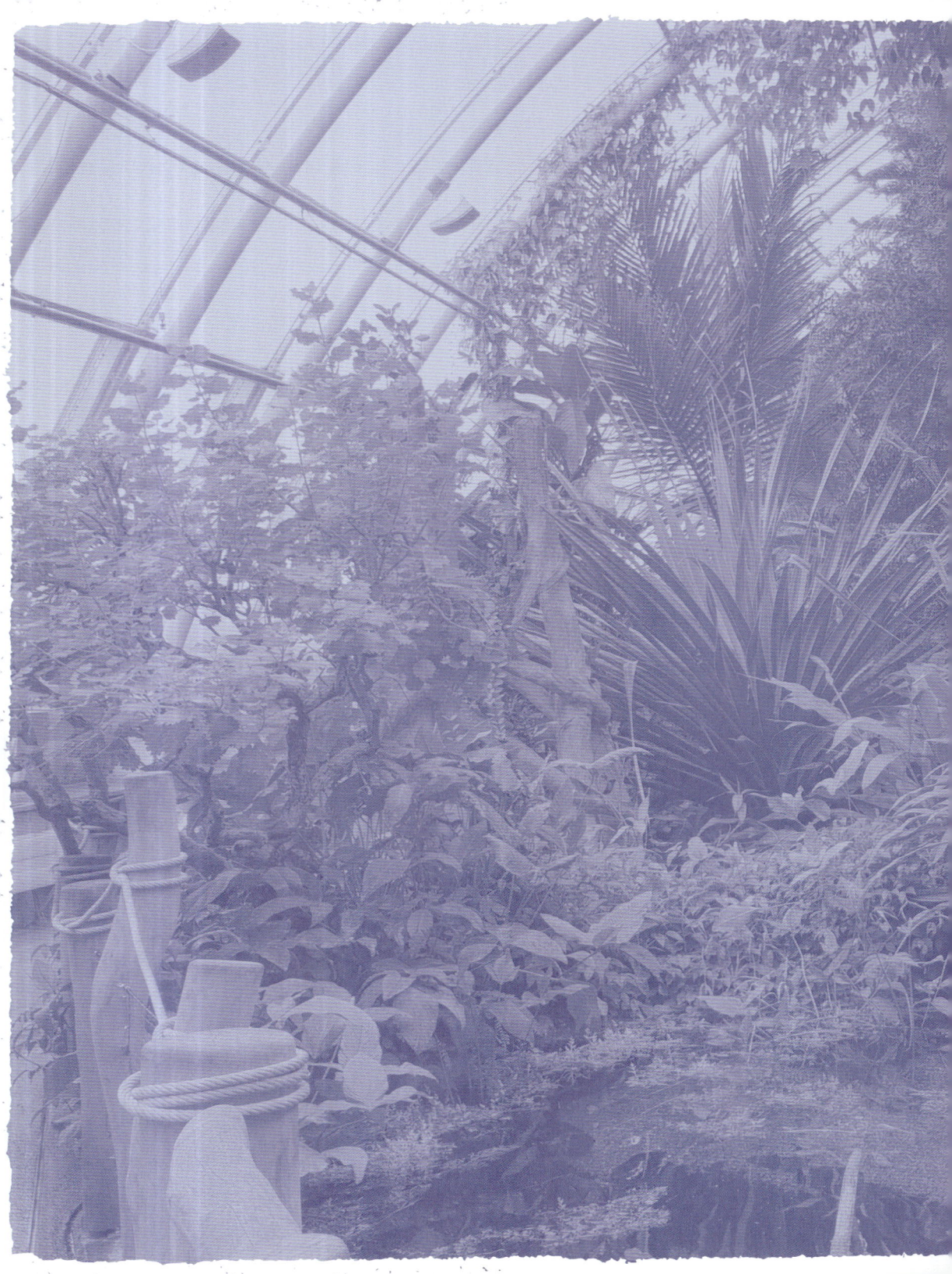

| 제 6 장 |

체코의 약초

01 카를대학교 식물원의 약초
02 프라하 시립식물원의 약초

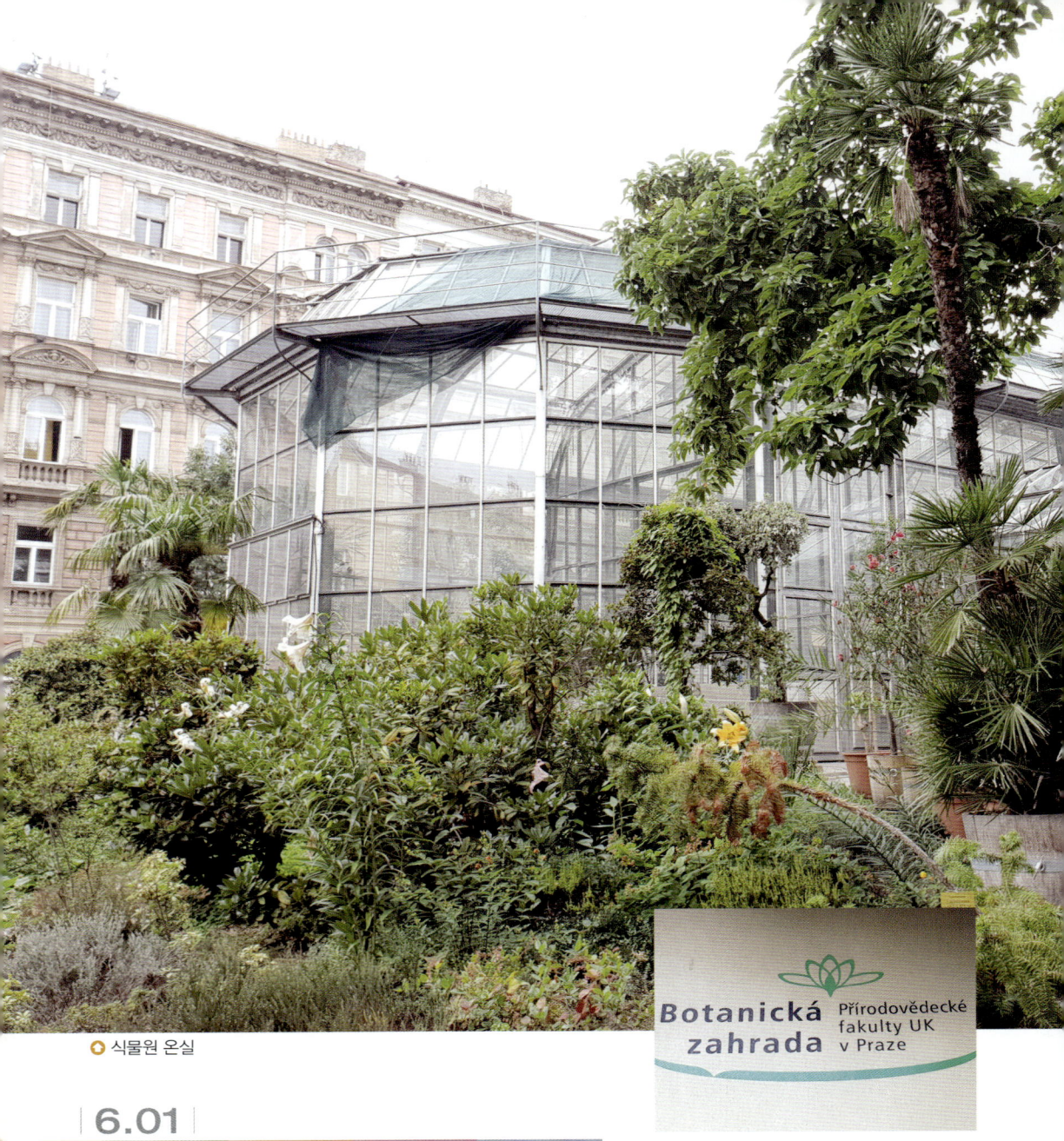

식물원 온실

6.01 카를대학교 식물원의 약초

중부 유럽에서 가장 오래된 대학

체코의 정식 명칭은 체코공화국(Czech Republic)이다. 폴란드·독일·오스트리아·슬로바키아 4개국으로 둘러싸여 있는 내륙국이다. 체코공화국은 1993년 슬로바키아와 분리하여 독립국가로 출범하였다. 자유화 운동인 1968년 '프라하의 봄'으로 잘 알려진 프라하는 체코의 수도이다.

프라하의 카를대학교(영어: Charles University in Prague, 체코어: Univerzita Karlova v Praze)는 프라하에 있는 국립 종합대학교로 1348년 설립되어 중부 유럽에서 가장 오래된 대학교로 알려져 있다. 1348년 보헤미아 왕국의 국왕이자 신성로마제국의 황제인 카를 4세에 의해 이탈리아의 볼로냐대학교와 프랑스의 파리대학교를 본보기로 해서 설립되었다.

◎ 식물원 전경

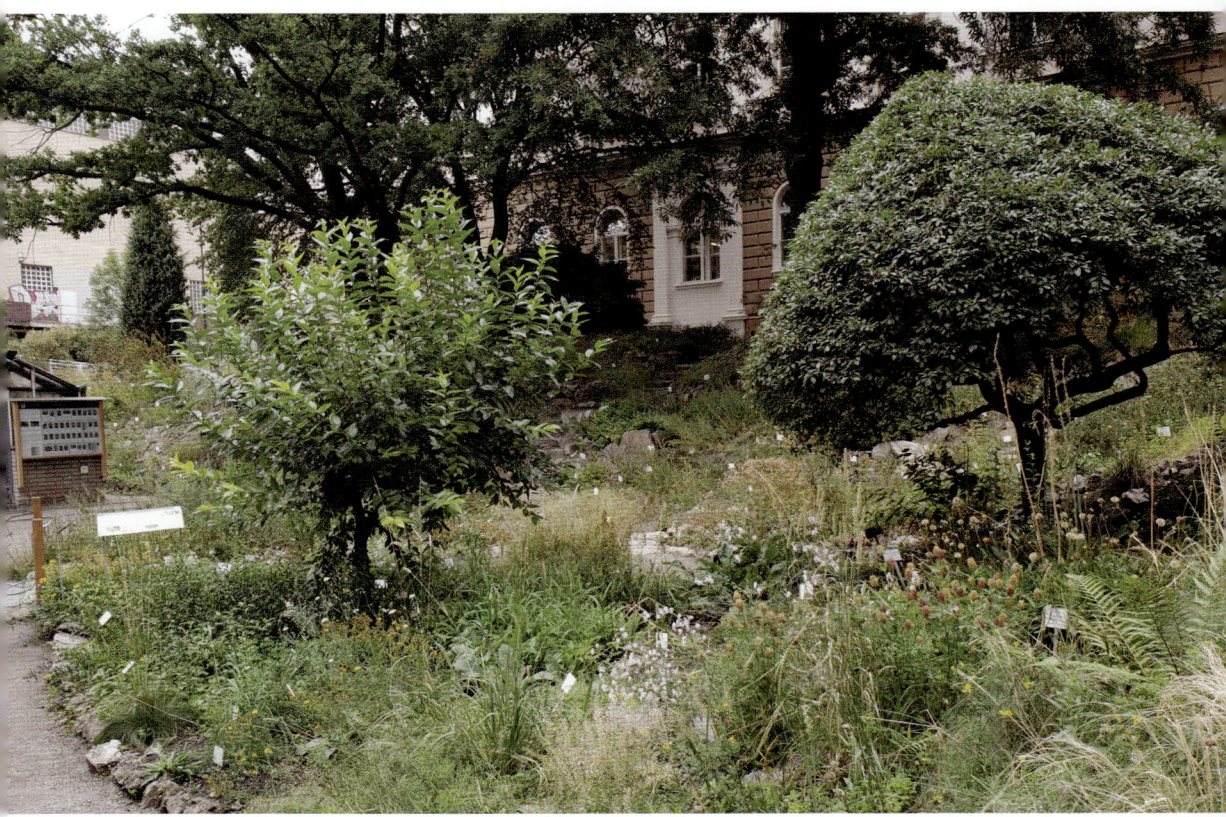

카를대학교 식물원의 약초

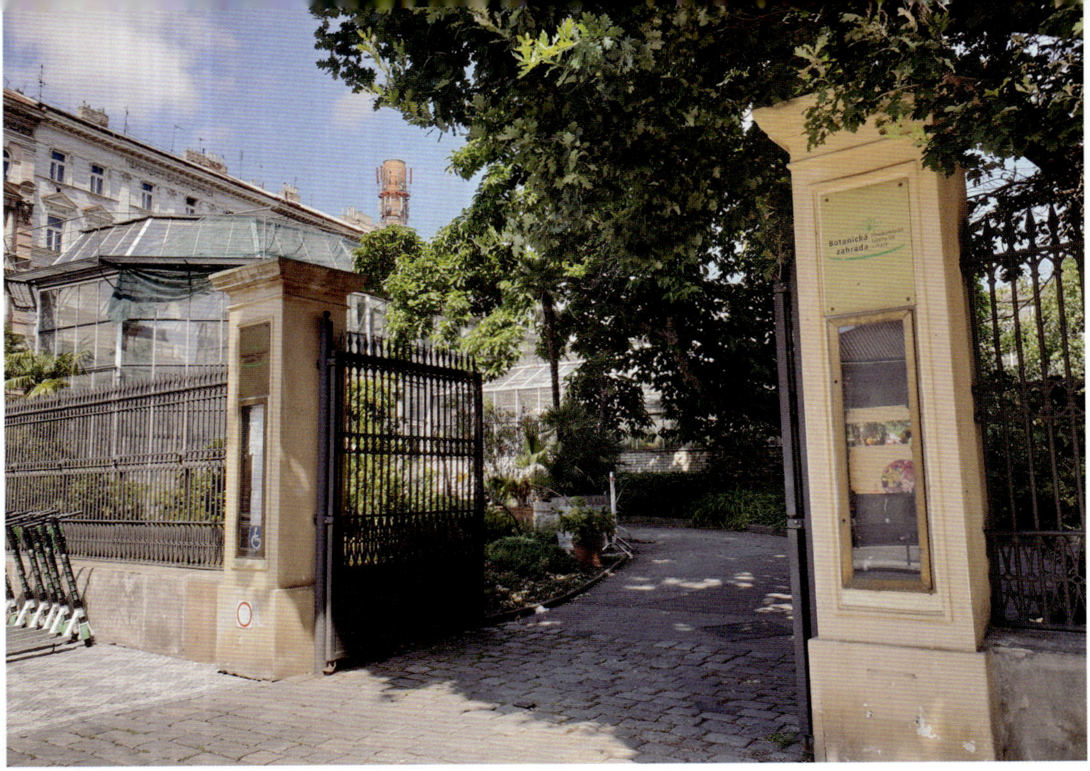

식물원 정문

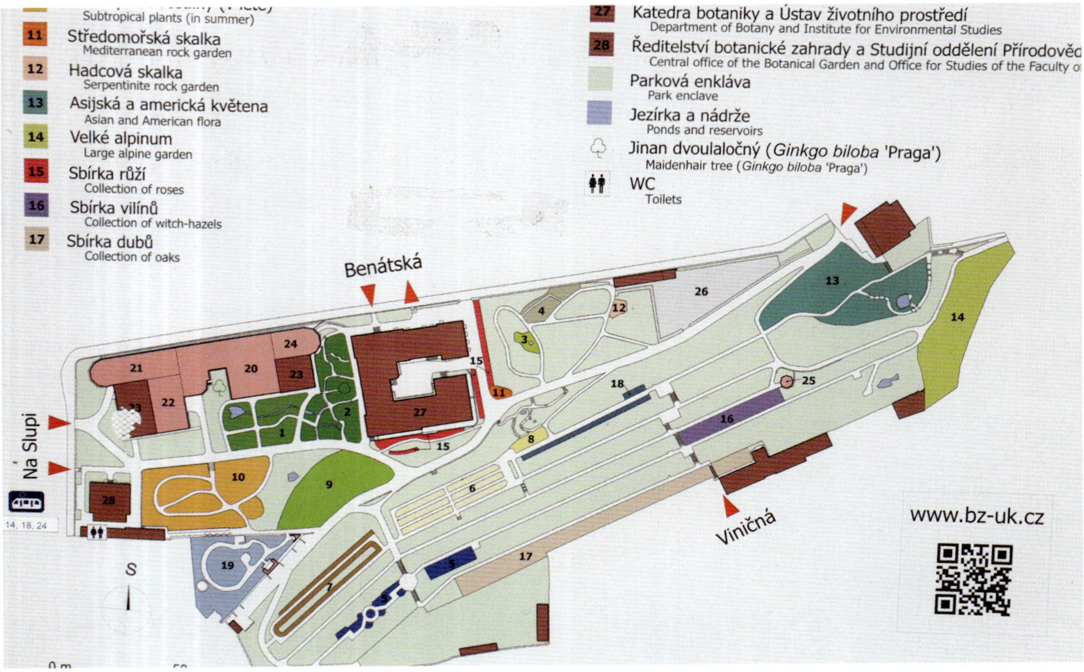

Subtropical plants (in summer)
11 Středomořská skalka
Mediterranean rock garden
12 Hadcová skalka
Serpentinite rock garden
13 Asijská a americká květena
Asian and American flora
14 Velké alpinum
Large alpine garden
15 Sbírka růží
Collection of roses
16 Sbírka vilínů
Collection of witch-hazels
17 Sbírka dubů
Collection of oaks
27 Katedra botaniky a Ústav životního prostředí
Department of Botany and Institute for Environmental Studies
28 Ředitelství botanické zahrady a Studijní oddělení Přírodověd
Central office of the Botanical Garden and Office for Studies of the Faculty o
Parková enkláva
Park enclave
Jezírka a nádrže
Ponds and reservoirs
Jinan dvoulaločný (Ginkgo biloba 'Praga')
Maidenhair tree (Ginkgo biloba 'Praga')
WC
Toilets
Benátská
Na Slupi
Viničná
14, 18, 24
S
www.bz-uk.cz

식물원 안내도

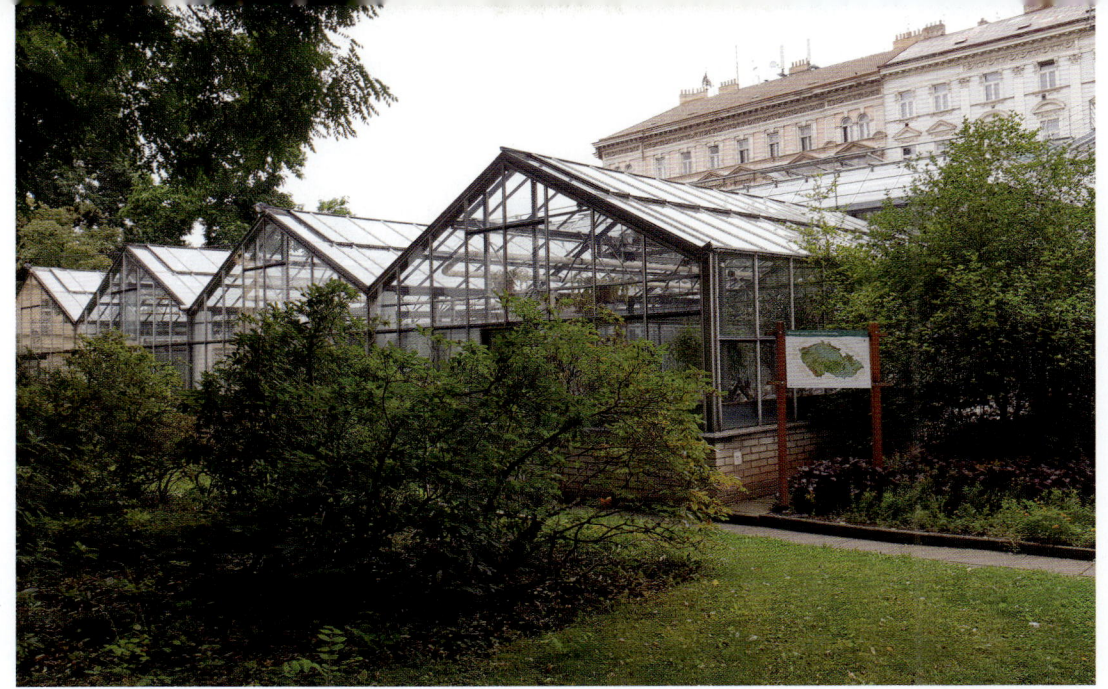

◐ 식물원 온실

  이 대학은 17세기 카를 페르디난트대학교(라틴어: Universitas Carolo-Ferdinandea, 독일어: Karl-Ferdinands-Universität)로 개칭되었다. 이후 가톨릭 신자만 입학이 허락되었으나 다시 개신교 신자의 입학도 가능해졌고 이후 라틴어 대신 독일어가 학사의 주된 언어가 되었다. 프라하 지역의 다수를 차지하는 체코어 사용자들의 반발이 계속되자 대학은 1882년 독일어 대학과 체코어 대학으로 분리되었고, 1918년 체코슬로바키아가 건국된 후 체코어 대학의 명칭은 카를대학교로 환원되었다. 1945년 체코어 대학은 재개교하고 독일어 대학은 폐교하였다. 위의 내용은 위키피디아의 자료를 정리한 것이다.

  이 대학의 자연과학부가 운영하는 식물원(영어: Botanical Garden of the Faculty of Science, Charles University in Prague, 체코어: Botanická zahrada, Přírodovědecké fakulty Univerzity Karlovy v Praze)이 프라하 신시가지에 있다.

과별로 잘 조성된 식물원

  이 식물원을 찾아가기 위해 필자는 한국에서 많은 준비를 한 후 혼자 나섰다. 식물원은 3.5헥타르(1ha=1만m²) 면적으로 유용식물 구역을 비롯하여 중부 유럽 식물 구역, 아시아 및

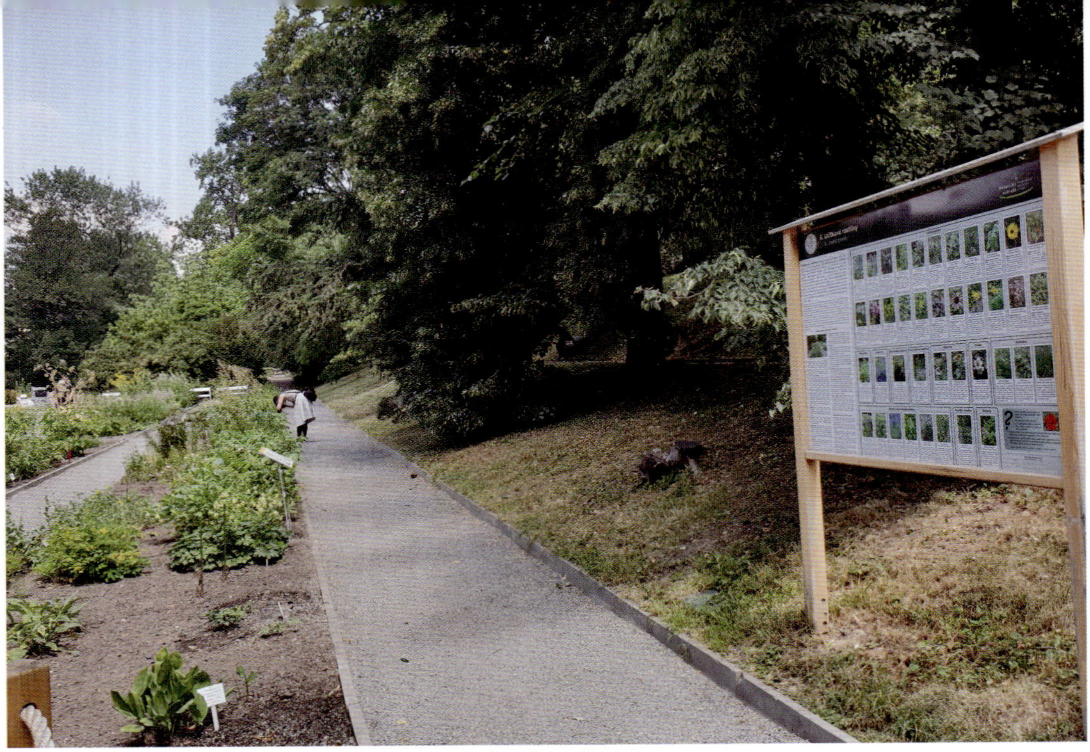

○ 유용식물 구역 전경

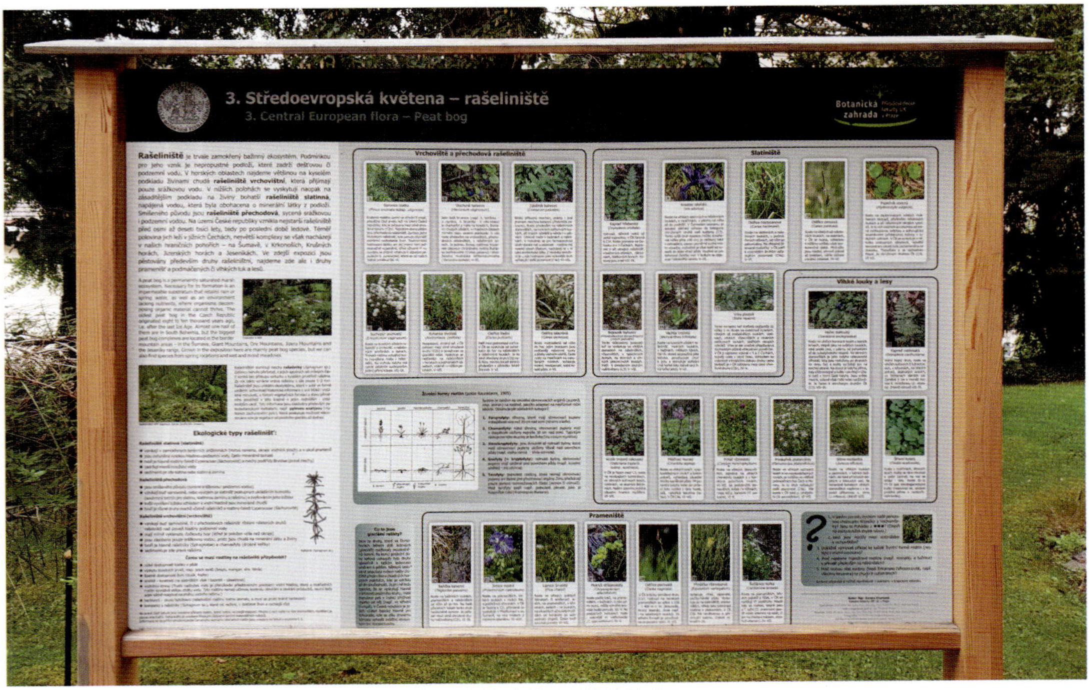

○ 중부 유럽 식물 구역의 안내도

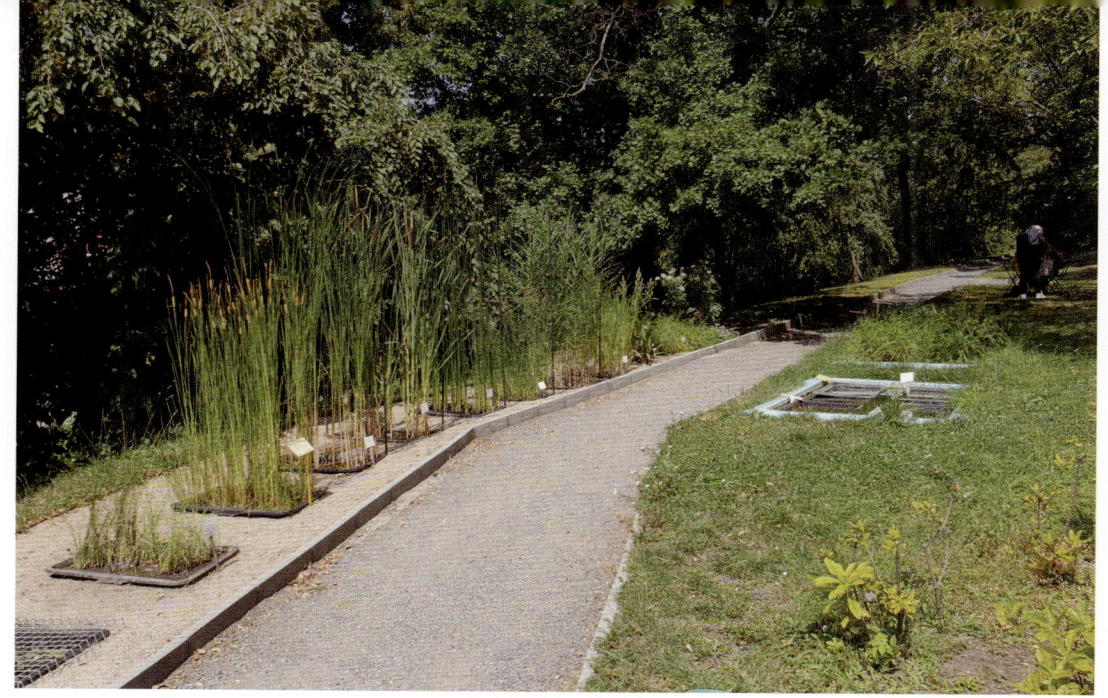
○ 수생식물 구역 전경

미국 식물 구역, 지중해 암석정원, 수생식물 구역, 식물분류원, 철쭉과 식물 구역, 아열대 식물 구역, 고산정원, 열대 온실, 아열대 온실, 선인장 구역 등으로 나뉘어 있다.

  빵으로 간단히 점심을 해결하고 6시간 동안 쪼그려 앉아 카메라에 약초를 담기에 열중했다. 식물원 위쪽 언덕에 잘 정리된 유용식물 구역에서 157종의 약초 즉 1,500매 사진을 촬영했다. 그동안 외국의 여러 식물원에서 수많은 약초 사진을 찍었던 필자는 이번에는 간단히 촬영하려고 마음먹었지만 잘 조성된 식물원이라 다시 긴 시간을 투자하여 사진 촬영에 몰두했다. 그동안 세계 여러 나라의 약초원을 방문했지만 이곳이 약초 관리가 제일 잘되어 있는 것 같다. 필자가 화단 안으로 조금 들어가 촬영하다 보니 이를 지켜보던 식물원 작업자가 와서 주의를 준다.

아위, 호로파, 구당귀

  그동안 찾고자 했던 귀한 약초를 이곳에서 드디어 발견하여 찍고 또 찍었다. 주인공은 바로 수지를 한약으로 쓰는 아위(阿魏, *Ferula assafoetida*)다. 일본의 도야마대학교 약초원에서 아위를 재배하고 있어 식물 사진은 이미 보유하고 있으나 꽃이 핀 사진은 아직 없었다. 꽃 사

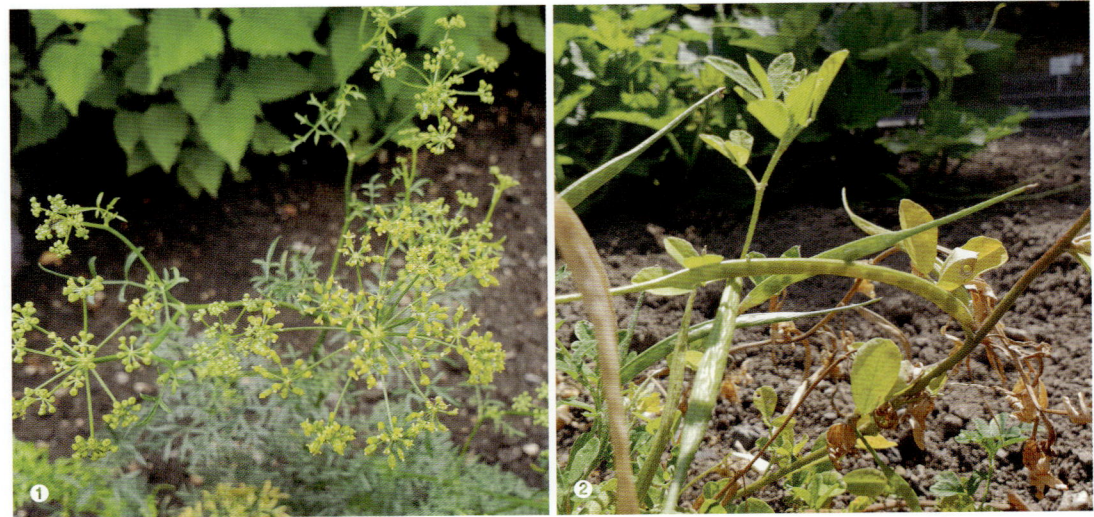

❶ 아위 ❷ 호로파

진이 필요해서 도야마대학교 약초원장에게 연락하여 꽃 피는 시기를 문의했으나 매년 꽃이 피지 않는다는 답변이 돌아왔다. 아위는 줄기를 자른 부위에서 삼출된 수지(樹脂, 식물체로부터의 분비물 또는 상처로부터의 유출물)를 약용한다. 그의 한방 효능은 소적[消積, 배가 더부룩하거나 아픈 병증인 적취(積聚)를 가라앉힌다], 산비[散痞, 관절이 아프고 저린 비증(痞症)을 없앤다], 절학(截瘧, 말라리아를 억제한다)이다. 《동의보감》에는 '폐결핵[傳尸]을 낫게 하며 나쁜 기운을 없앤다. 징가[癥]와 배 속에 생긴 덩어리를 깨뜨리며 말라리아[瘧]를 낫게 하고 온갖 작은 곤충을 죽인다. 자체에서 강한 냄새가 나면서 다른 냄새를 없애는 묘한 약이다'라고 설명하고 있다.

호로파(胡蘆巴)가 열매를 맺고 있는 장면도 처음 본다. 한약 호로파는 호로파 식물(*Trigonella foenum-graecum*)의 씨로 온신조양[溫腎助陽, 신양(腎陽)를 보충한다], 거한지통[祛寒止痛, 한(寒)으로 인한 통증을 멎게 한다]의 한방 효능을 가진다. 아랫배가 차가운 느낌이 나면서 아픈 증상을 풀어주고 다리가 연약해지고 힘이 없으며 감각이 둔해지는 증상에도 쓰인다. 호로파는 건강기능식품으로서 혈당 상승 억제에 도움을 줄 수 있으며, 페뉴그리크라는 이름으로 향신료로도 사용한다. 씨를 구우면 향기가 나며 가루는 카레 요리, 피클에 첨가하여 활용한다.

한약 독활(獨活)은 《대한민국약전》에서 두릅나무과의 독활(*Aralia continentalis*) 뿌리로 규정하고 있다. 우리나라 국가표준식물목록에서 땃두릅은 독활의 비추천명이며 또한 독활의 학명은 *Aralia cordata* var. *continentalis*로 기재하고 있으나 이는 *Aralia continentalis*의 이명이다. 중국약전은 독활을 산형과에 속하는 중치모당귀(重齒毛當歸, *Angelica pubescens* f. *biserrata*)의 뿌리로 규정하고 있어 국가별로 기원식물을 달리하고 있다. *Angelica pubescens* f. *biserrata*는 *Angelica biserrata*의 이명이다. 우리나라와 중국에서 이들의 위품인 구당귀(歐當歸, *Levisticum officinale*)가 일부 유통되는 것으로 보인다. 이 구당귀가 카를대학교 식물원에서 재배되고 있다.

자리공, 다투라, 양귀비, 아미근, 안젤리카

찾기 힘들었던 자리공을 만났다. 미국자리공은 어디서나 쉽게 보이지만 이 자리공은 그동안 사진 촬영을 하지 못했던 약초. 생약 다투라[曼陀羅葉]는 독말풀(*Datura stramonium*) 또는 흰독말풀(*Datura metel*)의 꽃 필 때의 잎을 가리킨다. 이 독말풀과 흰독말풀이 함께 꽃을 피우며 서 있다. 양귀비(*Papaver somniferum*)에 꽃과 열매가 함께 달려 있다. 이 식물의 덜 익은 열매에 칼로 흠집을 내면 즙액이 나오는데 이 액이

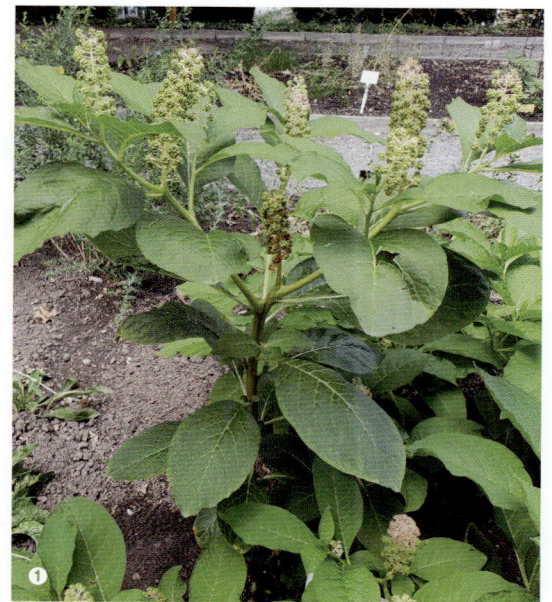
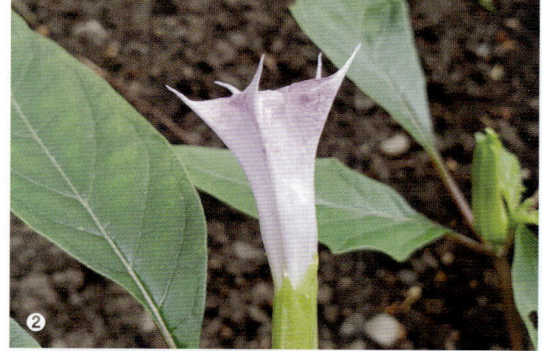
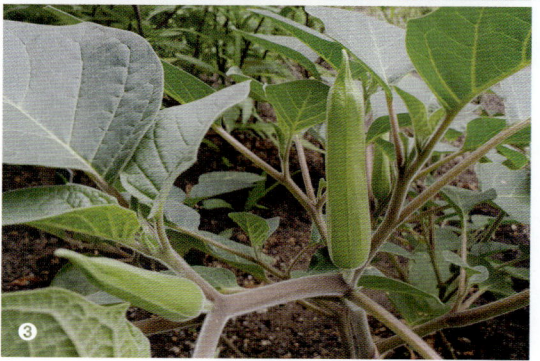

❶ 자리공 ❷ 독말풀 ❸ 흰독말풀

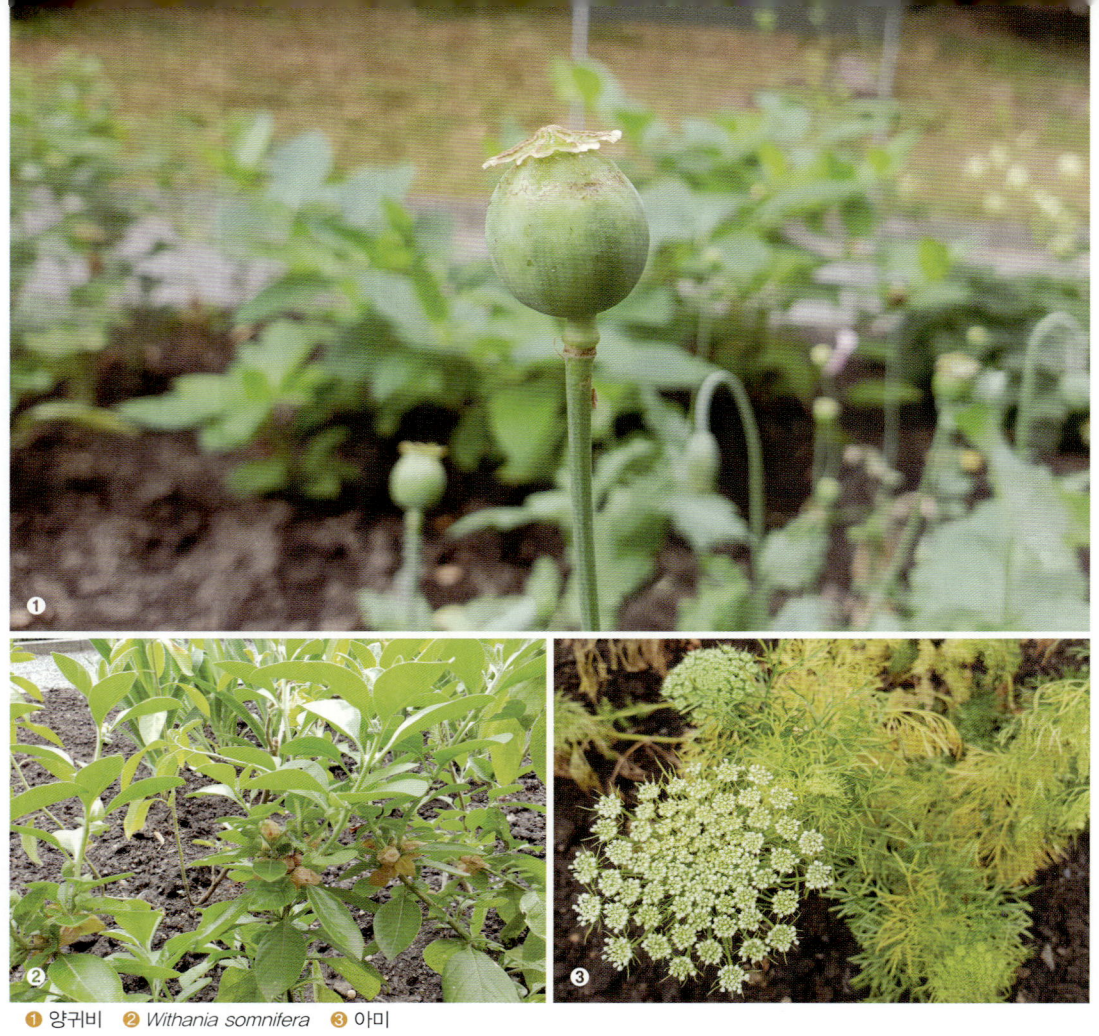

❶ 양귀비 ❷ *Withania somnifera* ❸ 아미

말라 굳은 것을 아편이라 한다. 아편 속에는 모르핀(morphine) 외에 코데인(codeine), 테바인(thebaine), 파파베린(papaverin), 노스카핀(noscapine)이라는 알칼로이드 성분들이 함유되어 있다. 이 중 마약으로 분류하고 있는 모르핀과 코데인은 강력한 진통작용과 기침을 없애는 진해작용이 있다.

식물원에는 인도, 스리랑카의 중요한 약초이자 아슈와간다, 수면 체리로 부르는 *Withania somnifera*가 보인다. 예로부터 질병을 앓고 난 후의 회복을 돕거나 강장제로 사용되었으며 종양, 관절염을 비롯한 염증 또는 여러 감염성 질병의 치료에 사용되기도 한다. 아슈와간다는 인삼과 마찬가지로 신체의 항상성을 유지시키는 아답토젠으로 알려져 있다. 아미(*Ammi visnaga*)는 이집트에서 열매를 신결석 치료제로 사용하며 가려움 또는 알레르기를 치료하는 약초다. 이 식물에 함유된 혈관확장 성분인 khellin을 선도물질로 하여 혈관확장제 약물인 efloxate를 개발했다. 이는 식물 성분을 활용하여 합성 의약품을 개발한 훌륭한 예에 속한다.

서양당귀로 불리는 약초이자 식용식물인 안젤리카(*Angelica archangelica*)도 자라고 있다. 셀러리와 비슷한 향미를 가지므로 생줄기와 잎자루는 샐러드에 넣어 먹는다. 잎자루는 설탕에 절여 다양한 종류의 제과 제품, 푸딩, 잼, 아이스크림을 만드는 데 활용하며 담즙 분비, 식욕 증진, 건위작용이 알려져 있다. 갱년기장애, 월경전 증후군 등의 부인병이나 빈혈증에 효과가 있어 '여성을 위한 고려인삼'으로 불린다.

식물원 내의 식물학과 건물 모퉁이에는 한 교수를 기념하는 부조물이 붙어 있다. 주인공은 Vladimir Josef Krajina 교수다. 그는 지금의 체코에서 1905년 태어나 카를대학교를 졸업하고 캐나다로 이주하여 명문 대학인 University of British Columbia에서 24년간 식물생태학을 가르쳤다.

많은 시민과 학생들이 이곳을 찾아 필기하고 사진 찍는 모습이 자주 보였다. 식물원은 온실을 제외하고 입장료가 없다. 유용식물 구역은 과별로 재배하고 있으며 인접한 약

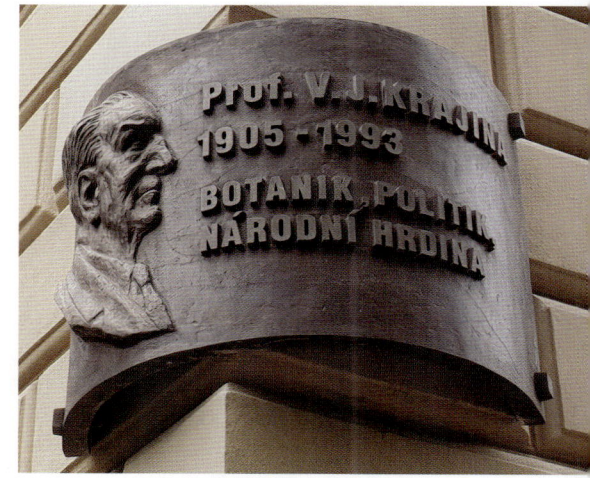

○ 식물원 내의 식물학과 건물에 Krajina 교수의 부조물이 붙여져 있다.

초와 식재 구분이 잘되어 있고 글자 홈을 파서 제작한 표지판은 이들의 약초 공부에 유익한 학습장이 되어 줄 것 같다. 식물원의 다른 구역들도 꼼꼼히 보고 싶었으나 시간 부족으로 아쉽게 생략하고 숙소로 돌아왔다. 아위, 구당귀, 호로파, 자리공을 만나 큰 수확을 얻었던 카를대학교 식물원의 방문이었다.

Tips

- 위치 : 프라하의 신시가지에 있으며 트램 모란(Moráň) 역에서 도보로 10분 거리에 있다.
- 홈페이지 : https://bz-uk.cz/en
- 설립 연도 : 1898년
- 면적 : 3.5헥타르
- 운영시간 : 매일 10시~19시 30분(4~8월) / 매일 10~18시(9~3월)
- 휴원일 : 없음
- 입장료 : 무료
- 주소 : Na Slupi 16, Praha 2, 128 00, Czech Republic
- 전화번호 : +420 221 95 18 83

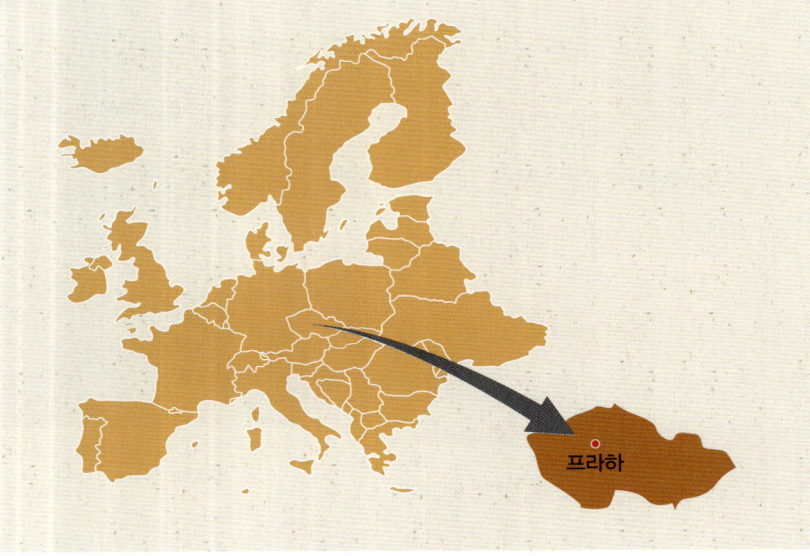

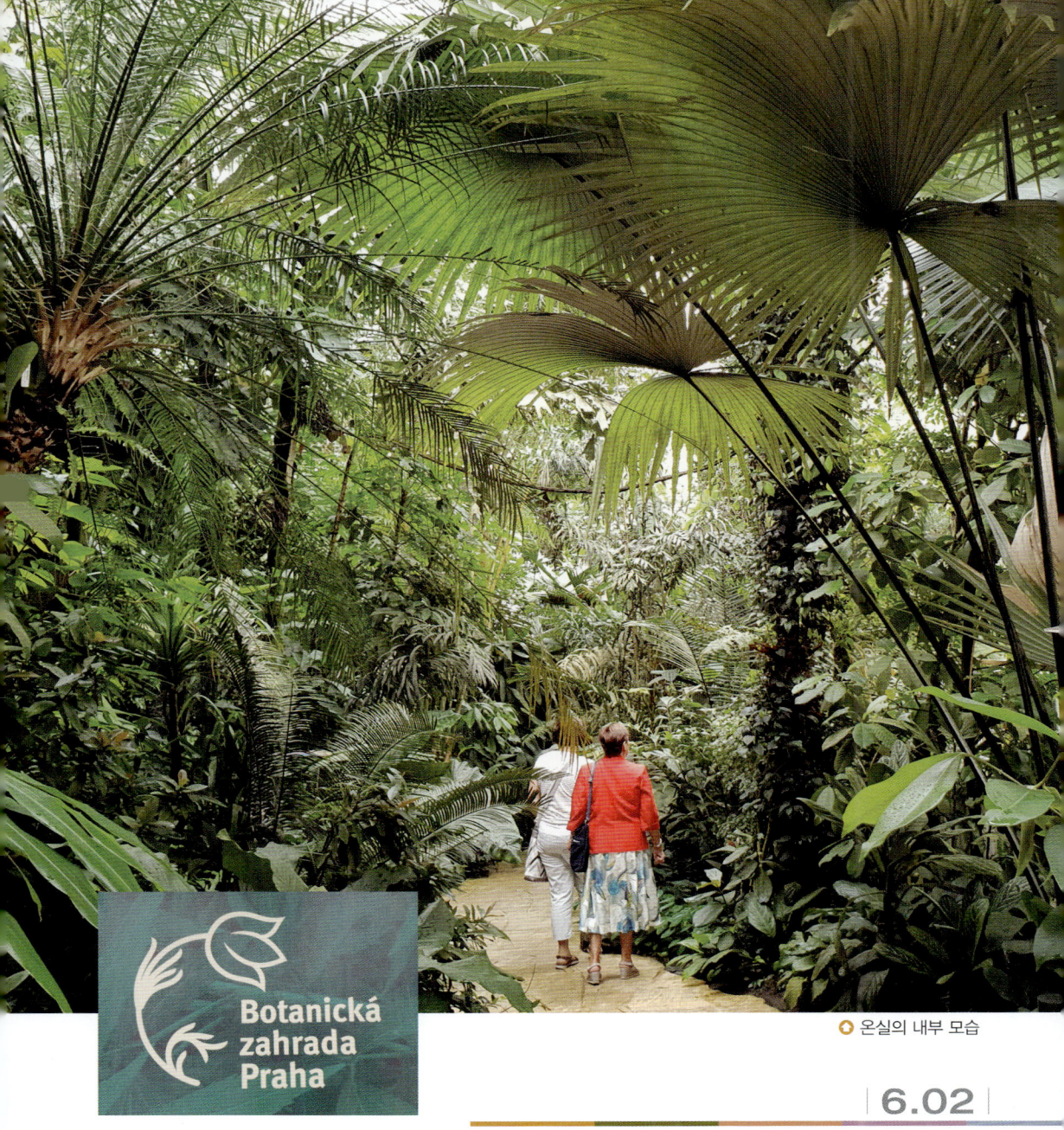

◆ 온실의 내부 모습

|6.02|

프라하 시립식물원의 약초

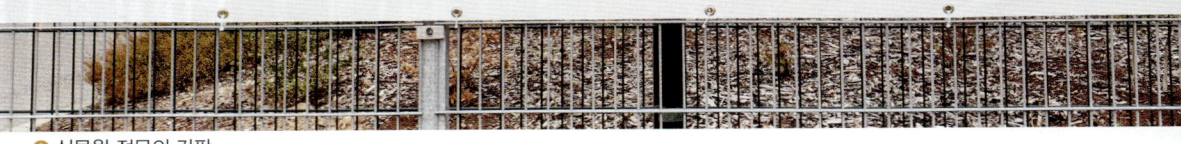

◉ 식물원 정문의 간판

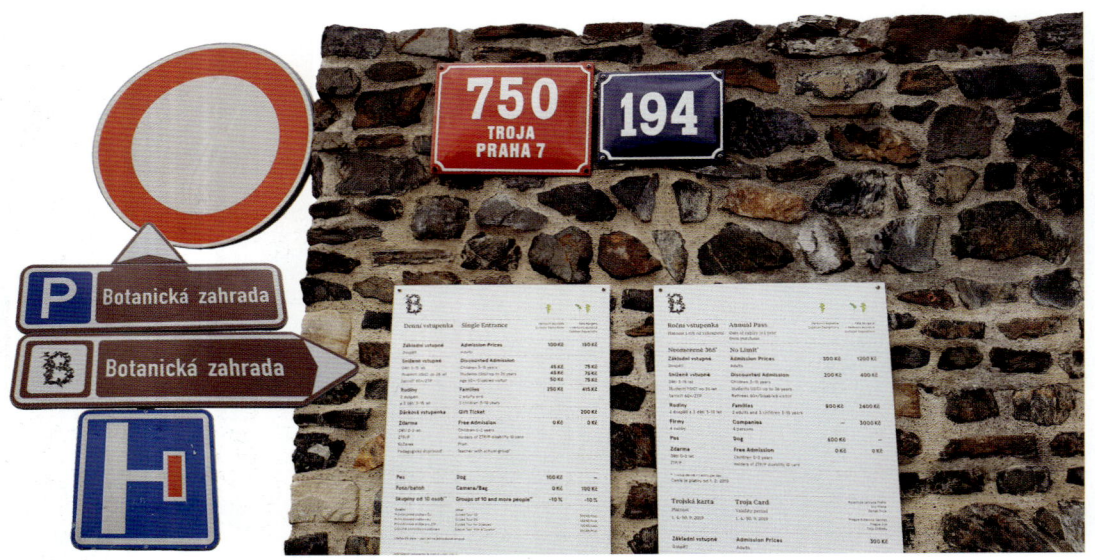

◉ 식물원 표시판　　　◉ 식물원 주소. 프라하 7구역으로 표시되어 있다.

몰다우 강변의 식물원

　체코의 프라하 시는 파리 시와 마찬가지로 행정구역이 숫자로 구분되어 있다. 22개의 행정구역으로 나뉘어 있으며 1구역은 시내 중심이다. 약초 조사를 위해 찾은 프라하 시립 식물원(영어명: Prague Botanical Garden, 체코어: Botanická zahrada hlavního města Prahy)은 7구역인 프라하 트로야(Prague-Troja) 지역에 위치한다. 시립식물원은 프라하 시내를 관통하는 블타바(Vltava) 강 위쪽의 프라하 동물원 바로 옆에 자리 잡고 있다. 블타바 강의 독일 명칭은 몰다우 강이다. 체

284

코의 유명 작곡가인 스메타나의 교향시 '나의 조국' 중 '몰다우'는 이 강의 아름다운 흐름을 묘사한 작품이다.

　버스를 타고 식물원 입구에서 내려 식물원 정문을 찾아가는 데 애를 먹었다. 정문은 큰 길 옆에 있는 것이 아니라 좁은 골목을 지나 올라가야만 했기 때문이다. 정문에는 Fata Morgana 식물원 그리고 온실은 Fata Morgana 온실로 표기되어 있다. 30헥타르(1㏊=1만㎡)의 넓은 식물원의 외부 정원은 휴원일이 없고 무료 입장이지만 온실은 월요일에 휴원하며 유료이다. 온실로 올라가는 길목의 화단 곳곳에 '들어가지 마시오'라는 그림 표지판이 있어 눈길을 끈다. 온실은 식물원의 높은 곳에 위치하여 가는 길에는 아름다운 프라하 시내가 내려다보인다.

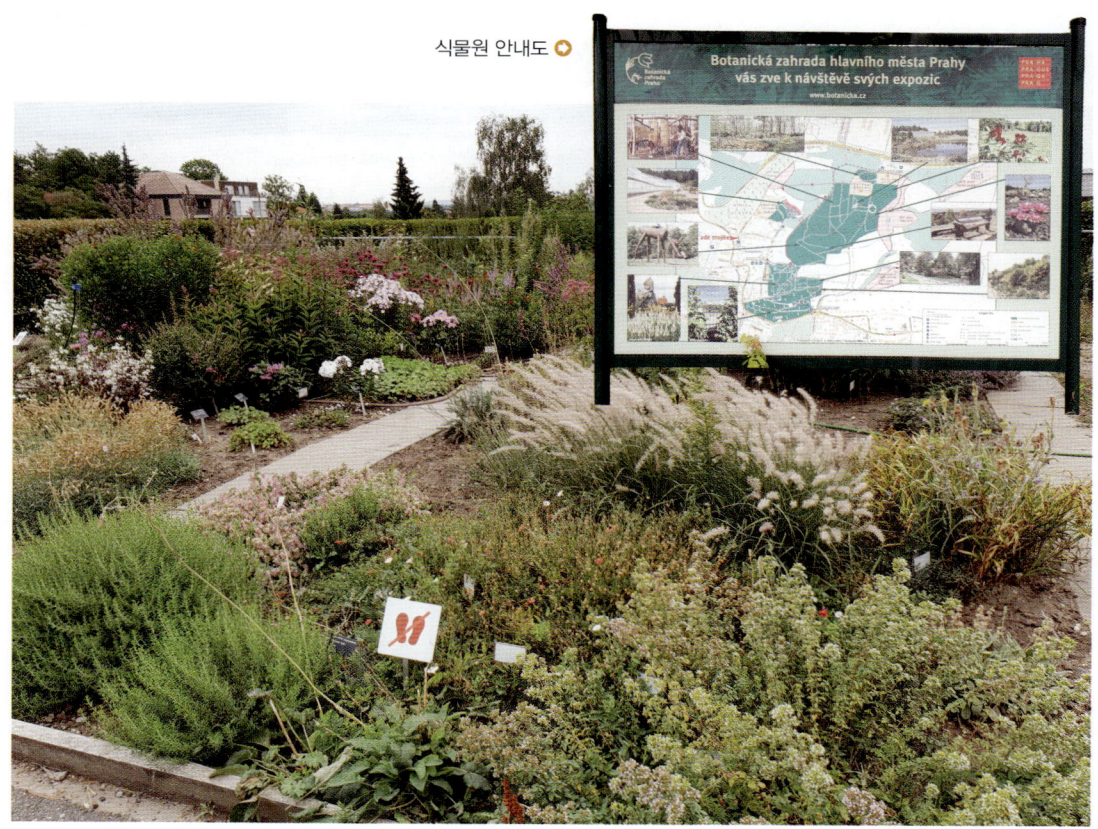

식물원 안내도 ◐

◑ 식물원의 외부 정원

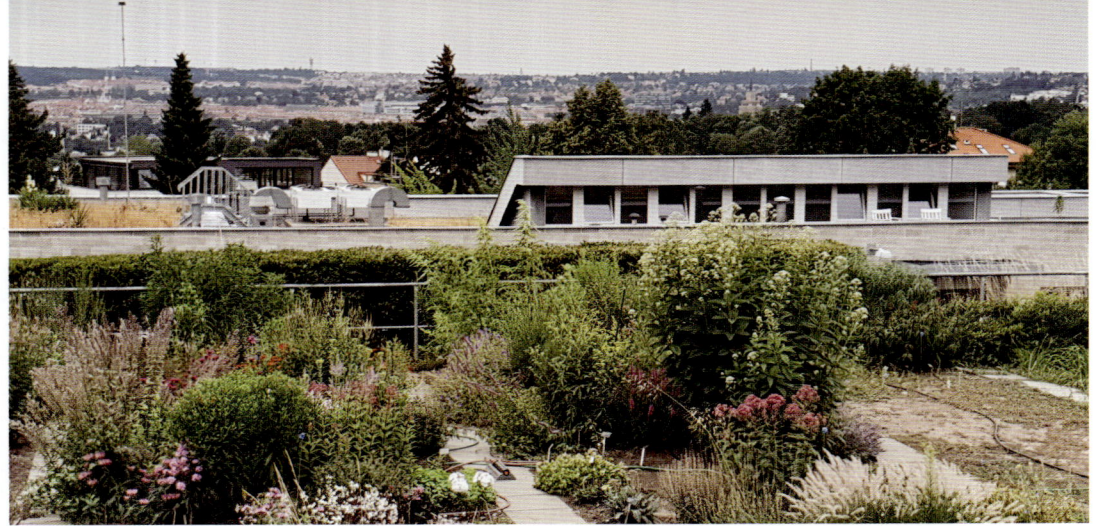

◐ 식물원의 외부 정원. 건너편에 프라하 시내가 보인다.

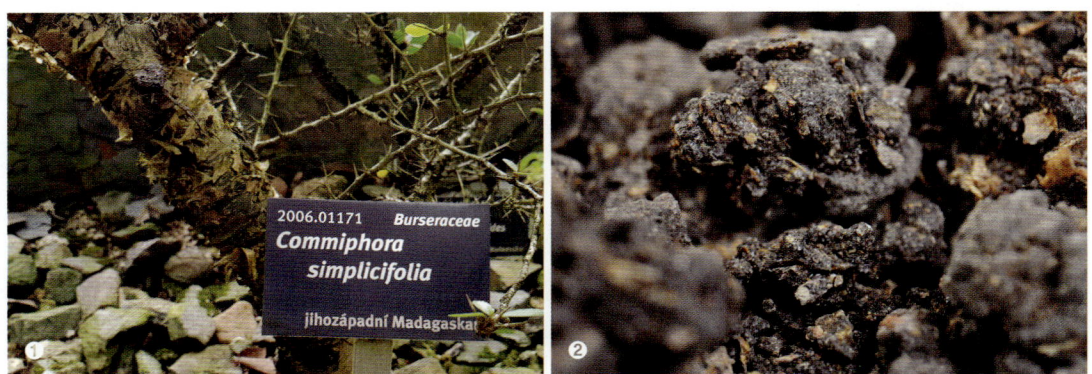

❶ 몰약과 같은 속 식물인 *Commiphora simplicifolia* ❷ 한약 몰약

오만, 예멘이 원산지인 몰약

온실은 S자형의 130m 길이로 길게 건립되어 있어 한 장의 사진에 다 담기가 어려울 정도다. 자료에 의하면 온도와 습도가 3가지로 나누어진 방으로 구분되어 있다. 온실의 식물 중 가지에 가시가 나 있고 나무껍질이 벗겨지는 *Commiphora simplicifolia*를 먼저 만났다. 인터넷에 아무런 자료가 나와 있지 않지만 이는 필자가 처음 만난 몰약(沒藥)과 같은 속(屬) 식물이다.

몰약은 유향과 함께 감람나무과(Burseraceae) 식물이며 이것들은 동방박사가 아기 예수에게 선물한 것으로 유명하다. 예수의 탄생뿐 아니라 장례 때도 몰약이 등장한다. 니고데모가 예수의 장례를 위해 가져온 향품에 몰약이 들어 있었다. 성경에서 이 부분은 많은 한글 번

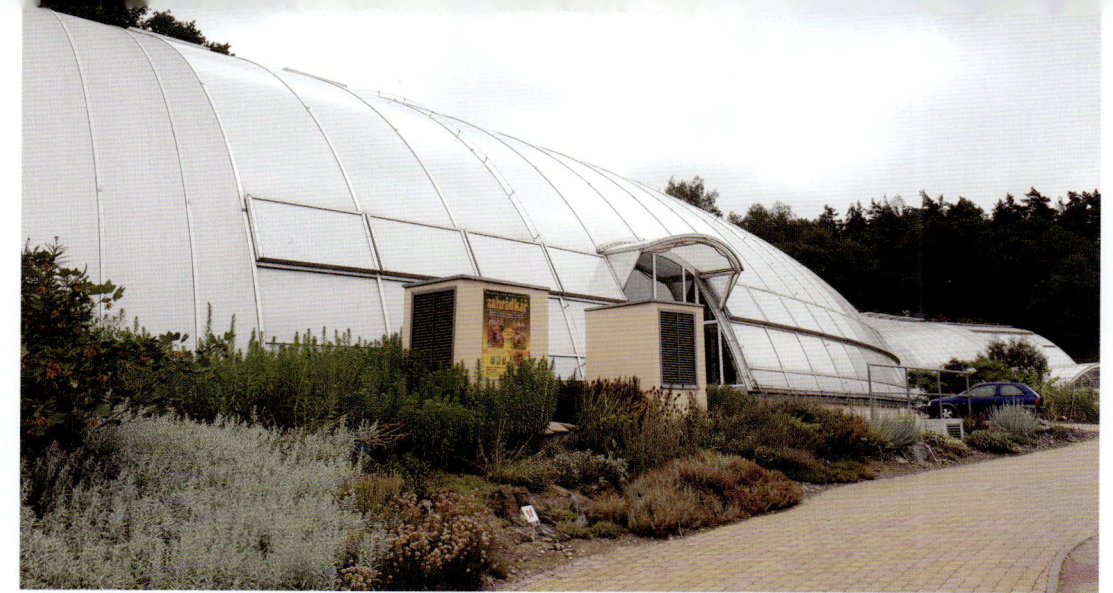

◐ 식물원 내의 온실 전경

식물원 안내도 상단에 온실이 표시되어 있다. ◐

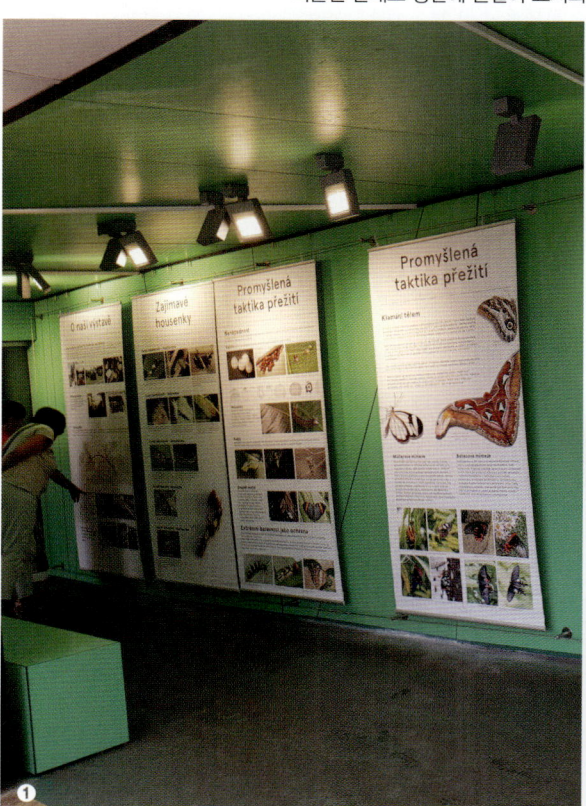

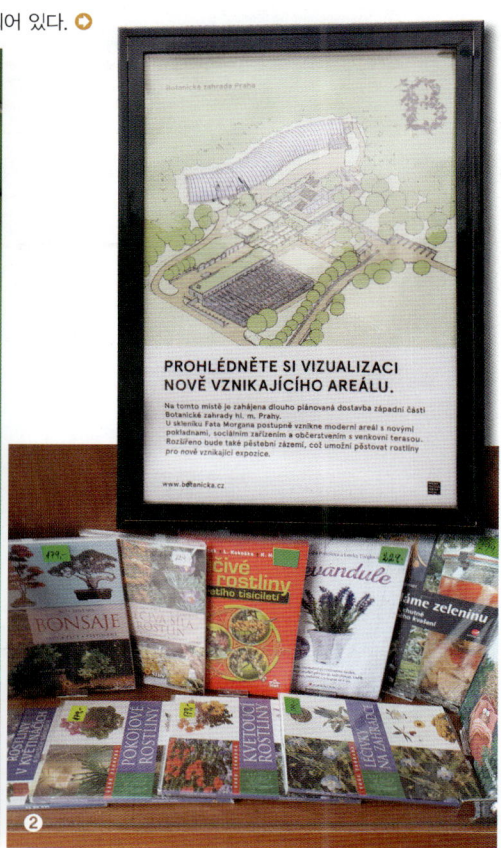

❶ 온실 내 전시관　❷ 식물원에서 판매 중인 체코의 식물 책자

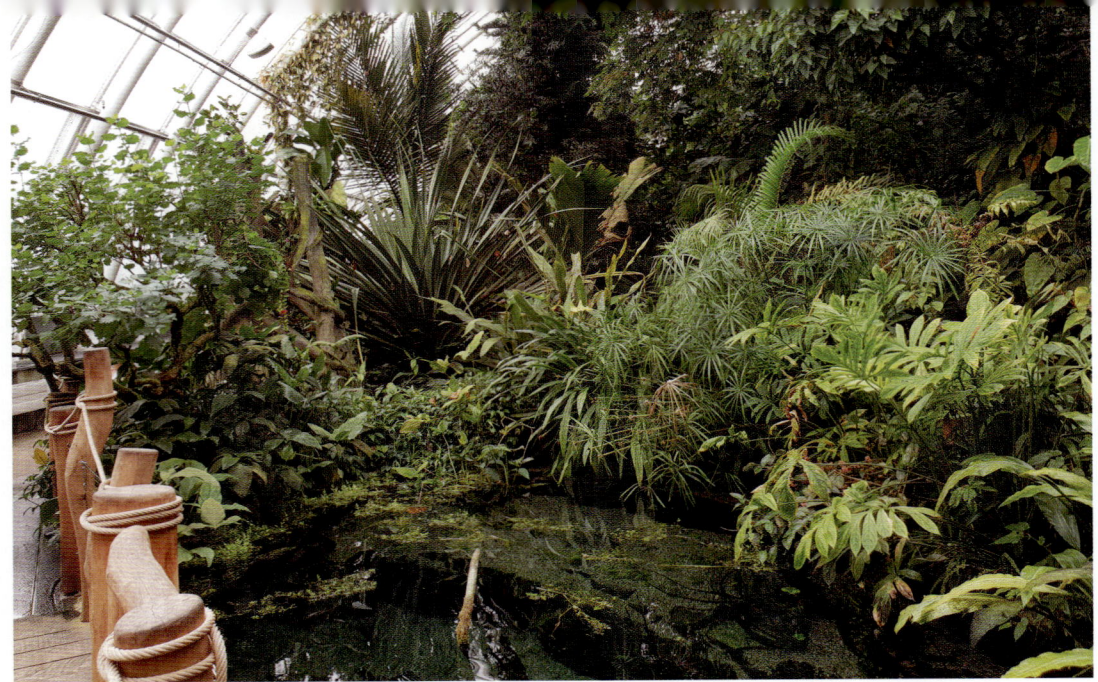

○ 온실의 내부 모습

역본이 몰약과 침향으로 번역하고 있지만 이 중 침향은 알로에의 잘못된 번역이다. "중국의 성경을 인용하다 보니 그렇게 된 것이다"라고 김포열매교회의 최남식 목사께서 헬라어 원문까지 확인해서 알려줬다.

한약 몰약은 약용식물인 몰약수(沒藥樹, *Commiphora myrrha*) 또는 합지수(哈地樹, *Commiphora molmol*)에서 얻은 쓴맛이 나고 향기가 좋으며 노란색을 띤 적갈색의 고무수지를 말한다. 나무껍질에 상처를 내어 흐르는 유액을 건조시켜 만든 약재로 열대지방에서 생산되므로 우리나라는 예전부터 수입하여 사용했다. 소말리아, 오만, 예멘 등이 원산지다. 약재로 사용하는 몰약은 프라하 시립식물원에 식재되어 있는 *Commiphora simplicifolia*와는 다른 식물이지만 식물 형태가 비슷하고 같은 속명을 쓴다.

몰약은 주로 분향료(焚香料), 향수, 약재 등으로 다양하게 이용되어 고대 근동(近東), 중동 지역 및 중세 유럽에서는 매우 귀하게 여겼던 약초다. 의약품으로서 주로 구강의 감염과 염증 치료에 사용돼 왔다. 몰약을 포함하고 있는 구강세척제나 치약은 치은염 치료에 효과적인 것으로 알려져 있다. 특히 고대 이집트에서 미라를 만드는 데 사용된 방부제로서 필수 재료였다. 몰약의 영어명도 'myrrh'다.

한방에서는 뭉친 혈액을 풀어 혈액순환을 촉진하고 부종을 없애 통증을 완화시키며 새 살이 돋아나게 하는 효능으로 활용한다. 《동의보감》에서도 다음과 같이 몰약의 약효를 설명한다. '배 속에 생긴 덩어리와 어혈이 뭉친 것을 깨뜨리고 통증을 멈춘다. 타박상, 근육과 뼈가 상하거나 부러져 어혈이 생기고 아픈 것, 쇠붙이에 다친 상처, 매 맞아 다친 것을 치료한다. 피부가 헐어 아프고 가려우며 벌겋게 부어 곪는 것, 치루를 낫게 한다. 독성이 있는 종기를 삭이고 갑자기 하혈(下血)하는 것을 멎게 한다. 눈에 예막이 생기면서 어지럽고 아프며 피부가 붉은 것을 치료한다.' 몰약은 항염증, 진통, 항혈전, 항위궤양의 약리작용을 가지고 있다.

몰약을 활용한 의약품은 다양한 제형이 있으며 주로 항염증 효과를 나타내는 것이 많다. 연고제로는 상품명 에드먹연고가 수입되고 있다. 이 연고에는 몰약 팅크와 캐모마일 유동엑스가 들어 있어 치은염, 구내염의 치료제로 사용된다. 연고제와 같은 외용제로서 자극성이 보다 적은 페이스트 제제는 광동제약에서 만든 상품명 파로돈탁스가 알려져 있다. 몰약 팅크, 라타니아 팅크, 캐모마일 팅크가 함유되어 있으며 치은염, 치조농루에 의한 여러 증상의 완화에 쓰인다.

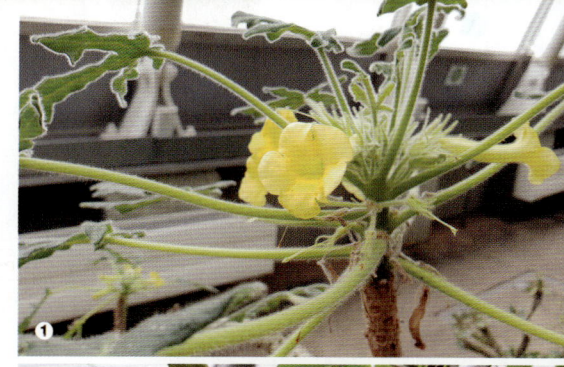

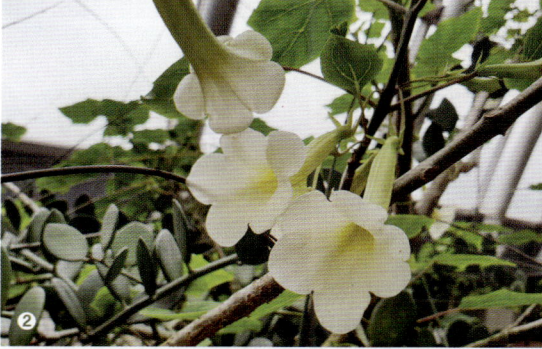

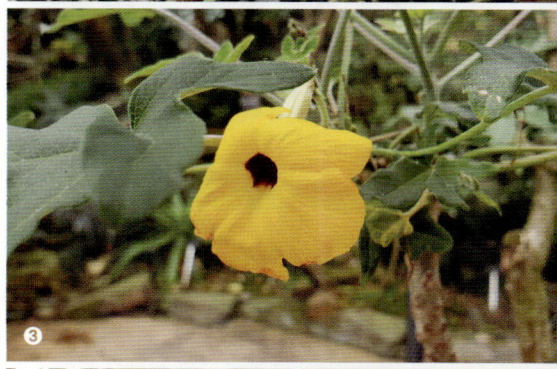

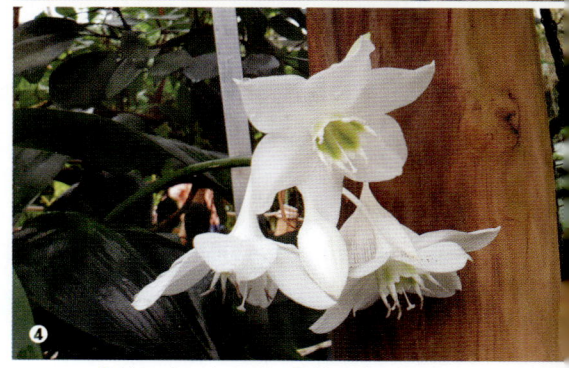

❶ *Uncarina decaryi* ❷ *Uncarina leptocarpa*
❸ *Uncarina grandidieri* ❹ *Eucharis amazonica*

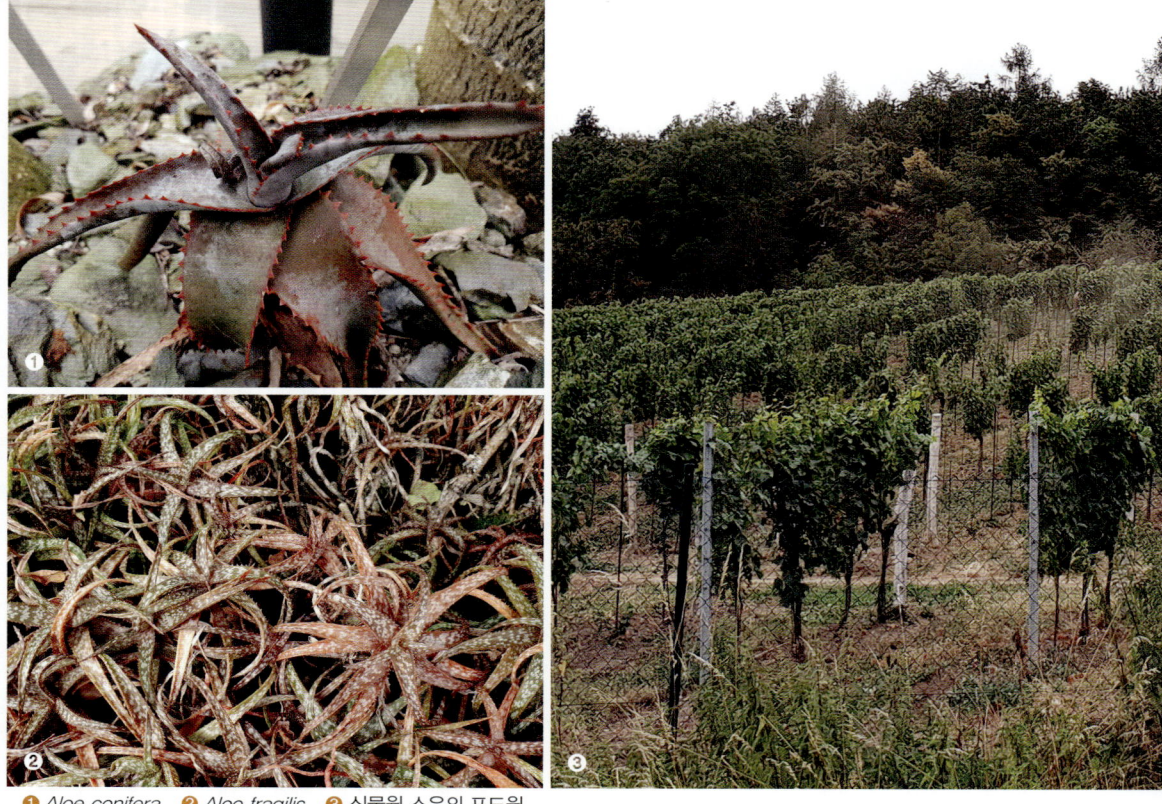

❶ *Aloe conifera*　❷ *Aloe fragilis*　❸ 식물원 소유의 포도원

아선약, 알로에, 콜라나무

　노란 꽃이 피어 있는 *Uncarina*속 식물 3종을 만났다. *Uncarina decaryi*, *Uncarina leptocarpa*, *Uncarina grandidieri*이다. 이들은 한약으로 쓰는 아선약(*Uncaria gambir*), 조구등(*Uncaria sinensis*)과 같은 속(屬) 식물이다. 아마존 백합으로 불리며 페루가 원산지인 *Eucharis amazonica*는 흰 꽃이 피어 있다.

　필자는 여러 나라에서 23종의 알로에속 식물의 사진을 확보했다. 이 식물원에서 자라는 3종의 알로에속 식물은 다행히 모두 필자에게 없는 식물이다. 즉 *Aloe swynnertonii*, *Aloe conifera*, *Aloe fragilis*이다. 콜라나무 잎과 비슷한 *Cola anomala*도 보인다. 콜라나무인 *Cola nitida*는 인도네시아 자무의약정원과 반둥공대 약용식물원에서, 그리고 *Cola acuminata*는 일본 도쿄도약용식물원 온실, 인도네시아 보고르식물원과 보고르농대 약용식물원에서 이미 만난 적이 있다. 마다가스카르가 원산지인 *Kleinia madagascariensis*도 재배 중이다.

식물원 건너편의 넓은 포도밭도 식물원 소유인 모양이다. 홈페이지를 찾아보니 St. Claire's Vineyard인데 프라하에서 두 번째로 큰 포도원이라고 소개되어 있다. 온실만 관람하다 보니 식물 관찰에 그렇게 많은 시간이 필요하지 않았던 프라하 시립식물원이었다.

Tips

- 위치 : 프라하 북부 지역인 7구역에 있으며 옆에는 프라하 동물원이 있다. 지하철 Nádraží Holešovice 역에서 112번 버스를 타고 Botanická zahrada Troja 정류소에서 내린다.
- 홈페이지 : https://www.botanicka.cz/hlavni-stranka/general-information-english.html?page_id=1186
- 면적 : 30헥타르
- 운영시간(외부 정원, 온실) : 9~19시(3~10월) / 9~16시(11~2월)
- 휴원일 : 외부 정원 휴원일 없음, 온실 월요일
- 입장료 : 외부 정원 무료, 온실 유료
- 주소 : Trojská 800/196, 171 00 Praha-Troja, Czech Republic
- 전화번호 : +420 234 148 122

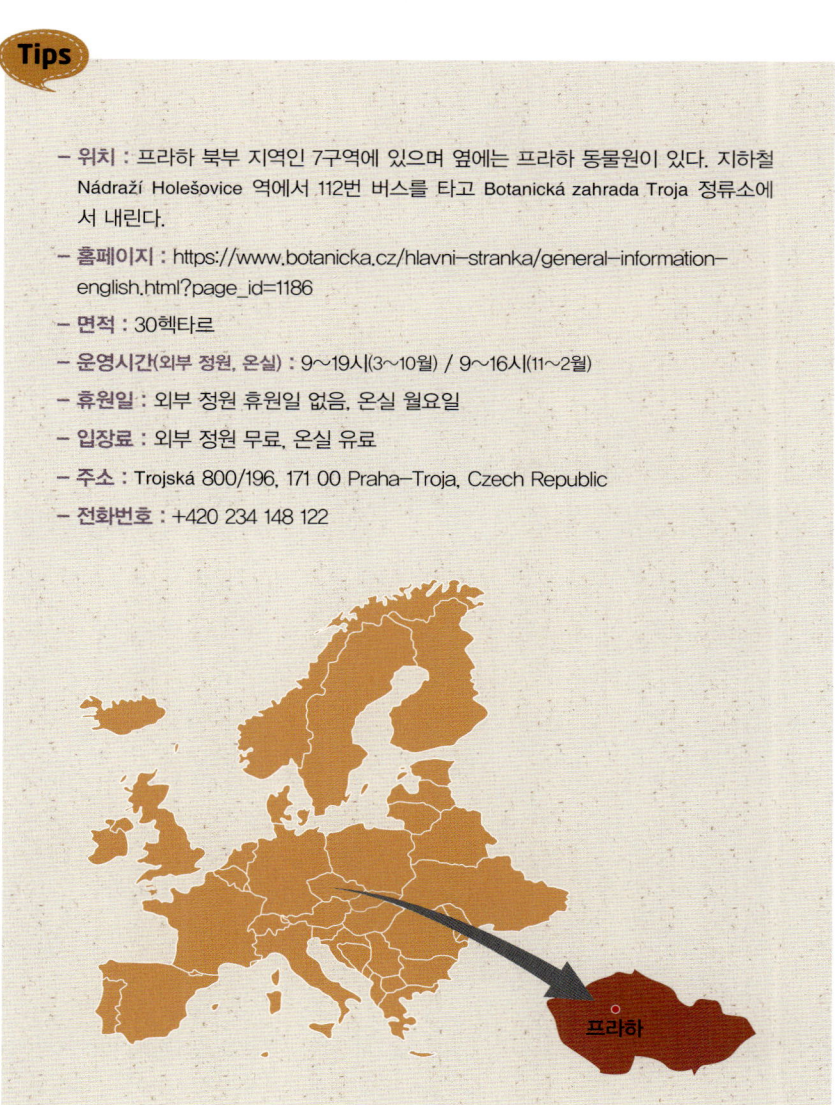

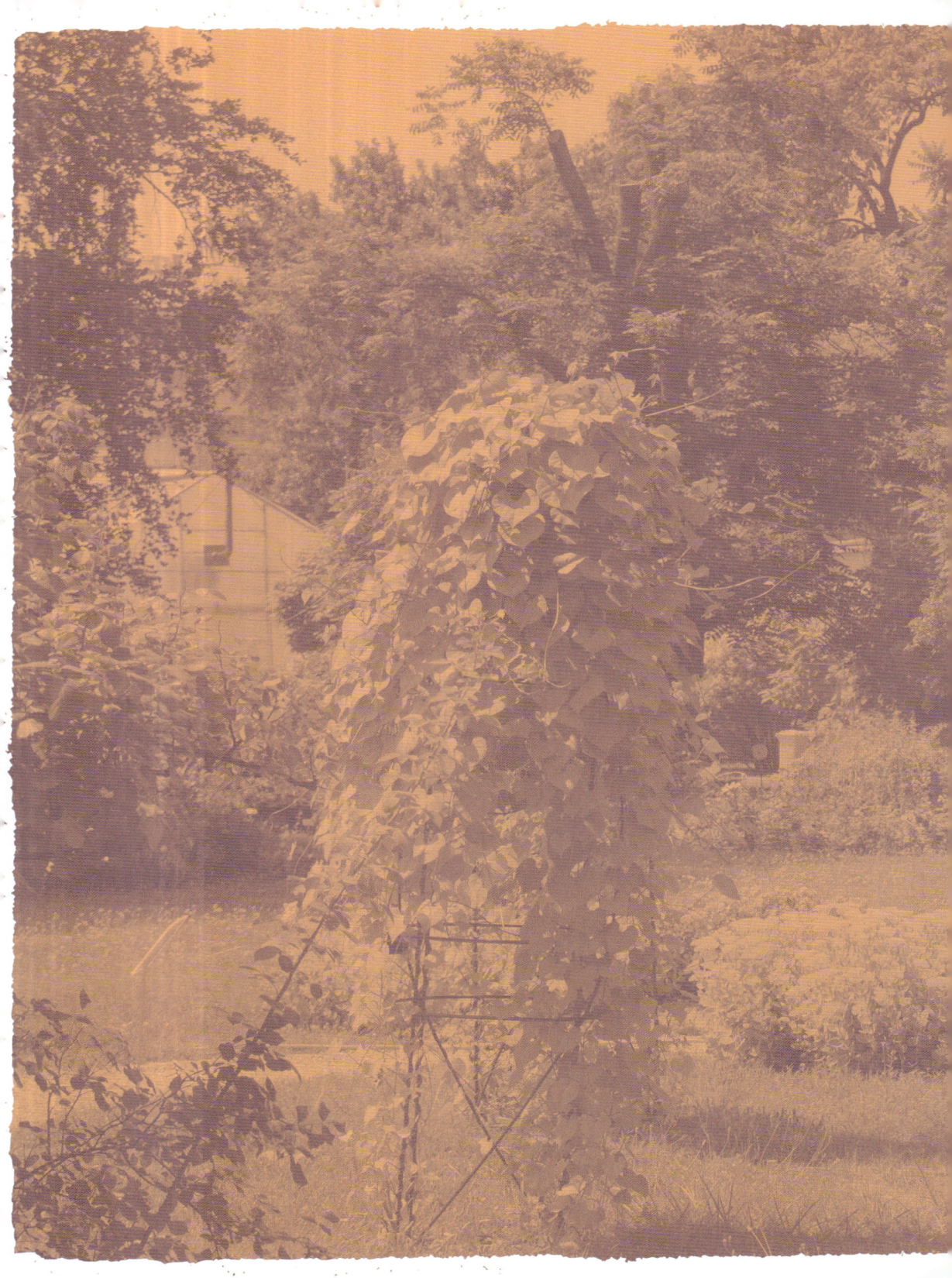

| 제 7 장 |

크로아티아의 약초

[식물원의 약초]
  01 자그레브 식물원의 약초

[관광지 · 시장 그리고 약초]
  02 자그레브 시장과 약초
  03 두브로브니크의 협죽도, 세이지와 올리브나무
  04 자그레브 길거리의 약초

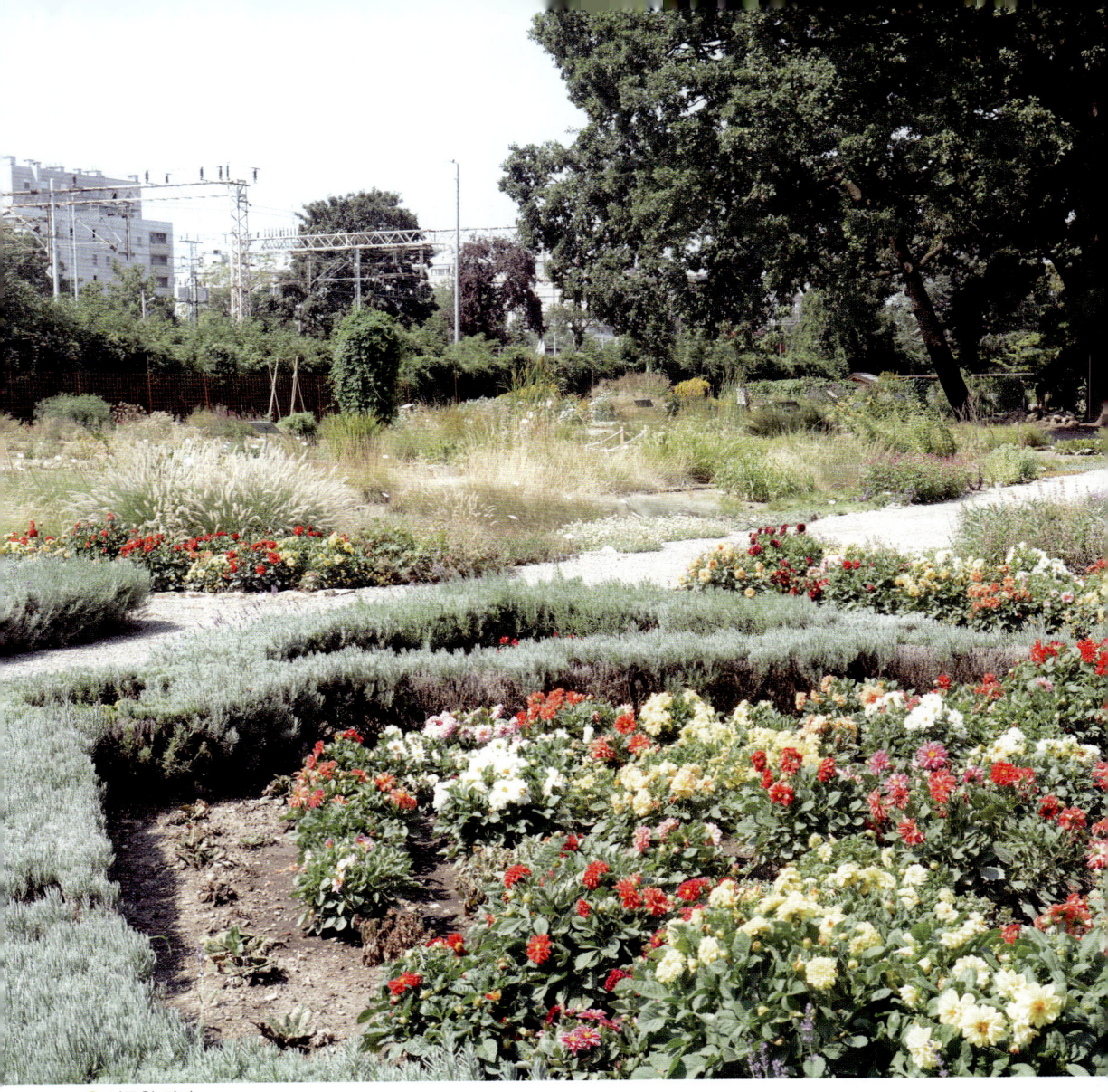

◆ 식물원 전경

| 7.01 |

자그레브 식물원의 약초

53개 구역으로 나뉜 식물원

유럽의 발칸 반도 북서부에 위치한 크로아티아는 지금은 지구상에서 사라진 유고슬라비아 연방에서 1991년에 독립한 국가다. 수도인 자그레브는 중앙역 광장에서 트램(노면전차)으로 시내 전 지역과 잘 연결되어 있다.

1889년에 개원한 자그레브 식물원은 자그레브대학교 자연과학부의 소속이며 면적은 5헥타르(1ha=1만㎡), 식물은 1만여 종을 재배하고 있다. 식물원은 수목원, 고산정원, 서유럽 고산암석정원, 지중해 수목원, 지중해 고산정원, 꽃정원, 온실 등 53개 구역으로 나누어져 있으며 전시관도 운영 중이다. 식물원 규모가 그다지 크지 않아 이곳저곳을 천천히 둘러보면서 사진 찍기에 적당하다. 필자는 이 식물원을 두 번 찾아가 여유 있게 식물을 관찰했다.

식물원 설립 연도가 1889년이라고 적혀 있다. ◐

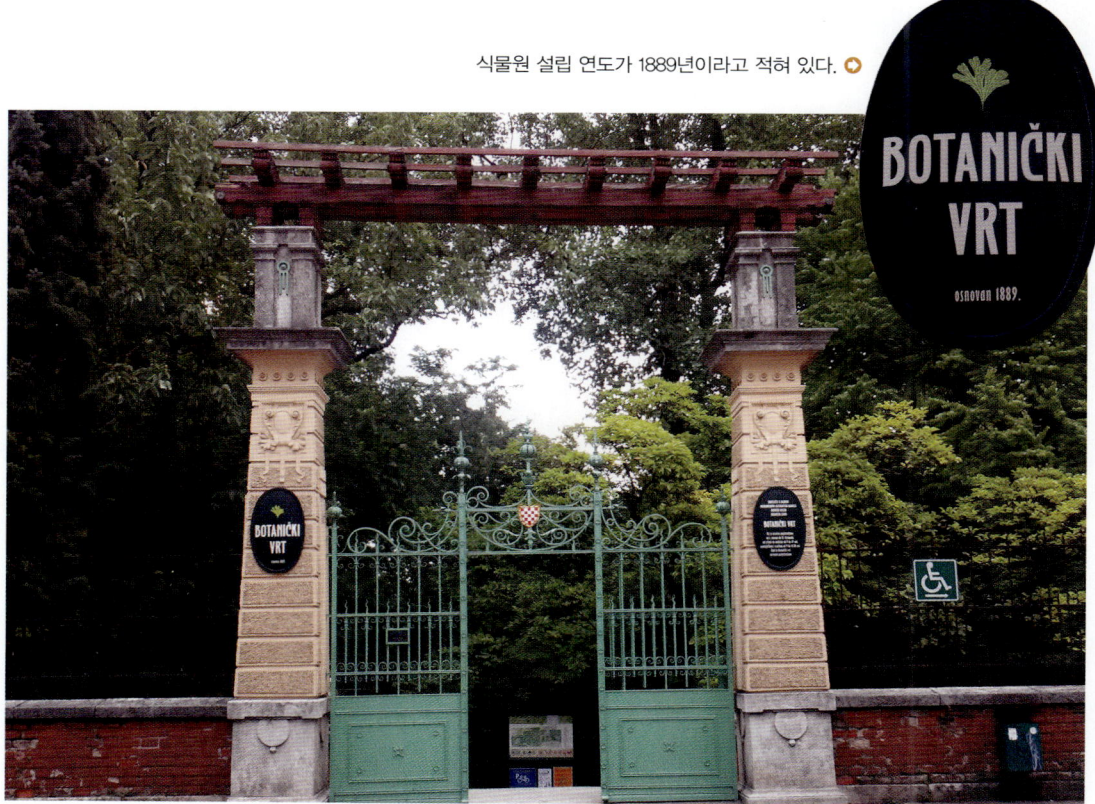

◐ 자그레브 식물원 정문

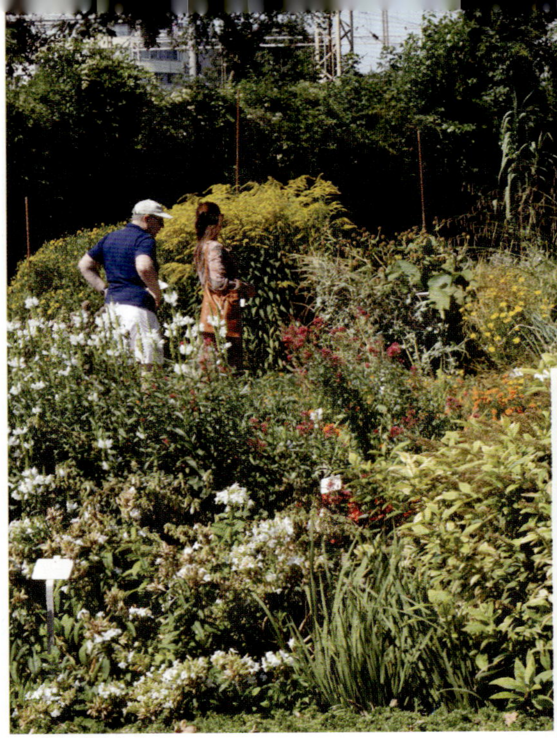

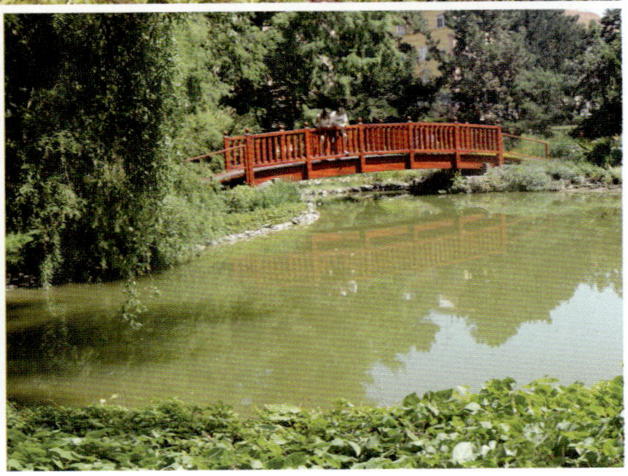

◐◐ 식물원 전경

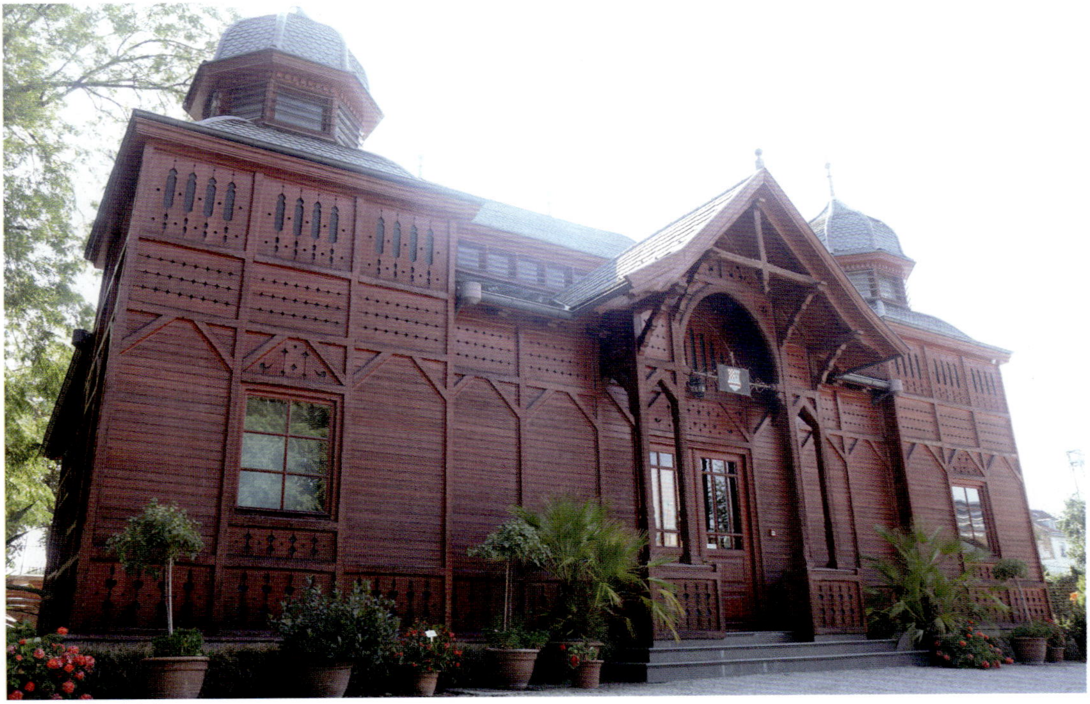

◐ 식물원 전시관

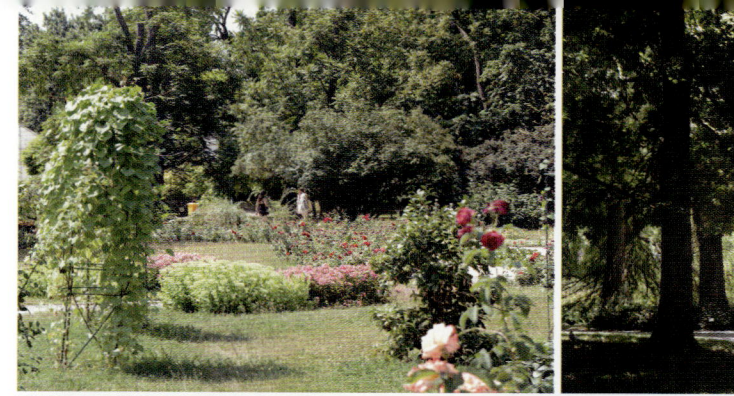
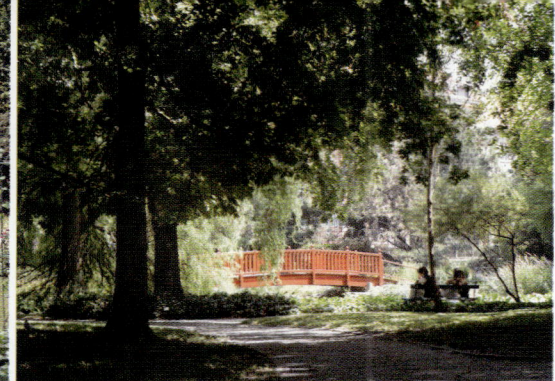

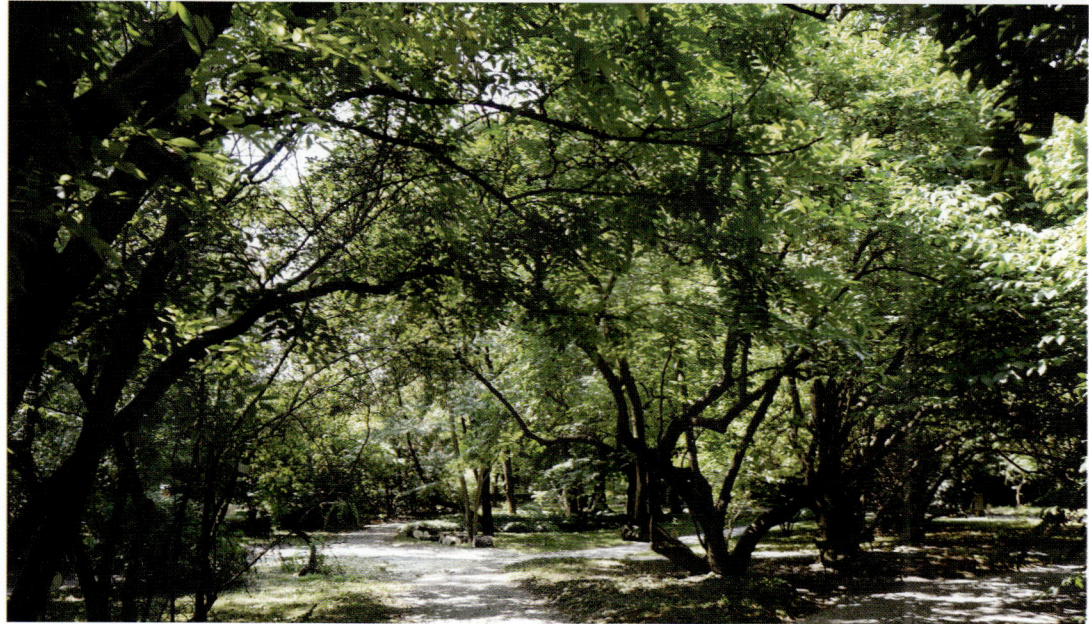
◐ 식물원 전경

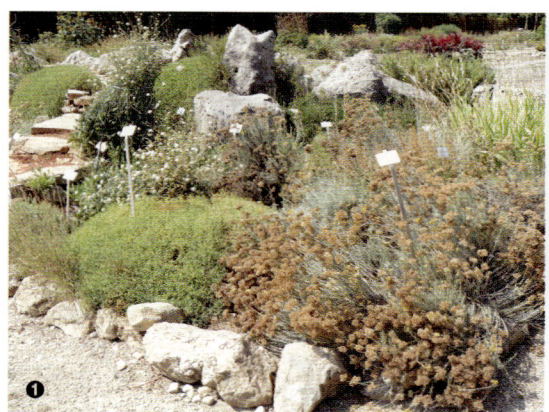
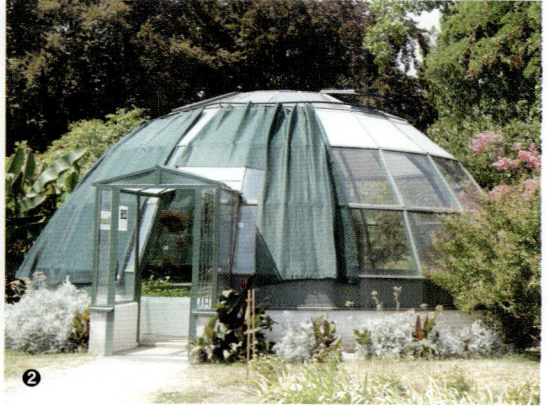

❶ 고산암석식물구역　❷ 온실

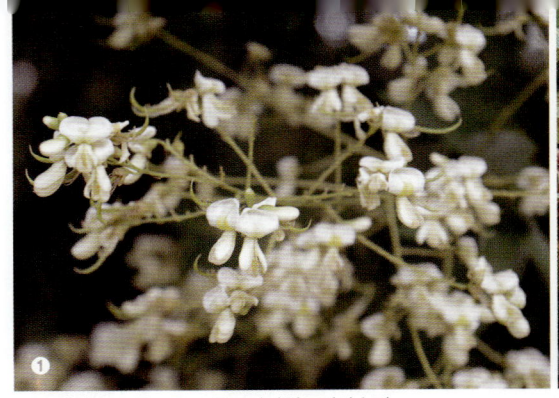 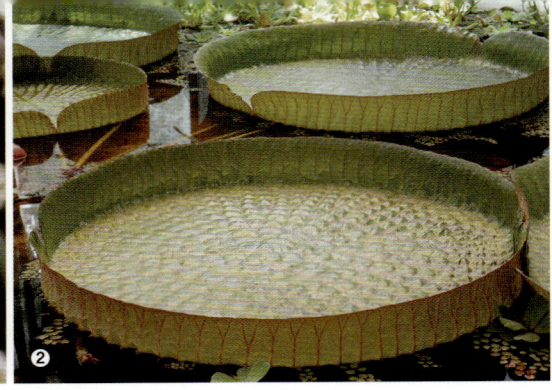

❶ 회화나무 꽃 ❷ 크루지아나빅토리아수련

식물원 입구를 들어서서 오른편으로 깊숙이 들어가면 꽃을 괴화 그리고 잘 익은 열매를 괴각으로 부르는 약용식물인 회화나무가 우뚝 서 있다. 당시 이 나무에는 하얀 꽃들이 엄청나게 많이 매달려 있었다. 키가 큰 회화나무에서 이렇게 가까이 꽃을 보는 것이 처음이라 수십 장의 사진으로 기록해 뒀다. 인근 온실 안의 연못에는 크루지아나빅토리아수련(*Victoria cruziana*)이 10여 그루 떠 있다. 잎사귀 직경이 1m가 넘는 대형 수련을 바로 앞에서 관찰하는 것도 처음이다. 이 수련은 아르헨티나, 파라과이가 원산지다.

카둔, 유럽쥐오줌풀, 세엽익모초, 공꽃

아티초크는 간염, 지방간에 활용할 수 있으며 제주도, 전남 지역에서도 재배 중이다. 이와 유사한 식물이 카둔(*Cynara cardunculus*)인데 여기서 꽃이 핀 카둔을 본다. 지중해 지역이 원산으로 이곳에서 오랫동안 즐겨 먹고 있는 식용식물이다. 잎자루를 익히면 아티초크와 비슷한 향이 나며 구워 먹거나 수프를 만드는 데도 활용한다.

길초근으로 사용하고 쥐오줌풀과 비슷한 유럽쥐오줌풀(*Valeriana officinalis*)이 재배 중이고 익모초와 비슷한 식물인 세엽(細葉)익모초(*Leonurus sibiricus*)도 기르고 있다. 회곽향(茴藿香) 또는 아니스히섭으로 불리는 *Agastache foeniculum*, 향신료이자 약용식물인 타임(*Thymus vulgaris*), 한약으로 쓰는 회향(*Foeniculum vulgare*)이 자라고 있다. 중국 신장위구르자치구에서 잘 자라는 공꽃(경엽남자두, 硬葉藍刺頭, *Echinops ritro*)도 보인다.

향기로우면서 약간 쓴맛이 있어 샐러드, 소스, 수프에 사용하는 세이지(*Salvia officinalis*)가 있다. 세이지와 같은 속(屬)의 식물 11종이 근처에 자라고 있어 식물 공부하기에 유익하다. 이 중 항진균작용이 있는 *Salvia indica*, 남아프리카가 원산지인 *Salvia africana*, 실버 세이지

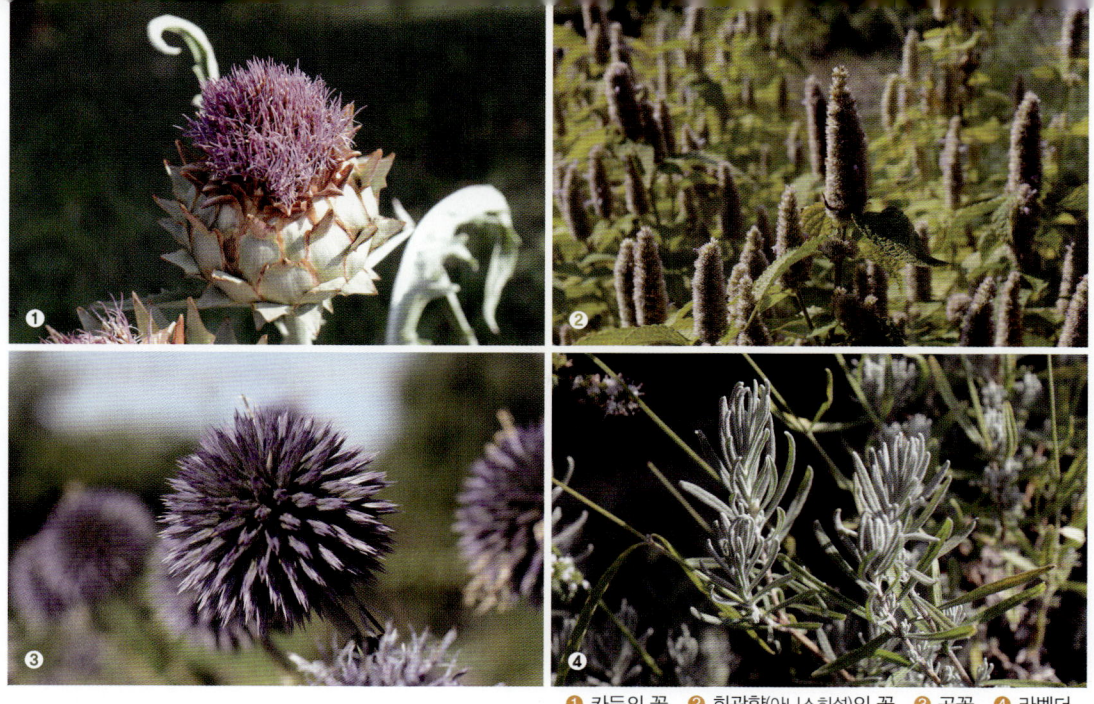

❶ 카둔의 꽃 ❷ 회곽향(아니스히섭)의 꽃 ❸ 공꽃 ❹ 라벤더

라 불리는 *Salvia argentea*가 눈에 잘 들어온다. 세이지와 같은 속 식물은 *Salvia officinalis*, *Salvia hierosolymitana*, *Salvia regeliana*, *Salvia nubicola*, *Salvia verticillata*, *Salvia farinacea*, *Salvia napifolia*, *Salvia roemeriana*, *Salvia bulleyana* 등이다.

풍(風)을 없애고 혈액순환을 촉진하면서 향신료로 사용하는 애로(서양톱풀)와 비슷한 식물인 클리페올라타톱풀(*Achillea clypeolata*), *Achillea nobilis*, *Achillea collina*가 보인다. 강심이뇨작용으로 쓰는 털디기탈리스(*Digitalis lanata*) 그리고 이와 같은 속 식물인 헝가리, 루마니아, 터키가 원산지인 *Digitalis ferruginea* 그리고 *Digitalis mertonensis*가 분포하고 있다.

타라곤, 쓴쑥, 레몬밤, 커민, 마리골드

향신료로 사용하는 다음의 식물들도 키우고 있다. 타라곤(*Artemisia dracunculus*)은 드래곤 허브 또는 프렌치 타라곤으로 부르며 프랑스 요리에 잘 활용하는 향신료다. 박하와 향미가 비슷하며 잎을 샐러드, 소스, 차로 만들어 먹는 겨울세이버리(*Satureja montana*)도 보이고, 같은 속 식물 2종(*Satureja visianii*, *Satureja montana* subsp. *variegata*)도 옆에서 자라고 있다. 쓴쑥(웜우드, *Artemisia absinthium*), 차이브(*Allium schoenoprasum*), 세르필룸백리향(*Thymus serpyllum*), 라벤더(*Lavandula angustifolia*),

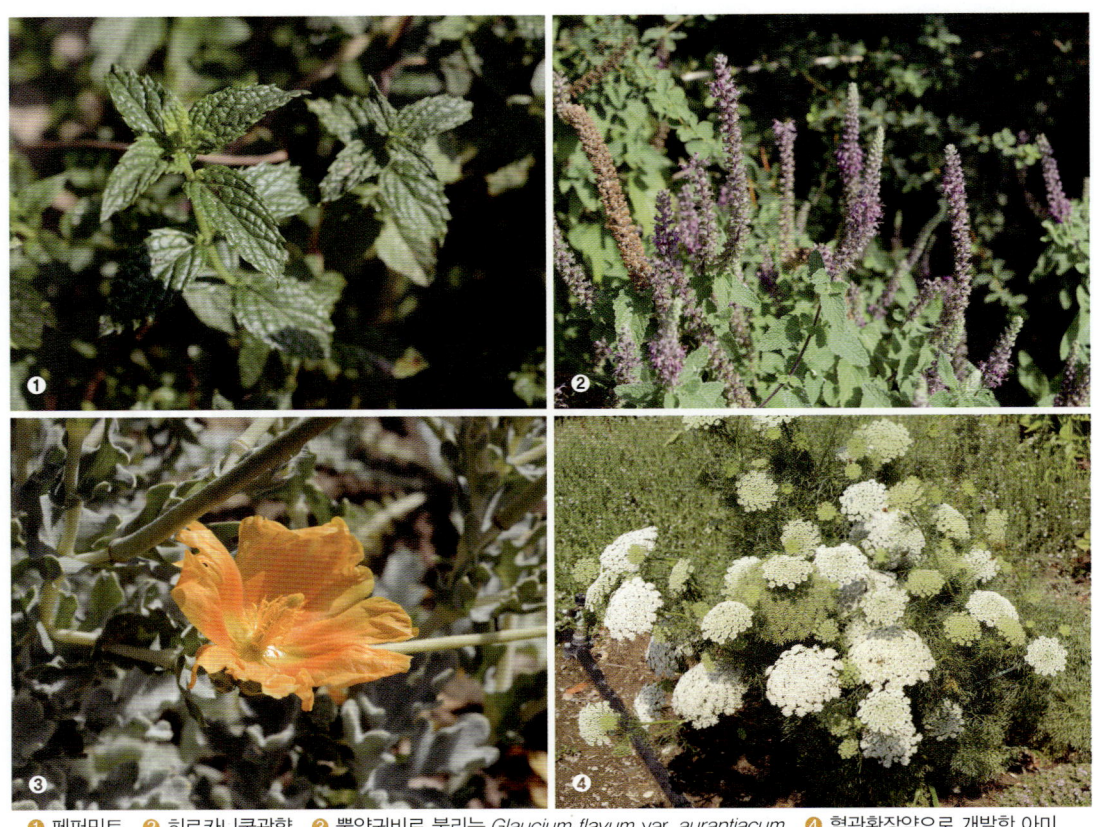

❶ 페퍼민트 ❷ 히르카니쿰곽향 ❸ 뿔양귀비로 불리는 *Glaucium flavum* var. *aurantiacum* ❹ 혈관확장약으로 개발한 아미

로즈마리(*Rosmarinus officinalis*), 페퍼민트(*Mentha* x *piperita*), 레몬밤(*Melissa officinalis*), 커민(*Cuminum cyminum*), 한련(*Tropaeolum majus*), 마리골드(금잔화, *Calendula officinalis*) 등도 이 식물원에서 잘 관리되고 있다.

유럽에서 세인트존스워트(St. John's wort)로 부르며 항우울작용이 있는 히페리시초(*Hypericum perforatum*), 히르카니쿰곽향으로 불리는 *Teucrium hircanicum* 그리고 이 식물과 같은 속인 *Teucrium flavum*이 자라고 있다. 관절염, 두통에 사용하는 피버퓨(화란국화, *Tanacetum parthenium*), 수레국화와 유사한 *Centaurea ragusina*, 접시꽃(*Alcea rosea*), 타박상, 위통 치료에 사용되며 뿔양귀비로 불리는 *Glaucium flavum* var. *aurantiacum*, *Campanula pyramidalis*, *Campanula istriaca*도 재배하고 있다.

이 식물원에서 필자의 관심을 가장 끄는 식물은 아미(*Ammi visnaga*)이다. 이 식물에서 혈관확

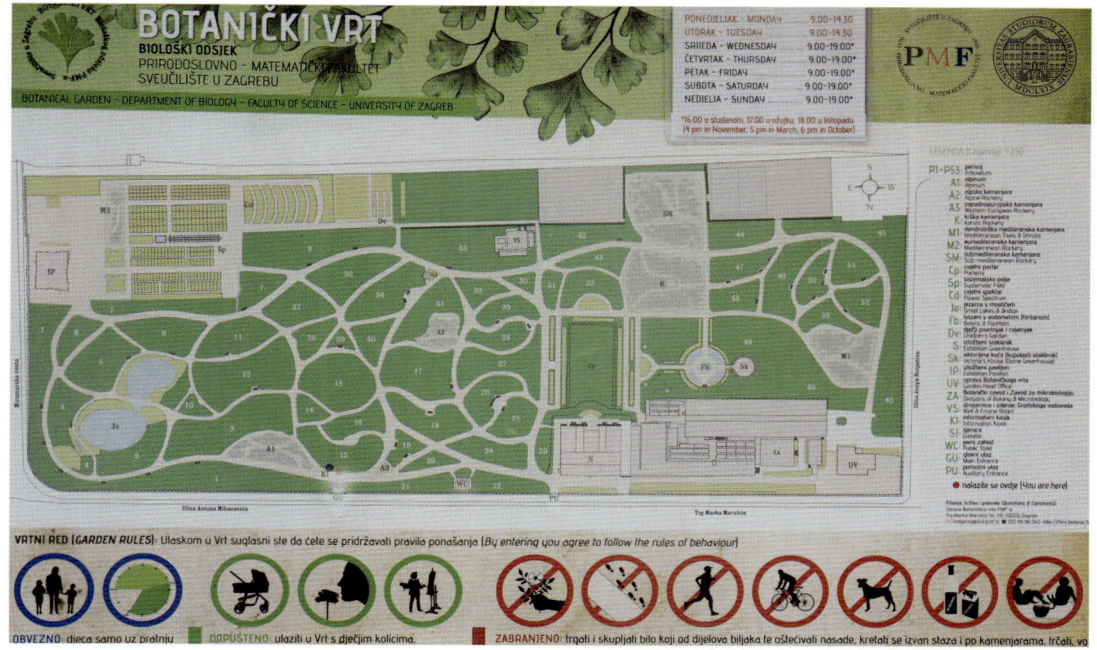

○ 식물원 안내판. 경내에 허용되지 않는 많은 사항들이 기재되어 있다.

장작용이 있는 켈린(khellin) 성분을 분리하여 의약품으로 개발했기 때문이다. 분리한 켈린을 선도 화합물로 이용하여 에플록세이트(efloxate)라는 새로운 합성 혈관확장약을 개발했다. 아미는 이집트에서 신장 결석을 제거하고 항경련제로 사용했던 약용식물이다.

식물원 책자에 아위 소개

유럽 식물원에서 식물원 안내 책자를 보기가 어려웠는데 마침 이곳은 판매하고 있다. 영어와 크로아티아어로 된 책자를 모두 구입하고서 자세히 보니 아위(阿魏)라는 식물이 있는 것이 아닌가? 아위는 줄기를 자른 부위에서 나온 분비물을 약용하는《동의보감》에도 소개되어 있는 수지 한약이다. 한국은 물론 외국에서도 보기 힘든 이 식물이 있기에 깜짝 놀라 안내소, 전시관, 경내에서 일하던 직원들 그리고 휴일이라 숙소에서 쉬고 있던 직원까지 일일이 만나 사진을 보여주면서 물어봤지만 지금은 식물이 없다는 것이다. 아위를 찍을 수 있다는 기대로 들뜨고 흥분된 마음을 가라앉히는 데 많은 시간이 걸렸다.

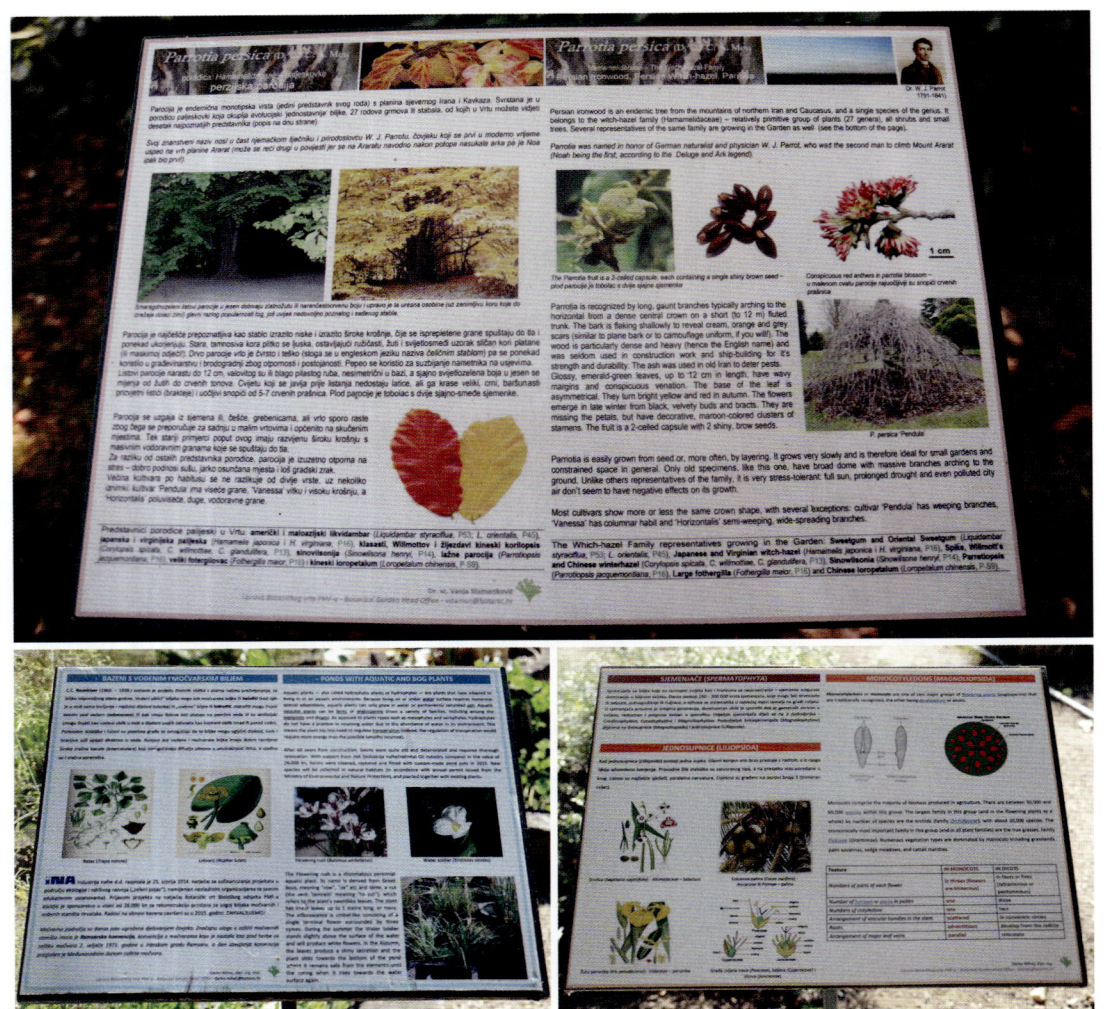

○ 식물원의 약초 설명문

낯선 동양인이 두 번이나 방문하여 쭈그려 앉아 사진 찍는 모습이 눈에 익었는지 식물에 물 뿌리던 직원들이 필자에게 다가와 같이 사진 찍자고 제안한다. 이곳은 적당한 규모에 초본식물뿐 아니라 목본식물도 잘 관리하고 있는 훌륭한 식물원이다. 여기서 232종의 식물, 11.8기가바이트 용량의 사진을 확보했다. 식물원은 자그레브 중앙역에서 트램으로 한 정거장 또는 도보로 10여 분 거리에 있어 쉽게 찾을 수 있다.

Tips

- 위치 : 자그레브 중앙역에서 도보로 10분 거리
- 홈페이지 : http://hirc.botanic.hr/vrt/english/start.htm
- 설립 연도 : 1889년
- 면적 : 5헥타르
- 운영시간 : 9시~14시 30분(4월 1일~11월 1일, 월, 화), 9~17시(4월 1일~11월 1일, 수~일)
- 휴원일 : 겨울철 또는 기상이변
- 입장료 : 무료
- 주소 : Botanicki vrt PMF-a, Uprava, Marulicev trg 9a, HR-10000 Zagreb, Croatia
- 전화번호 : +385 1 48 98 060

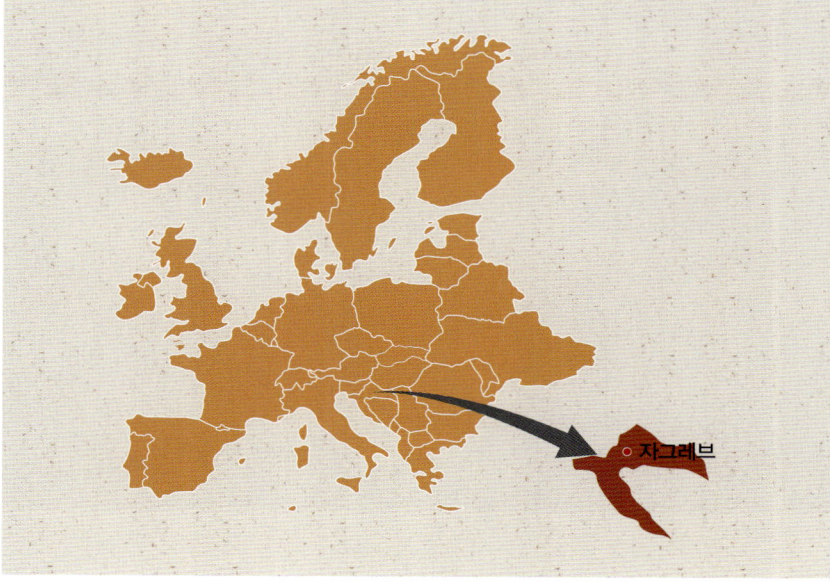

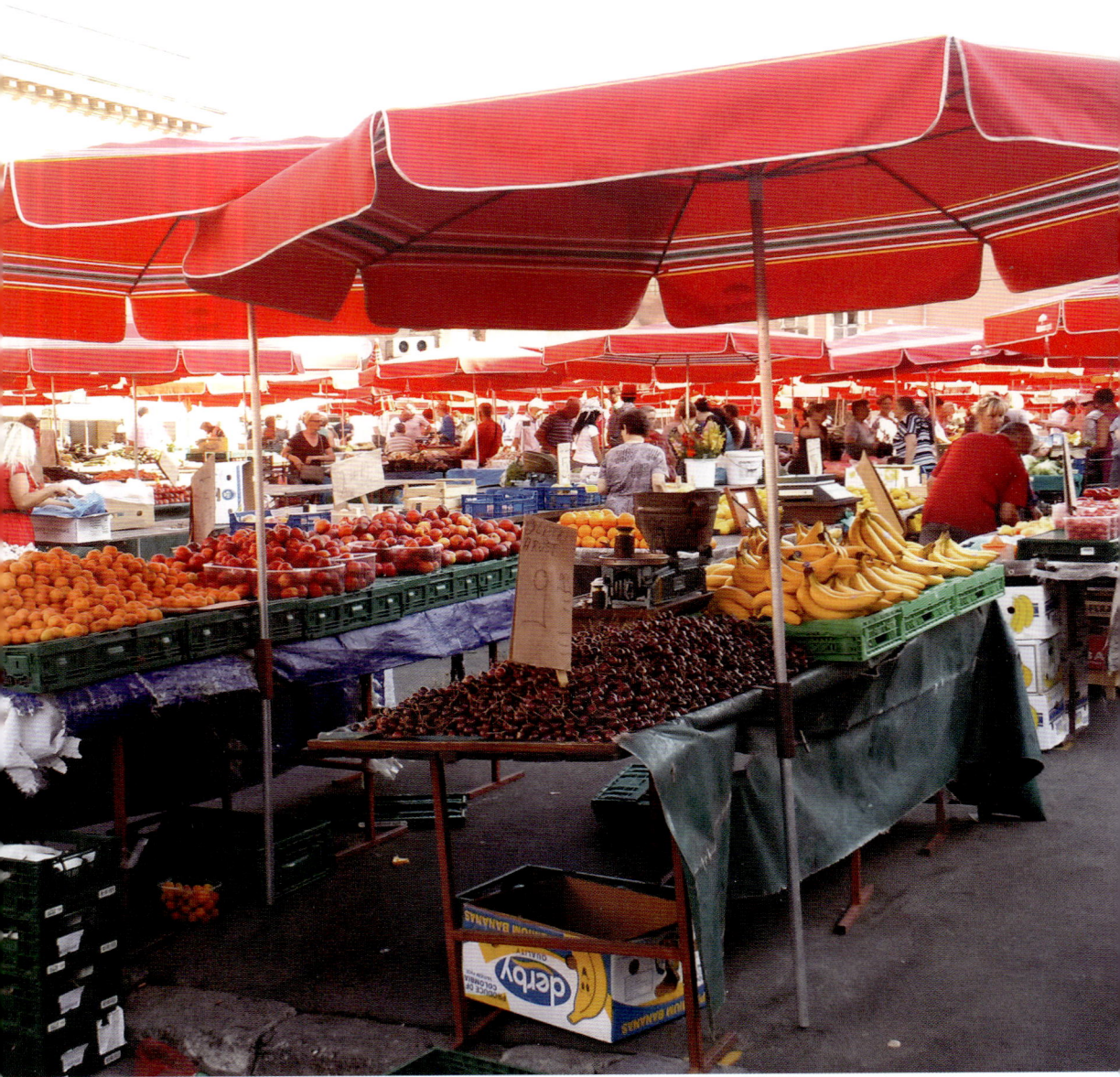

○ 자그레브 시장 전경

| 7.02 |

자그레브 시장과 약초

자그레브의 명물, 돌라치 시장

여배우들의 동유럽 여행 에피소드를 담은 TV 프로그램인 〈꽃보다 누나〉 촬영지로 유명세를 떨친 탓에 크로아티아는 한국인들이 많이 방문하는 나라 중 하나다. 이곳의 전통시장에서 팔고 있는 약용식물을 소개한다.

크로아티아에서 제일 유명한 전통시장은 돌라치(Dolac) 시장으로 수도 자그레브의 명물이다. 자그레브 중앙역에서 걸어 보니 15분 정도 거리에 있었다. 시내 중심에 자리 잡은 반옐라치치 광장의 왼쪽 끝에 있는 골목길로 들어가면 화사한 꽃가게들이 반기고 이를 지나

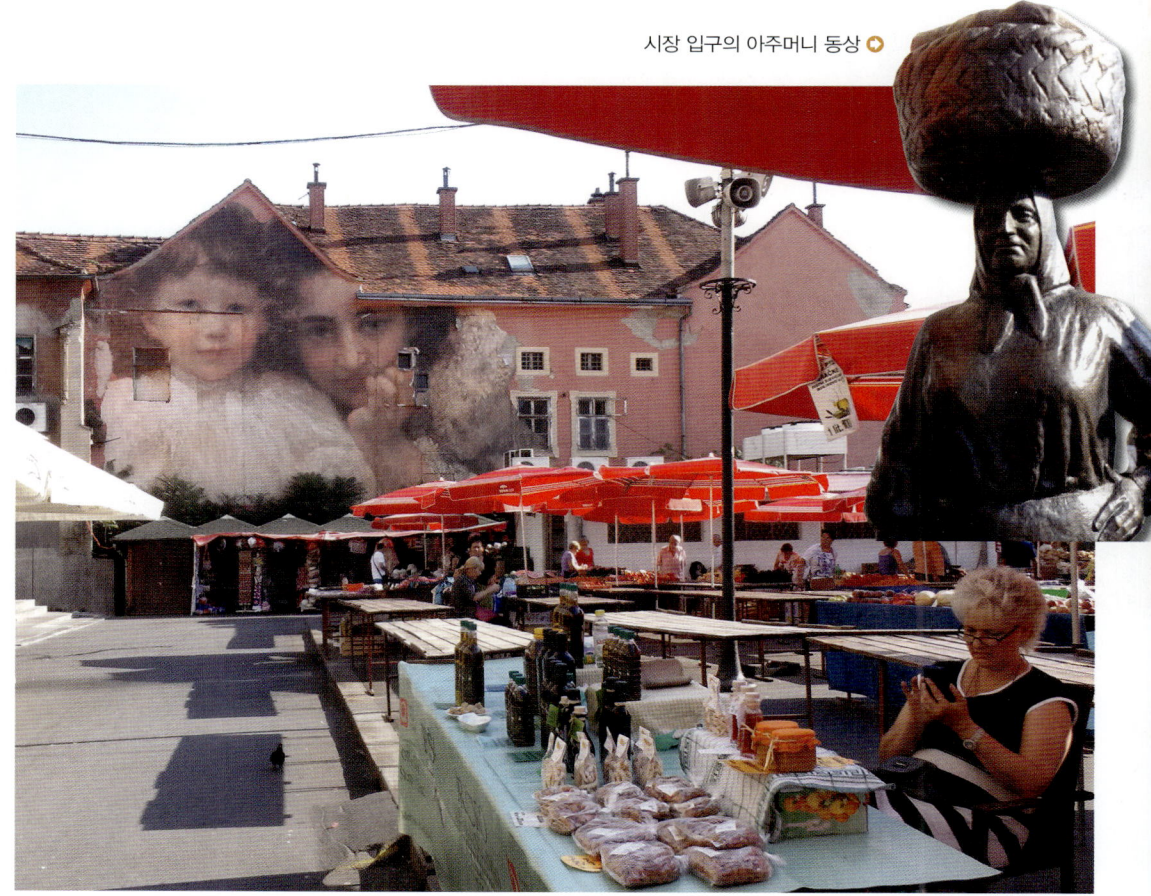

시장 입구의 아주머니 동상 ◐

◐ 건물 외벽의 벽화

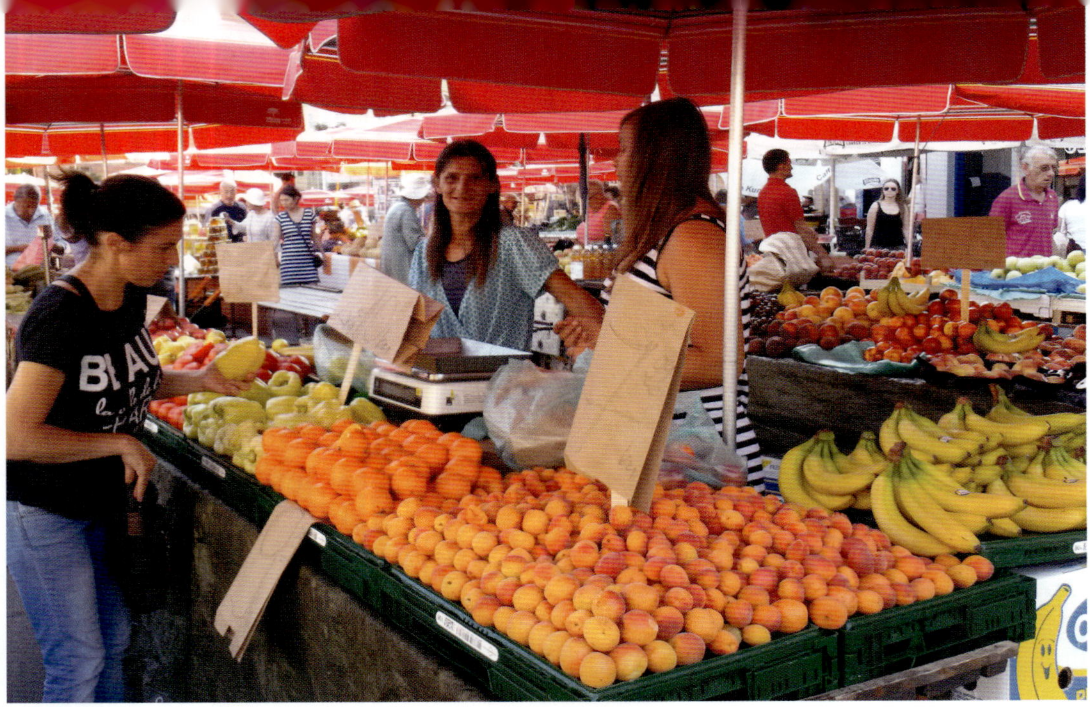

○ 시장 전경

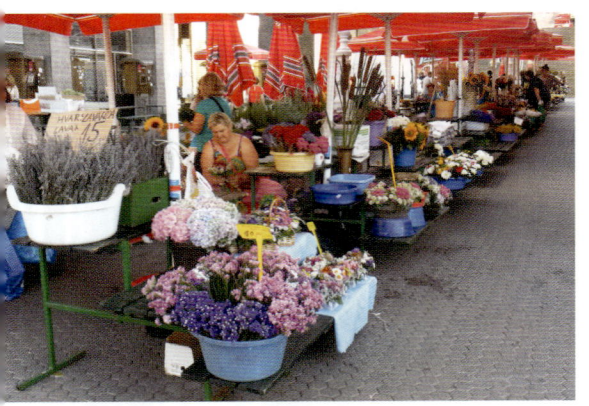
○ 시장 입구에 늘어선 꽃가게

서 계단으로 올라가면 돌라치 시장의 빨간 파라솔 행렬이 눈에 들어온다. 빨간색으로 통일된 야외시장의 파라솔은 시장의 상징이라고 해도 과언이 아닐 정도로 무수히 이어지고 멋진 풍경을 연출한다. 시장은 제철을 맞은 싱싱한 채소와 과일을 팔기 때문에 주민들은 물론 많은 여행객들도 먹거리를 사거나 외국 시장을 체험하기 위해 찾아와서 북적북적 활기로 채운다.

시장 입구에서 아주머니 청동상이 방문객들을 맞이한다. 쿠미차 바리차(Kumica Barica)라 불리는 이 동상은 2006년에 세워졌다. 대모(代母) 또는 농촌 아주머니란 뜻이다. 전통의상을 입은 아주머니는 자기 몸만큼 크고 넓적한 바구니를 머리에 이고 거기에 수건을 둘렀다. 시장 건물 외벽에는 엄마와 딸이 머리를 맞대고 앉아 건너편을 바라보고 있는 벽화가 그려져 있다.

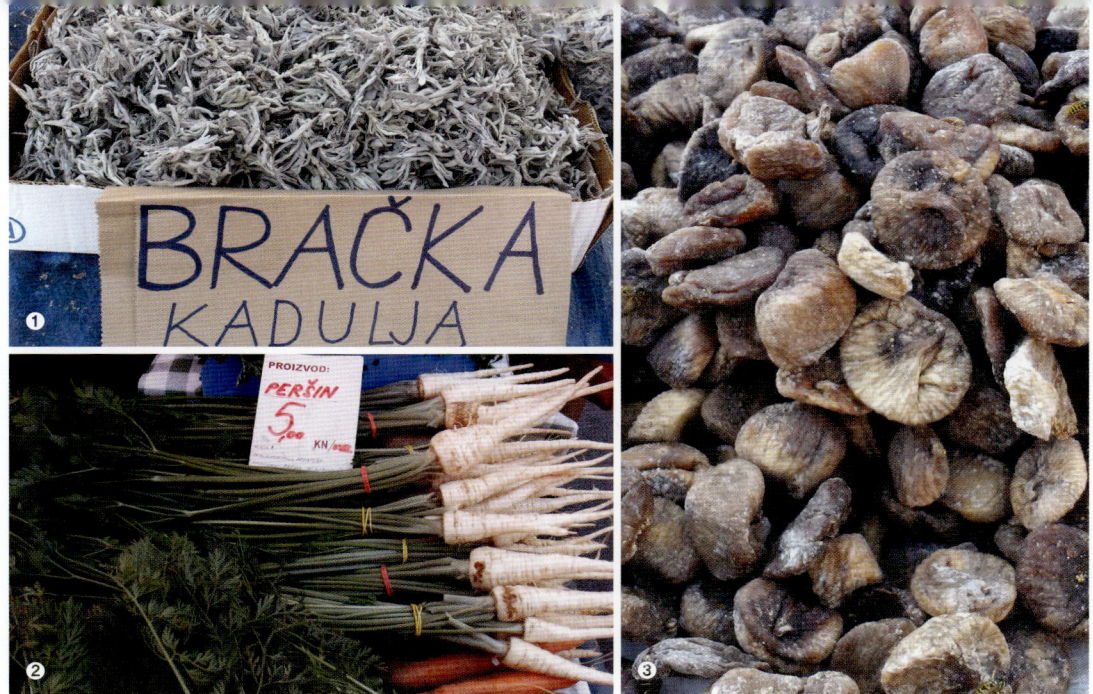

❶ 향신료로 쓰는 세이지 ❷ 파슬리는 뿌리도 함께 달려 있다. ❸ 말린 무화과 제품

세이지, 무화과, 파슬리

시장에서 필자의 눈에 먼저 띈 식물은 세이지다. 크로아티아어로 'kadulja'라 적어 놓고 팔고 있다. 식물원에서 자라는 세이지는 여러 번 봤지만 이렇게 식품으로 팔고 있는 모습은 처음이다. 필자의 저서인 《향신료 백과》에서 이미 세이지의 사진을 소개했지만 시장 현장에서 향신료를 사고파는 모습은 싣지 못했다. 말린 세이지라서 한국에 가져갈 수 있을 것 같아 소량 샀더니 맘씨 좋은 아저씨는 덤으로 더 얹어 준다. 세이지는 위장장애, 당뇨에 좋고 입냄새를 없애는 데도 도움이 된다.

좌판 위에는 동유럽의 여러 언어로 적어 놓은 무화과의 건조 제품도 보인다. 무화과는 연암 박지원이 쓴 《열하일기》 속에도 나온다. 조선의 실학자이자 문필가인 연암은 44세이던 1780년 5월 25일에 한양을 떠나 청나라에 갔다가 10월 27일에 한양으로 돌아왔다. 이 기간 중에서 6월 24일부터 8월 20일까지 여행 기간 동안 청나라를 기행한 내용을 수록한 《열하일기》를 귀국 후 3년간이나 공들여 정리해 세상에 내놓았다.

연암이 중국에서 만난 무화과에 대해 다음과 같이 적어 놓았다.

'6월 28일, (강경태의 집에서) 앞에 석류 화분 대여섯 개가 놓여 있는데 그중 어떤 것은

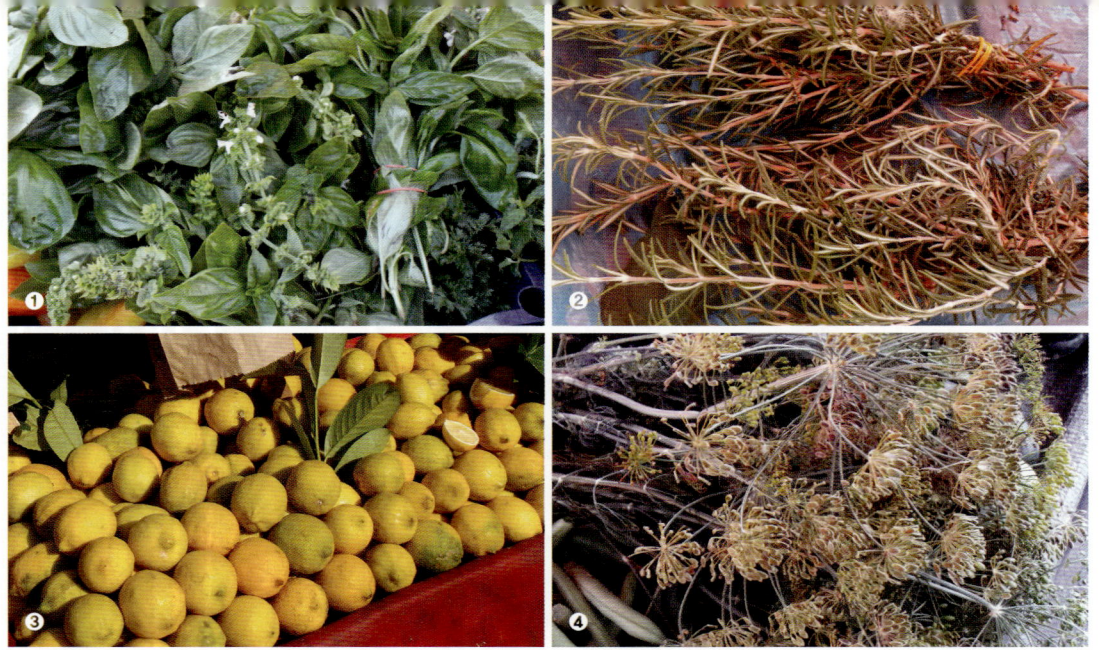

❶ 향신료 바질 ❷ 로즈마리 ❸ 레몬 ❹ 딜의 잎이 아닌 열매를 팔고 있다.

흰 석류꽃이 활짝 피었다. 또 이상한 나무 화분이 하나 있는데 잎은 동백 같고 열매는 탱자 비슷하다. 그 이름을 물으니 '무화과'라 한다. 열매는 두 개씩 나란히 꼭지에 잇닿아 달린다. 꽃이 없이 열매가 맺히기 때문에 이런 이름을 붙였다고 한다.'

당대의 대학자인 박지원은 200여 년 전에 중국에서 처음으로 무화과를 본 것이다. 이 일기를 읽어보면 당시 우리나라에 무화과가 없었거나 매우 귀한 식물임을 짐작하게 한다. 무화과는 소화불량, 식욕부진, 인후통, 노인성 변비에 효과 있는 식물이다.

파슬리는 'peršin'이란 크로아티아어로 적어 놓고 있다. 파슬리 잎은 장식용으로 요리에 올리기도 하지만 잎을 가루로 만들어 샐러드 소스나 각종 요리에 뿌려 먹기도 한다. 유럽 사람들이 즐기는 향신료다. 그런데 이곳에서는 잎만 파는 것이 아니고 뿌리가 달린 파슬리가 보여 카메라에서 손을 떼지 못했다. 뿌리 맛은 당근과 비슷하지만 좀 더 부드러운 질감이 난다고 한다. 유럽에서는 수프에 감칠맛을 내기 위해서 파슬리 뿌리를 넣는다고 한다. 그 밖의 향신료로 보기에도 향기롭고 우리나라에서도 이제는 다들 알고 있는 바질, 로즈마리, 민트류, 레몬, 딜이 보인다. 딜은 보통 잎을 활용하는데 여기선 열매를 팔고 있기에 인상적이다.

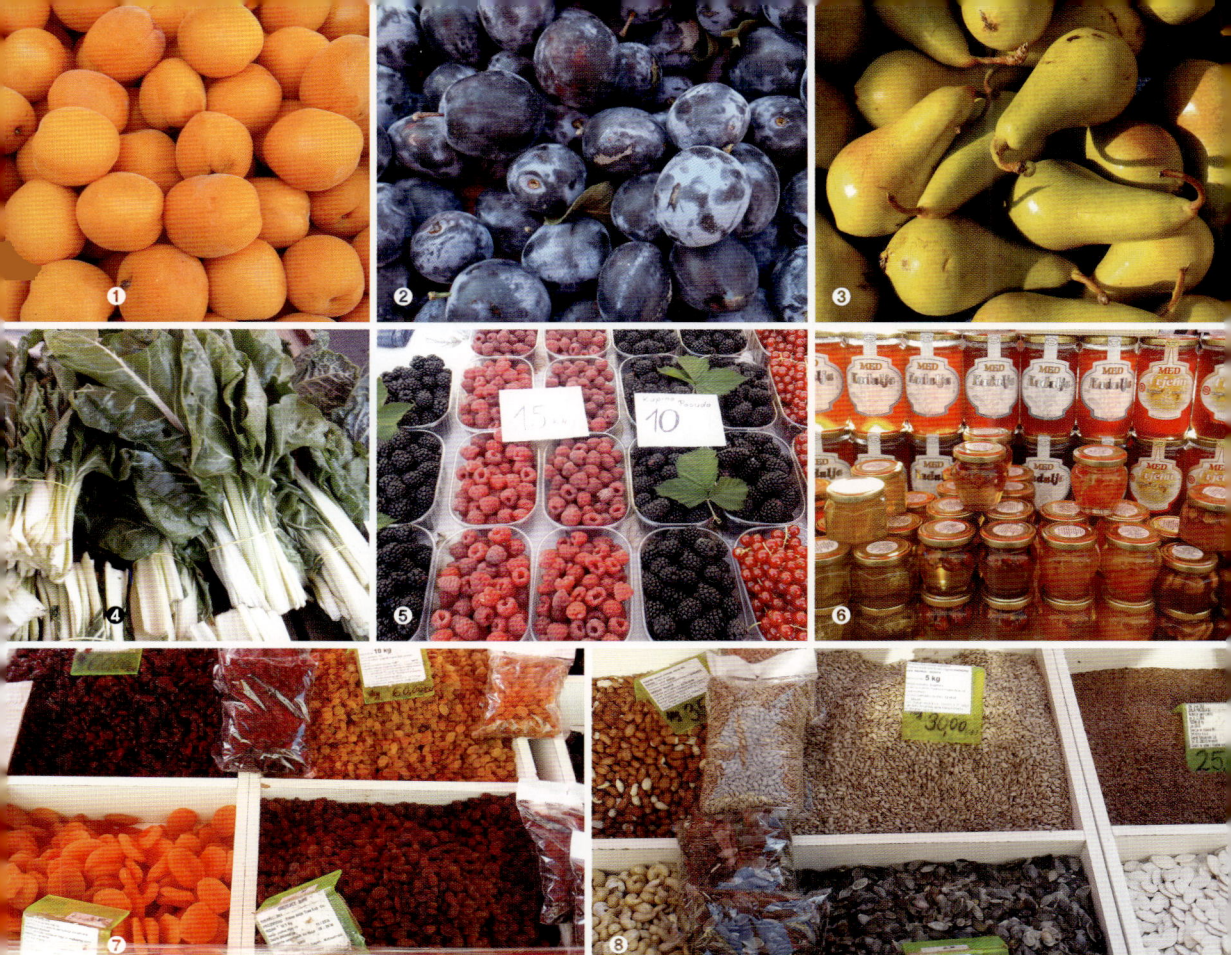

❶ 마케도니아산 살구 ❷ 츠베치게라 불리는 자두 ❸ 길쭉한 모양의 배 ❹ 근대
❺ 여러 종류의 베리가 진열되어 있다. ❻ 꿀 종류 ❼ 말린 과일 ❽ 씨 종류

아마, 살구, 근대, 비트, 콜라드

　살구를 팔고 있다. 살구의 잘 익은 씨는 행인이라 하여 《동의보감》에서 폐기(肺氣)로 숨이 가쁜 증상을 치료한다고 설명하고 있다. 식약처의 의약품 공정서는 살구나무, 아르메니아 살구, 시베리아살구, 개살구나무의 잘 익은 씨를 행인으로 쓴다고 규정한다. 중앙아시아에서는 거의 다 아르메니아살구를 심고 있는데, 이 시장에서 팔고 있는 살구 열매도 우리 살구와 다른 아르메니아살구가 아닌가 싶다. 팻말에는 마케도니아산 살구라고 써 놓았다. 그 외의 과일로서 츠베치게(zwetschge)라는 자두 종류와 복숭아, 배, 사과, 수박, 그 외 다양한 베리 종류도 보인다. 배는 길쭉하게 생겨서 우리 것과 다른 모양이다.

채소는 고추, 파, 당근, 시금치뿐 아니라 근대, 비트, 콜라드도 진열하고 있다. 지구 반대쪽 사람들도 먹는 채소 종류는 우리와 비슷하다. 예쁜 베리 종류도 많다. 시장 입구 쪽부터 길게 형성된 노점상에서는 여러 가지 꿀과 함께 말린 과일, 캐슈넛을 포함한 견과류도 구색을 갖춰 팔고 있다. 아마인으로 부르는 아마 씨도 보인다.

　노천시장뿐 아니라 시장 건물의 지하상가에서도 각종 빵, 고기류, 치즈 등을 판매한다. 시장은 월요일부터 토요일까지는 오전 6시 30분에서 오후 3시까지 그리고 일요일에는 오전 6시 30분에서 오후 1시까지만 열린다. 생각보다 일찍 문을 닫는다.

Tips

- 위치 : 자그레브 중앙역에서 걸어서 15분 정도 거리. 시내 중심의 반옐라치치 광장의 왼쪽 끝 골목길로 들어가서 계단을 올라가면 나온다.
- 홈페이지 : http://www.trznice-zg.hr/default.aspx?id=298
- 운영시간(야외시장) : 6시 30분~15시(월~토) / 6시 30분~13시(일)
- 운영시간(건물 안 시장) : 7~14시(월~금) / 7~15시(토) / 7~13시(일)
- 주소 : Dolac 9, 10000, Zagreb, Croatia
- 전화번호 : +385 1 6422 501

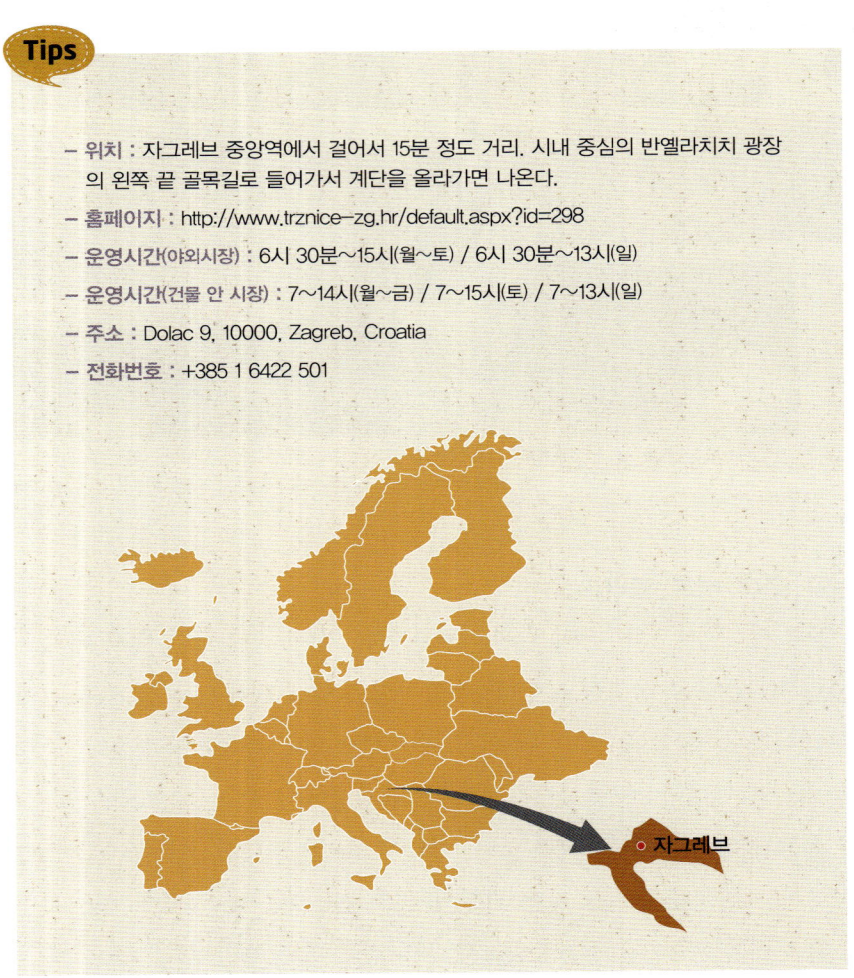

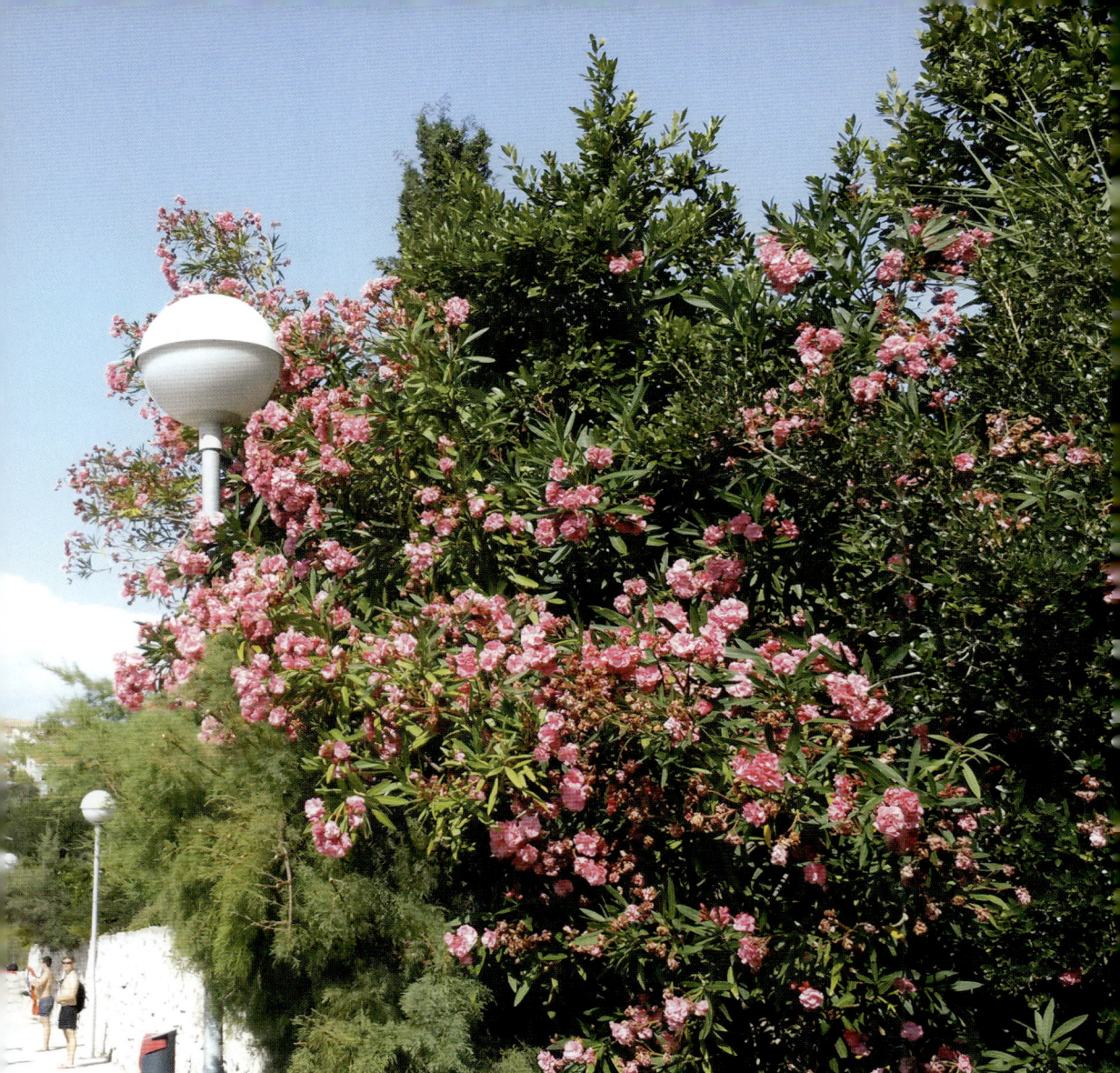

○ 콜로쳅 섬 해안가의 협죽도

| 7.03 |

두브로브니크의 협죽도, 세이지와 올리브나무

본토와 육로가 끊어진 두브로브니크

크로아티아의 두브로브니크 시를 아름답게 수놓고 있는 협죽도, 세이지 그리고 올리브 나무에 대해 소개한다.

두브로브니크는 크로아티아 남부의 항구도시로 이 나라에서 가장 인기 있는 관광도시이다. 이곳은 이웃 나라인 보스니아 헤르체고비나의 네움을 사이에 두고 본토와 떨어져 있는 것을 알아 둘 만하다. 긴 국가 이름을 가진 보스니아 헤르체고비나는 네움 덕분에 아드리아 해로 통하는 좁은 해안선을 확보하여 내륙국에서 벗어날 수 있었다. 반면 크로아티아의 두브로브니크는 네움으로 말미암아 본토와 육로가 끊어진 셈이다. 본토에서 자동차로 두브로브니크에 가기 위해선 보스니아 헤르체고비나의 국경을 지나가야 한다. 여행자는 간단한 여권 검사로 두 나라를 자유롭게 오갈 수 있다. 유네스코는 견고하고 탐스러운 두브로브니크의 구시가지 전역을 세계문화유산으로 지정해 놓고 있다.

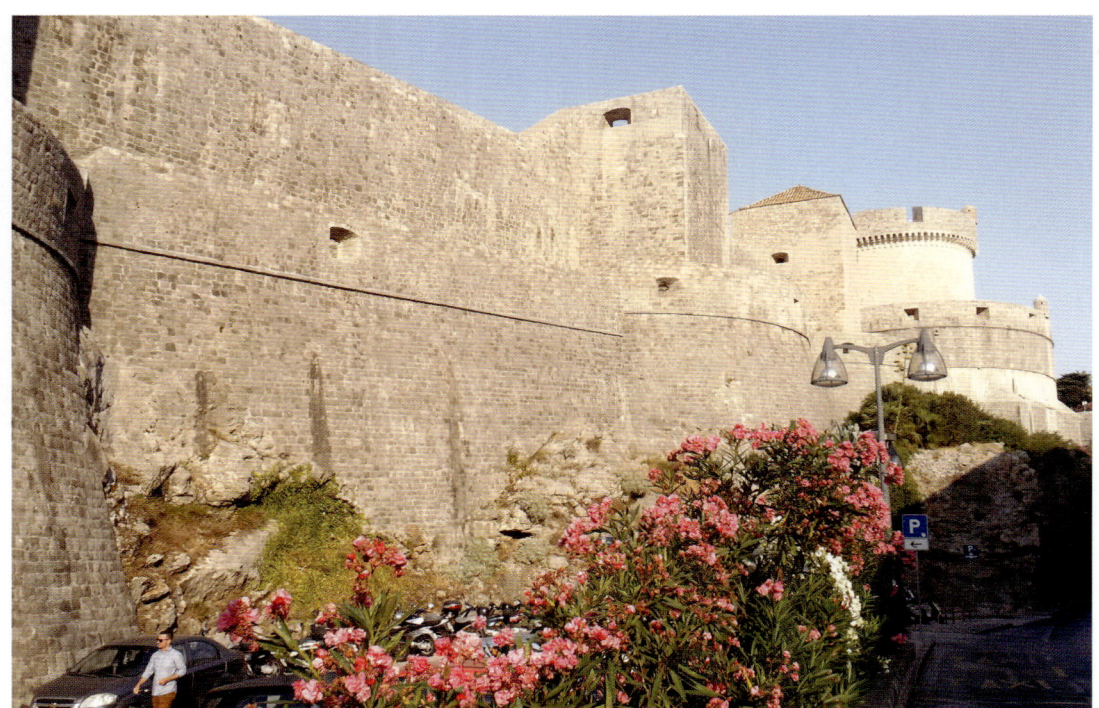

◐ 세계문화유산으로 지정된 성벽에도 곳곳에 협죽도가 심어져 있다.

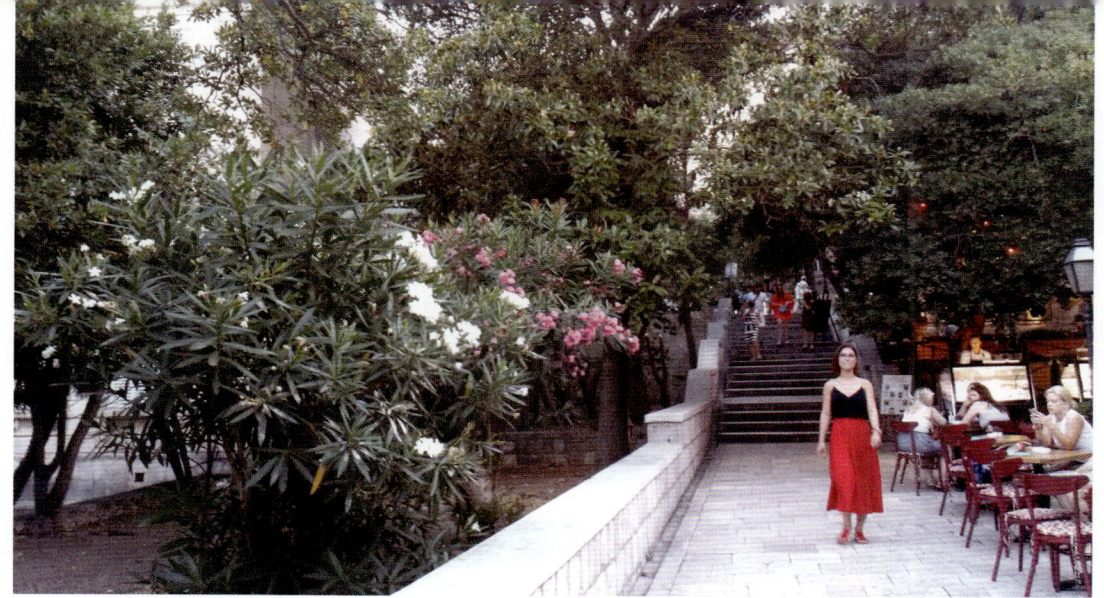

❶ 두브로브니크의 구시가지에 가로수인 협죽도가 줄지어 서 있다.

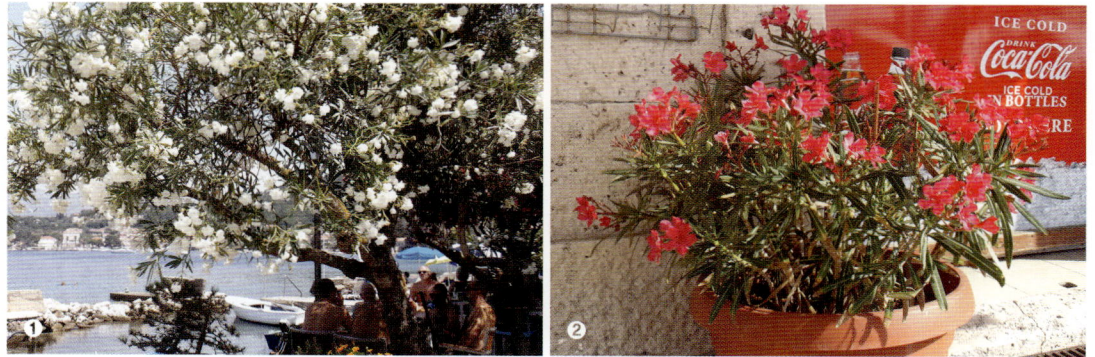

❶ 관광객들이 윗옷을 벗은 채 협죽도(흰 꽃) 아래에서 담소를 나누고 있다. ❷ 성벽 투어 중에 만난 협죽도(빨간 꽃) 화분

시내와 섬에서 만나는 협죽도

두브로브니크에 막 도착한 필자를 따뜻하게 맞이해준 식물은 협죽도(Nerium indicum)다. 우리나라 제주도에서 가로수로 흔하게 봐 왔던 협죽도지만 지구 건너편인 크로아티아의 식물로 만난다는 사실은 흥미로운 일이 됐다. 두브로브니크 구시가지의 고상한 거리, 성벽, 카페 그리고 집들의 정원 곳곳에 빨간 꽃이나 흰 꽃이 만개한 협죽도가 있다 보니 이 도시는 마치 협죽도로 둘러싸인 꽃의 도시인 듯 그림처럼 어우러졌기 때문이다.

로푸드(Lopud), 시판(Sipan), 콜로쳅(Kolocep)의 3개 섬 투어에서도 협죽도는 자주 만났다. 이들 섬 여행은 여행자들에게 인기 코스다. 유람선에서 선상 식사는 물론 수영을 하고 섬 산

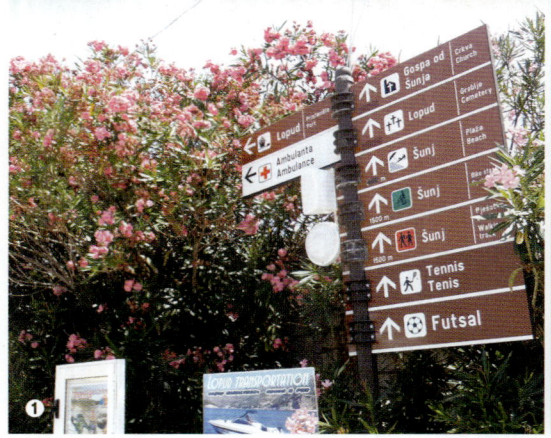
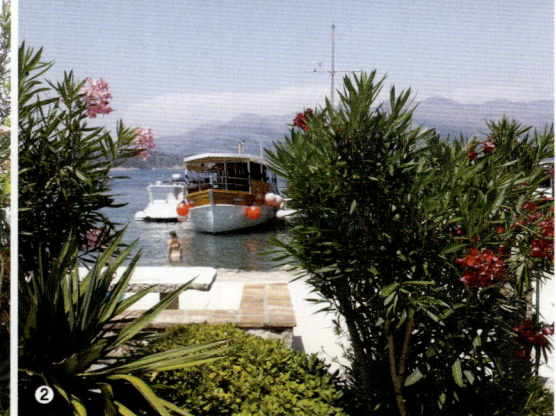

❶ 콜로쳅 섬의 이정표 옆에도 협죽도가 있다. ❷ 콜로쳅 섬에서 자라는 협죽도

책도 즐길 수 있기 때문이다. 콜로쳅 섬과 시판 섬에서 협죽도는 바다, 해안가, 관광객을 배경으로 강렬한 줄기와 잎의 모습을 뽐내고 있다. 협죽도를 주인공으로 배치하고 바닷가 경치를 배경으로 넣어 수십 장의 사진을 확보해 놨다.

사실 인도 원산인 협죽도는 1920년경 우리나라에 도입하여 제주도에서 심은 상록활엽관목이다. 잎은 두껍고 길쭉하며, 꽃은 7~10월에 새로 자란 가지 끝에 흔히 붉은색이나 흰색으로 핀다. 꽃잎이 겹으로 된 것을 만첩협죽도, 흰 꽃이 피는 것을 흰협죽도, 노란 꽃이 피는 것을 노랑협죽도라 하며 꽃과 잎의 형태에 따라 많은 재배품종으로 나눌 수 있다. 잎에는 올레안드린(oleandrin)이란 강심성분을 함유하고 있다. 이 성분의 함량은 개화기 때 최고가 되는 것으로 알려져 있다. 잎 또는 나무껍질은 이뇨, 거담, 진통 등의 효능이 있어 심부전, 천식해수, 타박상, 무월경 등을 치료하는 데 사용할 수 있지만, 독성이 있어 조심해야 한다. 신선한 나무껍질은 잎보다 독성이 강하지만 말리면 약해진다. 꽃은 비교적 독성이 약한 것으로 알려져 있다. 중독되면 두통, 오심, 구토, 복통, 산동, 경련 등의 증상이 나타난다. 그래서 약용식물이면서도 유독식물로 분류된다.

일몰을 즐기는 산 정상의 세이지

두브로브니크 방문에서 일몰 감상은 여행자들의 빼놓을 수 없는 관광의 백미다. 케이블카 탑승지에는 일몰 감상의 포인트인 스르지(Srđ) 산 정상으로 올라가기 위해 항상 관광객들이 몰려 있다. 해발 412m의 정상에 서면 붉은색 지붕으로 덮인 두브로브니크 구시가지와 대비되는 푸른색 아드리아 해가 한눈에 들어온다. 이때는 여행자 모두가 프로 사진작가가

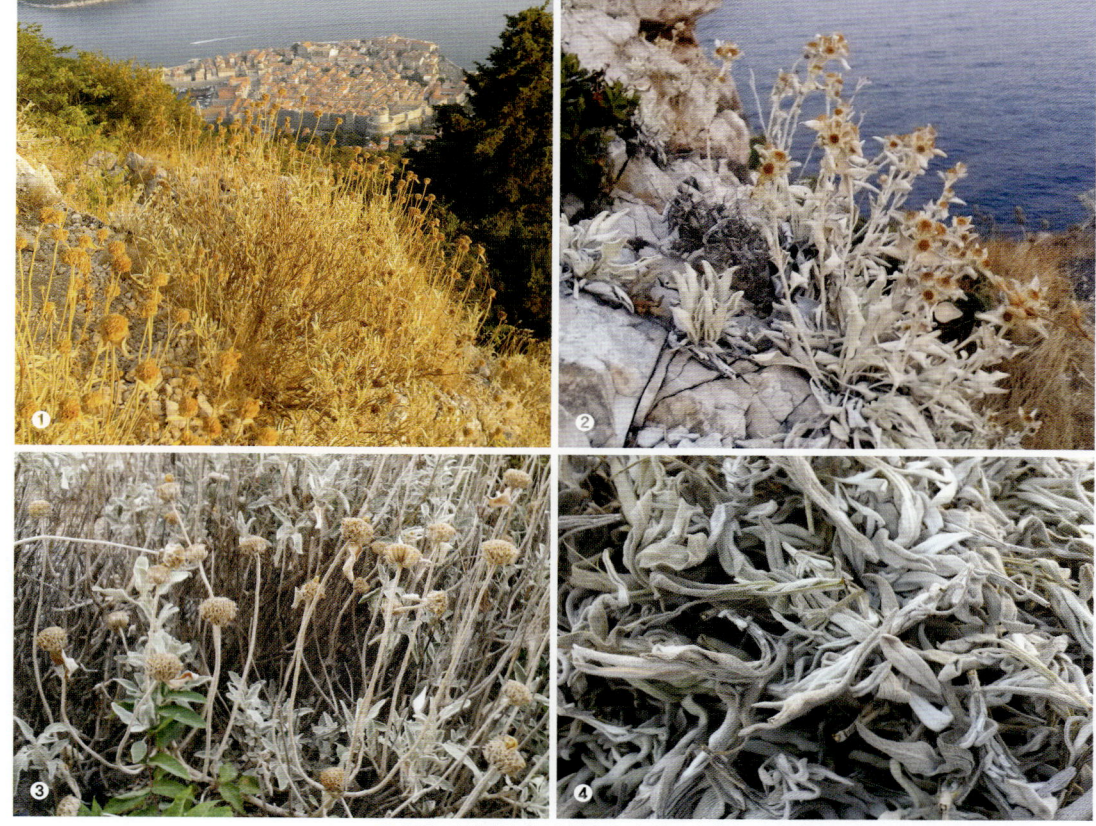

❶ 일몰 감상지인 산 정상에서 자라는 세이지. 아래에는 구시가지의 성벽마을이 보인다. ❷ 두브로브니크 해안가의 돌 틈 사이에도 세이지가 자생하고 있다. ❸ 사람들이 꺾지 않다 보니 야생 세이지에는 큼직한 열매들이 맺혀 있다. ❹ 시장에서 판매하는 세이지 잎

된다. 셔터를 누르기만 하면 멋진 풍경 사진을 얻을 수 있기 때문이다.

이곳 산 정상에는 두 번째 식물인 세이지(*Salvia officinalis*)가 기다리고 있다. 산 전체를 덮고 있다 해도 과언이 아닐 정도로 많은 양의 세이지가 자라고 있다. 일몰을 보기 위해 앉아 있는 여행자들 사이사이에 세이지도 함께 앉아 있다. 세이지의 노란색 꽃과 밝은 녹색 잎이 햇빛에 반사되어 빛나고 있다. 사람들이 꺾지 않다 보니 야생으로 튼튼하게 잘 산다. 산 정상뿐 아니라 바닷가 언덕에도 온통 이 식물이다. 언덕의 돌 틈 사이에서 세이지는 멀리 해안가, 건너편 절벽을 배경으로 바람과 함께 멋진 향을 날려 보낸다.

세이지는 꿀풀과 식물로 잎을 활용하는 향신료이다. 유럽 남부와 지중해 동부 지역이 원산지이며 러시아, 영국, 프랑스, 이탈리아, 독일이 주산지이다. 우리나라《식품공전》의 '식품에 사용할 수 있는 원료' 부분에 세이지 이름으로 잎이 수재되어 있어 식용이 가능하다.

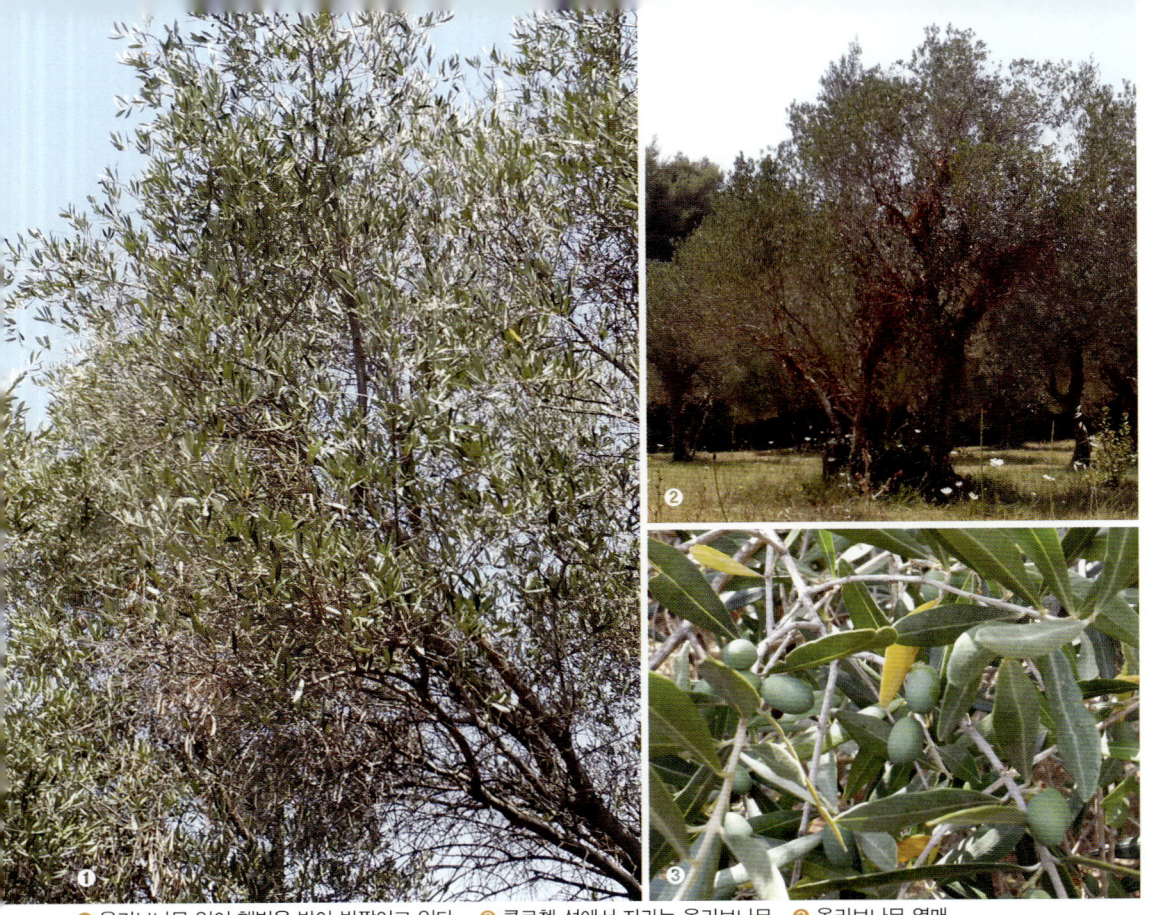

❶ 올리브나무 잎이 햇빛을 받아 반짝이고 있다. ❷ 콜로쳅 섬에서 자라는 올리브나무 ❸ 올리브나무 열매

세이지는 강하고 향기로우면서 쓴맛이 약간 있어서 채소, 샐러드, 소스, 수프, 치즈에 맛을 내는 데 사용한다. 향이 강해서 요리에 넣을 때는 적은 양을 쓴다. 소화불량에 쓸 수 있고 항당뇨, 진경, 구풍작용도 있다.

섬에서 자라는 올리브나무

이 도시에서 세 번째로 만난 식물은 올리브나무(*Olea europaea*)다. 이 식물은 멕시코가 원산지이나 현재는 유럽, 아프리카 남부 지역, 미국, 호주 등 여러 나라에서 재배한다. 올리브 오일은 고혈압, 고지혈증, 심혈관 질환 치료에 도움을 주며 나뭇잎은 혈당을 낮추고 혈압을 내리는 약리작용이 많이 알려져 있다. 성경에서 올리브나무를 감람(橄欖)나무로 잘못 번역하여 혼란을 주기도 하는데, 꼭 바로잡고 싶다. 올리브나무의 과명은 물푸레나무과

(Oleaceae)이며 감람나무의 과명은 감람과(Burseraceae)로서 전혀 다른 나무이다. 중국 책에서도 가끔씩 올리브를 감람으로 잘못 소개를 한다.

올리브나무를 콜로쳅 섬 투어에서 실컷 구경한다. 무리를 이룬 올리브나무의 잎들이 햇빛을 받아 반짝이는 모습은 장관이다. 올리브나무는 외국에서 몇 번 보기는 했으나 이곳 섬에서처럼 열매가 주렁주렁 달린 것은 처음 발견한다. 귀한 수확이라 카메라 셔터가 쉴 틈이 없고 필자의 기념촬영도 해 둔다. 아름다운 도시, 두브로브니크에서 관심 있는 예쁜 꽃 식물들을 만나니 여행이 즐겁고 식물을 공부하는 의욕도 더 앞선다.

Tips

- **위치** : 위에서 아래로 아드리아 해안을 따라 내려가면, 크로아티아(국가) 본토 – 보스니아 헤르체고비나(국가)의 네움 – 크로아티아(국가)의 두브로브니크 – 몬테네그로(국가)의 순으로 나온다.
- **두브로브니크** : 두브로브니크의 별칭은 '아드리아해의 진주'다. 두브로브니크는 구시가지가 바다를 바라보며 튼튼한 성벽에 둘러싸인 크로아티아를 대표하는 명소다. 두브로브니크 구경의 핵심은 아름다운 풍경을 따라 성벽을 걸으며 즐기는 걷기 여행이다.

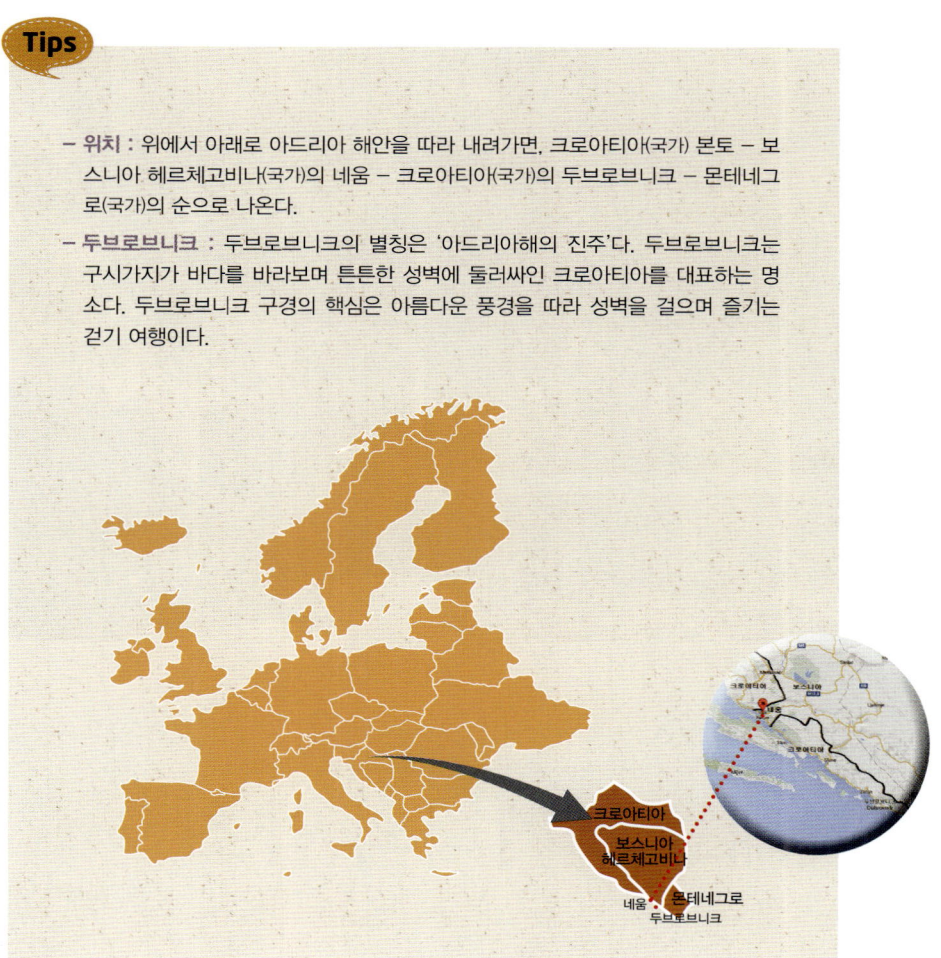

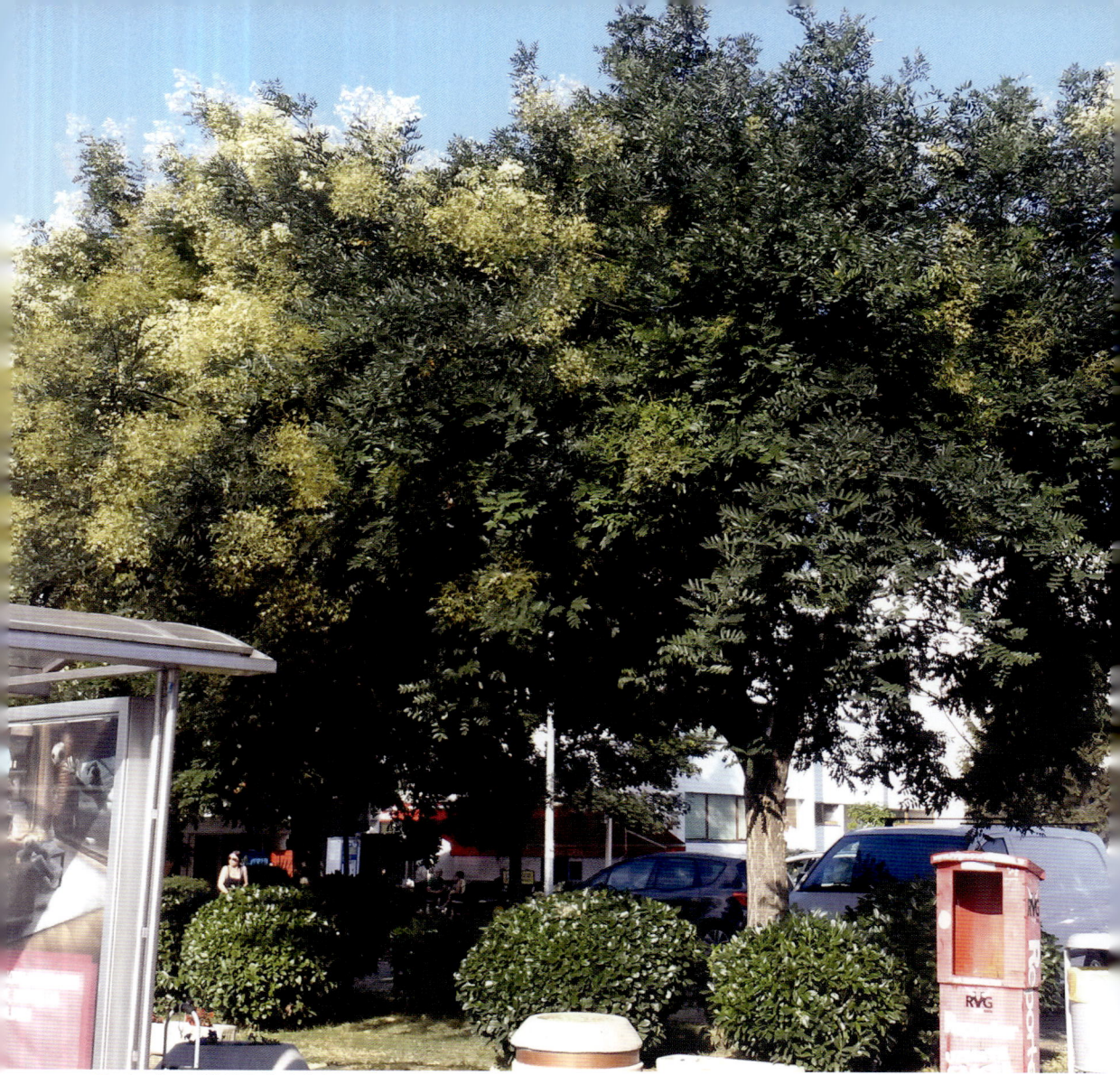

○ 자그레브 공항 인근의 회화나무

| 7.04 |

자그레브 길거리의 약초

고혈압, 중풍을 예방하는 회화나무

크로아티아의 자그레브 공항 인근에 있는 도시인 벨리카 고리차(Velika Gorica)의 마을버스 정류소에도 큼직한 회화나무(*Sophora japonica*)가 서 있다. 회화나무는 유럽의 길거리에서 자주 보이는 약용식물이다.

회화나무는 약용부위에 따라 한약 이름이 다르다. 꽃은 괴화, 꽃봉오리는 괴미, 잘 익은 열매는 괴각이라 부른다. 괴화는 양혈지혈[凉血止血, 혈열(血熱)을 식히고 지혈한다], 청간명목[淸肝明目, 간열(肝熱)을 식히고 눈을 밝게 한다] 즉 간열(肝熱)로 인해 눈이 붉어지고 아픈 병증에 사용한다. 머리가 아프고 어지러운 증상의 치료, 고혈압, 중풍의 예방 효능이 있다. 주성분 플라보노이드인 루틴(rutin)은 모세혈관 강화 작용이 있다. 필자가 실험실에서 회화나무 꽃을 추출하고 분리

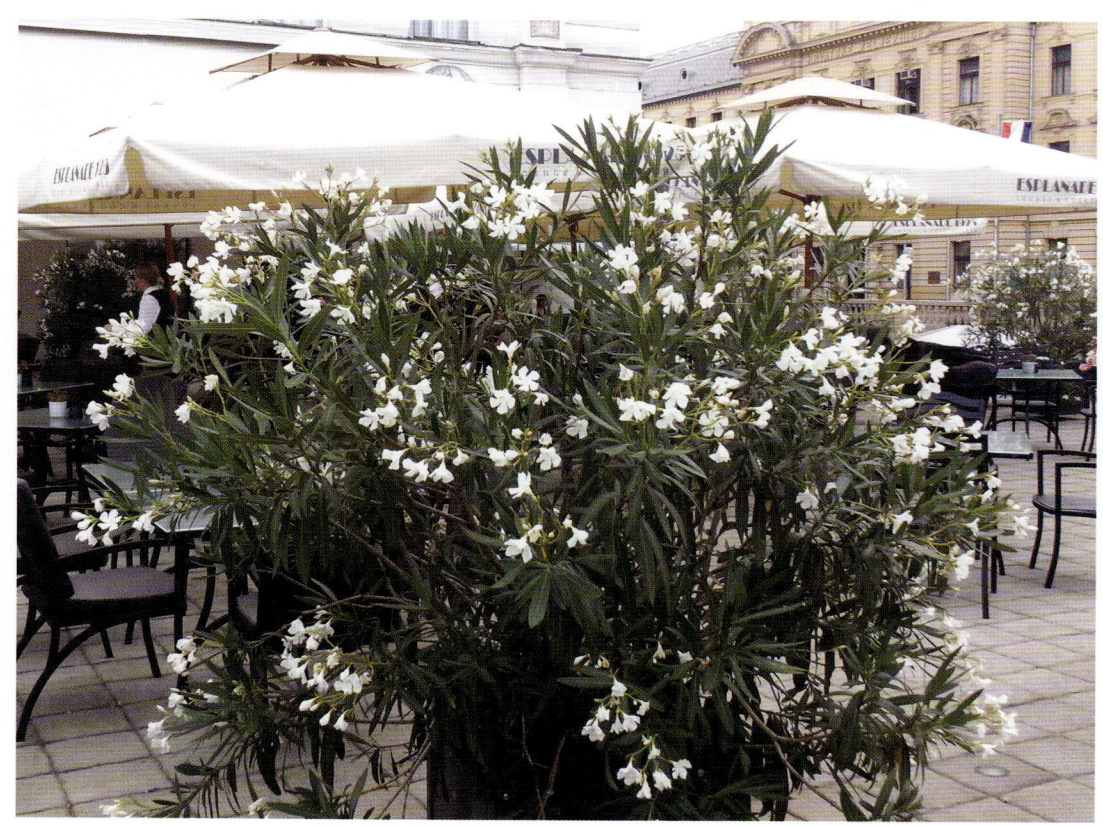

○ 자그레브 역 인근의 협죽도

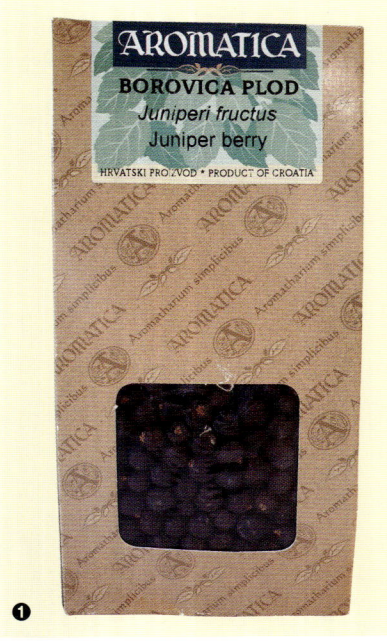
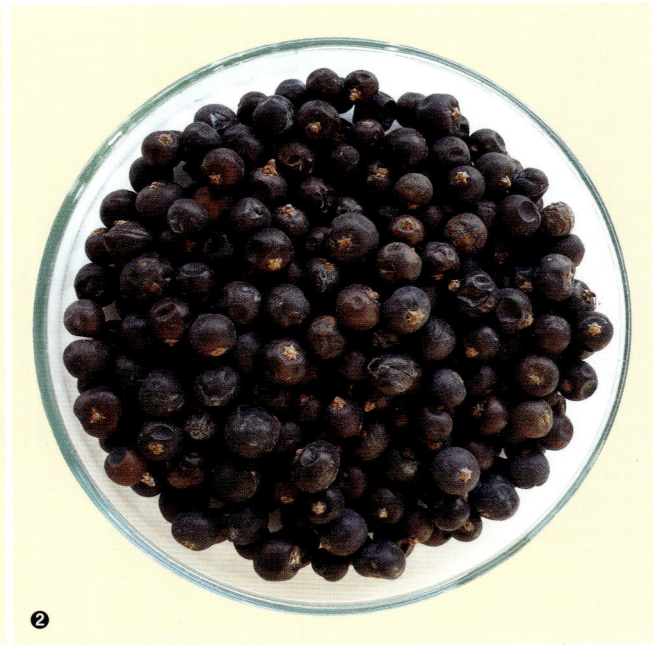

❶ 주니퍼 제품 ❷ 주니퍼 씨

했더니 이 루틴 성분이 엄청 쏟아져 나와 여러 가지 약리실험에 활용한 바 있다. '회화나무가 정말 플라보노이드 성분인 루틴의 보고구나'라는 생각을 가지게 되었다. 열매인 괴각은 청열사화[淸熱瀉火, 열기를 식히고 화기(火氣)를 배출시킨다], 양혈지혈[凉血止血, 혈열(血熱)을 식히고 지혈한다] 효능이 있다. 그래서 머리가 어지럽고 눈앞이 아찔한 증상, 마음이 번거롭고 답답하여 괴로운 증상을 치료하며 눈 충혈에도 활용한다.

주니퍼, 협죽도

자그레브 시내의 향신료 미용 상점에서는 주니퍼(*Juniperus communis*) 씨를 발견했다. 한국에서 보기 힘든 식물이라 바로 사 버렸다. 주니퍼는 우리나라 《식품공전》의 '식품에 제한적으로 사용할 수 있는 원료' 부분에 수재되어 있어 식용이 가능하다. 열매는 강한 향미로 생선, 바비큐 요리에 사용하고 허브차로도 활용한다. 류머티즘 관절염과 당뇨에 효험이 있다.

자그레브 중앙역 근처의 호텔 마당을 장식하기 위해 많은 협죽도를 배치해 놨다. 식탁을 둘러싸고 있는 이 나무들은 야외 식당의 멋진 분위기를 한층 더 띄우고 있다. 비가 내리는 데도 빨간색, 흰색의 협죽도 꽃을 찍기 위해 필자는 여기서 많은 시간을 투자했다.

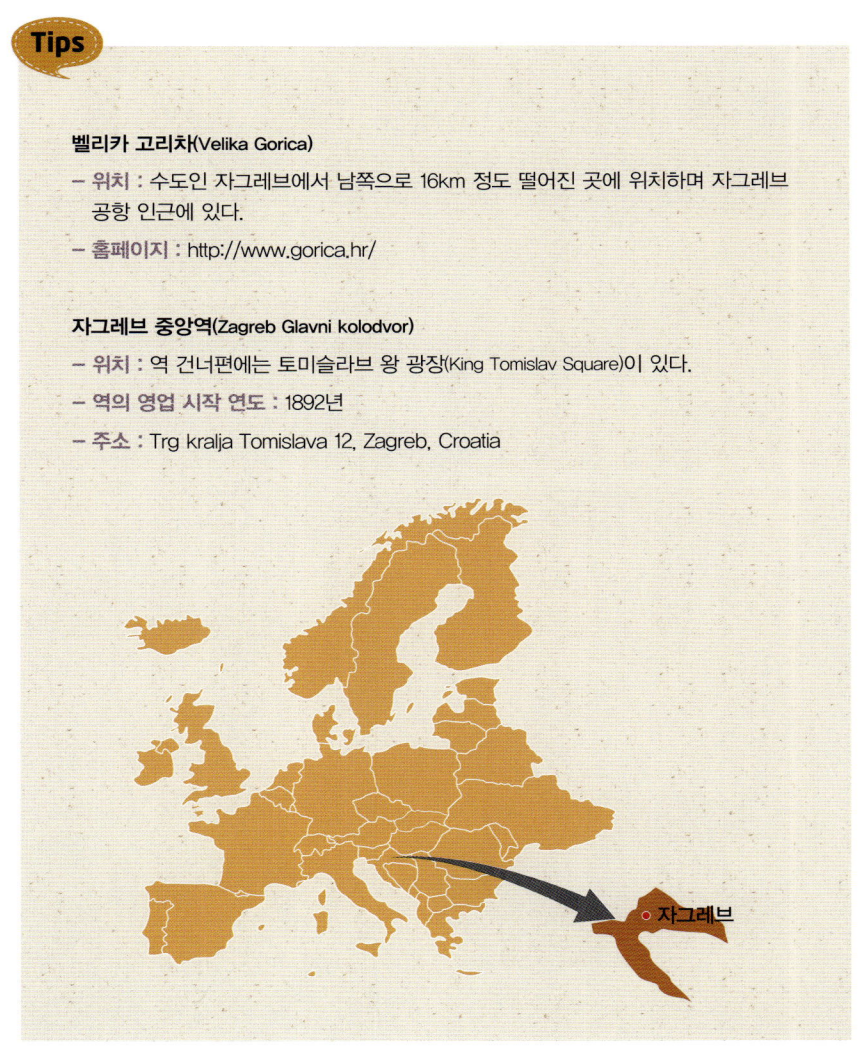

Tips

벨리카 고리차(Velika Gorica)
- 위치 : 수도인 자그레브에서 남쪽으로 16km 정도 떨어진 곳에 위치하며 자그레브 공항 인근에 있다.
- 홈페이지 : http://www.gorica.hr/

자그레브 중앙역(Zagreb Glavni kolodvor)
- 위치 : 역 건너편에는 토미슬라브 왕 광장(King Tomislav Square)이 있다.
- 역의 영업 시작 연도 : 1892년
- 주소 : Trg kralja Tomislava 12, Zagreb, Croatia

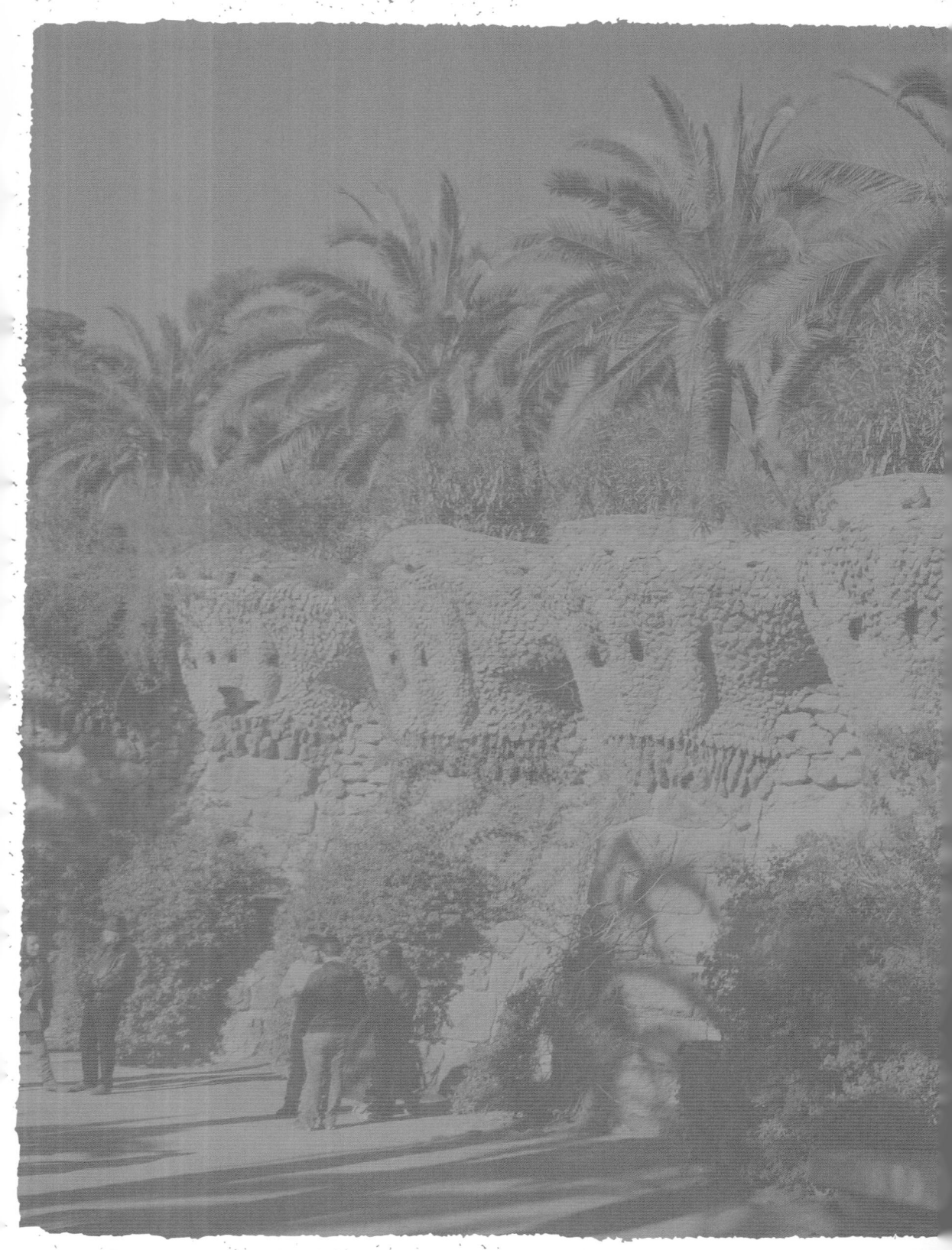

| 제8장 |

스페인의
약초

01 구엘 공원과 바르셀로나 시내 그리고 약초

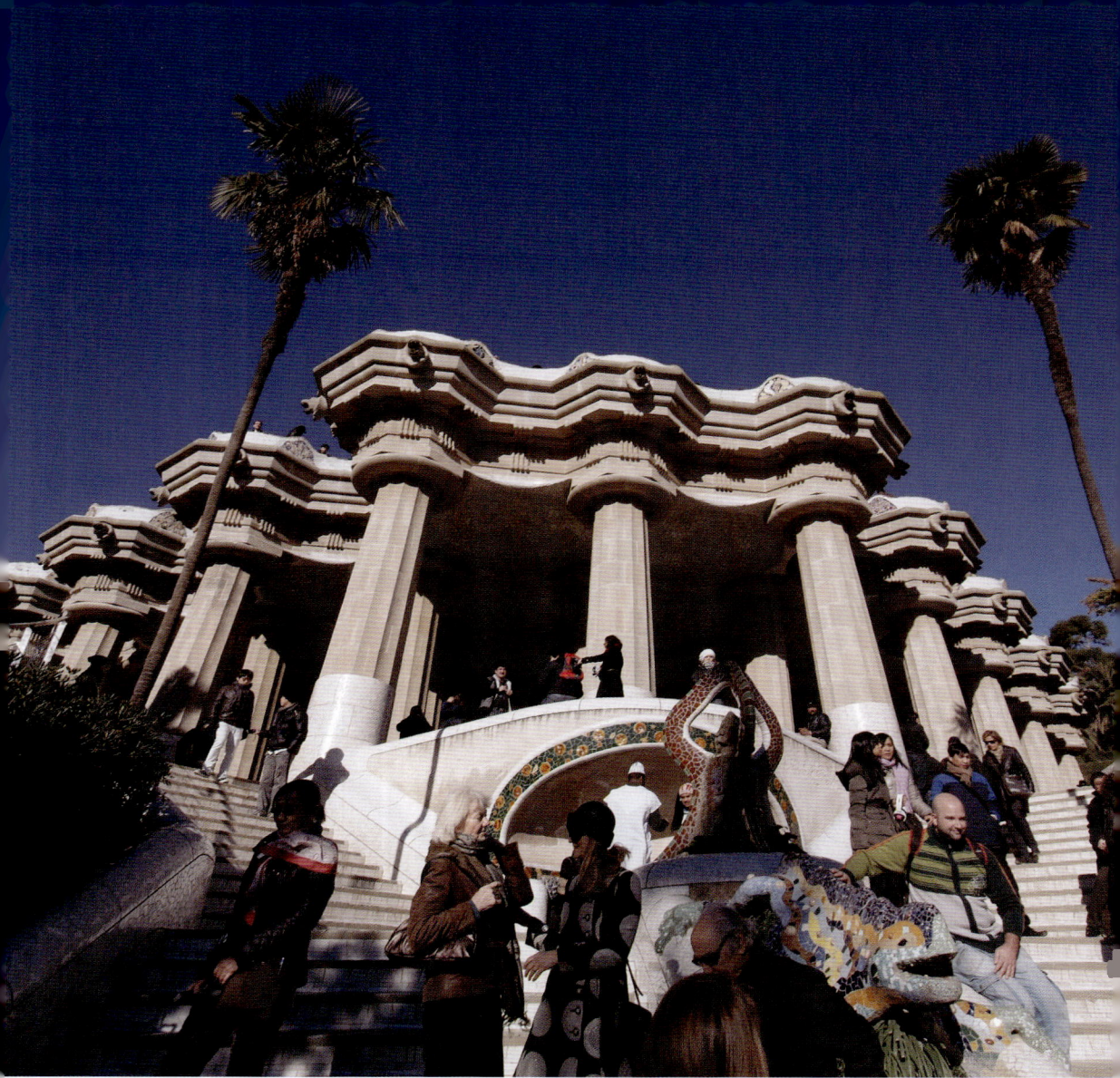

○ 구엘 공원의 입구 전경

| 8.01 |

구엘 공원과 바르셀로나 시내 그리고 약초

천재 건축가 가우디의 공원

 스페인의 천재 건축가인 안토니 가우디(Antoni Gaudi)는 온전히 홀로 수 개의 건축물을 세계문화유산에 올리는 기염을 토했다. 가우디의 손끝을 통해 완성된 건축물은 바르셀로나에 9개, 그 외 지역에 3개가 있다. 스페인의 바르셀로나에 있는 구엘 공원(스페인어: Park Güell)은 그중 하나로 무엇을 상상하든 그 너머에 존재한다. 세월이 갈수록 더욱 전설이 될 건축가인 가우디가 설계한 이 공원은 당연히 유네스코 세계문화유산이다.

 구엘 공원은 가우디의 경제적 후원자인 구엘 백작의 이름에서 따왔다. 대규모 주택단지를 짓기 위해 시작한 이곳은 자금난으로 인해 완공되지 못했고 구엘 사후 바르셀로나 시가 이 땅을 사들여 공원으로 바꾸며 시민들과 관광객의 쉼터가 된다. 공원 입구에 들어서면 형형색색의 타일 모자이크 도마뱀이 입으로 물을 뿜고 있다. 누구든지 사진을 찍기 위해

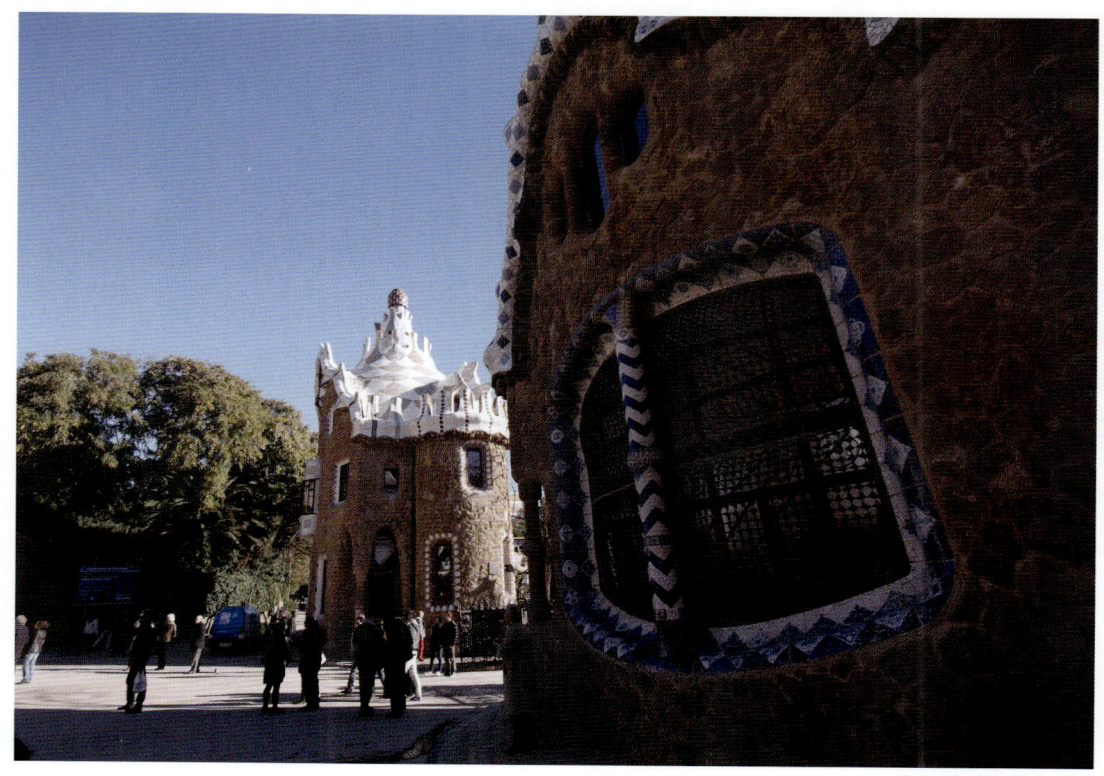

○ 구엘 공원의 건축물

구엘 공원과 바르셀로나 시내 그리고 약초

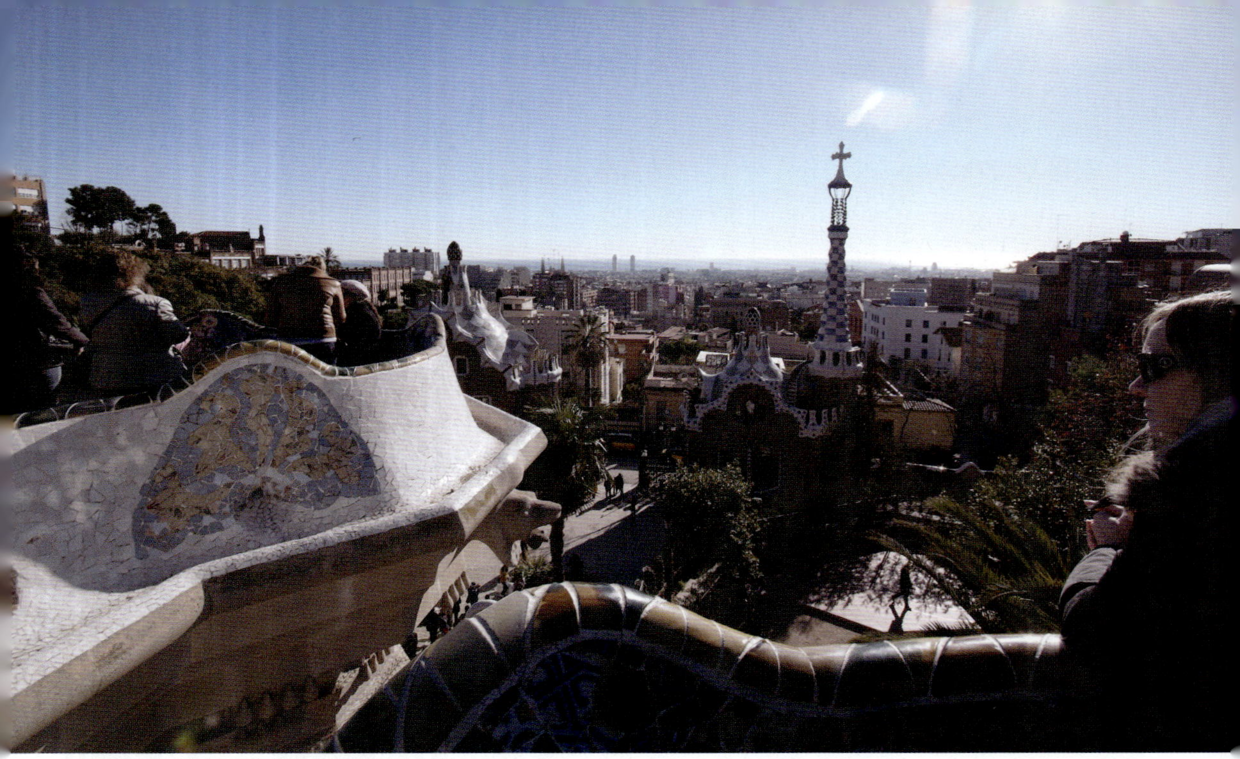

◯ 이층 광장에서 내려다보는 바르셀로나 시내

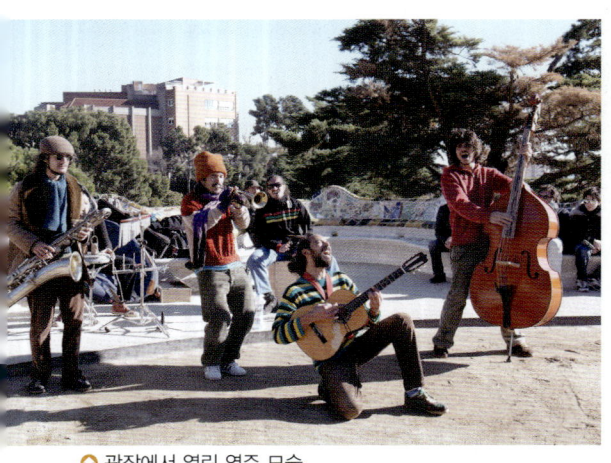
◯ 광장에서 열린 연주 모습

몰려들다 보니 줄을 서서 기다린다. 위로 올라가면 광장이 나오고 그 광장의 가장자리에는 벤치가 있다. 물론 벤치에도 모자이크가 새겨져 있다. 많은 관광객들이 벤치에 앉거나 누워 휴식을 즐기거나 사색에 젖어 있는 관광객을 쉽게 볼 수 있다. 공원에 있는 다양한 모양의 기둥, 다양한 타일의 문양 모두가 믿기지 않도록 멋진 작품들의 앙상블이다.

올리브나무, 협죽도, 당광나무

공원 정상에서 내려다보면 바르셀로나 시내가 한눈에 들어오고 바로 아래쪽 숲속은 올리브나무가 무성한데 까맣게 잘 익은 열매가 가지가 휘도록 주렁주렁 달려 있다. 배경에

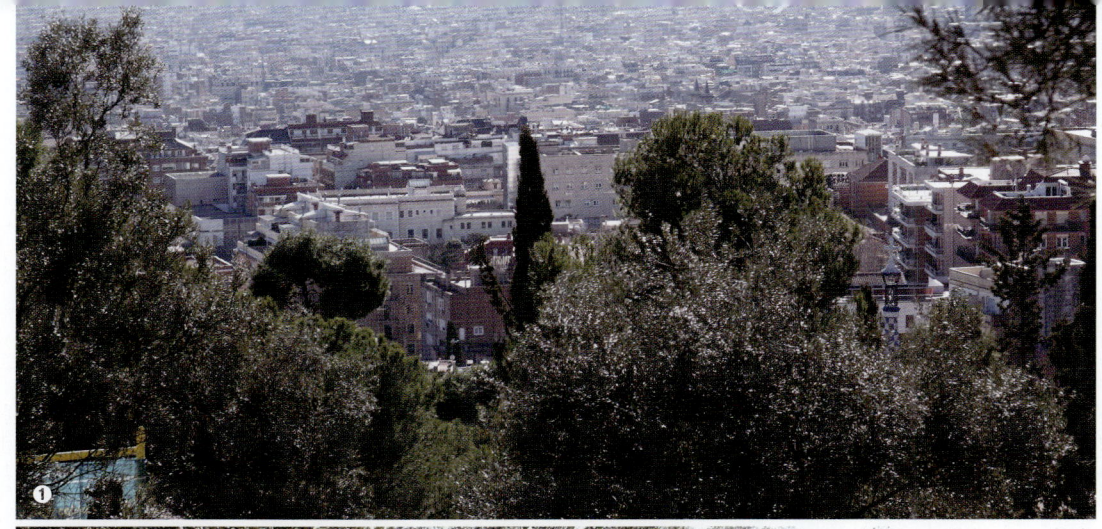

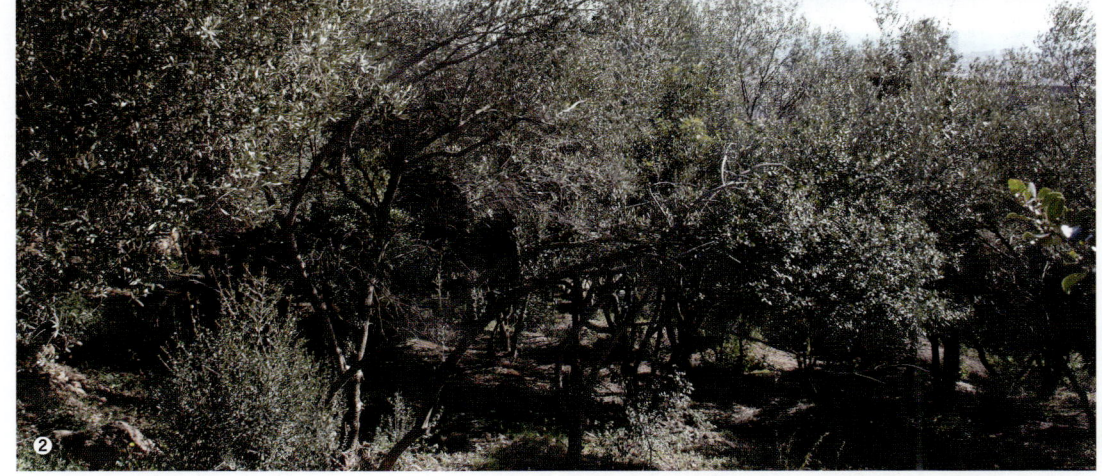

❶ 시내가 내려다보이는 공원 숲속의 올리브나무　❷ 올리브나무 숲

　바르셀로나 시내가 나타나도록 카메라아이를 맞추고 올리브나무 숲과 거리 풍경을 여러 번 촬영해 둔다. 조금 더 내려가니 선인장이 보였다. 사람 키만 한 높이의 선인장들이 울타리 안에서 무리지어 자라고 있고 열매도 달려 있다. 유럽에서 자주 만나는 협죽도도 근처에 있다.

　바르셀로나 시내의 이층버스 투어 중에 계속해서 같은 나무가 나오기에 자세히 보니 당광나무(*Ligustrum lucidum*)다. 바르셀로나 시는 이 나무를 시내 가로수로 많이 심어 놓았다. 그러다 보니 구엘 공원 입구로 올라가는 길목에도 이 나무가 몇 그루 보인 것 같다. 버스에서 내려 거리를 걸으면서도 당광나무를 올려다보며 예쁜 건물과 간판을 배경으로 들이고 그

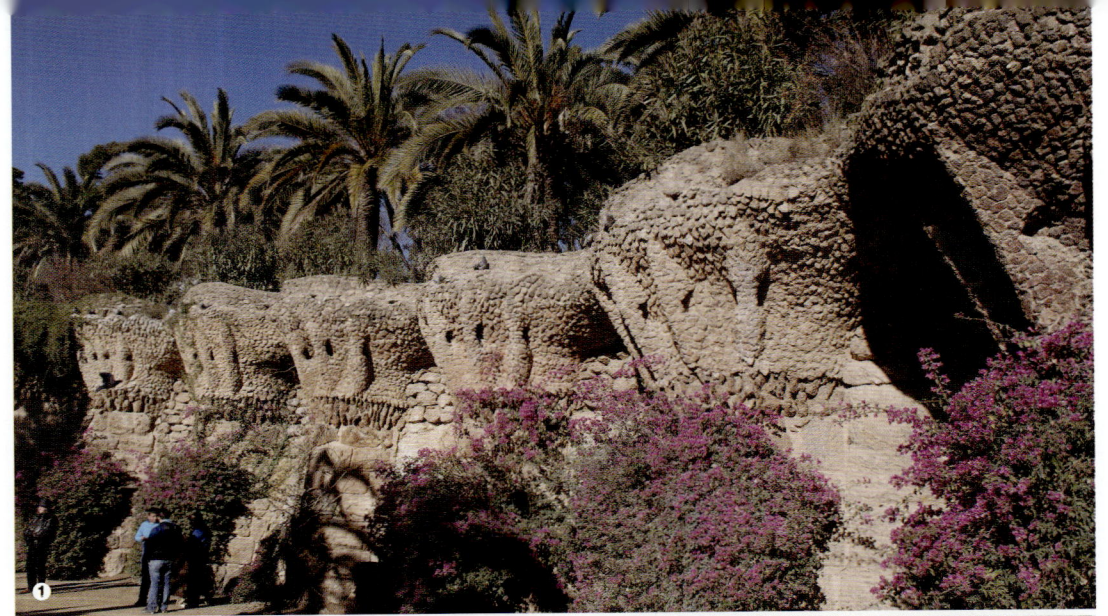

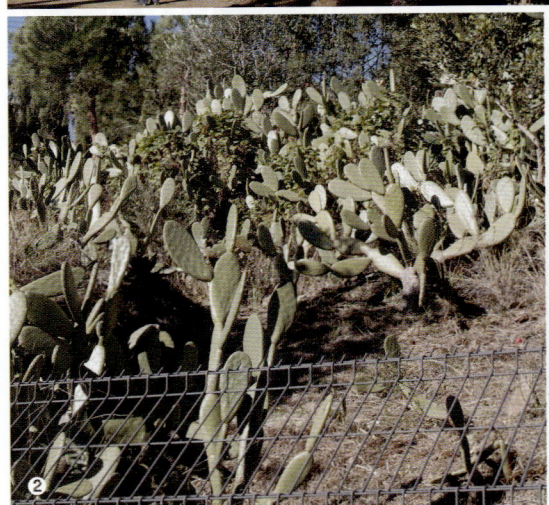 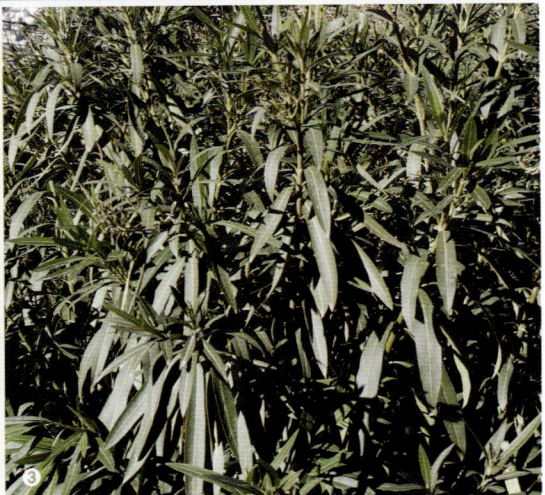

❶ 구엘 공원의 정원에 식물이 무성하다.　❷ 구엘 공원에서 자라는 선인장　❸ 아직 꽃이 피지 않은 구엘 공원의 협죽도

날의 분위기와 장소의 특징을 살리고자 반복하여 사진을 찍었다. 12월인데도 온난한 날씨로 나무에는 아직 검은 열매가 풍성하게 남아 있다. 약초인 당광나무의 열매는 여정실(女貞實)이라고 부르는 한약이며 허리와 무릎을 강하게 하고 어지럼증을 없애는 효능을 꼽는다. 시내 거리에서 발견한 선인장은 큰 나무가 되어 자라고 있으므로 열대 식물원 분위기를 연출하고 있다.

　시내의 피카소 박물관을 찾아갔더니 마침 휴관이라 거리를 산책하다 절임식품 상점을

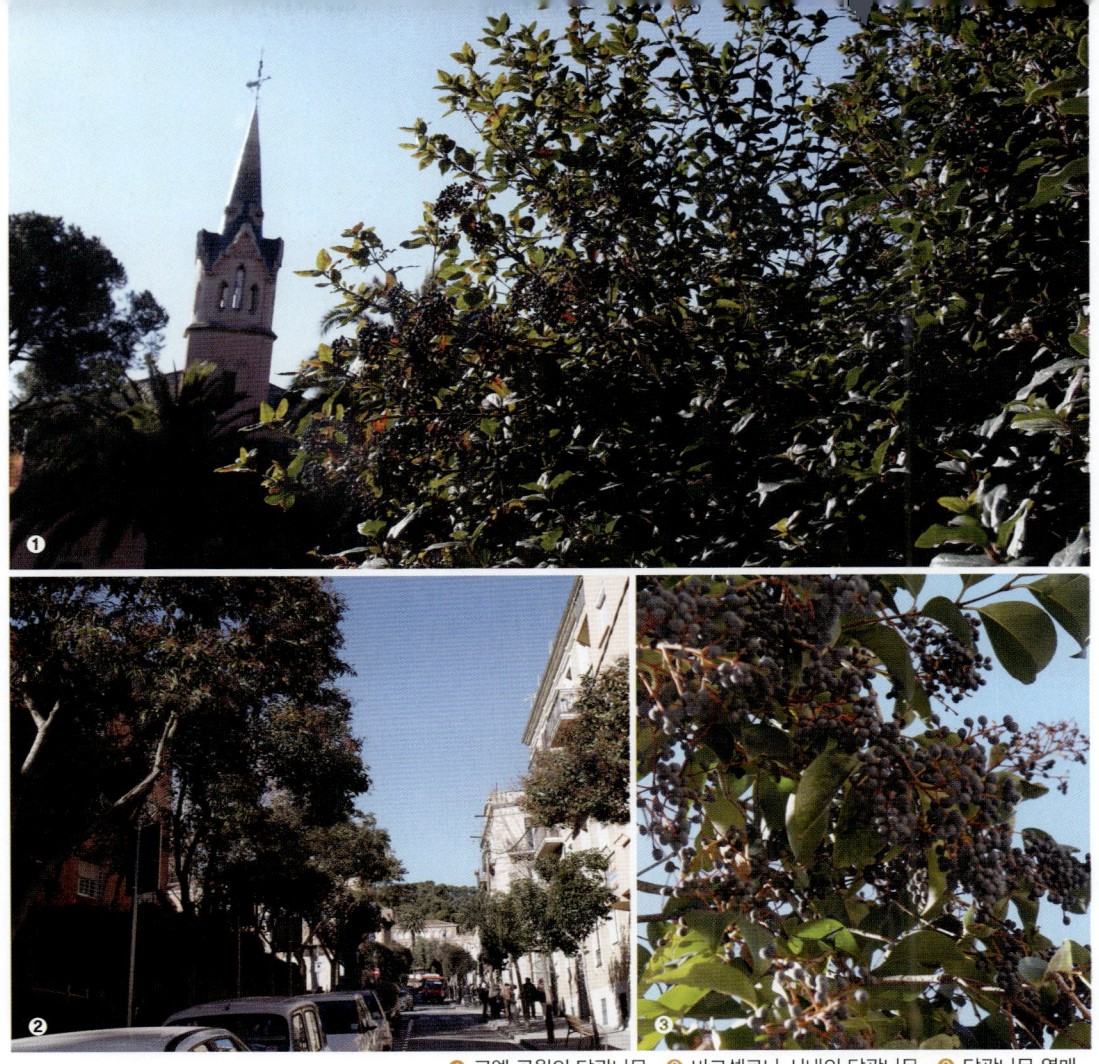

❶ 구엘 공원의 당광나무 ❷ 바르셀로나 시내의 당광나무 ❸ 당광나무 열매

지나가게 되었다. 염장한 생선 대구로 만든 바칼라오(bacalao), 피클 제품, 치즈와 함께 올리브를 주로 파는 상점이다. 유럽에서 제대로 된 올리브 전문 상점을 처음 만난 셈이다. 큼직하고 투명한 플라스틱 통 속에 올리브나무 열매가 우리나라의 김칫독처럼 넉넉히 채워져 있다. 필자가 가게 내부의 이곳저곳을 돌아보다 바쁜 주인에게 문의하지 못하고 그냥 카메라를 들이댔지만 제지하진 않았다. 관광객이 많은 거리인 데다 사람들 성격도 까다롭지 않고 좋았던 것 같다. 다량으로 촬영한 이 사진들은 세미나 발표나 도서 발행에 필요한 사진으로 잘 활용하고 있다. 인터넷의 출처 불분명한 사진은 사용하지 않아야 한다.

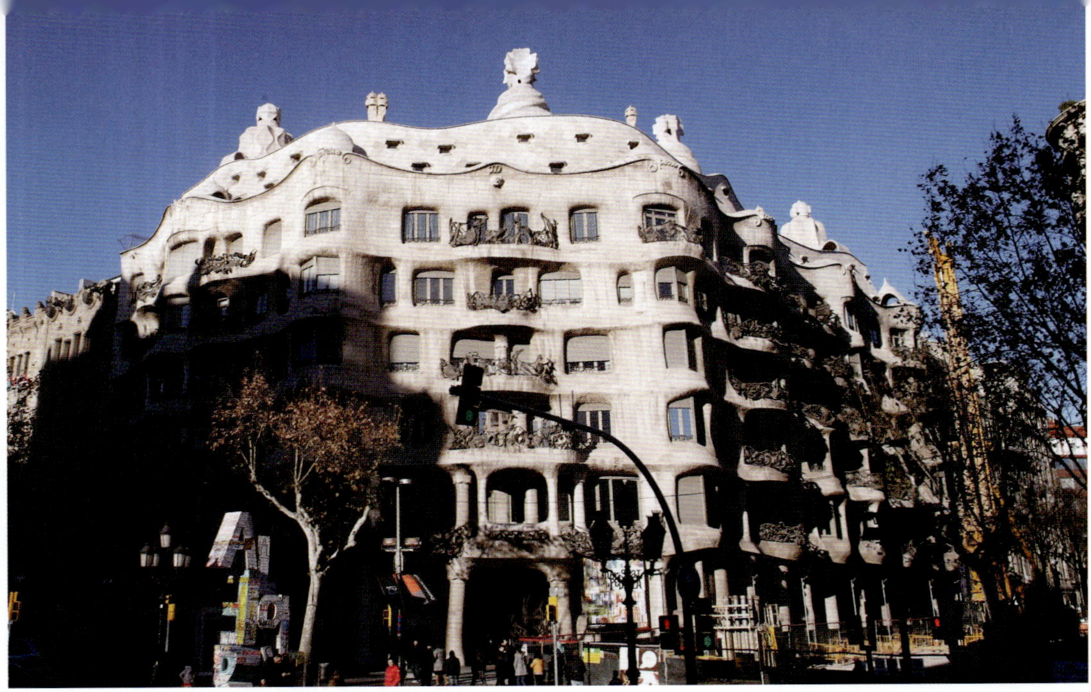

○ 가우디의 건축물 앞에 당광나무인 듯한 나무가 있다.

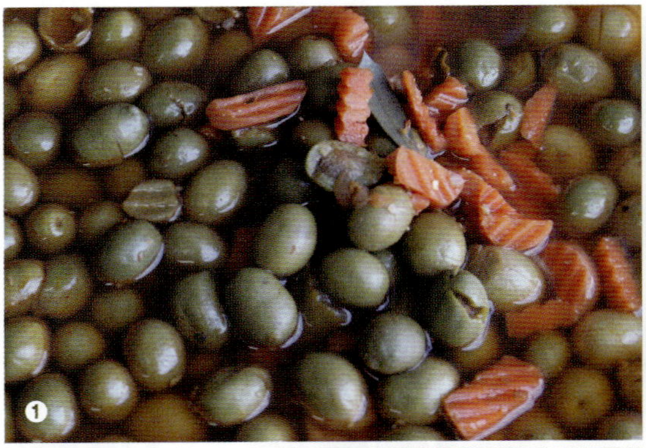

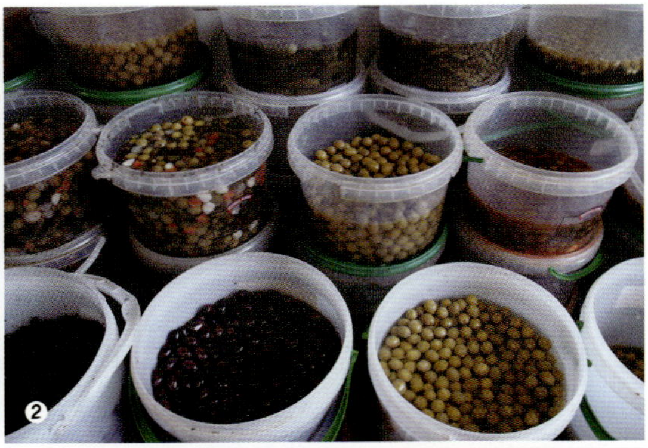

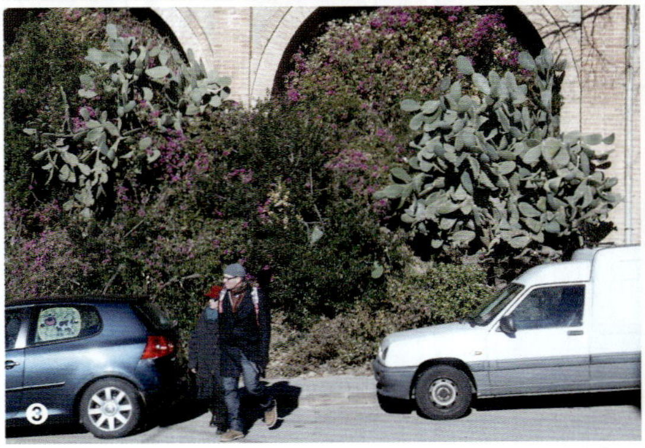

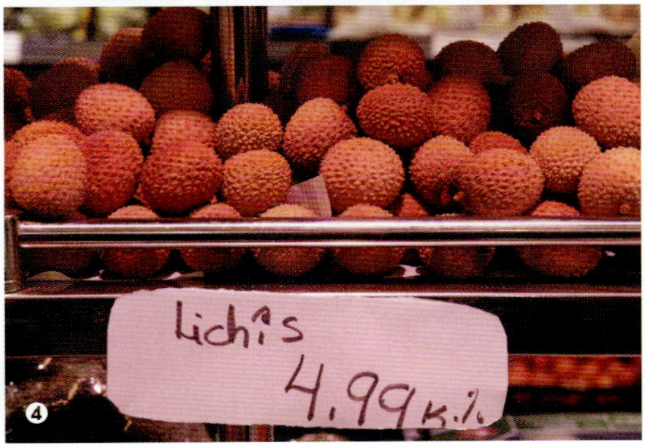

❶❷ 시내 상점의 올리브 ❸ 바르셀로나 시내 거리의 선인장 ❹ 여지

아침 일찍 숙소 근처를 산책하다가 시외버스 터미널 인근에 있는 과일상점으로 들어가 봤다. 여러 종류의 과일 속에 여지가 눈에 먼저 띈다. 유럽 곳곳에서 만날 수 있지만 당나라 미인 양귀비의 입맛에 녹아들었던 열매로 유명하다. 여지는 《동의보감》 탕액편에서 '성질이 평하거나 약간 따뜻하고 맛은 달며, 독이 없는 약으로 분류한다. 정신을 깨끗하게 하고 지혜를 돕는다. 가슴이 답답하고 열이 나며 목이 마르는 증상인 번갈을 멎게 하고 얼굴빛을 좋게 한다. 많이 먹으면 열이 난다.'라고 설명하고 있다.

체리모야, 파파야, 아보카도

열대과일이자 약용식물이기도 한 체리모야(cherimoya), 파파야(papaya), 아보카도(avocado) 그리고 아티초크(artichoke)도 상점 안에 진열되어 있다. 체리모야는 남미의 페루와 에콰도르가 원

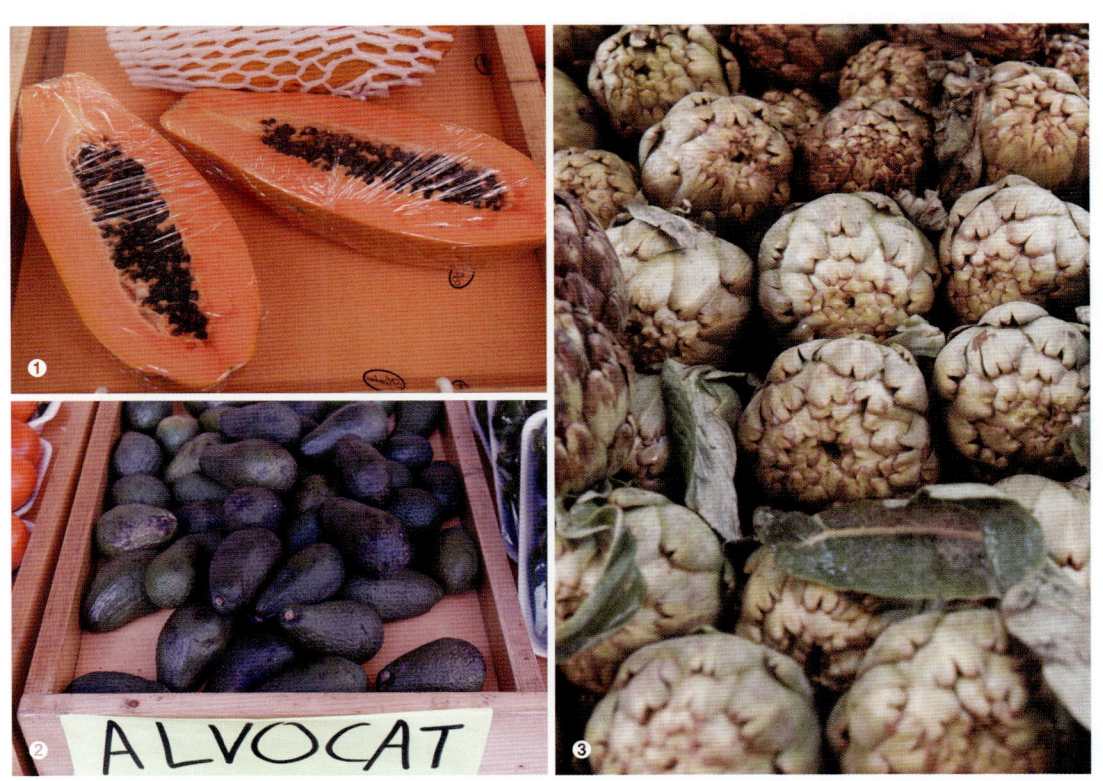

❶ 파파야 ❷ 아보카도 ❸ 아티초크

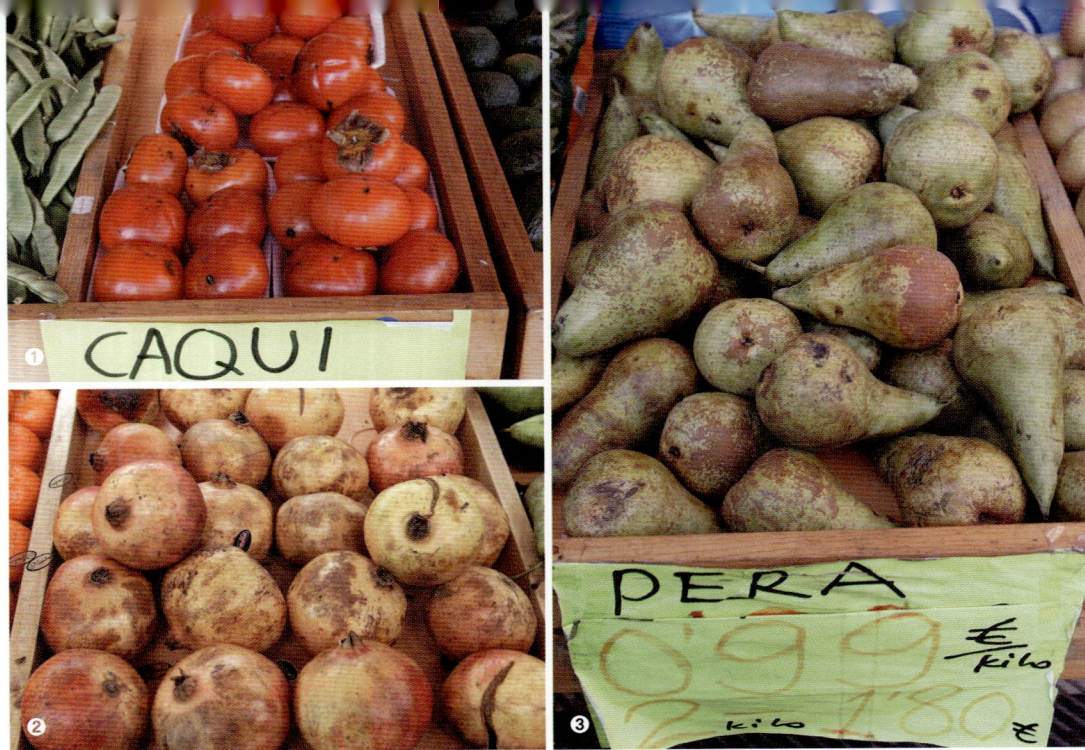

❶ 홍시 ❷ 석류 ❸ 긴 모양의 배

산지인 열대과일이다. 과일을 잘라서 그대로 숟가락으로 과육을 떠먹거나 과일 샐러드에 넣어 먹는 등 요리법이 다양하다. 아이스크림으로 만들어 먹어도 좋다. 풍부한 엽산과 칼륨 덕분으로 각각 빈혈과 고혈압 예방에 좋다고 알려진 과일이다. 파파야 열매는 단맛과 독특한 향기가 있는 과일이다. 식감이 부드럽고 다양한 음식과 조화를 잘 이뤄 여러 나라에서 샐러드, 주스, 파이 등을 만드는 데 찾는다. 위통, 이질, 대소변 불통을 치료하는 작용이 알려져 있다.

아보카도는 유질(油質)의 과일로 알려질 정도로 지질이 많다. 지질 함량은 25% 정도이나 건강에 좋은 불포화지방산이다. 고급스러운 버터 맛이 나며 숙성이 잘된 상태에서 먹어야 제맛을 알 수 있다. 이 과일은 샐러드에도 넣기 때문에 '샐러드 프루트'라고 불러도 되는 과일이다. 열매는 자양강장 효능, 당뇨병 치료 효능이 있다. 아티초크가 몇 군데 진열되어 있다. 이 식물은 시나린(cynarin) 성분을 함유하고 있고 엽산, 마그네슘이 풍부한 채소이다. 간을 보호해 주고 지방간 치료에 효과가 있다. 필자는 앞으로 우리나라에서 아보카도 다음으로 각광을 받을 서양 과일로 보고 있다.

옆에 'Caqui'로 써 놓은 과일을 자세히 보니 홍시다. 이 단어는 스페인어로 감나무란 뜻이다. 한국, 중국, 일본 지역에서 주로 재배되는 감이 이곳에서도 팔리는 모습이 특이하고 홍시를 만들어 손님을 찾는다니 신기하다. 개인적으로도 좋아하는 과일이기도 하다. 석류, 긴 모양의 배, 키위, 토마토, 멜론, 바나나, 오이, 당근도 바르셀로나의 과일상점에 잘 진열되어 있다.

Tips

구엘 공원
- 위치 : 메트로 3호선을 타고 발카르카(Vallcarca) 역에서 하차하여 15분 정도 걸어 올라간다.
- 홈페이지(영어) : https://www.parkguell.es/en/portada
- 운영시간 : 8~21시
- 휴원일 : 없음
- 주소 : Calle Olot s/n, 08024 Barcelona, Catalonia, Spain
- 전화번호 : +34 902 20 03 02

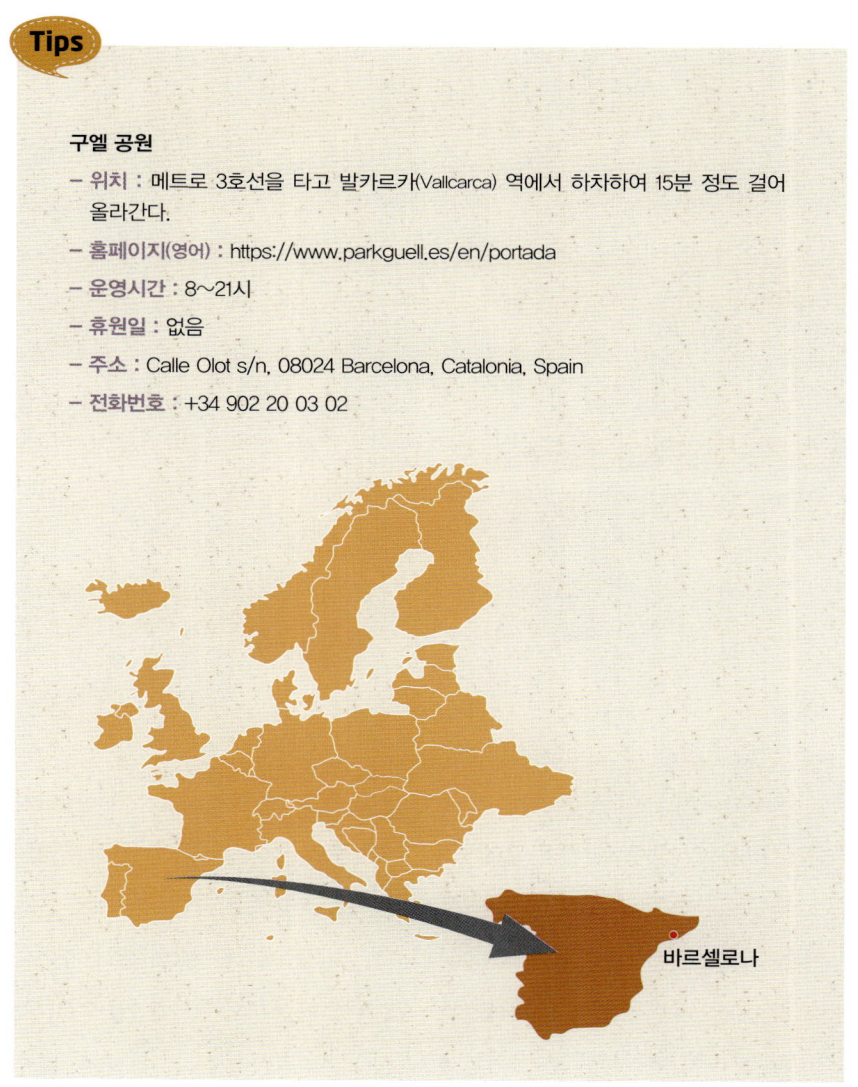

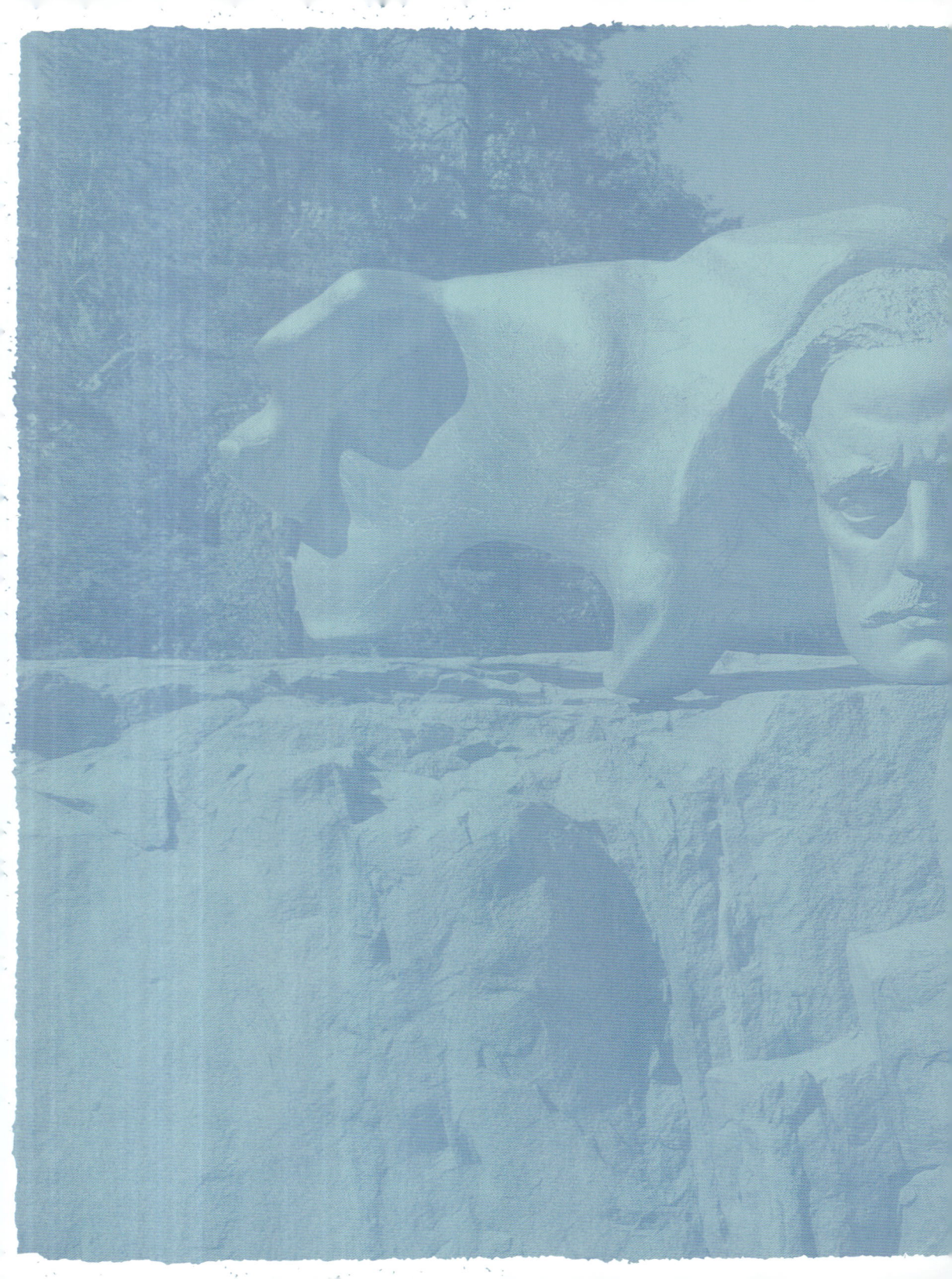

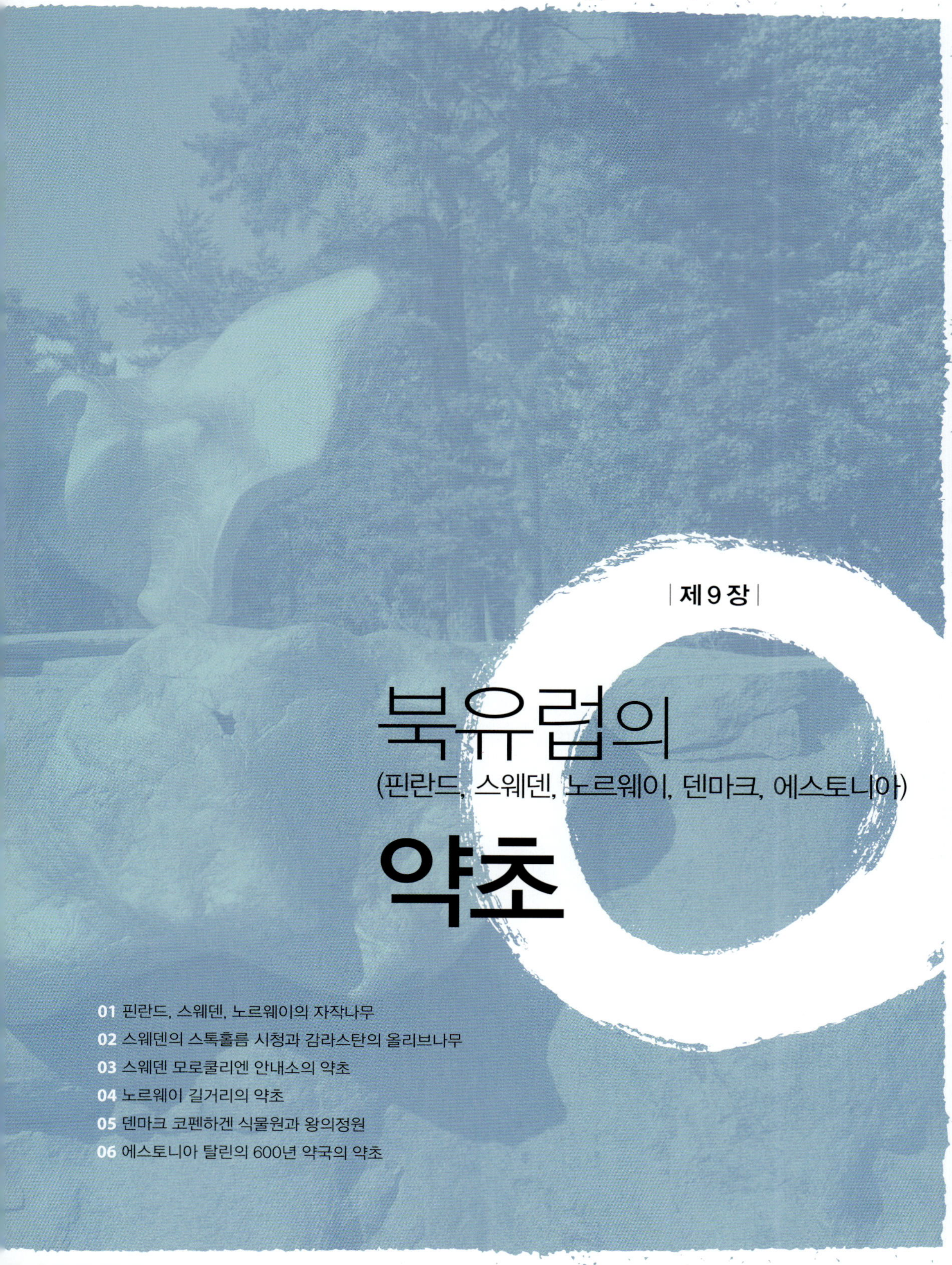

| 제9장 |

북유럽의
(핀란드, 스웨덴, 노르웨이, 덴마크, 에스토니아)
약초

01 핀란드, 스웨덴, 노르웨이의 자작나무
02 스웨덴의 스톡홀름 시청과 감라스탄의 올리브나무
03 스웨덴 모로쿨리엔 안내소의 약초
04 노르웨이 길거리의 약초
05 덴마크 코펜하겐 식물원과 왕의정원
06 에스토니아 탈린의 600년 약국의 약초

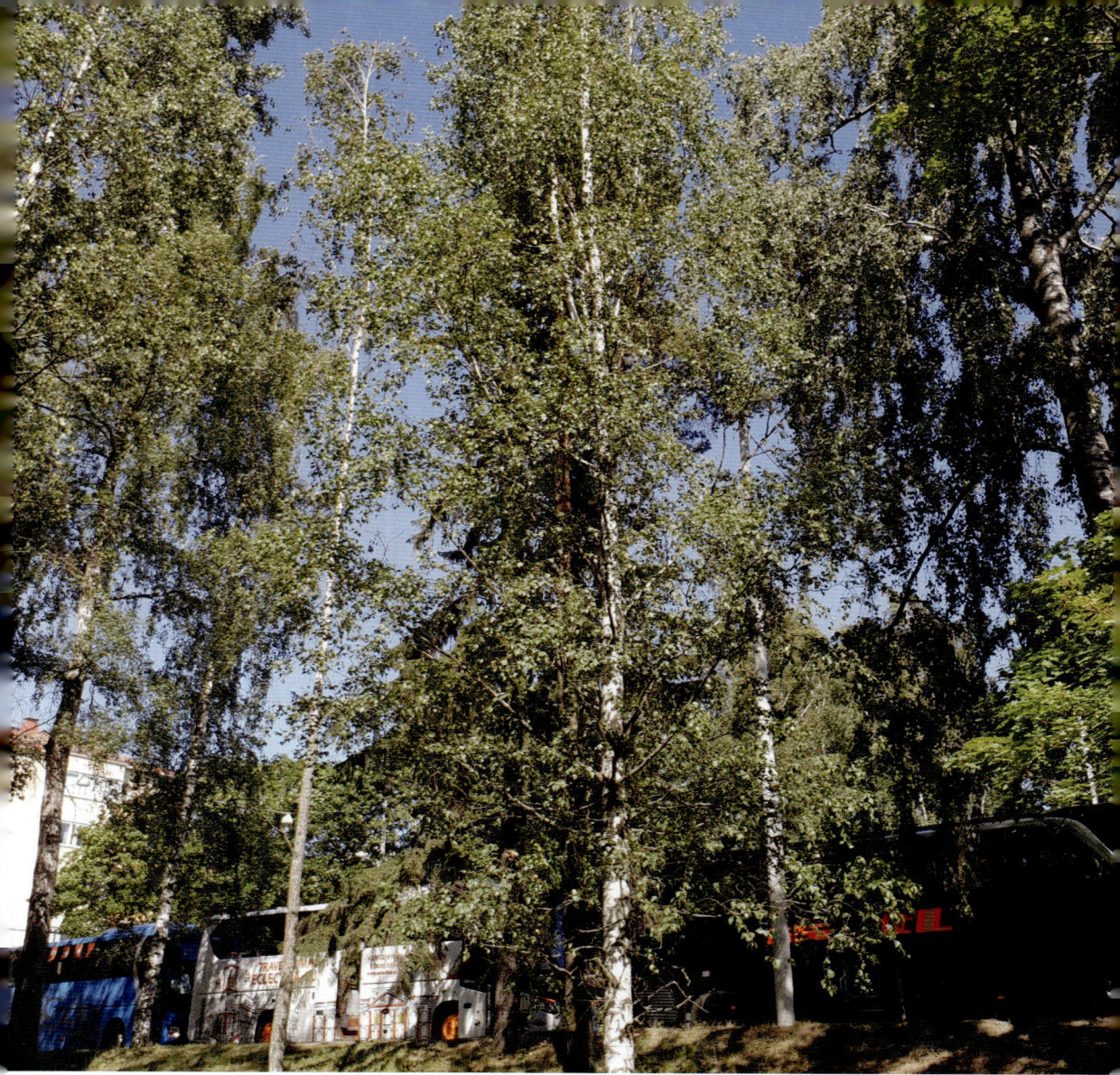

🔵 핀란드 헬싱키 시벨리우스 공원의 자작나무

| 9.01 |

핀란드, 스웨덴, 노르웨이의 자작나무

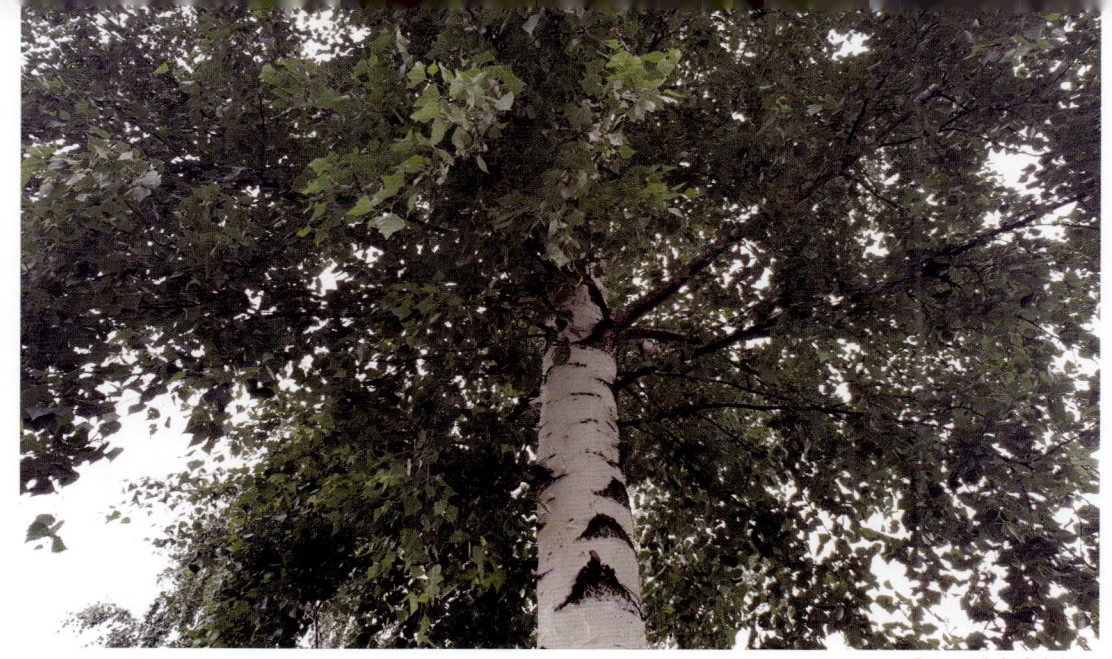

◎ 노르웨이 자작나무

북유럽의 숲, 자작나무

　북유럽은 유럽의 북부 지역을 이르는 말로 덴마크, 스웨덴, 노르웨이, 핀란드, 아이슬란드 등을 일컫는다. 노르웨이와 스웨덴은 스칸디나비아 반도를 서쪽과 동쪽으로 나누어 가지며 바다 건너 러시아 옆에는 핀란드가 있다. 핀란드는 스칸디나비아 반도에 속하지 않는다. 이들 나라들은 이웃해 있다 보니 서로 공격하고 침략을 받기도 했다. 덴마크와 스웨덴은 노르웨이를 공격하고 핀란드는 스웨덴, 러시아 두 강국에 끼여 지배를 받았다. 같은 북유럽이지만 나라의 지형도 다르다. 스웨덴, 핀란드 국토는 주로 평탄하지만 제일 왼편의 노르웨이는 스칸디나비아 산맥으로 산악지대가 많은 편이다. 그렇지만 이들 나라에 자작나무 숲이 많음은 닮았다. 러시아 상트페테르부르크에서 서쪽으로 핀란드, 스웨덴, 노르웨이 4개국을 횡단하다 보면 자작나무 숲의 파노라마가 펼쳐진다. 그러다 노르웨이에 다다르면 이 나무는 조금씩 사라진다.

나무껍질을 약으로 쓰는 자작나무

　자작나무는 나무껍질로 유명하다. 하얗고 윤이 나며 종이처럼 얇게 벗겨진다. 흔히 혼인을 '화촉(樺燭)을 밝힌다'고 한다. 이때 화(樺)는 자작나무를 뜻하며 이 나무껍질을 화피(樺皮)라

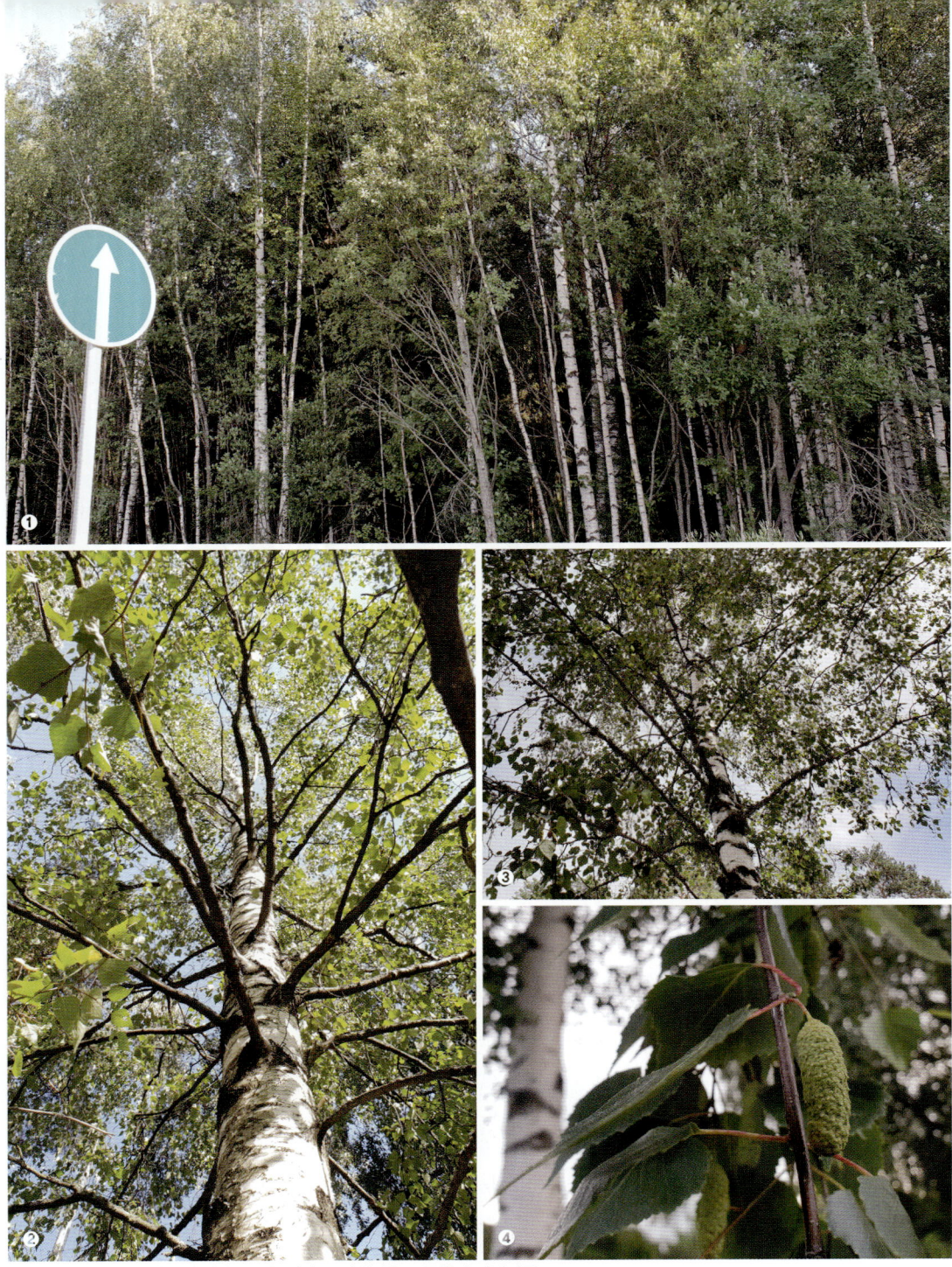

❶ 러시아 서부 지역의 자작나무 ❷ 핀란드 시벨리우스 공원의 자작나무
❸ 스웨덴 모로쿨리엔 안내소의 자작나무 ❹ 노르웨이 훈도르프 펜션의 자작나무

부른다. 촛불이 없었던 옛날에 자작나무를 잘게 깎아 불을 붙여 촛불로 대용했기 때문에 이런 말이 생겼다. 자작나무 목재는 단단하고 치밀하고 결이 고와서 가구도 만들고 조각도 한다. 그래서 팔만대장경 경판의 일부도 자작나무가 재료다. 북유럽에서는 잎이 달린 자작나무 가지를 다발로 묶어서 사우나 할 때 온몸을 두드려 혈액순환을 좋게 하기도 하는 고마운 나무다.

자작나무의 껍질인 화피는 약초로 사용한다. 우리나라 의약품 공정서인《대한민국약전외한약(생약)규격집(KHP)》과《동의보감》에도 수록되어 있는 한약이다. 자작나무의 나무껍질은 청열이습(淸熱利濕, 열기를 식히고 습기를 배출시킨다), 거담지해[祛痰止咳, 담(痰)을 제거하고 기침을 멎게 한다], 해독의 한방 효능이 있다. 목 안이 붓고 아픈 증상, 기침할 때 숨이 가쁜 증상에 효과가 있으며, 만성 기관지염, 급성 편도염, 치주염에도 쓰인다.

자일리톨의 원료, 자작나무

북유럽 나라에서 자작나무가 대표적인 산림을 이루고 있는 핀란드는 이 나무를 이용하여 자일리톨을 개발하고 적극적으로 활용했다. 자작나무에 함유된 자일란(xylan)은 자일로스로 분해되고 다시 환원시키면 자일리톨이 된다. 자일란은 단당류인 자일로스가 여러 개 결합한 다당체다.

핀란드 과학자는 이 자일리톨이 충치균을 약화시키고 충치의 원인을 제거한다고 발표했다. 자일리톨은 국내에서도 건강기능식품 원료로 인정되었지만 플라크 감소, 산 생성 억제, 충치균 성장을 저해시켜 충치 발생 위험을 감소시킬 수 있다는 기능성에서 최

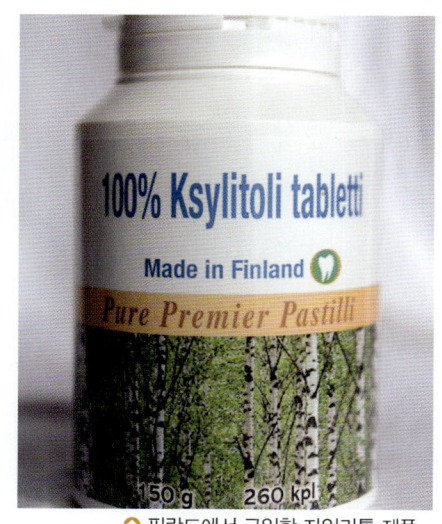

○ 핀란드에서 구입한 자일리톨 제품

근에 충치 발생의 위험 감소에 도움을 준다는 내용으로 변경되었다. 하지만 미국 언론은 자일리톨의 충치 예방 효과는 증거가 불충분하다는 내용을 보도했다. 자일리톨의 충치 및 치아 부식 예방 효과에 관한 강조 표시를 뒷받침하는 근거들이 충분하지 않다는 것이다.

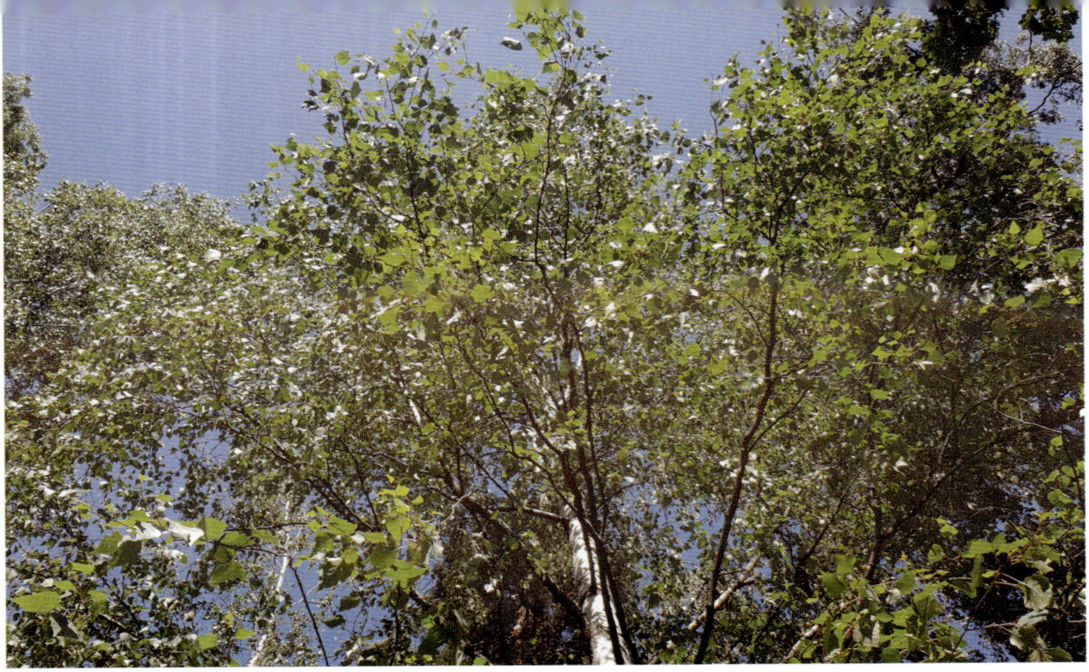

◯ 핀란드 헬싱키 시벨리우스 공원의 자작나무

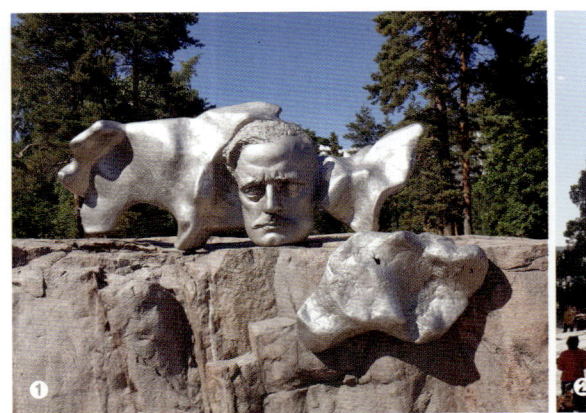
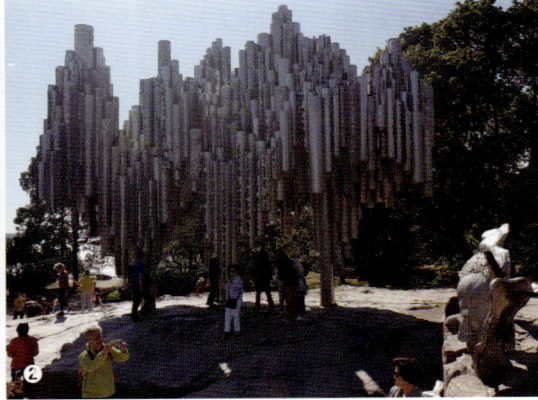

❶ 핀란드 시벨리우스 공원의 시벨리우스 동상 ❷ 핀란드 헬싱키 시벨리우스 공원의 파이프오르간 기념비

    북유럽을 횡단하면서 창가에 비치는 자작나무의 향연을 눈으로 즐겼지만 차 안에 있다 보니 필요한 사진은 얻을 수가 없었다. 마침 주차했던 러시아 서부 지역, 핀란드 헬싱키, 스웨덴 칼스타드(Karlstad) 인근과 노르웨이 릴레함메르(Lillehammer) 주변에서 편안히 자작나무를 촬영할 수 있어 그 사진을 소개한다.

    러시아 상트페테르부르크에서 핀란드 헬싱키로 들어가기 전에 국경지대 근처의 휴게소에 섰다. 주위는 온통 자작나무로 둘러싸였다. 나무껍질에 햇빛이 반사해 눈이 부실 지경

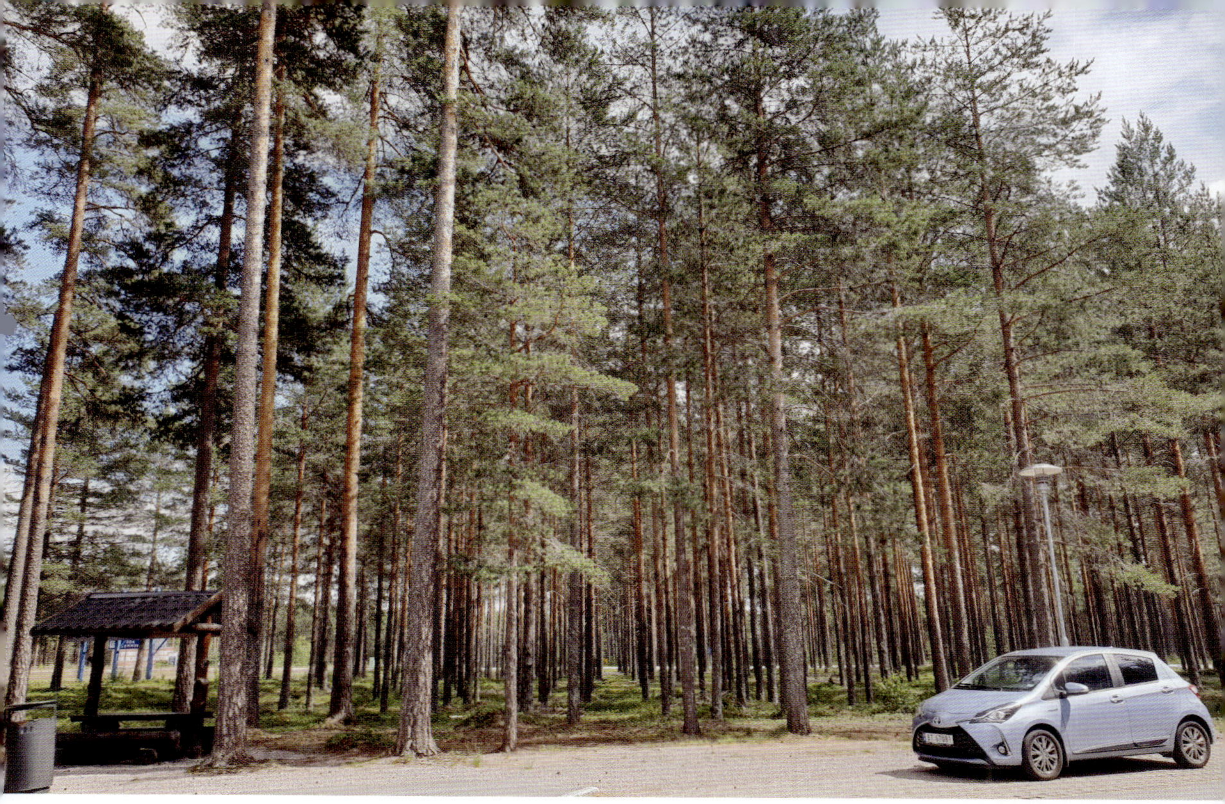

○ 스웨덴 모로쿨리엔 안내소 정원

이다. 핀란드에서 태어난 세계적인 작곡가인 장 시벨리우스(Jean Sibelius)를 기리는 시벨리우스 공원은 핀란드의 헬싱키 올림픽 스타디움 앞 바닷가에 있다. 강철로 만든 파이프오르간 모양의 기념비와 시벨리우스 동상이 세계의 관광객들을 이곳으로 모으고 있다. 공원의 자작나무는 하늘로 높이 치솟아 자라고 있다.

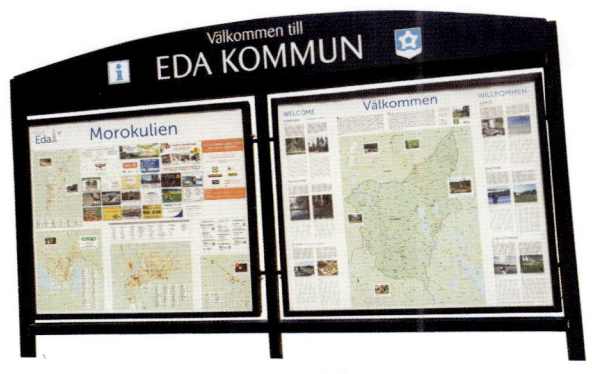

○ 스웨덴 모로쿨리엔 안내소의 홍보물

훈도르프 펜션에도 자작나무

핀란드 투르쿠(Turku)에서 밤새 배를 타고 이웃나라 스웨덴의 스톡홀름으로 넘어간다.

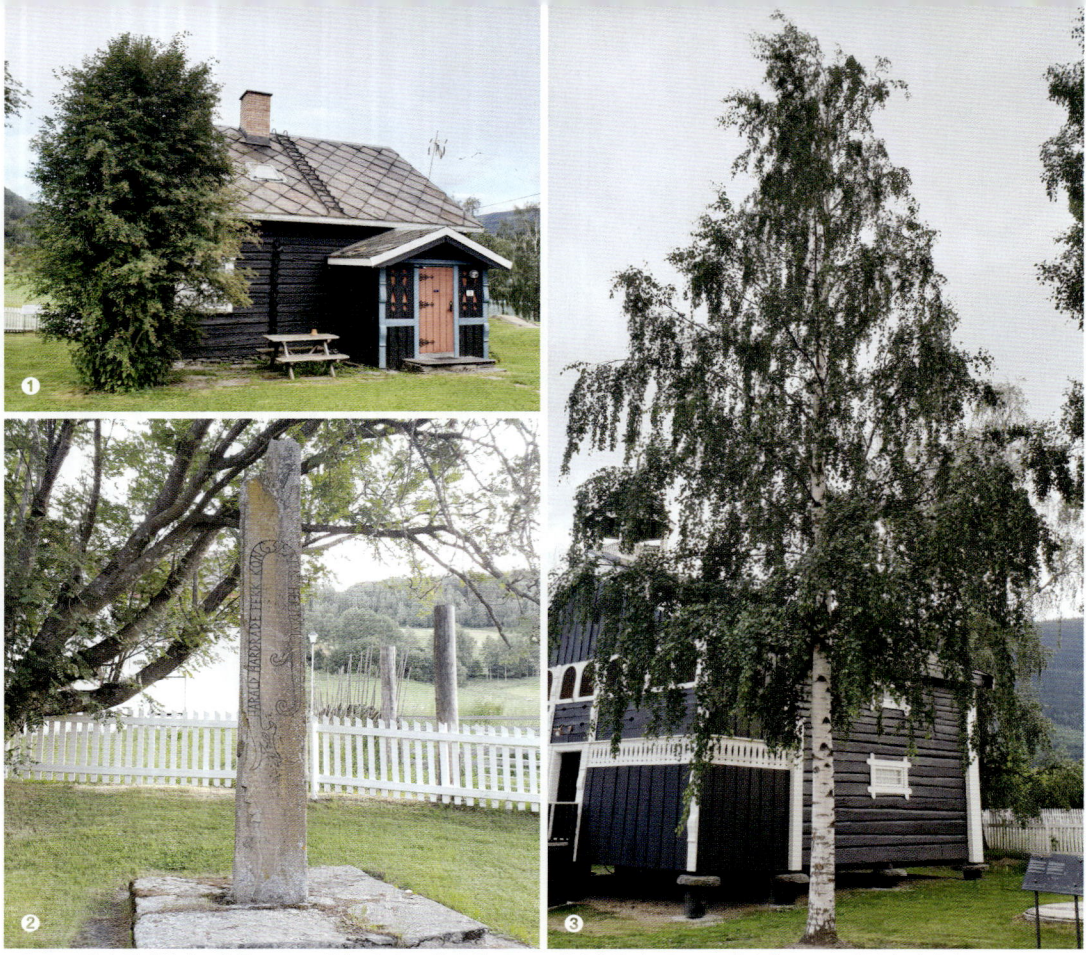

❶ 노르웨이 릴레함메르의 훈도르프 펜션 ❷ 노르웨이 훈도르프 펜션의 유적 ❸ 노르웨이 훈도르프 펜션의 자작나무

투르쿠는 수도를 헬싱키로 이전하기 전까지 핀란드의 중심 도시였다. 스톡홀름에서 다시 4시간 서쪽으로 횡단하여 노르웨이에 가까운 칼스타드를 통과한다. 노르웨이와 스웨덴의 마지막 전투가 1814년 이곳에서 치러졌고 근처 국경지대에는 두 나라 간의 평화를 상징하는 모로쿨리엔(Morokulien) 평화공원이 건설되어 있다. 엄격한 차량운행 규정 때문에 운전기사의 휴식을 위해 주차한 모로쿨리엔 안내소의 정원에는 침엽수림 사이에서 자작나무가 잘 자라고 있다. 승객들의 안전과 장거리 버스 운행 기사의 과로를 방지하기 위해, 유럽의 버스기사들은 정해진 규정시간을 초과하여 운행할 수 없다고 한다.

북쪽으로 올라가면 동계 올림픽을 치렀던 노르웨이 릴레함메르가 나오고 서쪽으로 더 들어가면 그림 같은 훈도르프(Hundorp) 펜션이 나온다. 옛 시대의 지배자였던 달레 구드브란드(Dale-Gudbrand)가 살았던 달레 구드브란드 농장의 이 펜션은 오플란 주의 천년 된 지역이다. 나무로 지은 펜션 사이로 자작나무가 서 있고 길쭉한 열매가 주렁주렁 달려 있다. 그래서 북유럽은 자작나무로 뒤덮인 '자작나무 나라' 같다.

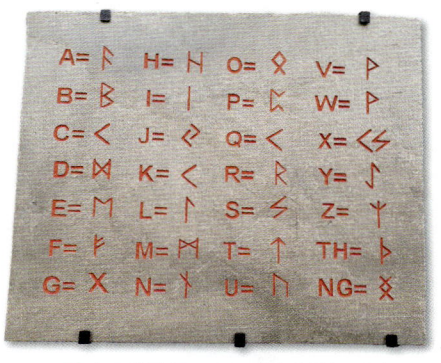

◯ 노르웨이 훈도르프 펜션에 있는 옛날 문자

Tips

핀란드 시벨리우스 공원(Sibelius Park)
- 위치 : 수도인 헬싱키 시내에 있으며 중심부에서 북쪽이다.

스웨덴 모로쿨리엔(Morokulien) 안내소
- 위치 : 스웨덴의 서쪽, 칼스타드 인근에 있다.

노르웨이 릴레함메르(Lillehammer)
- 위치 : 수도인 오슬로에서 170km 북쪽에 있다.

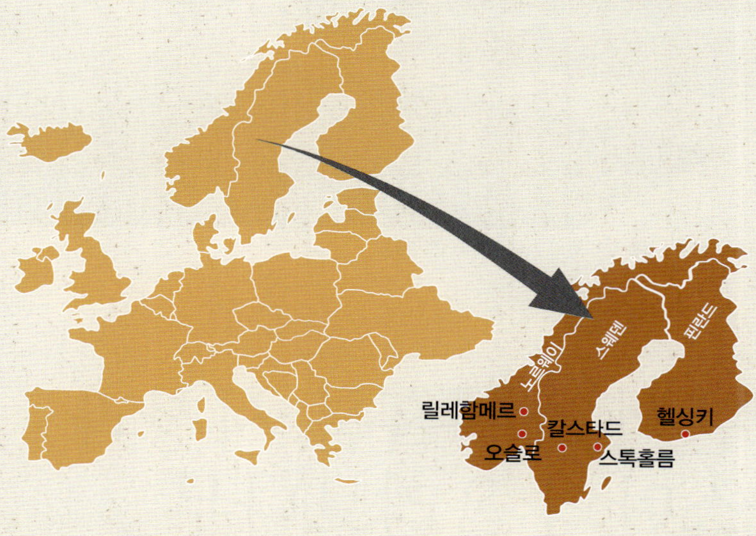

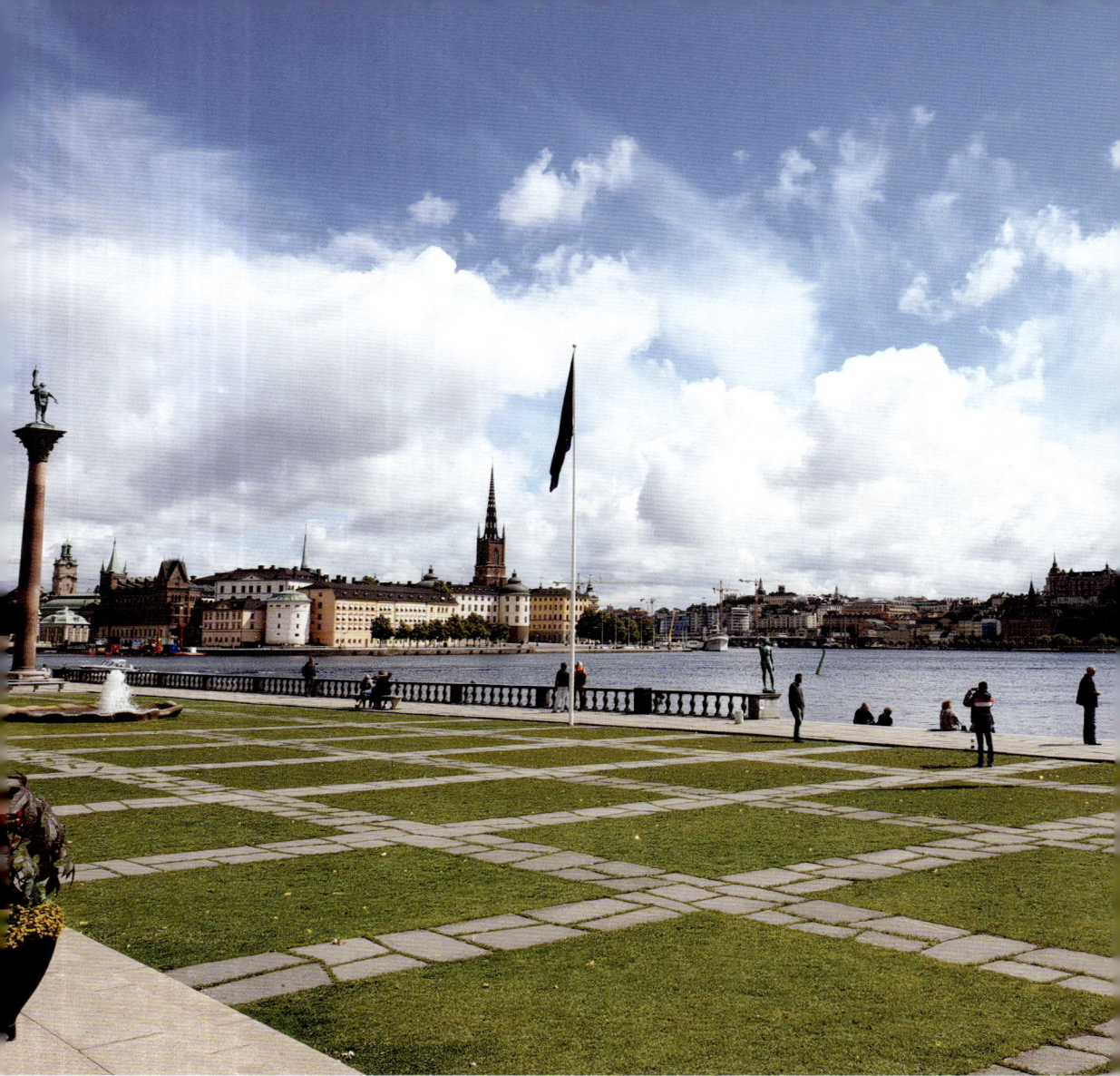

○ 스톡홀름 시 청사 앞의 정원. 건너편은 쇠데르말름 섬이다.

| 9.02 |

스웨덴의 스톡홀름 시청과 감라스탄의 올리브나무

스톡홀름은 운하의 도시

스웨덴의 정식 명칭은 스웨덴왕국(Kingdom of Sweden)으로 유럽 북부의 스칸디나비아 반도에 있는 입헌군주국이며 인접한 노르웨이와 핀란드의 각 인구보다 2배 정도가 많은 나라다. 14세기 말 덴마크·노르웨이와 함께 칼마르 동맹을 결성하기도 했지만 구스타브 에릭손(Gustav Eriksson)의 지휘 아래 스웨덴으로 독립할 때까지 사실상 덴마크왕조의 지배를 받아 왔다. 그렇지만 스웨덴은 1155년 핀란드를 지배했고 1814년 이후에는 노르웨이를 지배한 스칸디나비아 반도의 강국이었다. 스웨덴은 1523년에 일찍이 독립했지만 서쪽에 인접한 노르웨이는 한참 뒤인 1905년에 독립했고 동쪽의 핀란드도 비슷한 시기인 1918년에 독립국가를 이룩하였다.

수도인 스톡홀름은 여러 개의 섬이 다리로 연결된 운하 도시다. 스톡홀름 시 청사(스웨덴어:

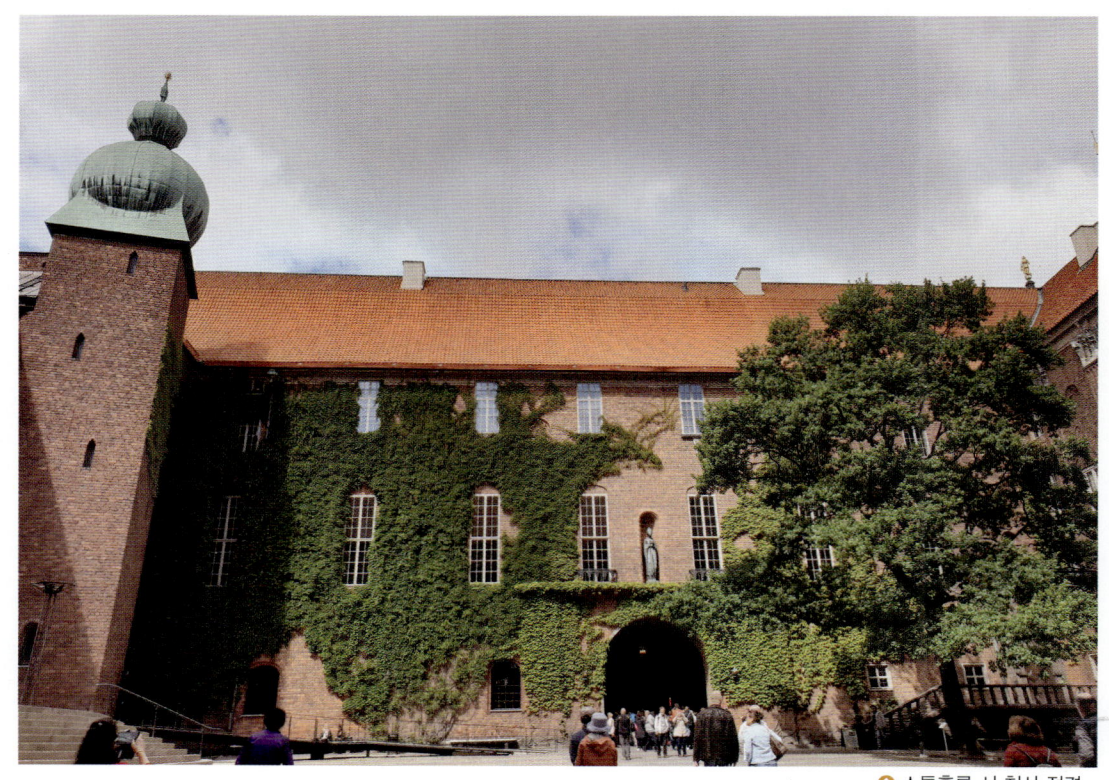

🔹 스톡홀름 시 청사 전경

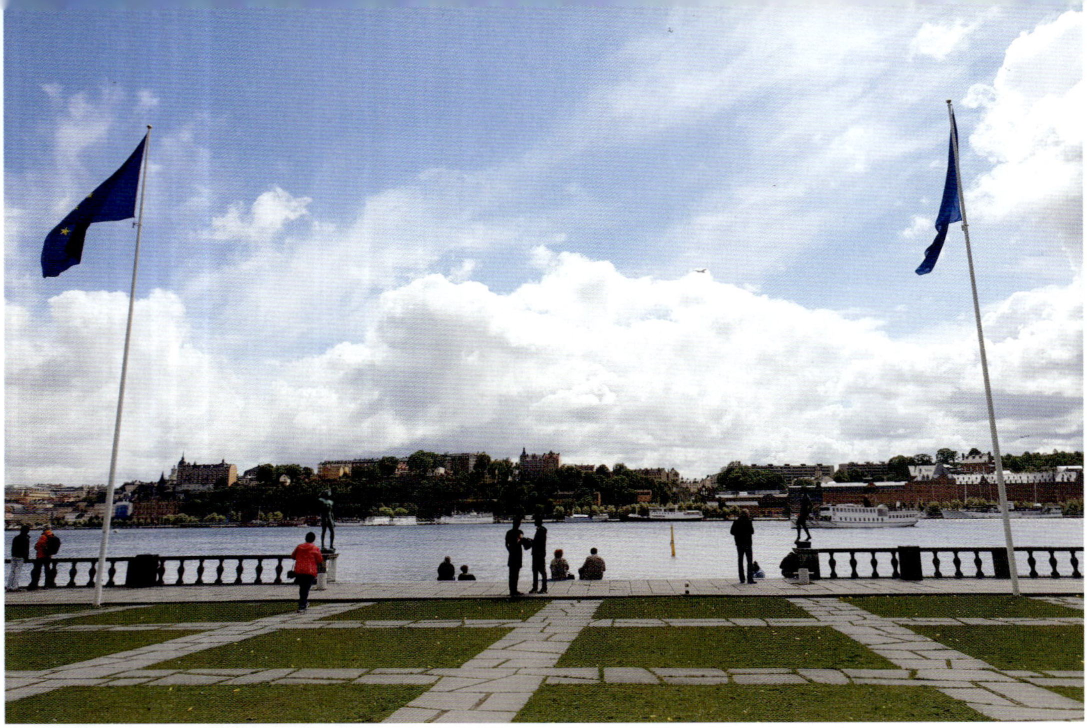

◐ 스톡홀름 시 청사 앞의 정원. 건너편에 쇠데르말름 섬이 보인다.

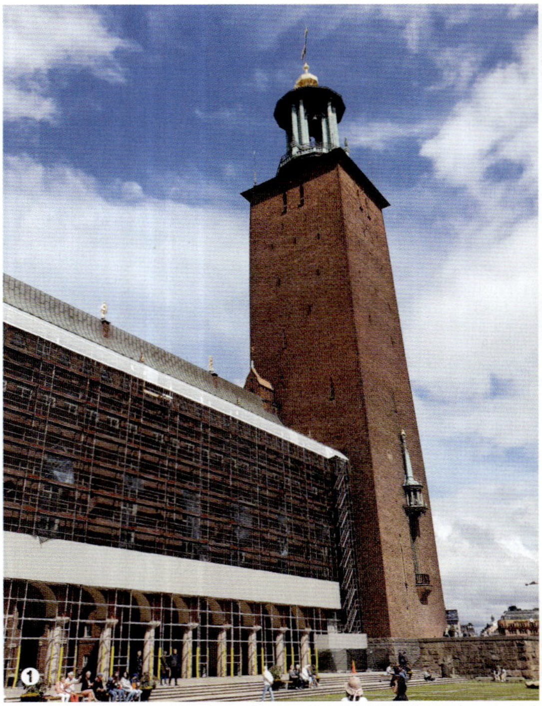

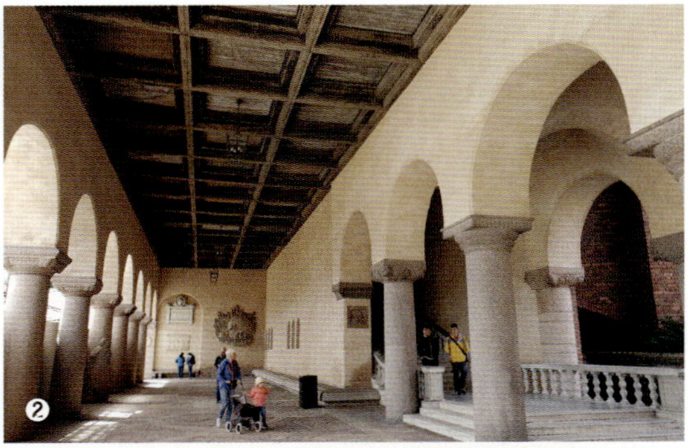

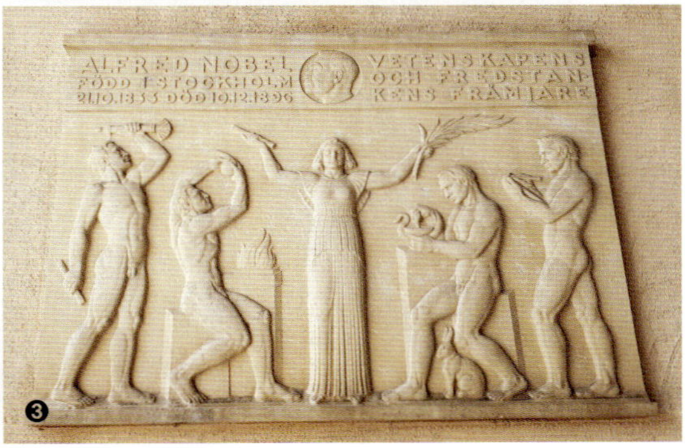

❶ 시 청사의 106m 높이의 탑 ❷ 시 청사 안쪽의 회랑 ❸ 시 청사 회랑 벽면에 새겨진 노벨의 부조물

Stockholms stadshus)는 쿵스홀멘(Kungsholmen) 섬의 동쪽 끝에 위치한다. 무엇보다 매년 12월, 노벨상 시상식 후 축하 연회가 열리는 곳으로 유명하다. 스웨덴의 건축가 랑나르 외스트베리(Ragnar Östberg)가 설계를 맡아 짓는 데 1911년부터 1923년까지 12년의 오랜 세월이 걸렸다. 시 청사 남동쪽에는 106m 높이의 탑에 전망대가 설치되어 있어서 스톡홀름 시가지를 한눈에 볼 수 있다. 건물 내부는 청색 홀과 황금 홀로 나뉜다. 청색 홀은 노벨상의 만찬회가 열리는 곳이며 황금 홀은 파티가 열리는 공간이다.

시 청사의 올리브나무

시 청사 투어에 참여하지 않고 청사 앞의 정원(Stadshusparken)을 기웃거리며 식물과 풍경 사진을 찍는 중에 올리브나무를 발견했다. 건너편의 쇠데르말름(Södermalm) 섬 쪽에서 시 청사를 바라보면 광장 왼편의 동상 옆에 두 그루의 큰 나무가 자라는데 바로 올리브나무다. 높

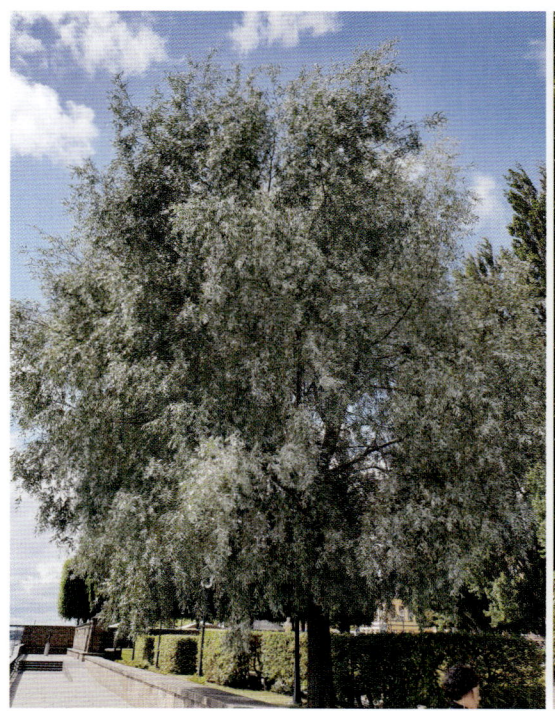 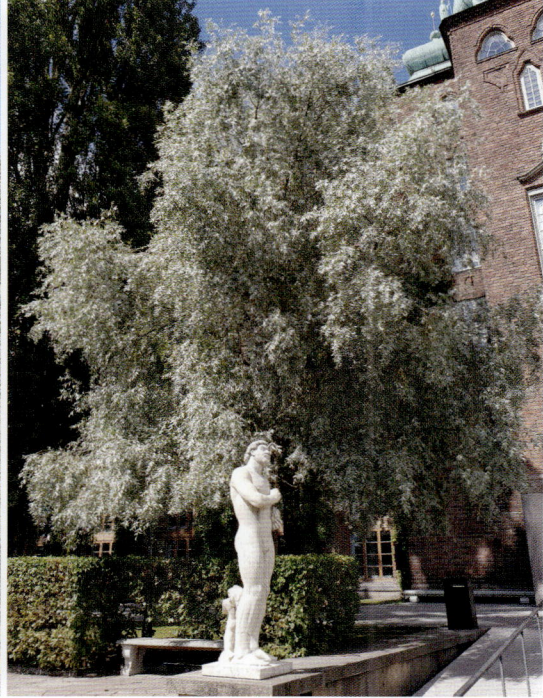

○ 시 청사 앞의 올리브나무

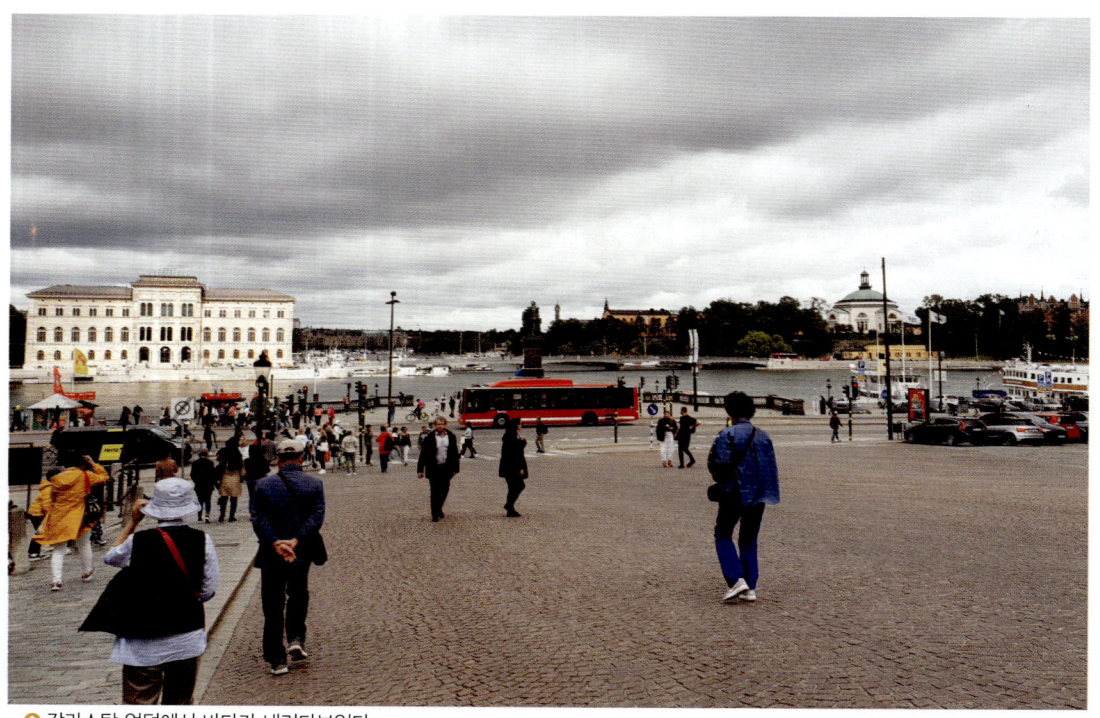

○ 감라스탄 언덕에서 바다가 내려다보인다.

은 나무에 수북이 달린 잎은 북유럽의 따사로운 햇살을 받아 반짝이고 있다. 올리브나무는 지중해 동쪽, 아프리카 북동부, 유럽 동남부, 서부 아시아 지중해 인근 지역이 원산지이다. 그래서 북유럽인 스톡홀름에서 웬 올리브나무인가 하는 생각이 들었지만 잎을 당겨 보니 올리브나무가 맞다. 북위 59도의 추운 지역에서 온실이 아닌 야외에 자라는 올리브나무가 다소 의외였다.

올리브나무는 성경에도 언급되는 식물이지만 감람(橄欖)나무로 잘못 번역하여 혼란을 주기도 한다. 과명이 올리브나무는 물푸레나무과(Oleaceae)이며 감람나무는 감람과(Burseraceae)에 속하는 식물로서 두 나무는 전혀 다른 식물이다. 중국 책에서도 올리브를 감람으로 가끔씩 잘못 소개하기도 하지만 《중국본초도감》에는 올리브를 '제돈과(齊墩果)'라는 명칭으로 표기하고 있다. 요한계시록(11:4)에서 '그들은 이 땅의 주 앞에 서 있는 두 감람나무와 두 촛대니'의 감람나무는 올리브나무의 잘못된 번역이다. 영어로 된 성경에는 'olive tree' 그리고 중국어

성경에는 '橄欖樹(감람수)'로 표기되어 있음을 김포열매교회의 최남식 목사께서 확인해 줬다.

올리브나무는 식품이면서 훌륭한 약초로도 쓰인다. 잎은 혈압강하약, 이뇨약으로 사용하며 저혈당약, 해열약, 진경약의 용도로도 쓰인다. 올리브 성분인 올레유로핀(oleuropein)은 안지오텐신 전환효소(ACE)를 억제하여 혈압을 낮추며, 항산화, 지질 저하의 약리작용도 나타낸다. 올리브나무 열매의 과육에서 짠 올리브유(油)는 용도가 많아 폭넓게 사용된다. 열매에는 불포화지방산으로서 올레산(oleic acid) 함량이 풍부하다. 오일은 담즙 배출 촉진, 배변 치료 작용이 있다.

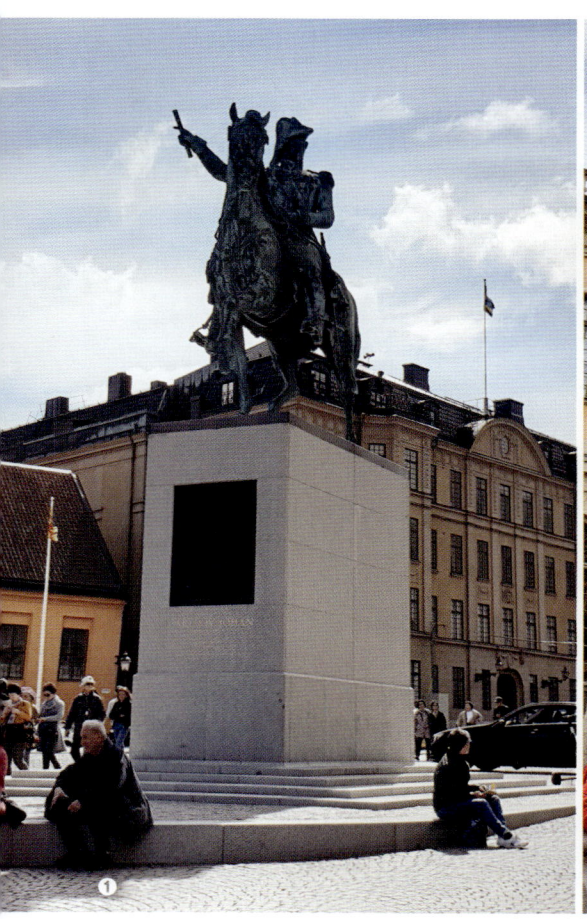 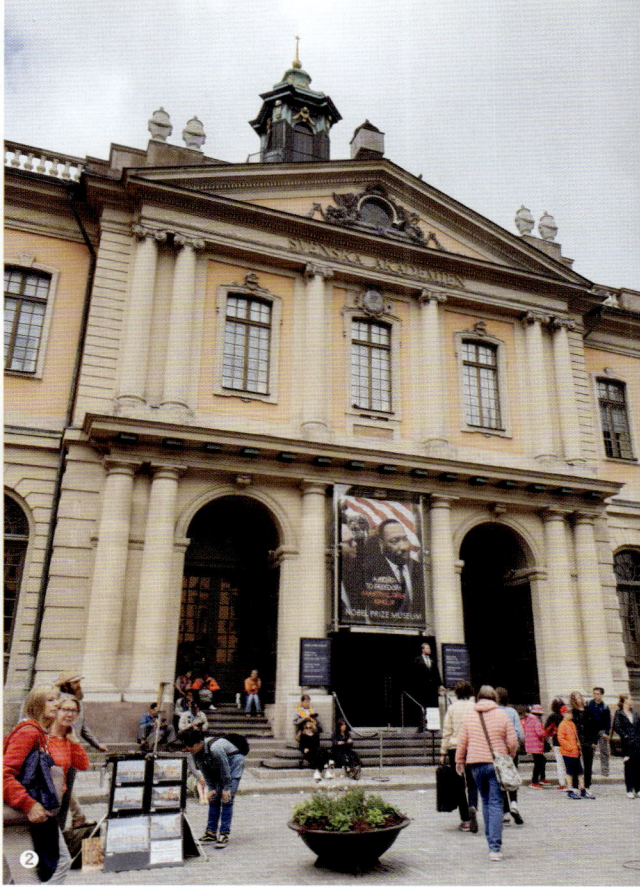

❶ 스웨덴과 노르웨이의 국왕이었던 칼 14세 요한 상 ❷ 대광장의 노벨 박물관

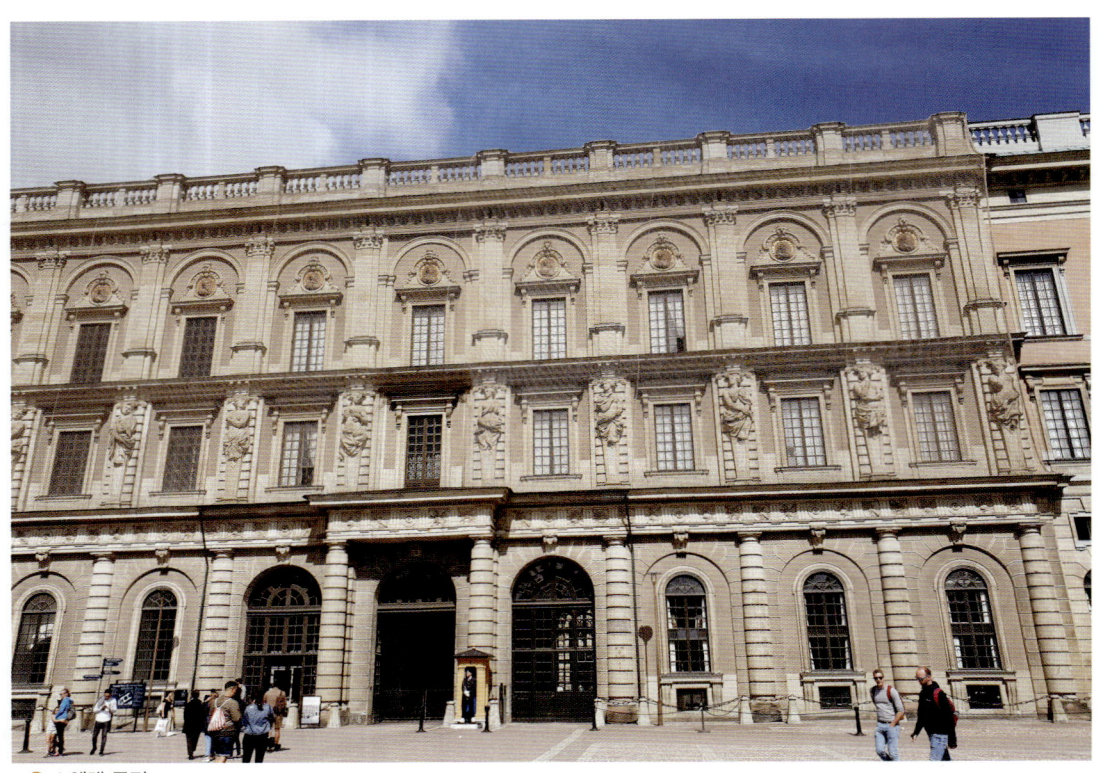
🔸 스웨덴 궁전

감라스탄의 올리브나무

시청 근처에 있는 감라스탄(스웨덴어: Gamla Stan)은 오래된 건물들이 빽빽이 들어서 있는 스톡홀름의 구시가지다. 스웨덴어로 '옛 도시'를 뜻하며 스웨덴의 옛 모습과 정취를 간직한 곳이다. 감라스탄 지역으로 올라가는 길에는 스웨덴과 노르웨이를 동시에 통치한 국왕 '칼 14세 요한(Karl XIV Johan)'의 동상이 바다를 향해 내려다보고 있다. 북쪽에는 스톡홀름 대성당과 스웨덴 궁전이 있는데, 특히 13세기에 세워진 대성당은 스톡홀름에서 가장 오래된 교회로 왕실의 주요 행사가 열렸던 역사적인 장소로 알려져 있다.

감라스탄 중심부에 위치한 대광장인 스토르토리에트(스웨덴어: Stortorget)에는 오래전에 설치된 분수가 가운데를 차지하고 관광객들은 이곳의 랜드마크인 파스텔톤 건물을 향해 풍경 담기에 여념이 없다. 주위에는 오래된 건물이 당시 모습 그대로 남아 있고 분위기 좋은 카

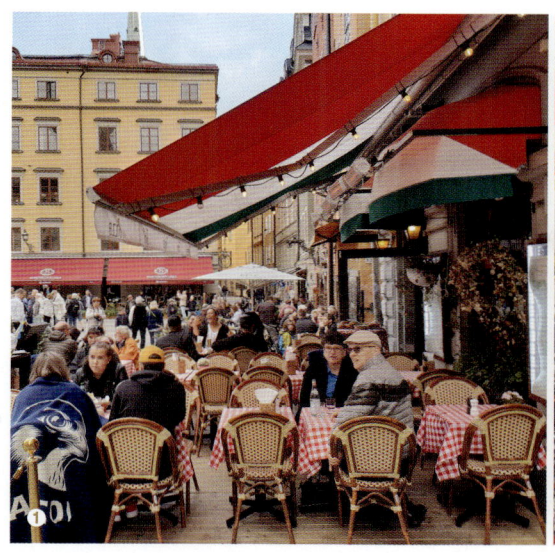
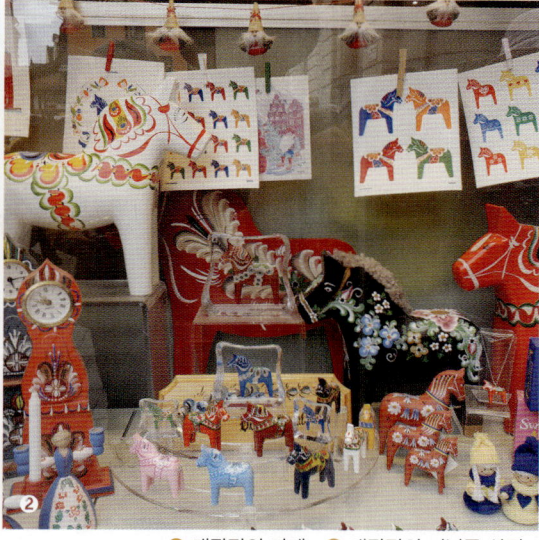

❶ 대광장의 카페　❷ 대광장의 기념품 상점

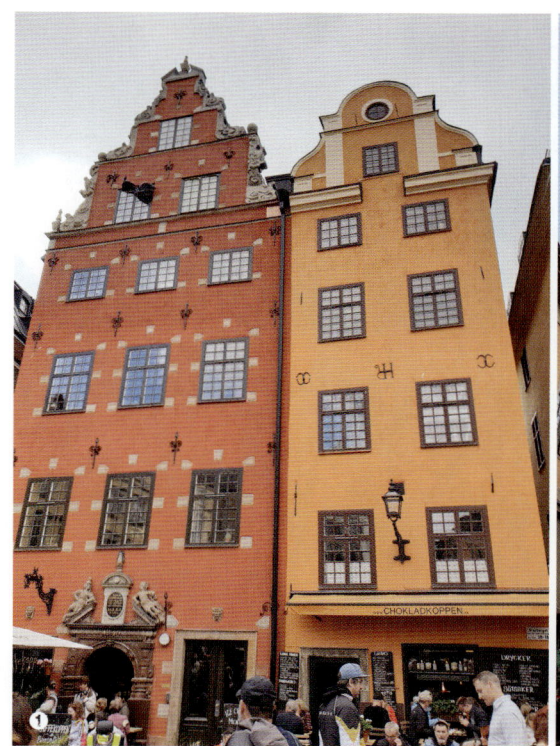
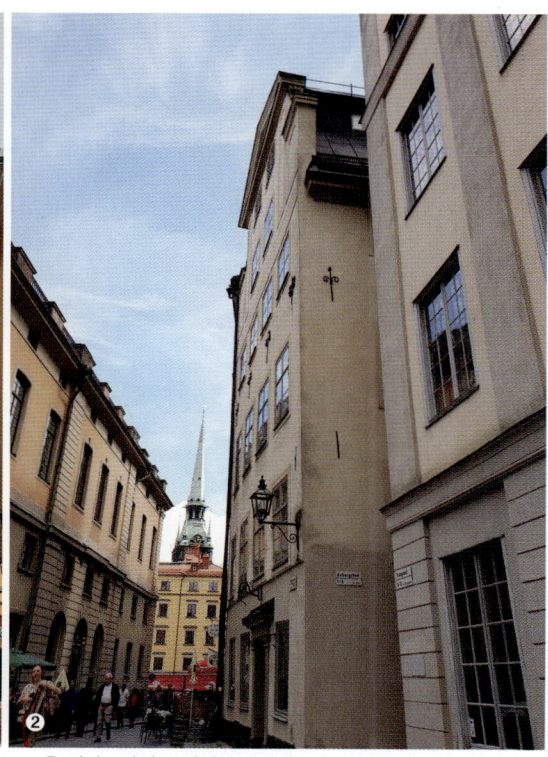

❶ 감라스탄의 중심지인 대광장　❷ 감라스탄으로 가는 골목

스웨덴의 스톡홀름 시청과 감라스탄의 올리브나무

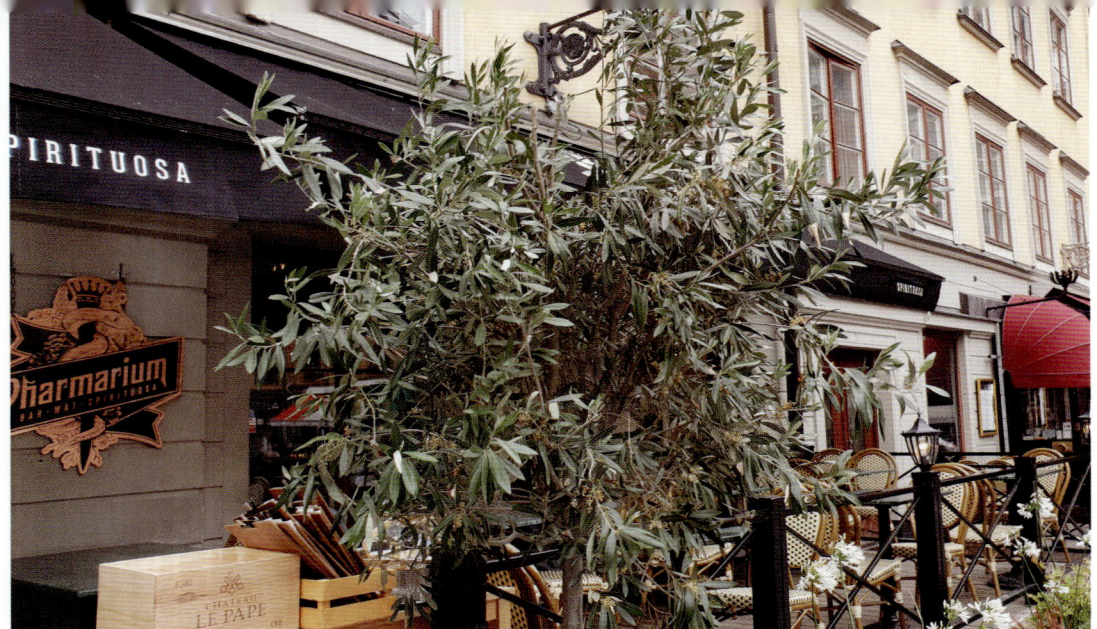

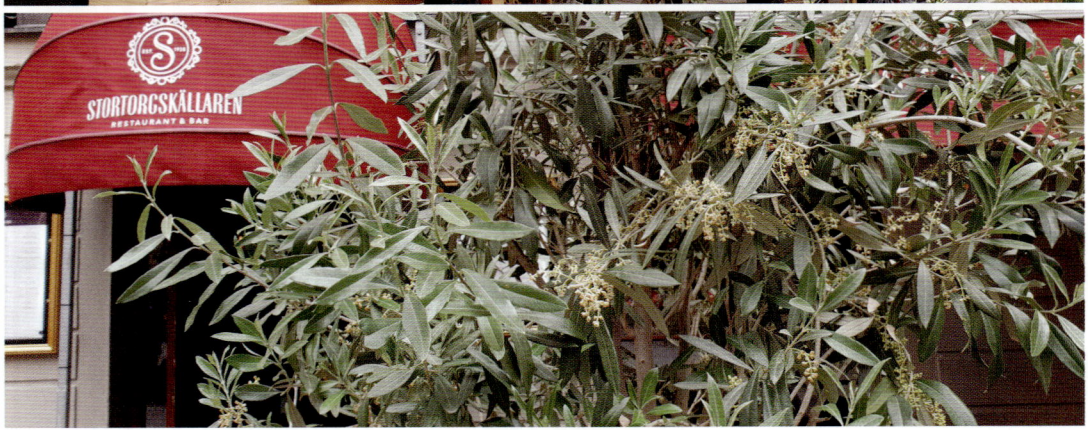

🔺 대광장의 올리브나무

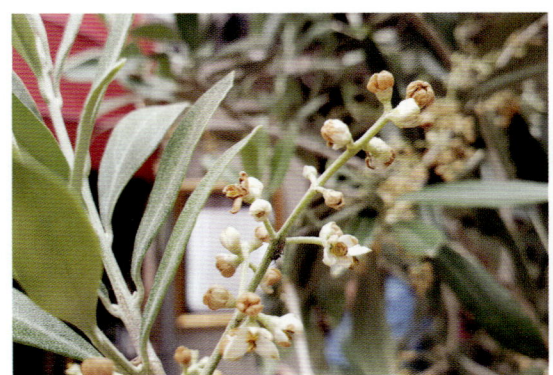 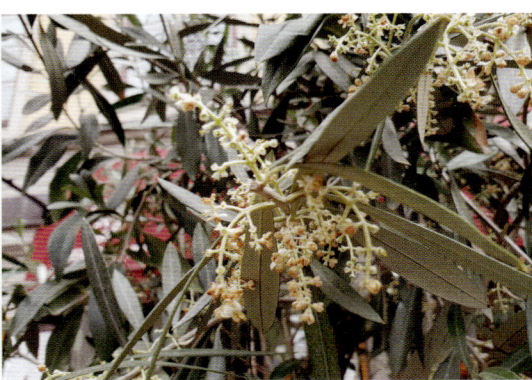

🔺 대광장의 올리브나무 꽃

페와 레스토랑도 함께 늘어서 있다. 그래서 수많은 사람들은 이곳에서 식사하고 차 마시며 즐긴다. 구불구불 이어진 골목길도 여유롭게 산책을 즐기기에 그만이다.

감라스탄의 대광장에도 올리브나무가 보인다. 예쁜 레스토랑 입구에는 북쪽의 7월이라 아직 선선한 날씨인데도 흰색의 올리브나무 꽃이 피어 있다. 작은 꽃은 카메라 초점이 잘 맞지 않아 필자의 애를 태운다. 감라스탄의 멋진 건물과 주위 풍경 사진도 찍어야 하는데 레스토랑 앞에서 카메라를 들이대고 한참 동안 찍고 있으니, 멀리서 지켜보던 일행들은 무엇을 저렇게 열심히 찍나 궁금했을 것 같다. 따뜻한 지중해 바닷가도 아닌 북쪽의 스톡홀름에서 만난 올리브나무 꽃의 근접 사진은 필자에게 귀한 자료가 되어 줬다.

Tips

스톡홀름 시청
- 위치 : 스웨덴 수도인 스톡홀름 시청은 쿵스홀멘 섬 동쪽 끝에 위치
- 홈페이지 : https://international.stockholm.se/the-city-hall/
- 설립 연도 : 1923년
- 주소 : Ragnar Östbergs Plan 1, Stockholm, Sweden
- 전화번호 : +46 8 508 29 000

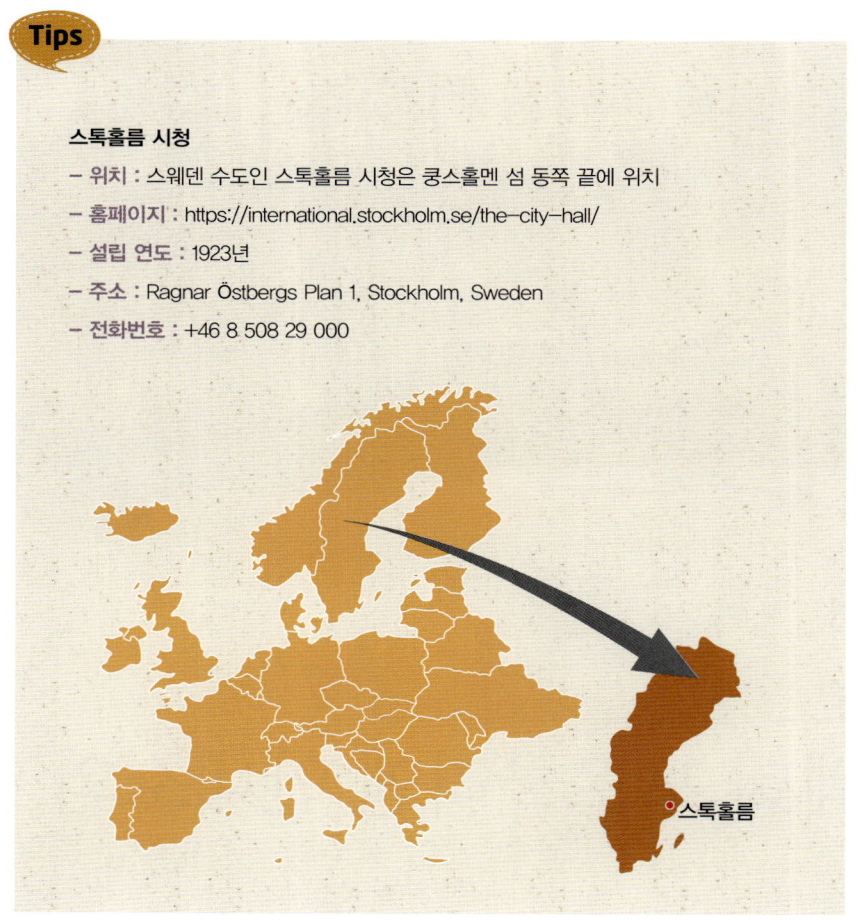

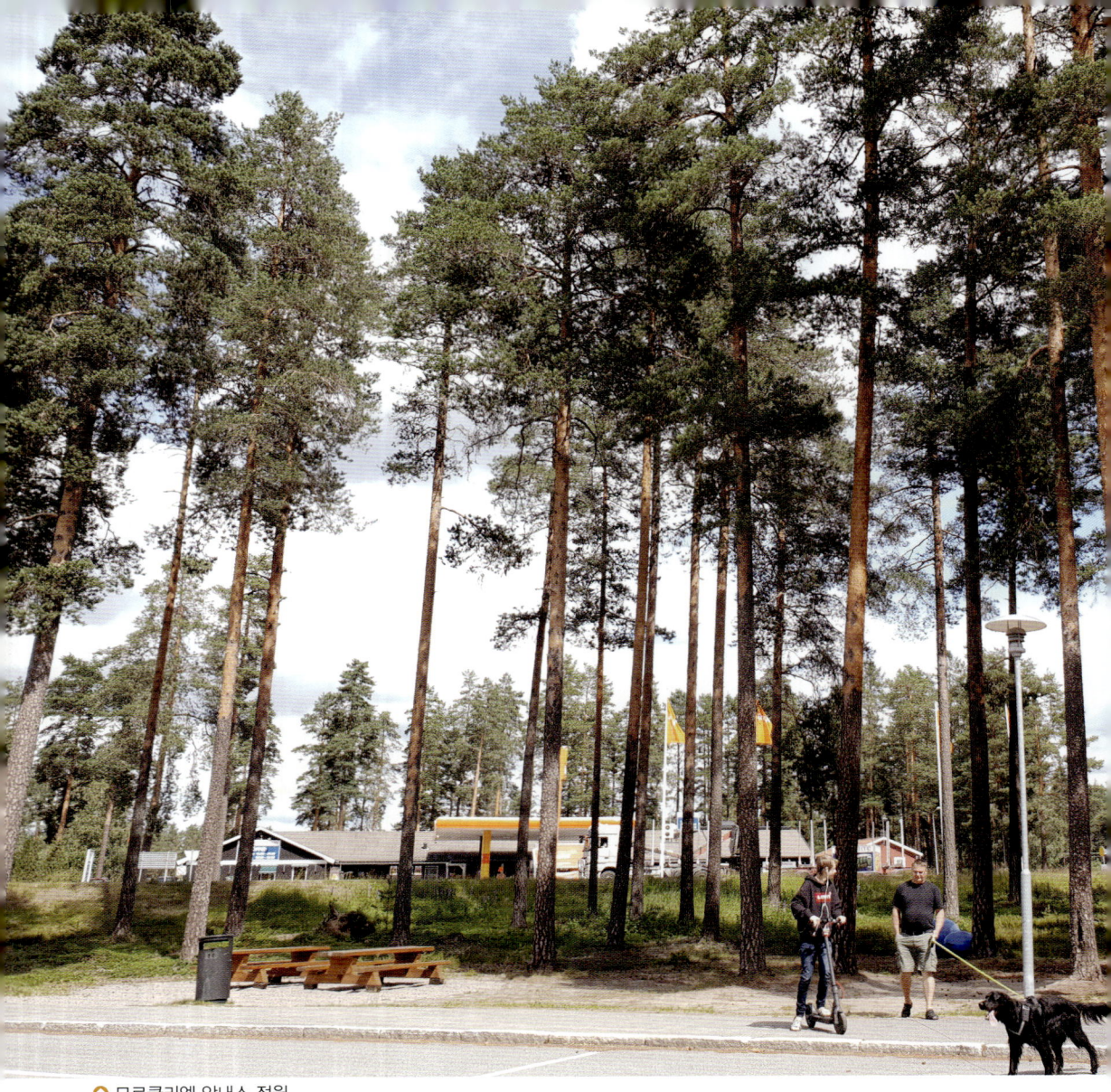

◆ 모로쿨리엔 안내소 정원

| 9.03 |

스웨덴 모로쿨리엔 안내소의 약초

평화의 상징, 모로쿨리엔 평화공원

스웨덴 수도인 스톡홀름에서 왼편으로 300km 횡단하면 칼스타드(스웨덴어: Karlstad)가 나온다. 스웨덴의 남서부 도시인 이곳에서 다시 북서쪽으로 116km 떨어진 곳에 에다 시(스웨덴어: Eda kommun)가 있다. 에다 시는 베름란드(Värmland) 주에 위치한 지방 자치체로 행정 중심지가 샬로텐베리(Charlottenberg)이다.

에다 시 샬로텐베리에 있는 모로쿨리엔(Morokulien)은 '평화의 땅'으로 불리며 모로쿨리엔 평화공원(Morokulien Peace Park)은 세계 최초의 평화공원이라고 할 수 있다. 스웨덴과 노르웨이의 국경 사이에 만들어진 공원으로 스웨덴의 에다 시와 노르웨이의 아이즈콕(Aidskog) 시 사이에 조성됐다. 엄밀히 말하면 노르웨이가 아닌 국경지대 오른편의 스웨덴 쪽에 위치한다.

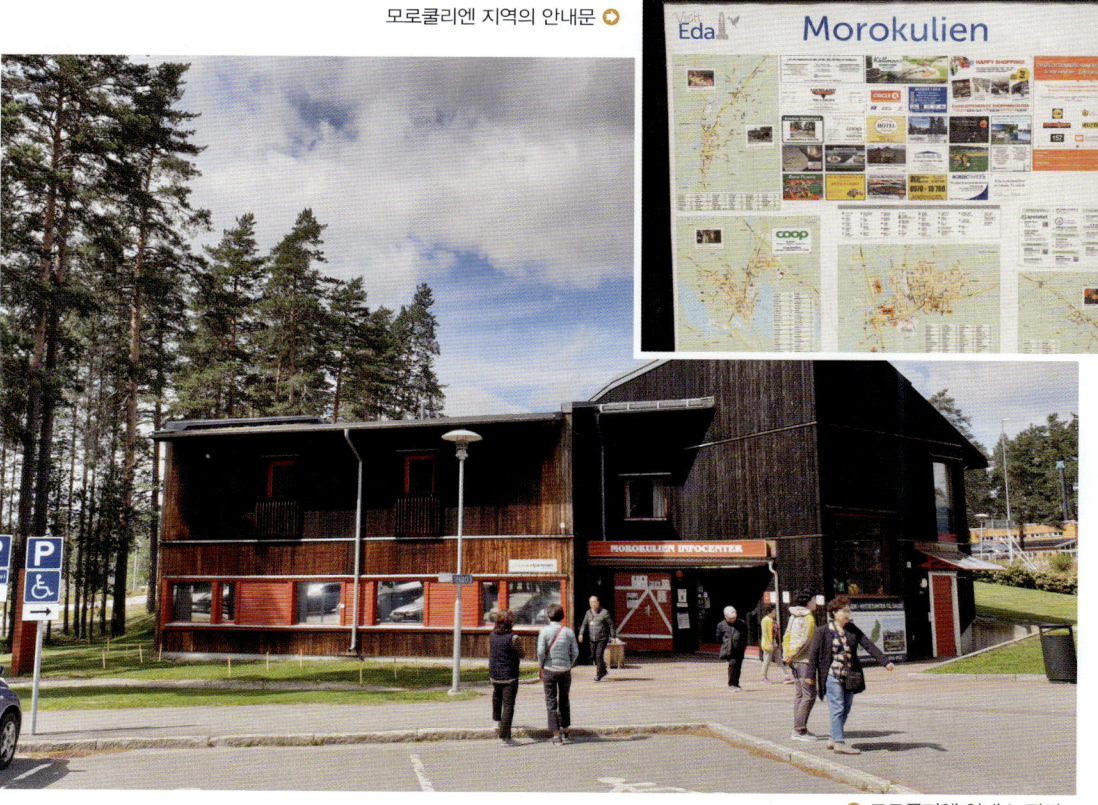

○ 모로쿨리엔 지역의 안내문

○ 모로쿨리엔 안내소 전경

스웨덴 모로쿨리엔 안내소의 약초 355

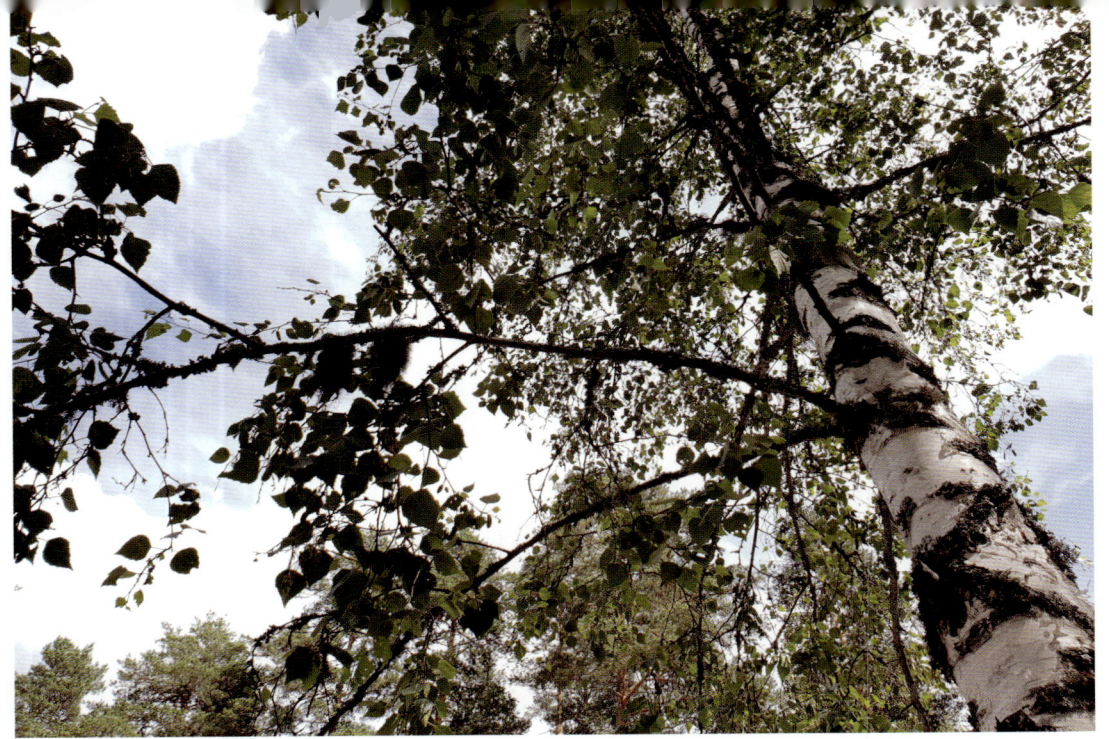
◎ 모로쿨리엔 안내소 앞의 자작나무

이웃 나라인 스웨덴으로부터 90년간 지배를 받았던 노르웨이는 1814년 8월 스웨덴과 마지막 전투를 모로쿨리엔에서 불과 15km 떨어진 칼스타드(Karlstad)에서 치렀다. 1910년 7월 북유럽평화회의는 양국 간 100년 평화를 기념하기 위해 두 나라의 국경에 평화기념물을 조성하기로 결정하였으며 1914년 8월 드디어 양국 평화를 공동으로 기념하는 모로쿨리엔 평화공원을 조성했다. 이 평화공원은 제2차 세계대전이 끝난 뒤에 포로 교환의 장소로 이용되기도 했다. 한 국내 신문은 "이 평화공원의 '랜드마크'는 하얀 화강암으로 만들어진 18m 높이의 기념비다. 스웨덴과 노르웨이가 각자 국경 쪽에서 공동으로 쌓아 올려 나간 기념비의 꼭대기는 서로 손을 잡고 있는 듯한 형상이다. 뒷면에는 '스칸디나비아 반도의 두 형제 나라에서는 더 이상 전쟁이 불가능하다'라고 쓰여져 있다."고 보도했다.

필자가 휴식한 모로쿨리엔 안내소에 이 평화공원을 안내하는 홍보물이 세워져 있다. 공원은 모로쿨리엔 안내소에서 좀 떨어진 곳에 있다. 모로쿨리엔은 '재미(fun)'를 뜻하는 양국의 단어인 'moro'(노르웨이어)와 'kul'(스웨덴어)을 합쳐서 만든 말이다.

자작나무, 루핀, 마가목

　모로쿨리엔 안내소 앞의 정원에는 자작나무(*Betula platyphylla*)와 루핀(Lupine, *Lupinus polyphyllus*)이 자라고 있다. 러시아 서부에서 스웨덴까지 오는 길 옆에 나란히 서 있는 자작나무는 환상적이었다. 북유럽 사람들은 사우나를 할 때 자작나무로 만든 사우나용 목욕 빗자루를 물에 담갔다가 몸을 두드리는 풍습이 있고 이 나무를 활용하여 만든 껌은 유명한 제품이 되었으니 기능성 나무라 할 만하다.

　또한 이 나무껍질을 화피(樺皮)라 부르며 약초로 쓴다. 《동의보감》에는 화목피(樺木皮)라 부르는데 이의 성질은 보통이며 맛은 쓰고 독이 없다. 효능은 황달(黃疸), 젖멍울, 폐풍창(肺風瘡)과 소아 마마, 홍역을 낫게 하는 것으로 설명하고 있다. 나무껍질 10~15g을 물 800mL에 넣고 달여서 반으로 나누어 아침저녁으로 마시면 효과 있다. 우리나라 강원도 인제군에 자작나무 숲이 형성되어 있다.

　인근에 보라색 꽃의 루핀(Lupine)이 보인다. 루핀은 루피너스(Lupinus)라고도 부르며 그 종은 200종이 넘는다. 우리나라에서도 자주 볼 수 있는 이 식물은 주로 원예종으로 재배한다. 버스로 스웨덴을 횡단하면서 길 양옆에 자라는 수많은 루핀을 멀리서 지켜봤지만 모로쿨리엔 안내소에서 이렇게 카메라를 가까이 대고서 관찰할 수 있다.

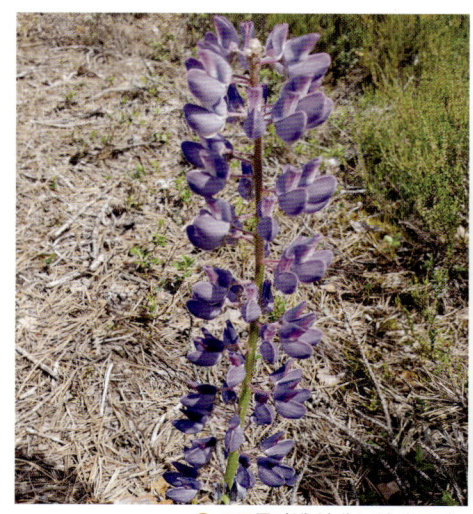
◎ 모로쿨리엔 안내소 앞의 루핀

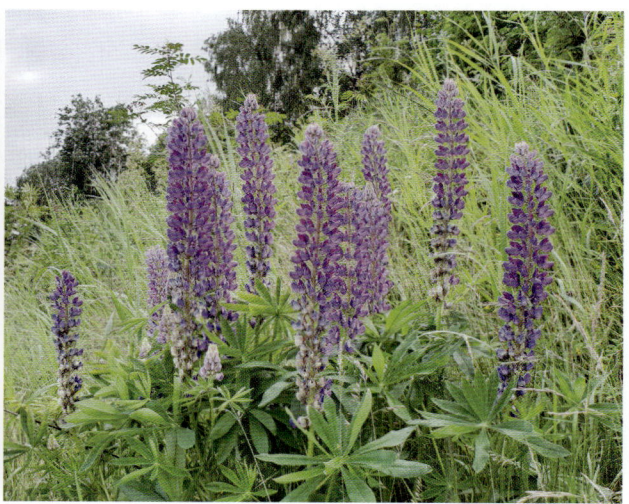
◎ 버스 정류소 앞의 루핀

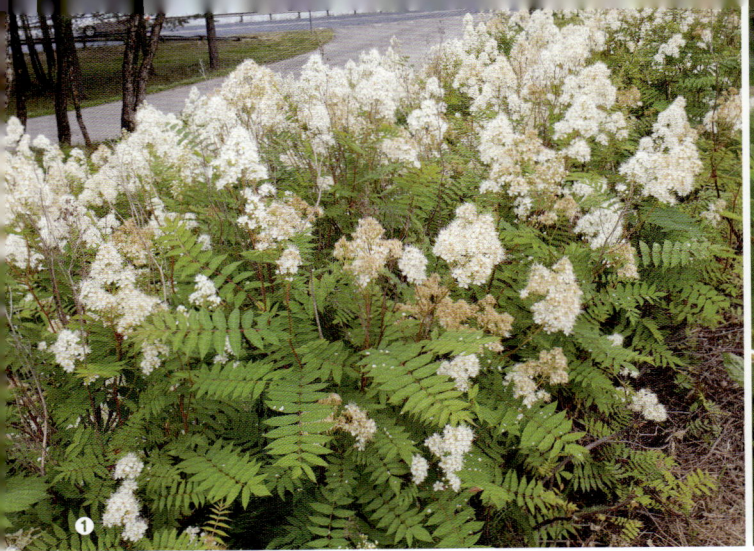
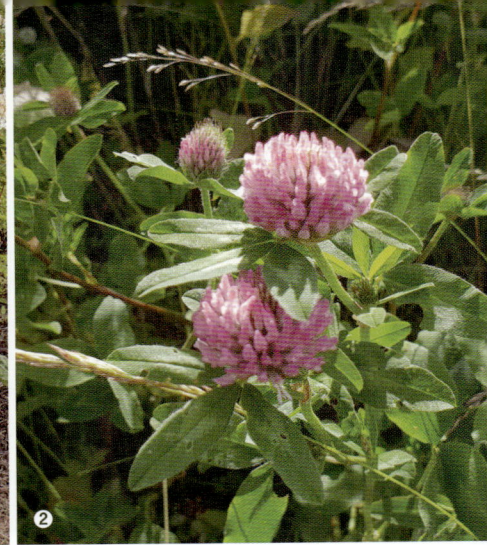

❶ 버스 정류소 앞의 마가목　❷ 버스 정류소 앞의 붉은토끼풀

북유럽에는 버스 기사의 운전시간이 엄격히 제한되어 있다. 기사의 휴식을 위해 버스 정류소(Mjøsbrua vest)에 정차했는데 이곳에도 루핀이 가득 피어 있다. 가까이 다가가 사진 촬영하며 자세히 볼 수 있었다. 이 버스 정류소에는 장미과의 마가목(Sorbus commixta)도 만발해 있다. 흰색의 작은 꽃들이 많이 모여 피며 꽃잎은 거의 둥글고 안쪽 밑부분에 털이 약간 있다. 열매는 작은 사과 모양으로 열리며 붉은색으로 익는다. 우리나라 중부 이남의 산지에서 잘 자라는 식물이다. 이 마가목의 줄기, 가지가 한약 정공등(丁公藤)이라는 이름으로 유통되는 일이 많다고 한국한의학연구원 최고야 선임연구원은 지적한다. 이는 위품, 오용품에 해당하므로 주의를 요하는 일이다.

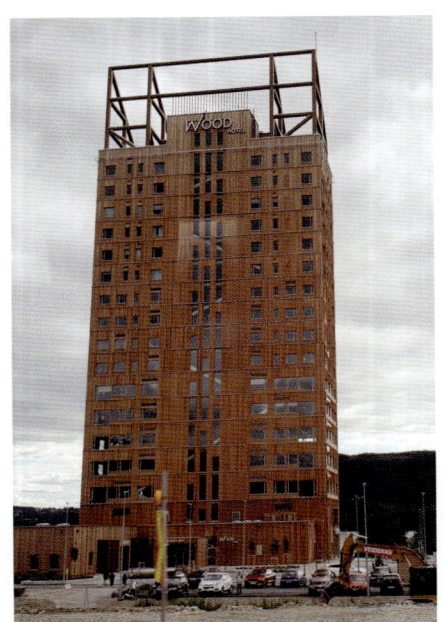

❸ 건물 외벽을 나무로 만든 18층 높이의 호텔

참고로 한약 정공등은 식물 정공등(Erycibe obtusifolia) 또는 광엽정공등(光葉丁公藤, Erycibe schmidtii)의 덩굴줄기를 가리킨다. 정공등은 거풍제습(祛風除濕, 팔다리를 잘 쓰지 못하고 마비되며 아픈 증상을 치료한다), 소종지통(消腫止痛, 종기를 가라앉히고 통증을 멎게 한다)의 효능이 있어 반신불수 치료, 팔다리를 잘 쓰지 못하고 마비되며 아픈 증상을 치료하는 데 유효하다.《동의보감》에는 '정공등

은 늙어서 쇠약한 것을 보하며 발기를 돕고 허리와 다리를 튼튼하게 한다. 뼈마디가 아프고 손발이 저린 증상을 낫게 한다'고 그 효능을 설명하고 있다. 마가목 옆에는 붉은토끼풀도 자라고 있다.

 모로쿨리엔 안내소에서 더 올라가니 'Wood Hotel' 간판을 붙여 놓은 18층 높이의 건물이 버스 창가 왼편에 보인다. 건물 외벽이 나무로 만들어진 호텔이라 특이하여 인터넷으로 찾아보니 이 같은 목조 호텔이 주위에 많이 세워져 있다.

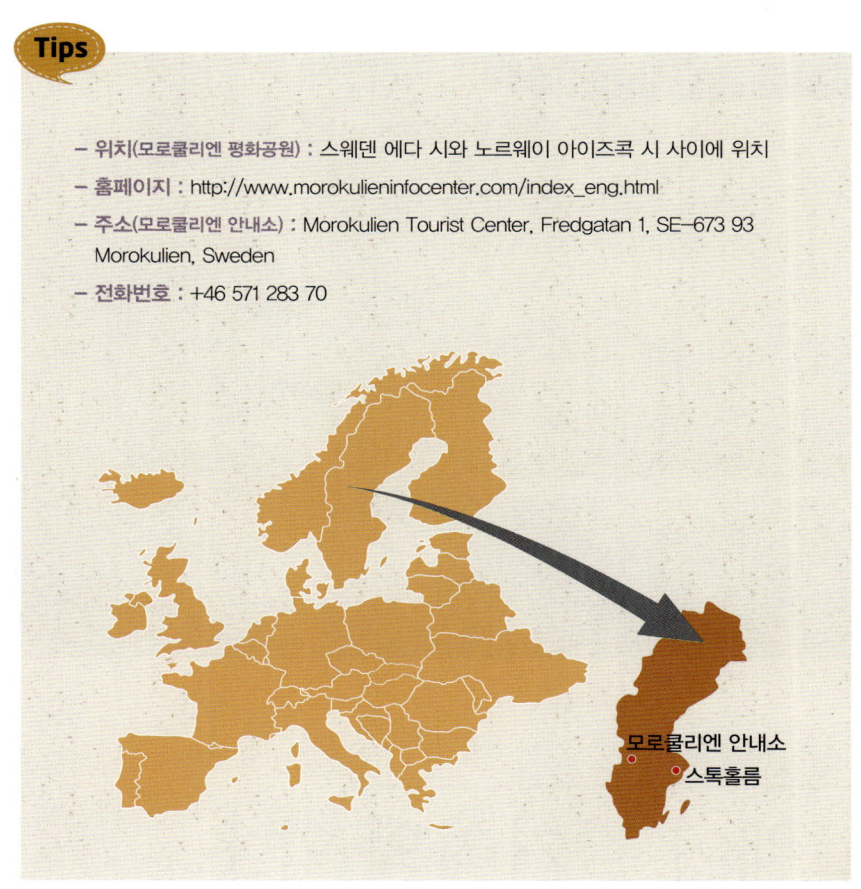

Tips

- 위치(모로쿨리엔 평화공원) : 스웨덴 에다 시와 노르웨이 아이즈콕 시 사이에 위치
- 홈페이지 : http://www.morokulieninfocenter.com/index_eng.html
- 주소(모로쿨리엔 안내소) : Morokulien Tourist Center, Fredgatan 1, SE-673 93 Morokulien, Sweden
- 전화번호 : +46 571 283 70

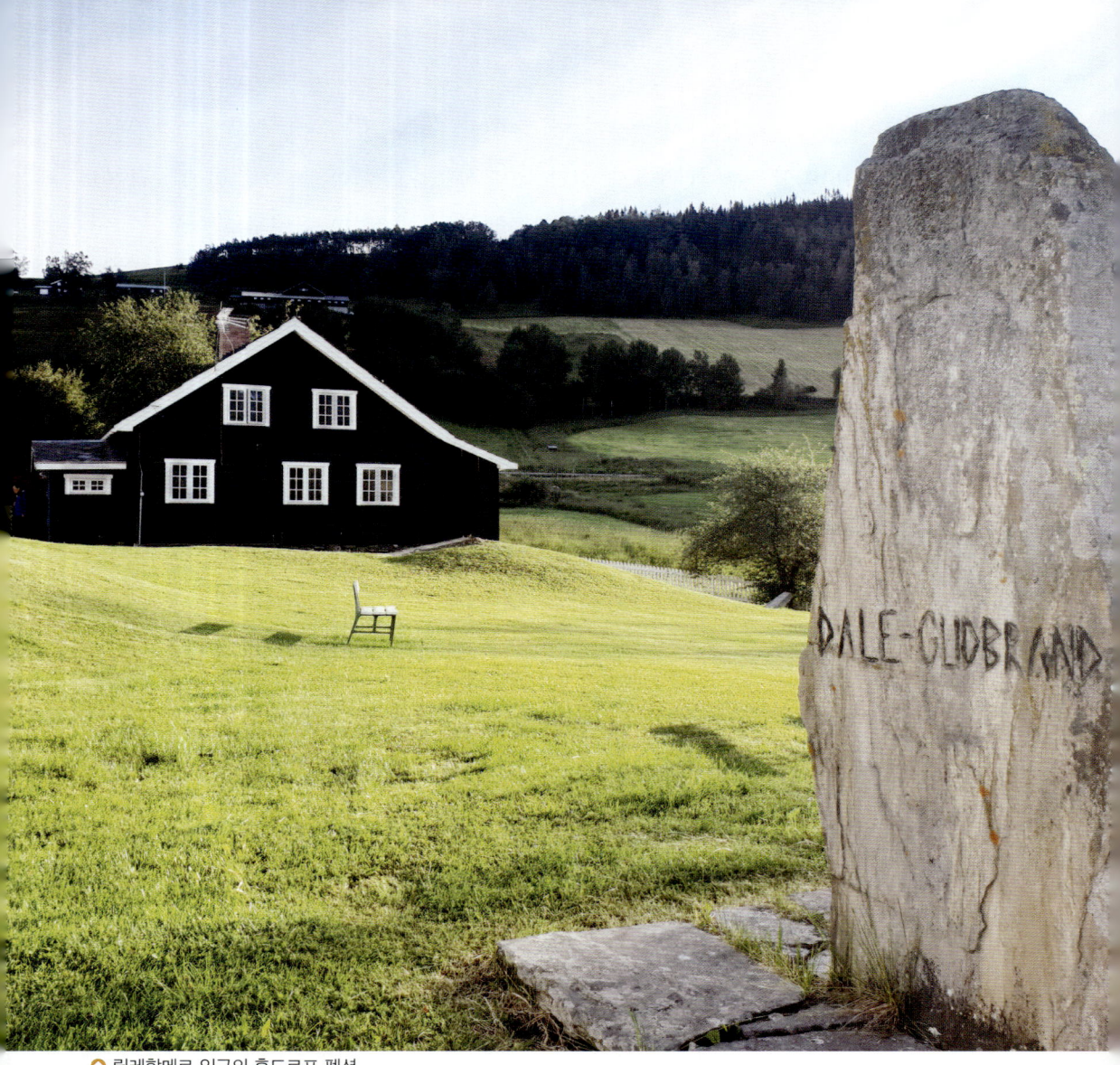

○ 릴레함메르 인근의 훈도르프 펜션

| 9.04 |

노르웨이 길거리의 약초

스칸디나비아 반도의 등뼈, 노르웨이

　북유럽 스칸디나비아 반도의 서쪽에 있는 노르웨이는 정식 국가 명칭이 노르웨이왕국(The Kingdom of Norway)으로 수도는 오슬로(Oslo)이다. 인구밀도는 유럽에서 아이슬란드 다음으로 낮다. 노르웨이는 한반도의 2.8배 넓은 국토이지만 인구는 우리보다 훨씬 적은 약 530만 명이다. 그래서 식당이나 상점을 가보면 사람이 귀하다는 것을 알 수 있다. 국토는 남북으로 약 1,700km나 길게 뻗어 있지만 중부 지역의 동서는 가장 좁은 곳이 몇 km밖에 안 된다. 허리가 잘록한 베트남과 비슷한 형태다.

　나라의 대부분은 동쪽의 스웨덴과 긴 국경을 맞대고 있고 북쪽 지역의 남쪽은 핀란드, 동쪽은 러시아와 국경을 접하고 있다. 러시아 서부에서 핀란드, 스웨덴을 거쳐 노르웨이로 들어가 보니 산다운 산이 보이지 않은 스웨덴, 핀란드와 달리 노르웨이는 스칸디나비아 반도의 등뼈에 해당하는 스칸디나비아 산맥의 산악지대로 오히려 농경지가 거의 없는 실정

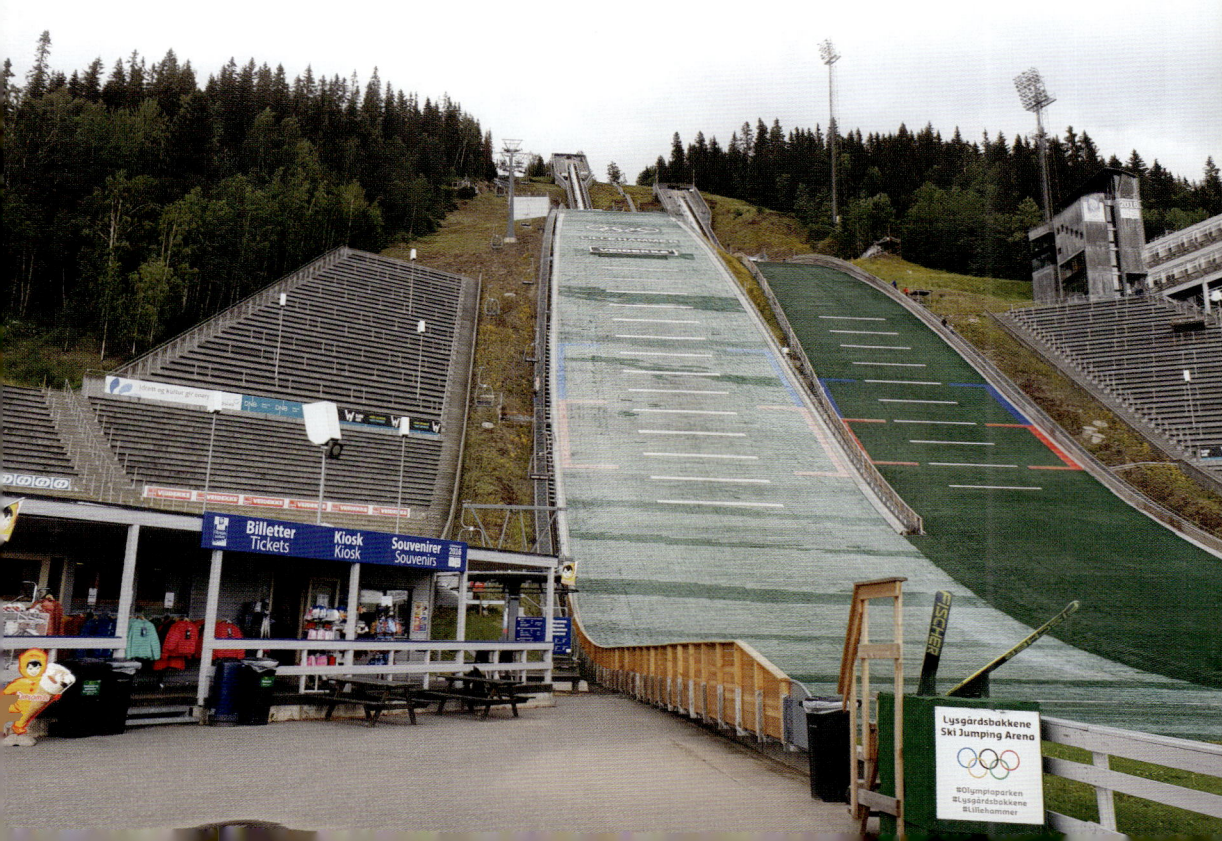

○ 1994년 동계 올림픽 개최지였던 릴레함메르

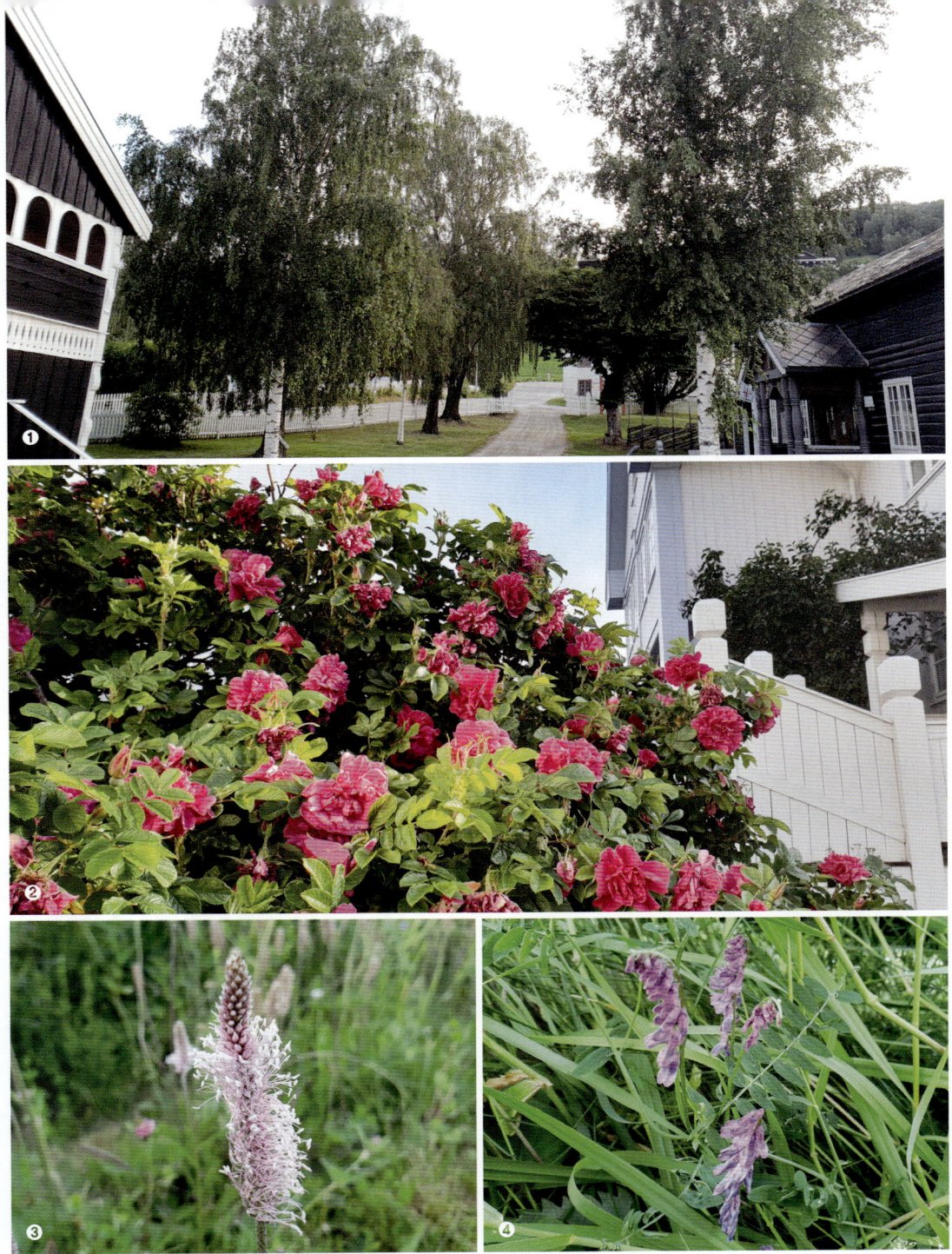

❶ 훈도르프 펜션의 자작나무 ❷ 훈도르프 펜션의 해당화 군락
❸ 훈도르프 펜션의 *Liatris spicata* ❹ 훈도르프 펜션의 *Delphinium*속 식물

이다. 14세기 말부터 1814년까지는 바다 건너편의 덴마크가 오랜 기간 지배했고 1814년부터 1905년까지 긴 국경을 맞대고 있는 스웨덴으로부터 90년간 지배를 받았다. 인접 국가로부터 오랫동안 식민지 생활을 했던 노르웨이는 1905년 스웨덴으로부터 독립하면서 오늘의 왕가가 시작되었다.

릴레함메르(노르웨이어: Lillehammer)는 노르웨이 남부 내륙의 오플란 주에 있는 주도이며 1994년 동계 올림픽 개최지이다. 노르웨이의 첫 숙소는 릴레함메르 인근의 달레 구드브란드(Dale-Gudbrand) 농장인 훈도르프(Hundorp) 펜션이다. 아름다운 경관과 멋진 집은 차에서 내리자마자 일행들의 입을 딱 벌어지게 만들었다. 하룻밤의 숙박을 며칠간 더 연장하고 싶다는 우스개의 즉석 제의가 나오기도 했다. 오랜 역사와 유적 그리고 절경이 함께 뒤섞인 숙소다.

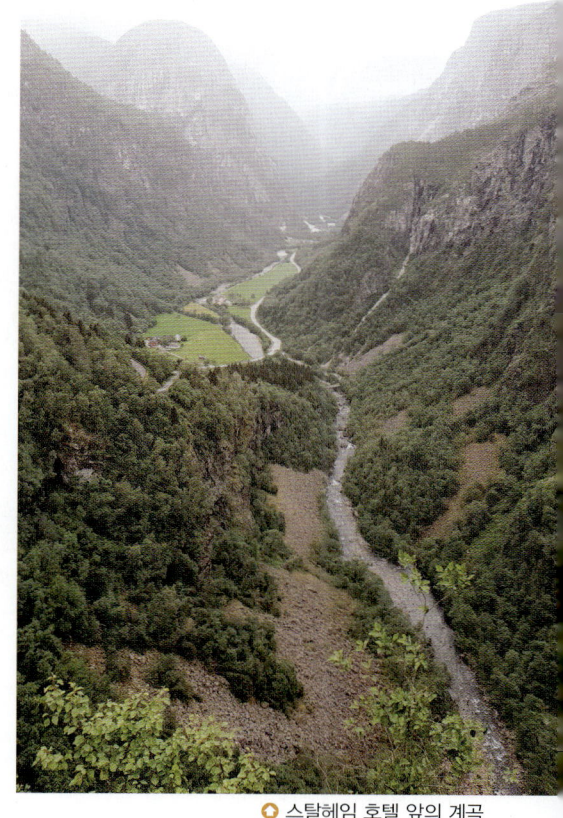

○ 스탈헤임 호텔 앞의 계곡

해당화, 리아트리스

넓게 펼쳐진 숙소 잔디 옆에는 빨간 꽃이 만발한 해당화 군락이 보인다. 해당화는 보통 해안가 모래땅에서 잘 자라는데 이제는 북유럽에서 자주 보이는 약초 주인공이 되었다. 해당화 꽃은 매괴화(玫瑰花)라 부르며 월경불순, 토혈 등에 사용하는 약초다. 민간에서는 이 뿌리를 당뇨병 치료제로 활용하는 것으로 많이 알려져 있다. 필자는 해당화 뿌리가 당뇨와 고혈압에 효과가 있음을 동물실험을 통해 밝히고 여러 편의 논문으로 발표한 바 있다. 숙소 건물 사이에는 커다란 자작나무가 몇 그루 심어져 있다. 숙소 옆 길가에는 리아트리스(Liatris spicata)가 꽃을 피우고 옆에는 보라색 꽃이 핀 Delphinium속 식물이 보인다.

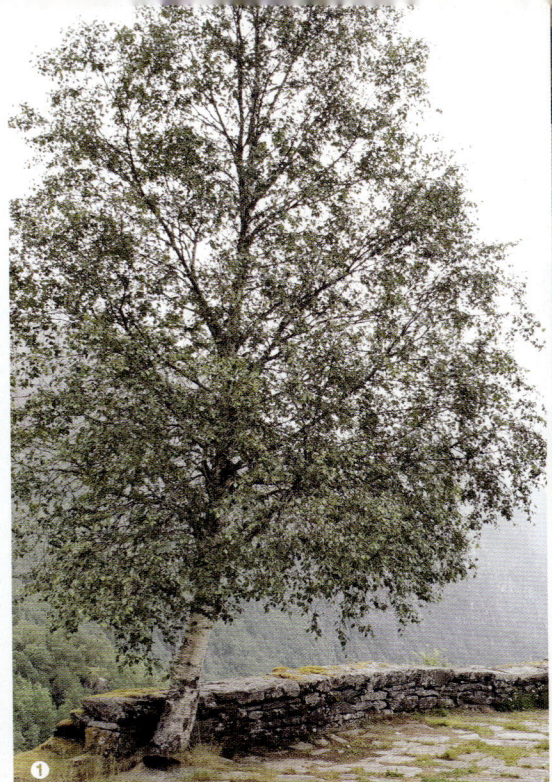
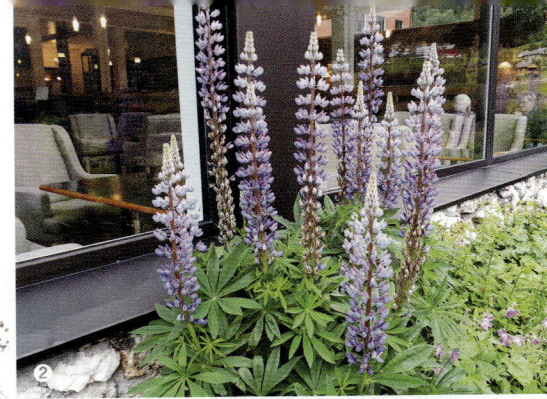
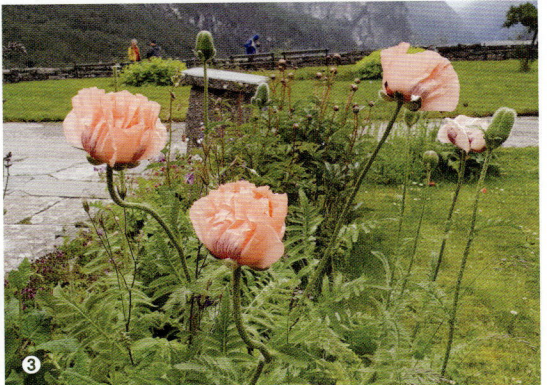

❶ 스탈헤임 호텔의 자작나무　❷ 스탈헤임 호텔의 루피너스　❸ 스탈헤임 호텔의 양귀비

　*Delphinium*속은 *Aconotum*속인 부자와 마찬가지로 독성 성분을 함유하는 약초다. 필자는 미국 조지아대학교 연구 시절 *Delphinium*속 식물에서 새로운 알칼로이드를 분리하고 성분 이름인 blacknine과 blacknidine으로 명명하여 〈미국생약학회지〉에 발표했다.

　깊은 산속의 스탈헤임(Stalheim) 호텔은 130여 년 전인 1885년에 개장하여 그 당시의 단독 건물 사진이 홈페이지에 실려 있다. 호텔 정원에도 이 같은 긴 역사를 말해주는 집들이 남아 있다. 호텔 정원에서 내려다보면 깊은 계곡의 전경은 장관이다. 베르겐에서 승용차로 2시간 거리에 있으며 이 도로를 계속 달리면 수도 오슬로가 나온다.

유럽쥐오줌풀, 조밥나물, 불가리스장구채

　자작나무 한 그루가 호텔 정원에 심어져 있다. 마침 열매도 달려 있어 북유럽 풍경을 배경으로 자작나무 사진을 맘껏 찍어댔다. 원예용 루피너스가 여러 가지 색상의 꽃으로 정원을 장식하고 양귀비도 한구석에 심어져 있다. 호텔 입구 쪽의 도로 옆에는 유럽쥐오줌풀

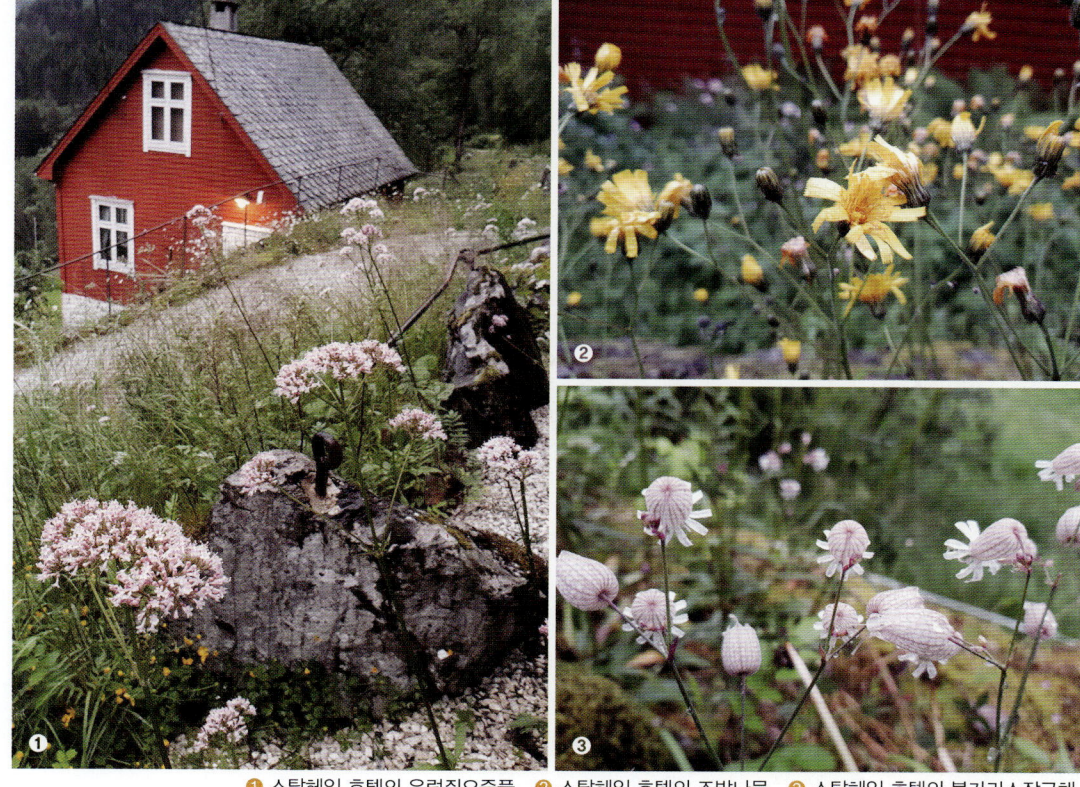

❶ 스탈헤임 호텔의 유럽쥐오줌풀　❷ 스탈헤임 호텔의 조밥나물　❸ 스탈헤임 호텔의 불가리스장구채

(*Valeriana officinalis*)이 서식하고 있다. 엄청난 양의 유럽쥐오줌풀이 자라고 있어 한참 동안 혼자서 시간을 보냈다. 아름다운 모습의 호텔 별채 건물을 배경으로 삼아 수십 장의 사진을 확보했다.

　비슷한 식물인 쥐오줌풀(*Valeriana fauriei*)은 약초로서 뿌리 및 뿌리줄기를 길초근(吉草根)으로 부른다. 히스테리증, 가슴이 두근거리면서 불안해하며 잠이 오지 않는 증상 그리고 팔다리를 잘 쓰지 못하고 마비되며 아픈 증상에 쓰이는 유럽의 약용식물이다. 조밥나물(*Hieracium umbellatum*), 불가리스장구채(*Silene vulgaris*)도 길가에서 함께 자라고 있다.

　리조트 스토레피엘(Storefjell)은 골(Gol)이란 지역의 산 중턱 스키장에 위치한다. 스키장이라 겨울철은 당연하지만 여름철에도 피서를 겸한 관광객들이 많이 찾는다. 리조트 입구에는 스칸디나비아 신화에 나오는 거인족의 요정 트롤(Troll)이 서 있고 아래쪽에는 노란 꽃이 핀 미나리아재비(*Ranunculus japonicus*)가 대량 서식하며 손짓한다. 옆에는 불가리스장구채도 군데군데 서 있다.

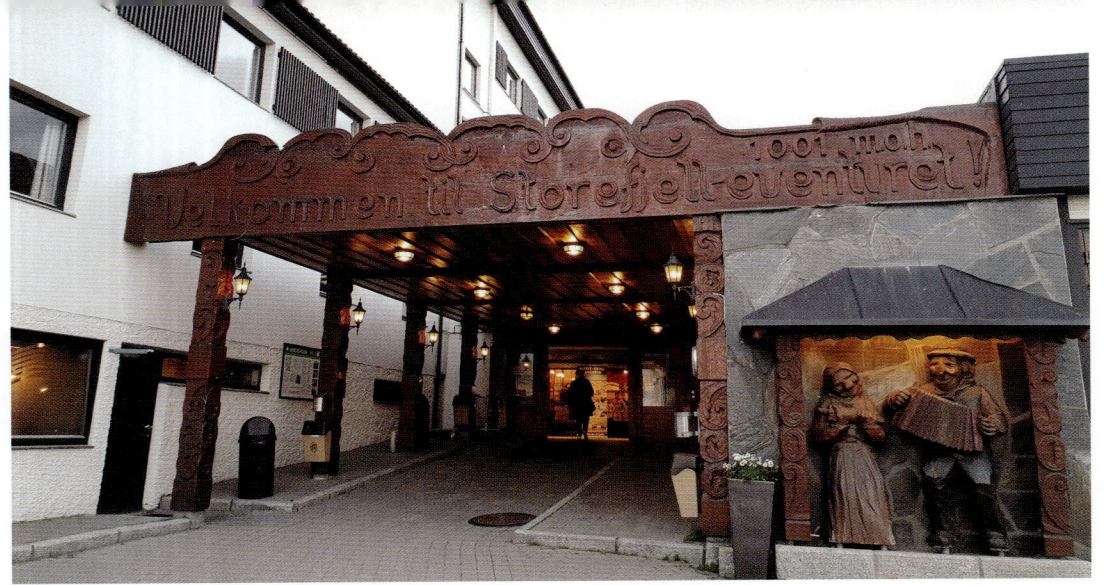

◐ 골 지역의 스토레피엘 리조트. 오른편에는 요정 트롤이 보인다.

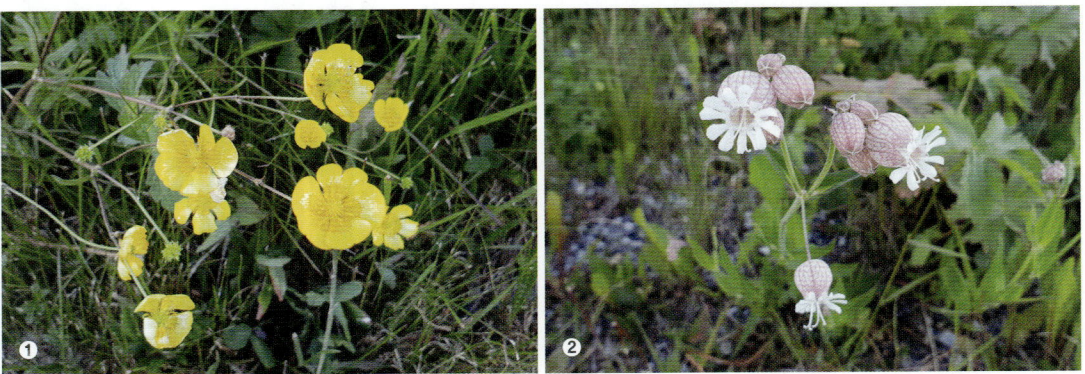

❶ 스토레피엘 리조트의 미나리아재비 ❷ 스토레피엘 리조트의 불가리스장구채

베르겐의 파에야

　베르겐(Bergen)은 한국의 부산처럼 노르웨이 제2의 도시이자 이 나라 최대의 어항이다. 18세기까지 독일의 한자(Hansa) 동맹 상인들이 무역에 종사하여 오늘날 무역항의 기반을 이룬 곳이다. 한자 동맹이란 독일 북쪽과 발트 해 연안에 있는 여러 도시 사이에서 이루어졌던 연맹을 말한다. 한자(Hansa)는 한자(漢字)가 아님을 강조하고 싶다. 베르겐 항구 옆의 브리겐(Bryggen) 지역은 밝게 칠해진 수십 채 건물이 바다를 향해 일렬로 늘어서 있다. 한자 동맹의 중요한 무역활동 중심지였던 곳이다. 베르겐 곳곳에는 한자와 관련된 곳이 남아 있으며 맥주 컵에도 '한자' 글자가 새겨져 있다.

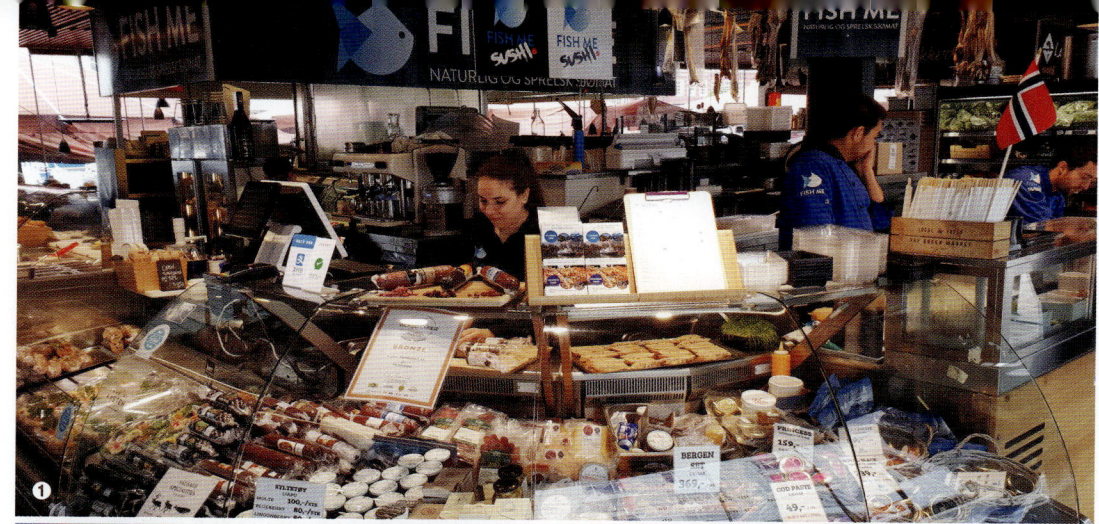

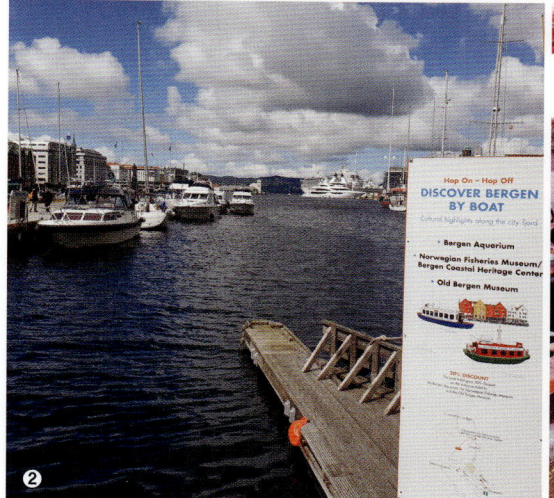
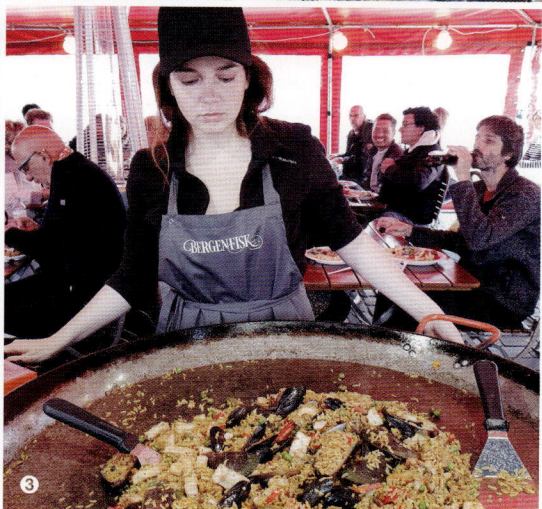

❶ 베르겐 어시장 ❷ 노르웨이 제2의 도시이자 이 나라 최대의 어항인 베르겐
❸ 베르겐 어시장에서 파는 파에야. 이 요리에는 사프란이 들어 있다.

　　항구 옆 시장은 각국에서 온 많은 관광객들로 붐빈다. 한 상점에서 파에야(paella) 파는 모습이 보인다. 파에야는 프라이팬에 고기, 해산물, 채소를 넣고 쌀과 향신료인 사프란을 넣어 만든 스페인 요리다. 파에야 특유의 노란색 밥알은 사프란 색이 우러나온 것이다. 사프란은 가격이 매우 비싸기 때문에 강황 같은 비슷한 색깔을 가진 향신료로 대체하기도 한다. 사프란은 통경, 갱년기장애 개선에 도움되는 식품이자 약초이기도 하다.
　　오슬로의 국립극장 앞에는 〈인형의집〉으로 유명한 노르웨이 극작가인 입센 동상과 역시 노르웨이의 극작가이자 소설가 겸 시인인 비에른손의 동상이 친구처럼 함께 서 있다. 근처

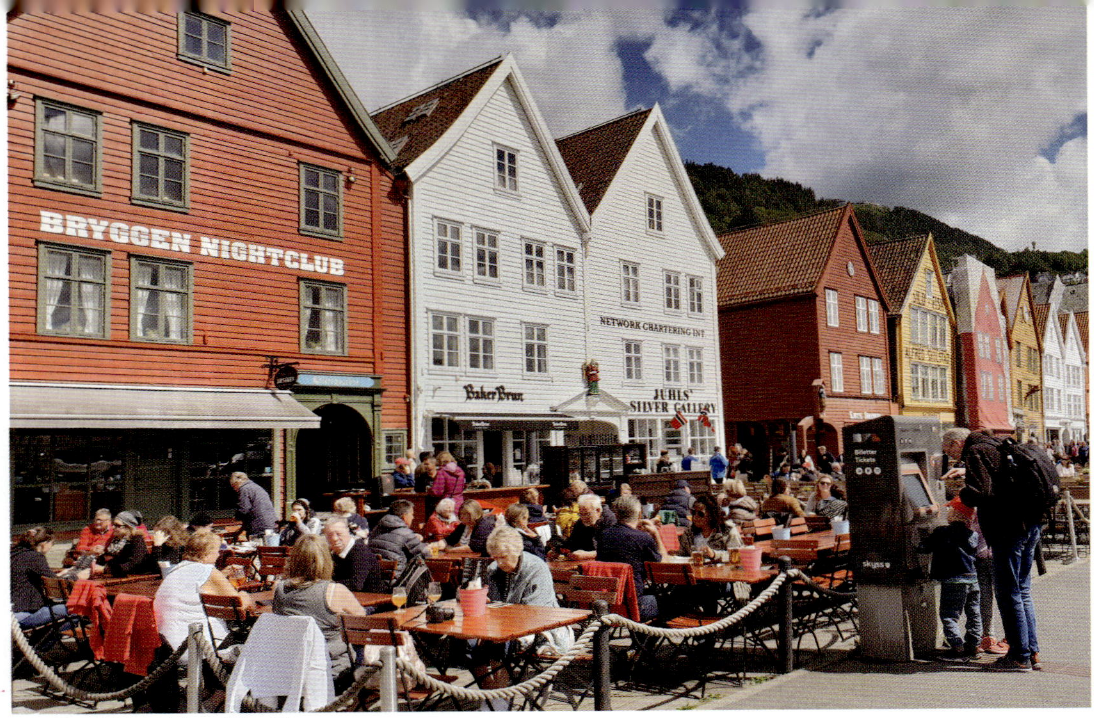

◐ 베르겐 항구 옆의 브리겐 지역

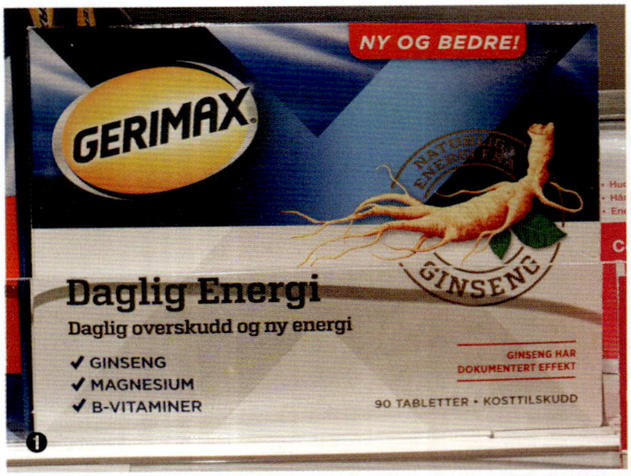

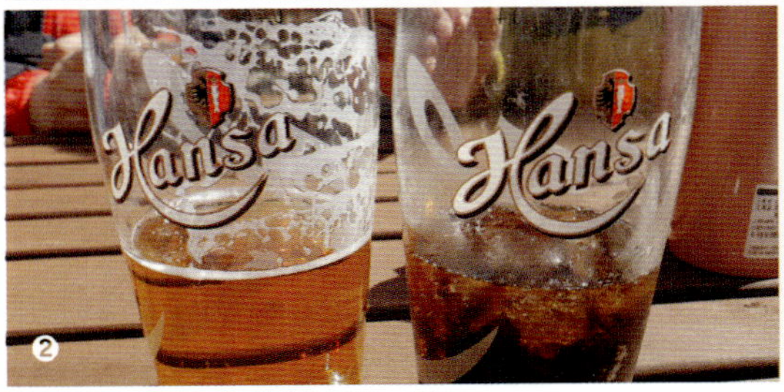

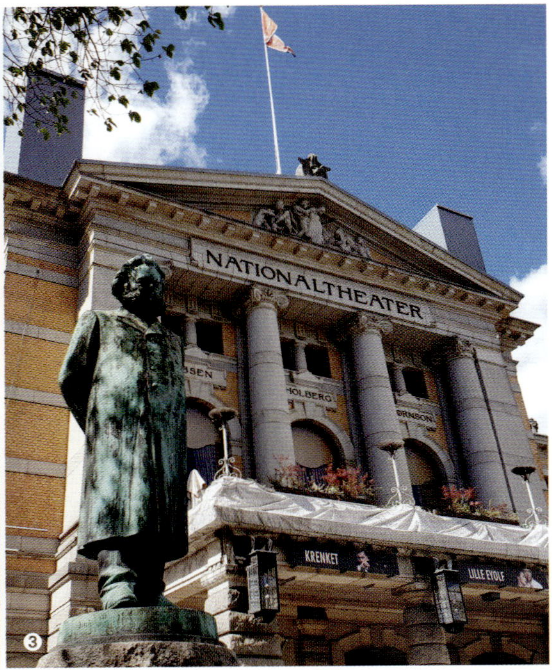

❶ 오슬로 약국에 진열된 인삼 제품
❷ 베르겐에는 한자(Hansa) 동맹과 관련된 곳이 남아 있으며 맥주 컵에도 '한자(Hansa)'라고 새겨 놓았다.
❸ 오슬로 국립극장 앞의 입센 동상

368

약국에서 고려인삼 제품을 만나 반가운 마음에 여러 장의 사진으로 기록하고서 노르웨이를 떠난다.

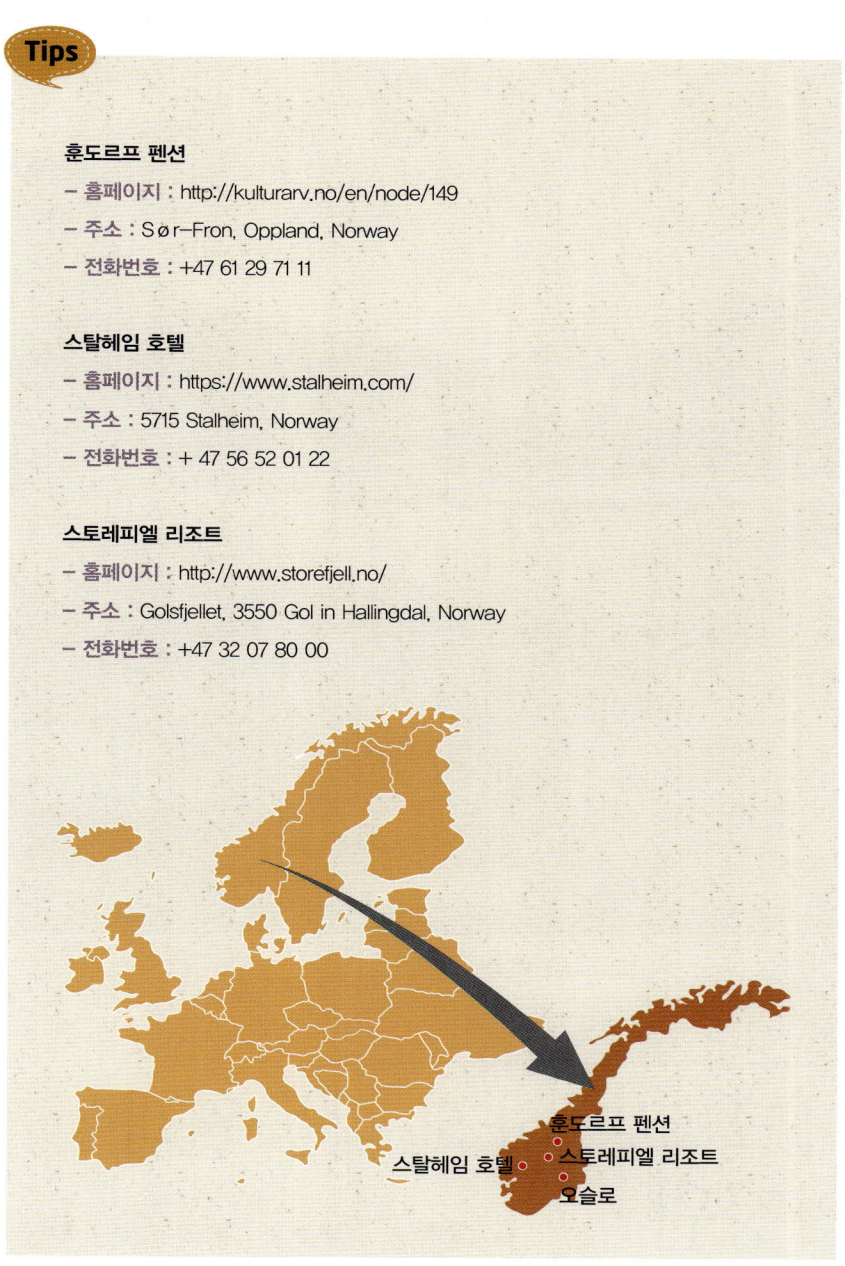

Tips

훈도르프 펜션
- 홈페이지 : http://kulturarv.no/en/node/149
- 주소 : Sør-Fron, Oppland, Norway
- 전화번호 : +47 61 29 71 11

스탈헤임 호텔
- 홈페이지 : https://www.stalheim.com/
- 주소 : 5715 Stalheim, Norway
- 전화번호 : + 47 56 52 01 22

스토레피엘 리조트
- 홈페이지 : http://www.storefjell.no/
- 주소 : Golsfjellet, 3550 Gol in Hallingdal, Norway
- 전화번호 : +47 32 07 80 00

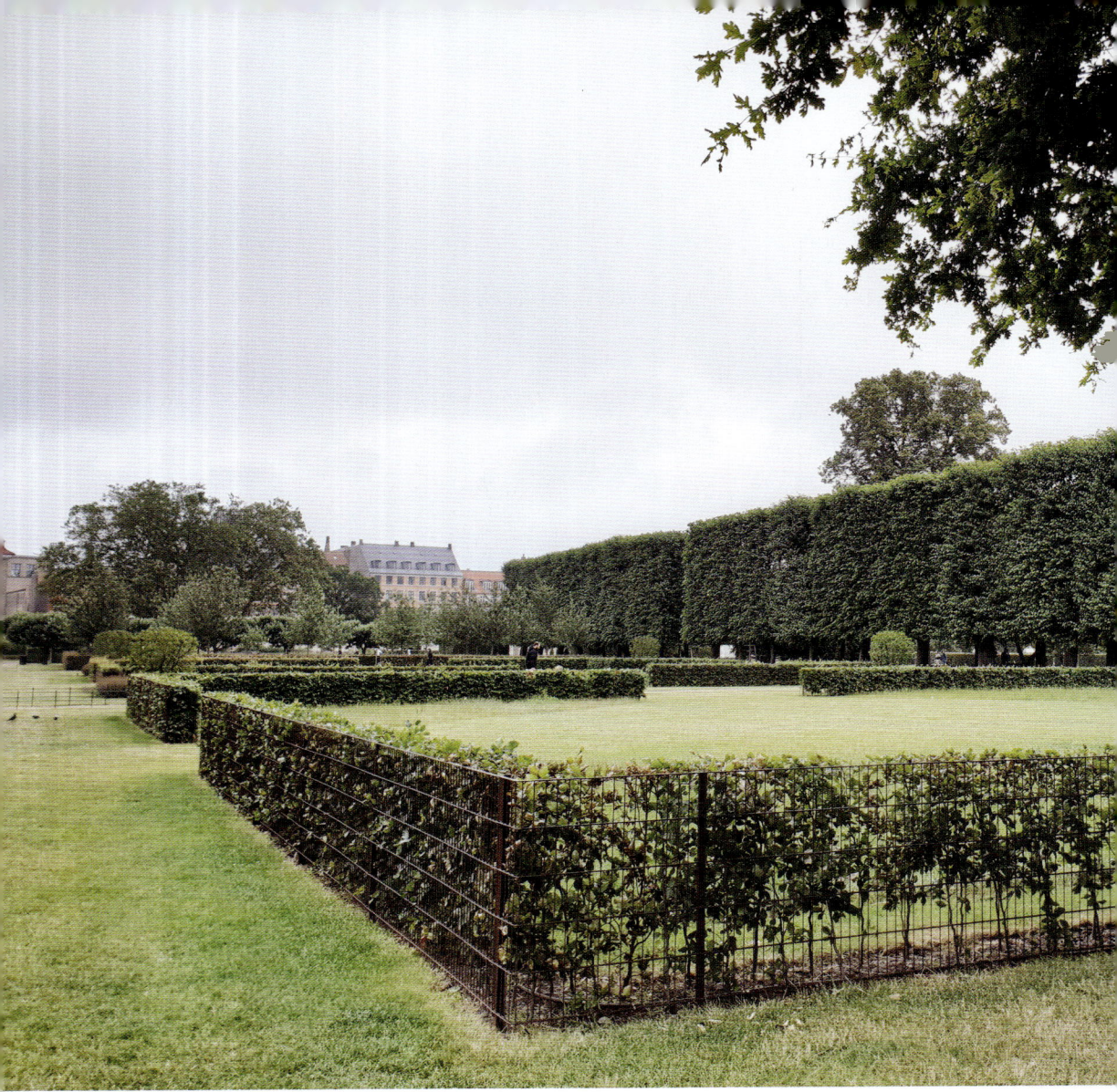
◆ 왕의정원 전경

| 9.05 |

덴마크 코펜하겐 식물원과 왕의정원

상인의 항구, 코펜하겐

덴마크는 북해와 발트 해를 가르는 곳에 위치하며 북쪽은 스칸디나비아 반도의 노르웨이, 스웨덴과 마주하고 남쪽은 독일과 국경을 접한다. 수도인 코펜하겐(Copenhagen)은 덴마크 영토에서 동쪽 끝에 자리 잡고 있다. 코펜하겐 건너편에는 스웨덴의 말뫼(스웨덴어: Malmö)가 다리로 연결되어 있고, 조금 위쪽의 헬싱외르(덴마크어: Helsingør) 바로 앞에는 스웨덴 헬싱보리(스웨덴어: Helsingborg)가 육안으로 보인다. 그만큼 덴마크와 스웨덴은 지리적으로 아주 가깝다.

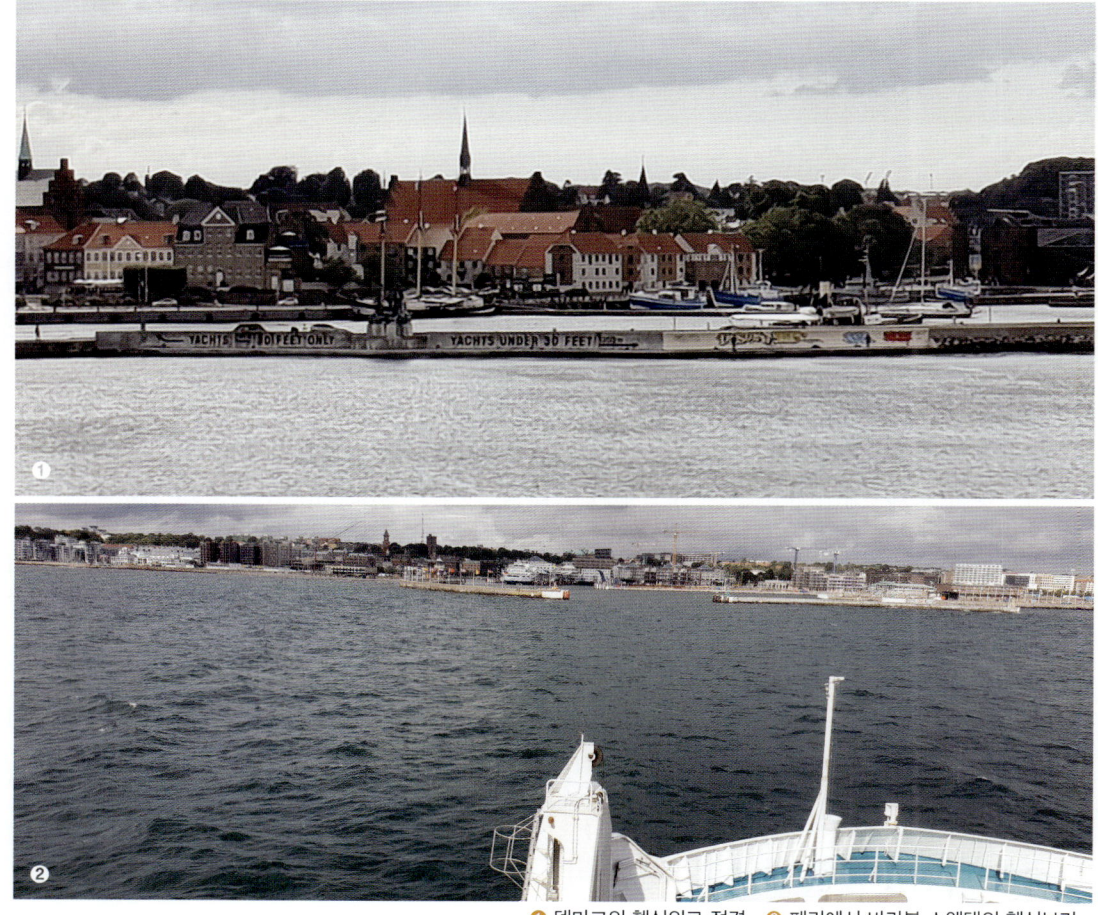

❶ 덴마크의 헬싱외르 전경　❷ 페리에서 바라본 스웨덴의 헬싱보리

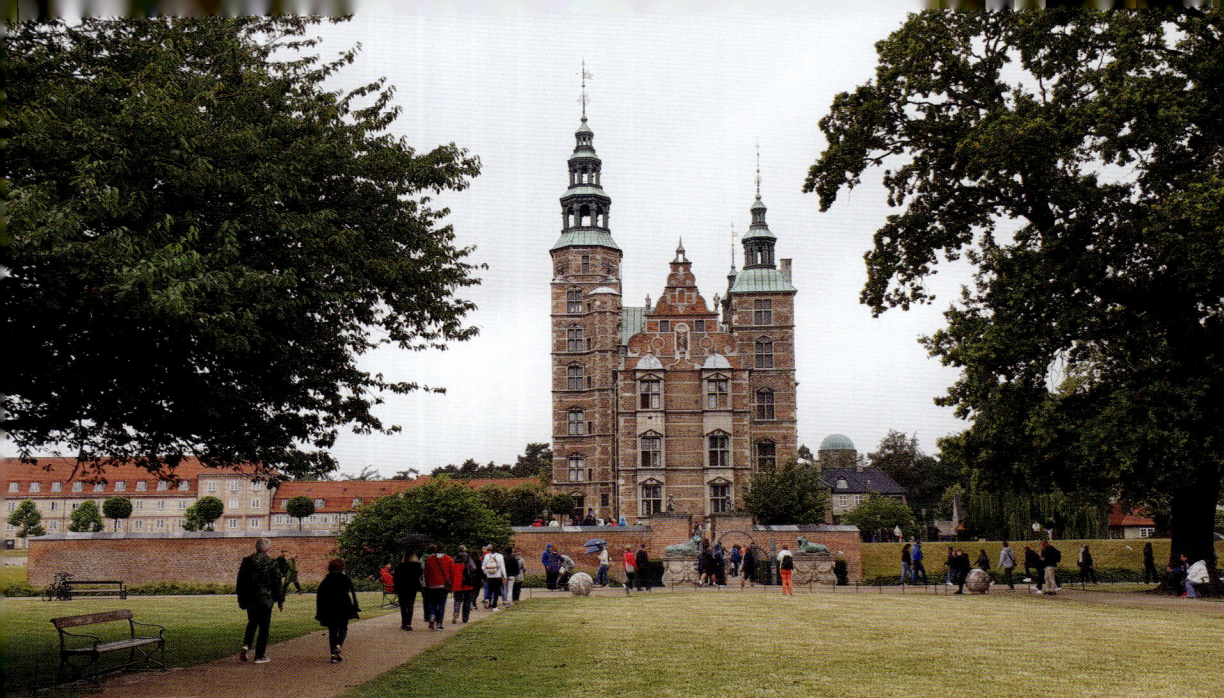

○ 정원 서쪽에 있는 로센보르 성

    덴마크의 영토는 지금도 대서양과 북극해 사이에 있는 세계 최대의 섬인 그린란드(Greenland) 그리고 영국, 아이슬란드 및 노르웨이의 중간에 위치하는 패로(Faroe) 제도를 포함한다. 매스컴은 "트럼프 미국 대통령은 그린란드를 미국이 매입하는 방안에 거듭 관심을 표명했다."며 "트럼프가 몇 차례의 저녁 식사 자리에서 지나가는 말로 그린란드를 사는 것이 가능한지에 대해 질문했다."고 측근들의 말을 인용해 보도했다. 이에 대해 그린란드 정부는 "우린 판매용이 아니다."며 거부했다고 밝혔다. 오랫동안 덴마크에 속했던 아이슬란드는 1944년에 독립하여 공화국이 되었다. 영어 Danish는 덴마크어 또는 덴마크 사람을 뜻한다.

    코펜하겐은 덴마크어로 쾨벤하운(København)이며 '상인의 항구'라는 뜻을 가진 '쾨프마네하픈(Køpmannæhafn)'에서 유래되었다. 1416년경에 덴마크의 수도가 되었고 1479년 이곳에 덴마크에서 가장 오래된 코펜하겐대학교가 설립되었다.

코펜하겐에서 가장 오래된 공원, 왕의정원

    단체여행의 운하 관광에 참여하지 않고 필자 혼자 덴마크 기능식품과 약초 소재 의약품을 조사하러 시내로 나선 길에 우연히 왕의정원(덴마크어: Kongens Have)을 만났다. 정원 입구에는 자전거와 전동 킥보드가 들어갈 수 없다는 안내문을 붙여 놓고 대여 가능한 전동 킥보드는 입구 문 근처에 줄지어 세워져 있다. 자유롭게 빌릴 수 있다 보니 전동 킥보드는 시민들의 발이 된 것 같다. 이곳에는 전동 킥보드를 '전기 스쿠터(electric scooter)'로 표기하고 있다.

코펜하겐에서 가장 오래된 공원인 왕의정원은 '로센보르 성 정원(Rosenborg Castle Garden)'으로도 부르며 왕실 텃밭으로 사용했다고 전해진다. 정원으로 들어가니 조각상이 서 있다. 덴마크 조각가인 Aksel Hansen과 프랑스 예술가인 Arthur Jacques LeDuc의 조각상 그리고 덴마크의 정치가이자 언론인인 Viggo Hørup의 기념상이다. 정원 서쪽으로 로센보르 성이 보이고 장미정원을 비롯한 정원들이 잘 조성되어 있다. 1606년에 조성된 정원은 울창한 나무로 잘 정리되어 프랑스 베르사유 정원의 숲길을 연상케 한다. 면적은 12헥타르(1ha=1만m²)이다. 왕의정원이 로센보르 성 정원으로 불리는 까닭은 로센보르 성이 정원 안에 있기 때문이다. 이 성은 1606년 덴마크·노르웨이의 왕이었던 크리스티안 4세(Christian IV)에 의해 여름 궁전으로 건설되었으며 1624년에 준공되어 1838년에 일반에 개방되었다.

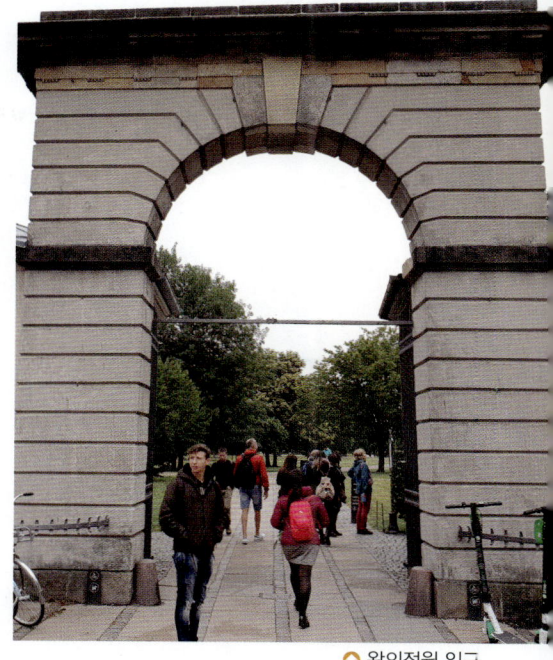

◐ 왕의정원 입구

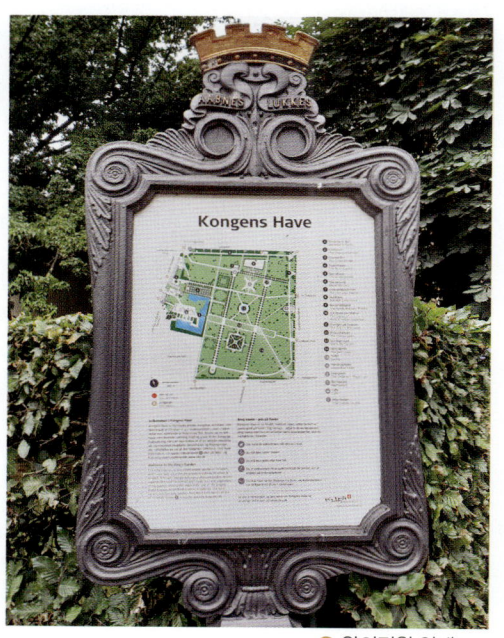

◐ 왕의정원 안내도

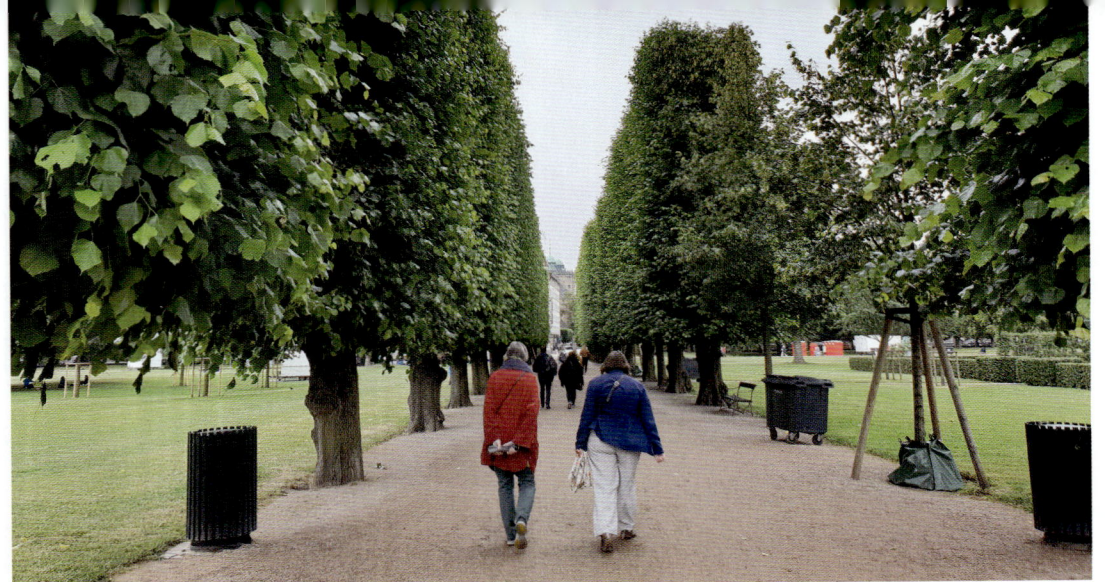

◆ 정원 내의 숲길

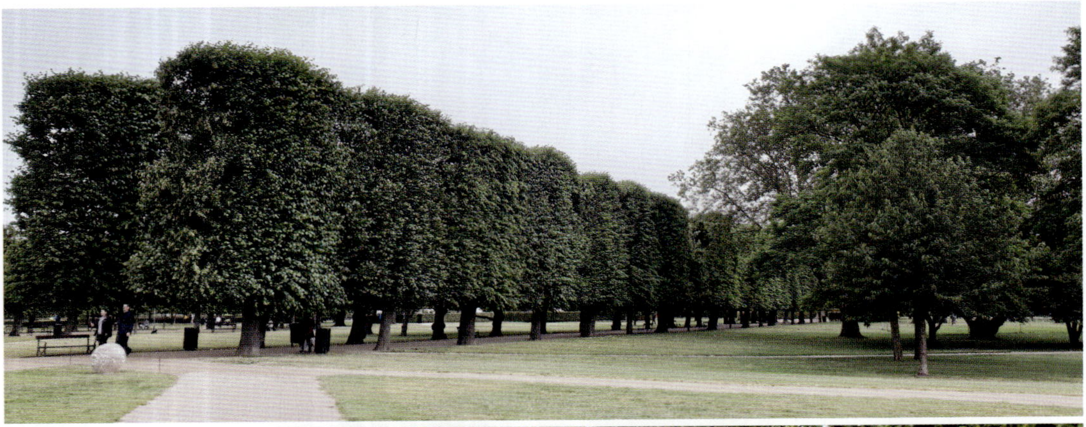

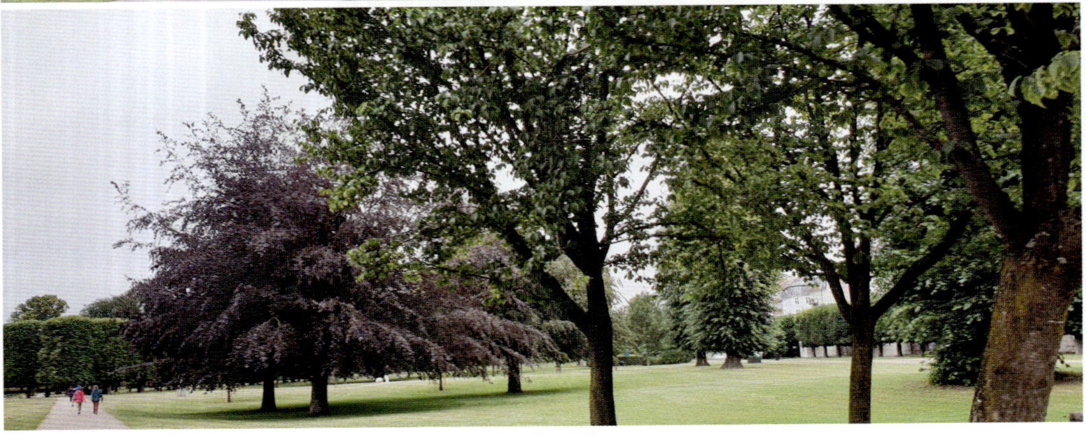

◆ 정원 전경

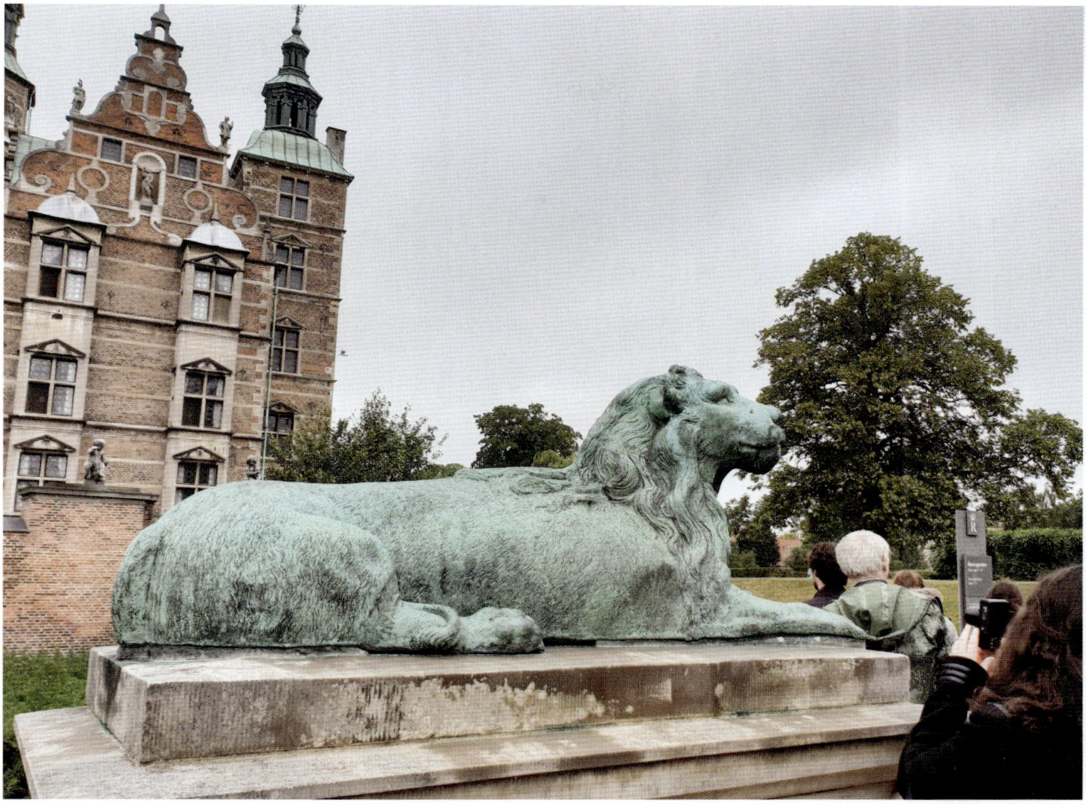

⬆ 로센보르 성

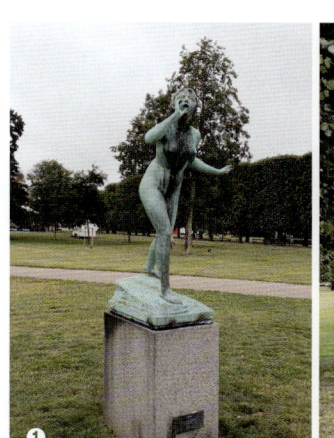
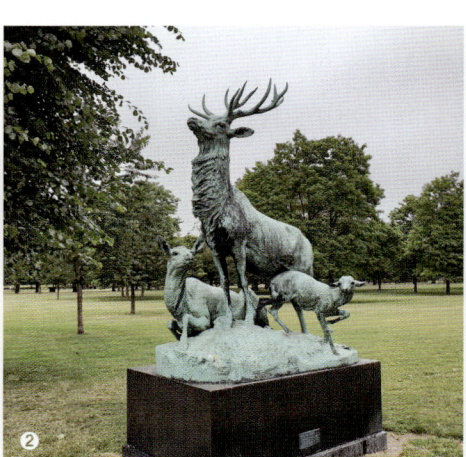
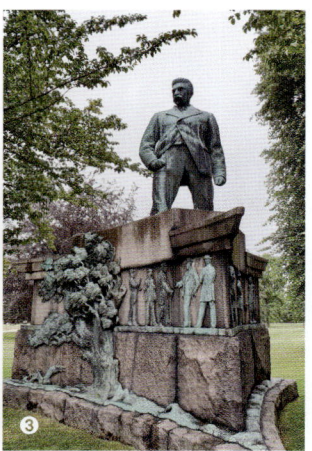

❶ 덴마크 조각가인 Aksel Hansen의 조각상   ❷ 프랑스 예술가인 Arthur Jacques LeDuc의 조각상
❸ 덴마크의 정치가이자 언론인인 Viggo Hørup의 기념상

덴마크 코펜하겐 식물원과 왕의정원

시간이 촉박하여 급히 정원을 한 바퀴 둘러보고 사진은 대충 촬영해 뒀다. 르네상스 건축 양식인 로센보르 성(Rosenborg Castle)은 멀리서 지켜봐야만 했고 잘 조성된 공원 숲과 조각상은 차분히 살펴보지 못했다. 비까지 쏟아지고 일행과 약속 시간도 다 되어 돌아가기에 바빴다.

귀국 후 구글 지도를 살펴보다가 왕의정원 바로 옆에 식물원이 있다는 사실을 알고 깜짝 놀랐다. 혼자 경황이 없어 구글 지도를 켜지 못하고 거리를 다니다 보니 가까이 있었던 역사가 오래된 코펜하겐 식물원을 미처 보지 못한 것이다. 아쉬운 마음에 사진은 없지만 자료 조사하여 간단히 이 식물원을 소개한다.

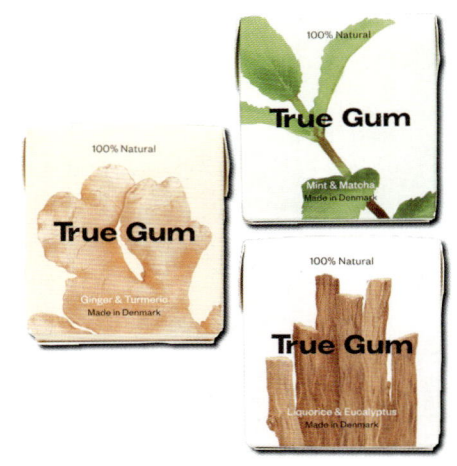
◎ 코펜하겐의 식품점에서 구입한 생강과 강황(좌), 민트와 차(우, 상), 감초와 유칼립투스(우, 하)가 함유된 덴마크산의 껌 제품

코펜하겐 식물원

왕의정원 옆에 위치한 코펜하겐대학교 식물원(영어: University of Copenhagen Botanical Garden, 덴마크어: Botanisk have)은 보통 코펜하겐 식물원(Copenhagen Botanical Garden)으로 부르며 덴마크 자연사박물관 소속으로 코펜하겐대학교 자연과학대학에 의해 운영된다. 원래 약초원(Hortus Medicus)은 크리스티안 4세 국왕의 허가를 받아 1600년에 조성되었

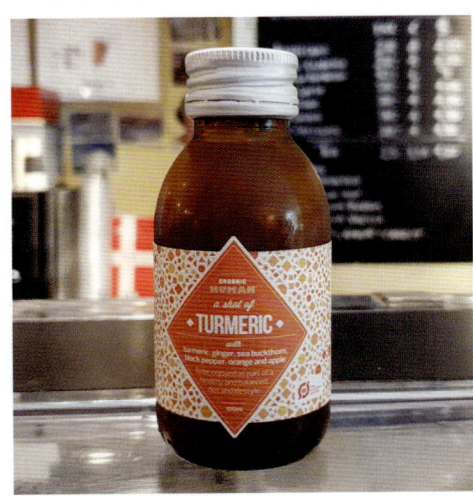
◎ 덴마크의 강황 음료수

다. 종교개혁 이후 약용식물을 기르던 수녀원들의 정원이 방치되거나 훼손되자 이 식물들을 보호하기 위해 처음으로 식물원이 조성된 것이다. 오늘날의 위치에 자리 잡은 때는 1870년이다. 1874년에 건설된 식물원 내의 대형온실[Palm House]은 식물원의 랜드마크로 유명하다. 덴마크 맥주회사인 칼스버그(Carlsberg)의 창업주 지원으로 지어졌다. 높이 16m, 길

이 50m 규모의 이 온실에는 다양한 아열대 및 열대식물들이 자란다. 약 10헥타르 면적인 식물원에는 1만 3,000종의 식물이 재배 중이라고 홈페이지에서 설명하고 있다.

아말리엔보르 궁전 근처의 상점에서 강황 음료수가 보인다. 수업 자료로 활용하고 약초 전시회에서도 쓰려고 주저 없이 사 버렸다. 어떻게 유럽인들도 약초 드링크를 좋아하는가 보다.

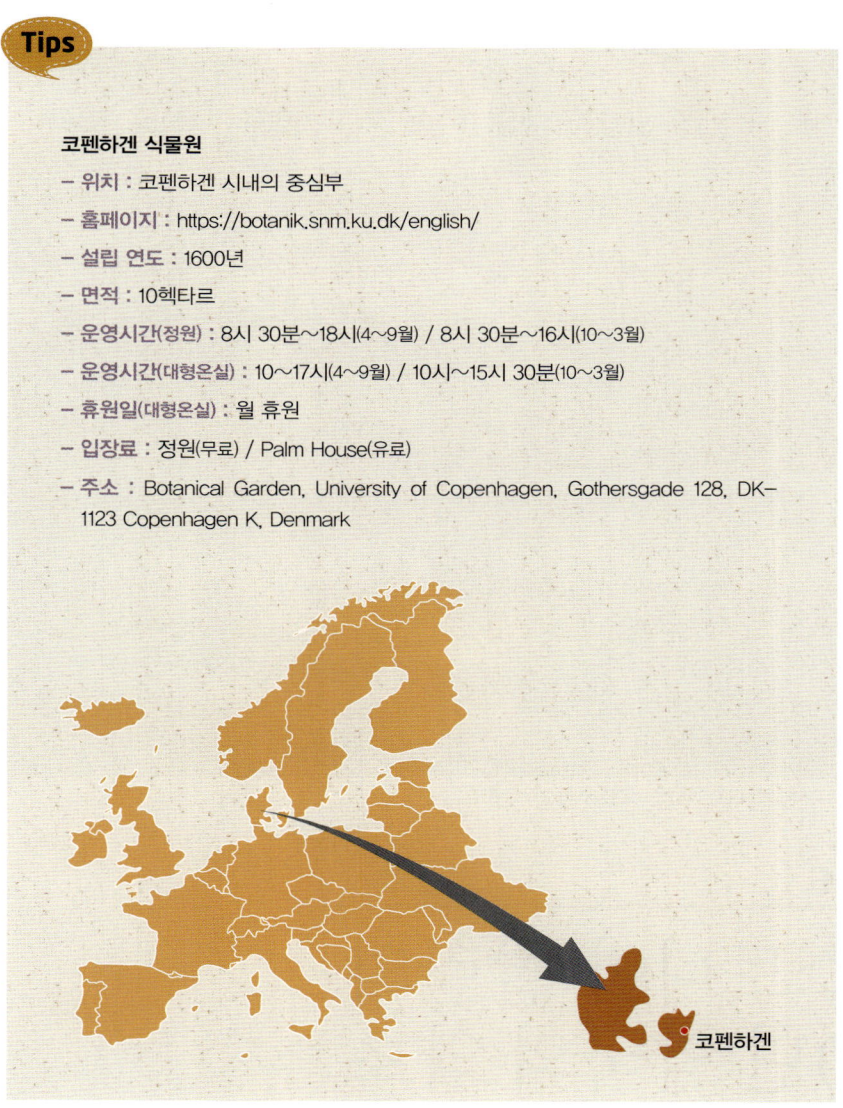

Tips

코펜하겐 식물원
- 위치 : 코펜하겐 시내의 중심부
- 홈페이지 : https://botanik.snm.ku.dk/english/
- 설립 연도 : 1600년
- 면적 : 10헥타르
- 운영시간(정원) : 8시 30분~18시(4~9월) / 8시 30분~16시(10~3월)
- 운영시간(대형온실) : 10~17시(4~9월) / 10시~15시 30분(10~3월)
- 휴원일(대형온실) : 월 휴원
- 입장료 : 정원(무료) / Palm House(유료)
- 주소 : Botanical Garden, University of Copenhagen, Gothersgade 128, DK-1123 Copenhagen K, Denmark

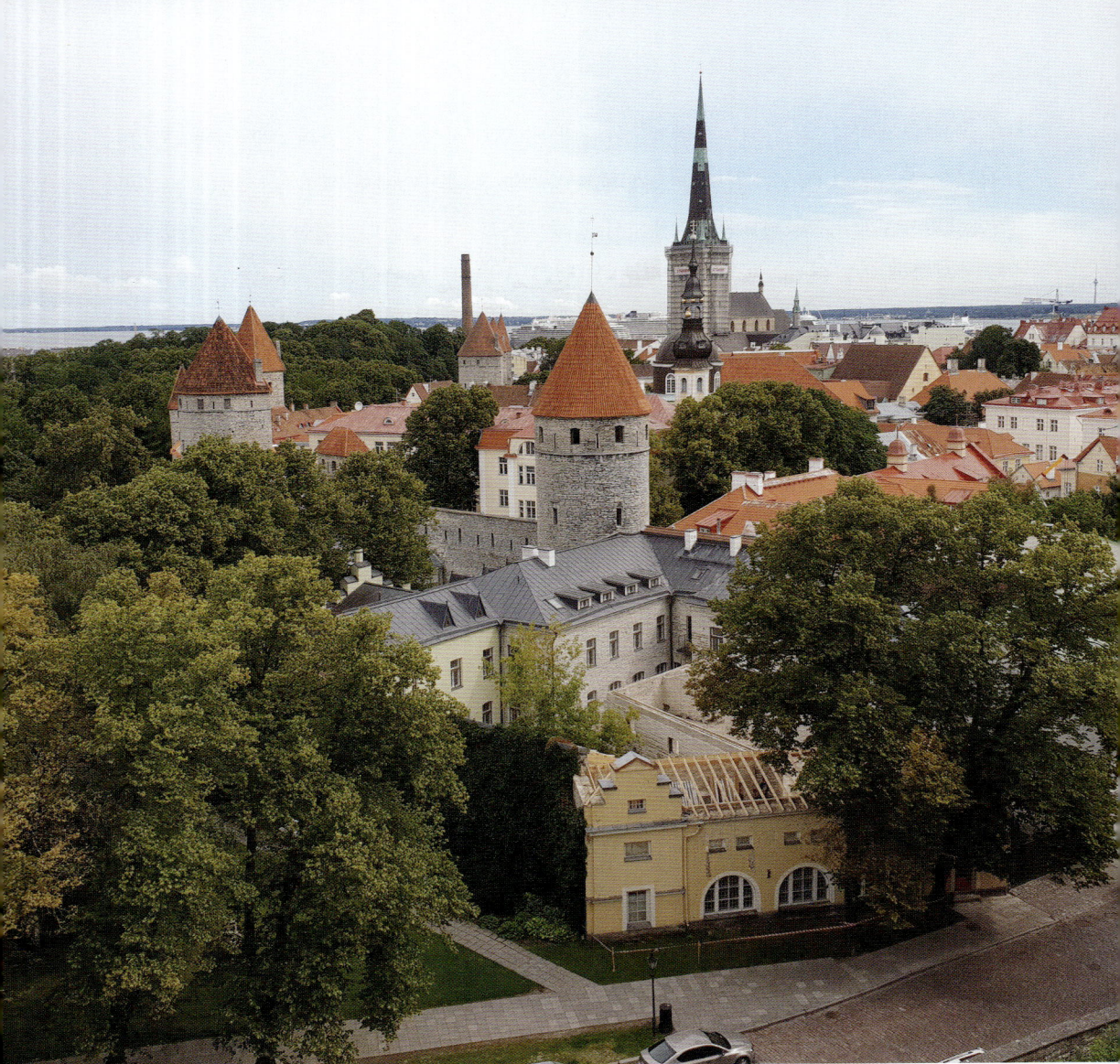

● 언덕 위 고지대에서 내려다보는 탈린 구시가지의 모습

| 9.06 |

에스토니아 탈린의 600년 약국의 약초

에스토니아는 발틱 국가

우리에게 아직은 조금 낯선 이름인 에스토니아(Estonia)는 지도상에서 쉽게 위치가 떠오르지 않는 나라다. 북유럽이라 불리는 스칸디나비아 반도에는 노르웨이와 스웨덴 두 나라가 있고 그 옆에 핀란드가 나란히 붙어 있다. 핀란드 바다 건너편에 있는 나라가 바로 에스토니아다. 면적은 남한의 절반도 안 되며 인구는 130만 명 정도의 작은 나라다. 에스토니아가 있는 곳을 발틱 국가라 부른다. 발틱과 발칸은 얼핏 비슷해 보이지만 지정학적으로 완전히 다르다. 발틱 국가는 1991년 러시아에서 분리되어 독립한 세 나라인 라트비아·리투아니아·에스토니아다. 반면 발칸 국가는 유럽 동남쪽 발칸 반도 일대에 있는 불가리아·터키 일부 지역과 구유고슬라비아 연방국을 가리킨다.

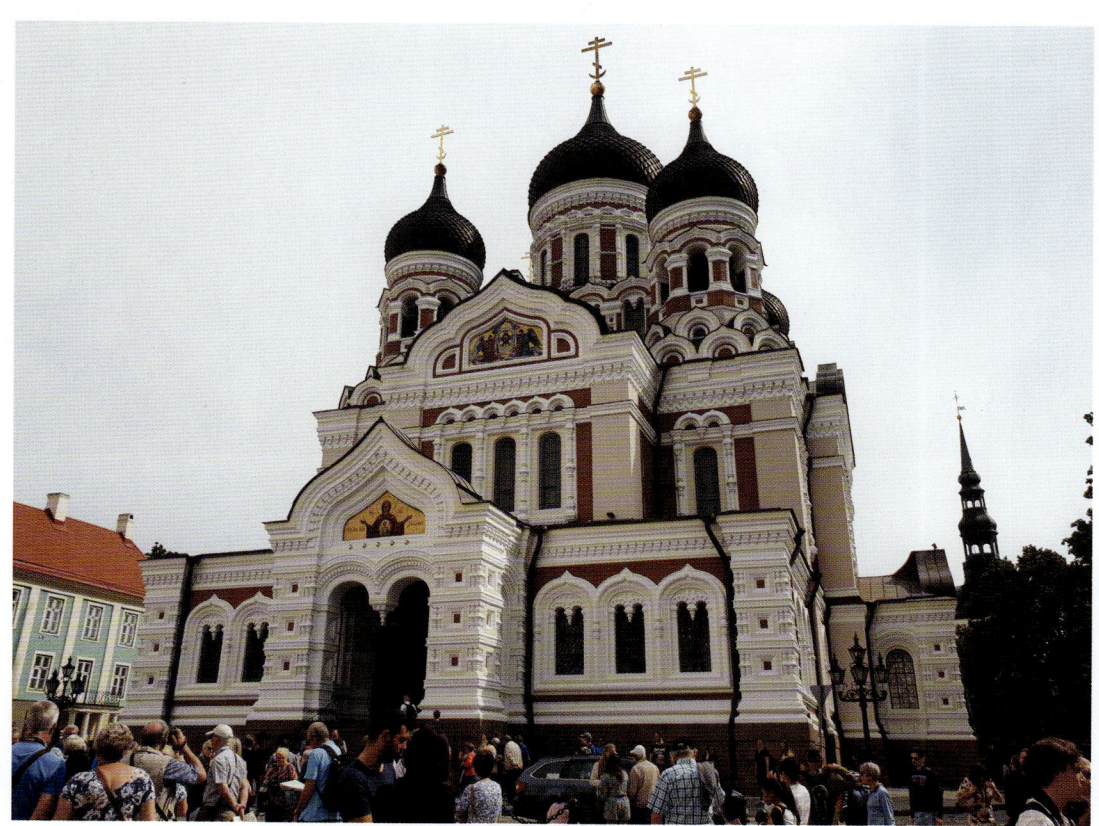

✿ 구시가지에 있는 러시아 정교회 성당. 까만 돔 지붕 위에 황금색 십자가가 설치되어 있다.

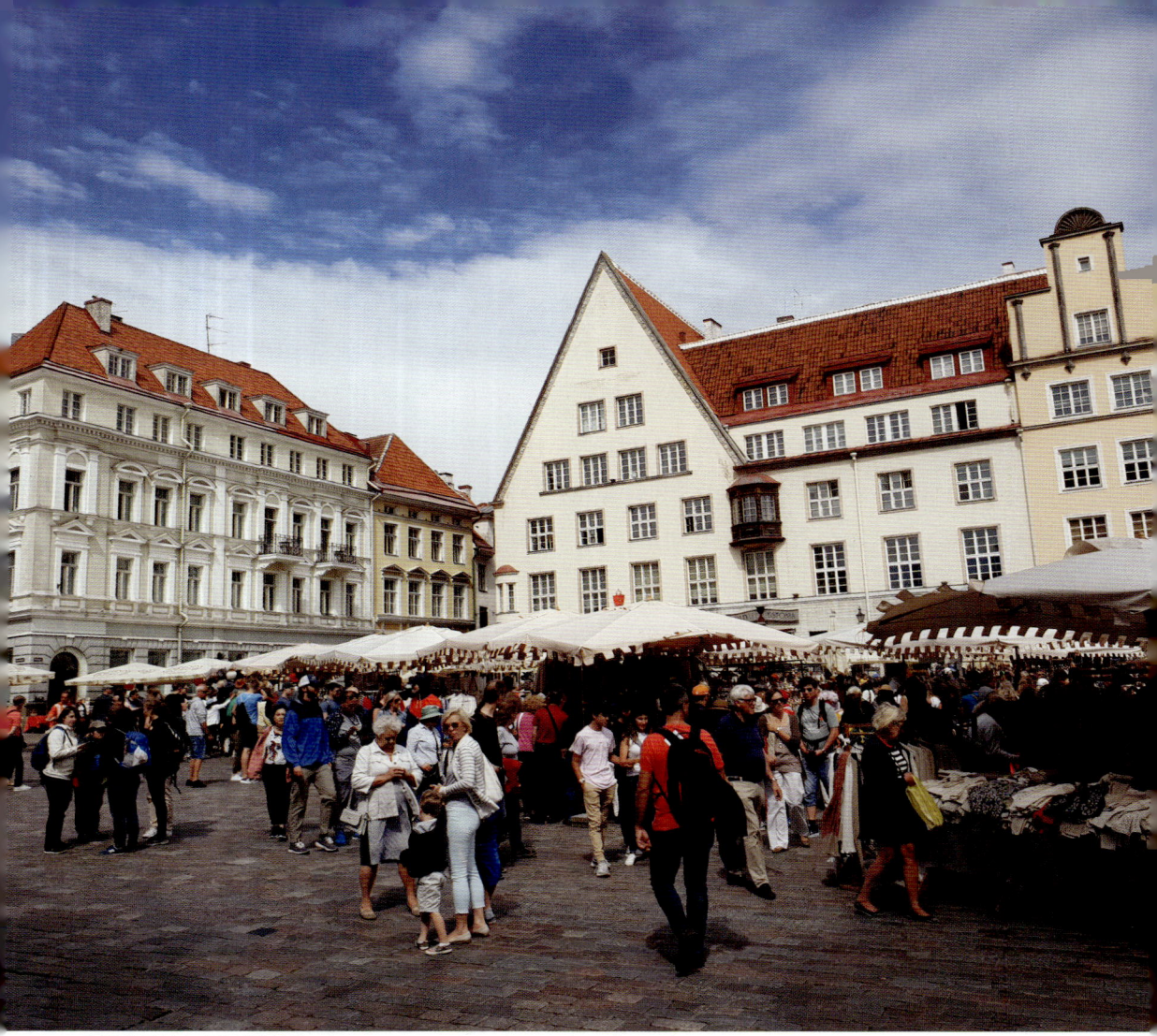

○ 탈린 구시가지의 시청 광장

탈린은 세계문화유산으로 지정

핀란드의 수도 헬싱키에서 배로 2시간 남짓 거리에 에스토니아의 수도인 탈린(Tallinn)이 있다. 탈린은 에스토니아 글자이며 덴마크의 도시(Danish-town)라는 뜻의 Taani-linn(aː)에서 나왔다. 이곳은 중세도시의 흔적이 지금까지 남아 있어 구시가지(올드타운) 전체가 유네스코 세계문화유산으로 지정돼 있다. 구시가지의 시청 광장은 벨기에 브뤼셀의 그랑플라스처럼 파스텔 톤의 알록달록한 건물들에 둘러싸여 있다.

600년 역사의 약국

시청 광장 한구석에서는 에스토니아에서 가장 오래된 약국이 자리 잡고 있다. 영어로 'Town Hall Pharmacy'라는 뜻의 레아프테크(Raeapteek) 약국이다. 유럽에서 가장 오랜 역사를 지닌 약국 중의 하나지만, 언제 개업했는지 그 시기는 정확히 알 수 없다고 역사학자들은 이야기한다. 15세기인 1422년 또는 1415년으로 짐작하고 있으며 약국의 홈페이지에는 1422년으로 개업 연도를 소개하고 있다. 600년의 역사를 지닌 약국으로 같은 건물에서 지금까지 운영되고 있으며 약국 내에는 작은 박물관도 마련되어 있다.

약국 홈페이지 자료에 따르면 레아프테크 약국은 탈린에서 가장 오래된 의료 시설이며, 약사가 의료 전문가이자 마을 의사였던 때도 있었다. 이 약국은 약을 사는 곳만 아니라, 주민들은 치료와 영적 조언을 얻기 위해서도 이곳을 찾았다고 한다.

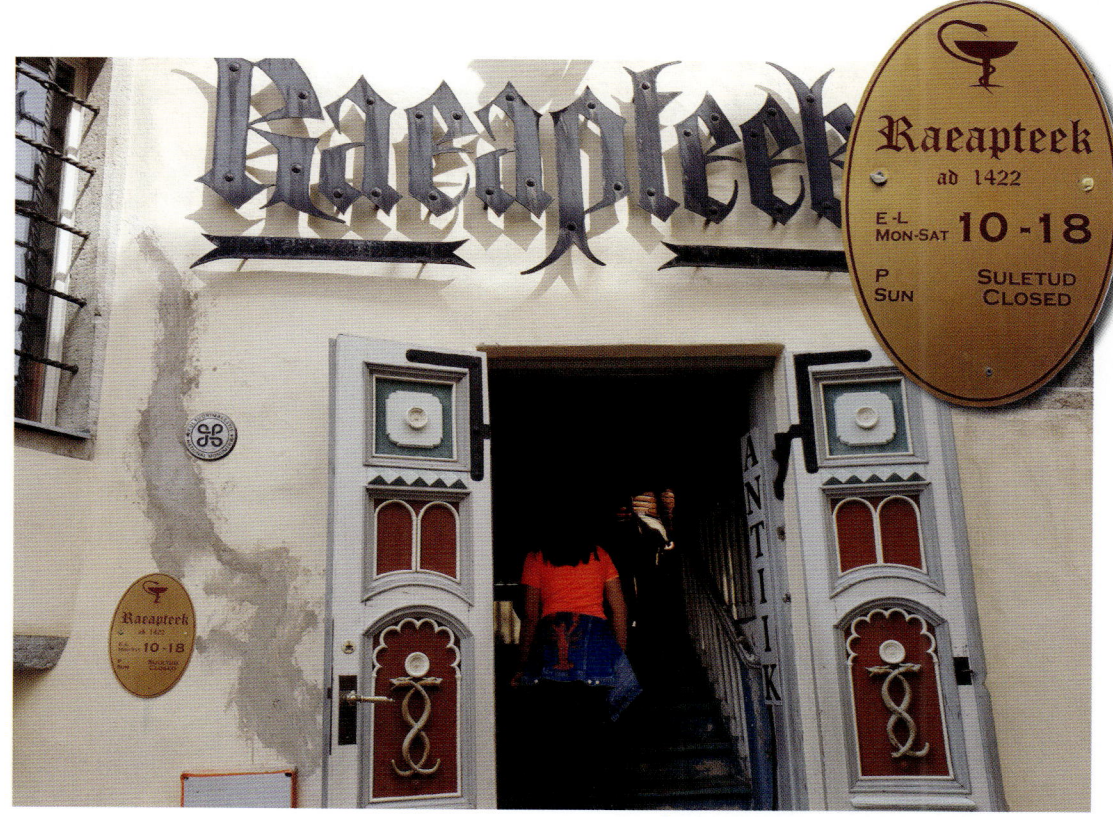

○ 약국 입구. 왼쪽에 1422년 개업 표시가 걸려 있다.

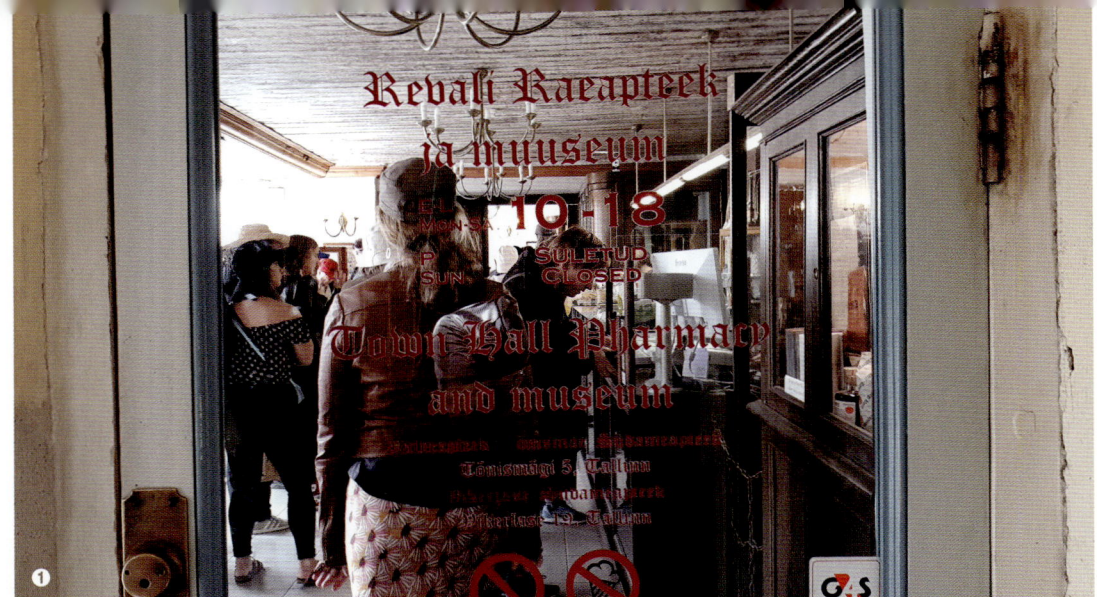
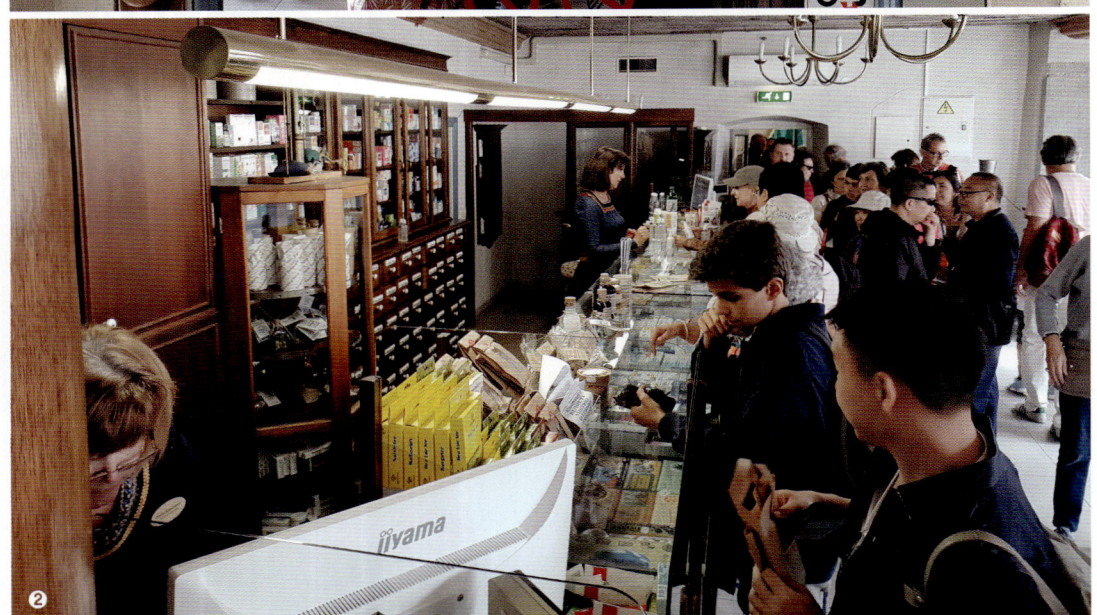

❶ 유리문 너머로 약국에 온 손님들이 보인다. ❷ 약국 내부 모습

　아무런 사전 준비 없이 탈린을 찾았다가 이곳에 오래된 약국이 있다는 가이드의 한마디에 모든 관광을 멈추고 즉시 약국으로 달려갔다. 손가락으로 가리켜 준 약국을 찾지 못해 허둥지둥 다시 가이드를 찾아서 다른 일행의 시선은 아랑곳없이 마구잡이로 그의 손을 이끌고 약국을 찾으러 나섰다.

대마, 마늘, 주니퍼 제품

약국 입구에는 '1422년' 영업을 시작했다는 표시를 해두었으며 유명한 약국이다 보니 안에는 수많은 관광객들이 약을 사느라 정신이 없을 지경이었다. 약장에는 타임, 캐모마일, 월귤엽의 약재 표시가 보이고, 판매장에는 대마 씨, 마늘, 주니퍼 제품이 놓여 있다. 전시장에는 예전부터 약국에서 팔던 사프란, 정향, 회향 약재도 진열되어 있다. 약국 내 작은

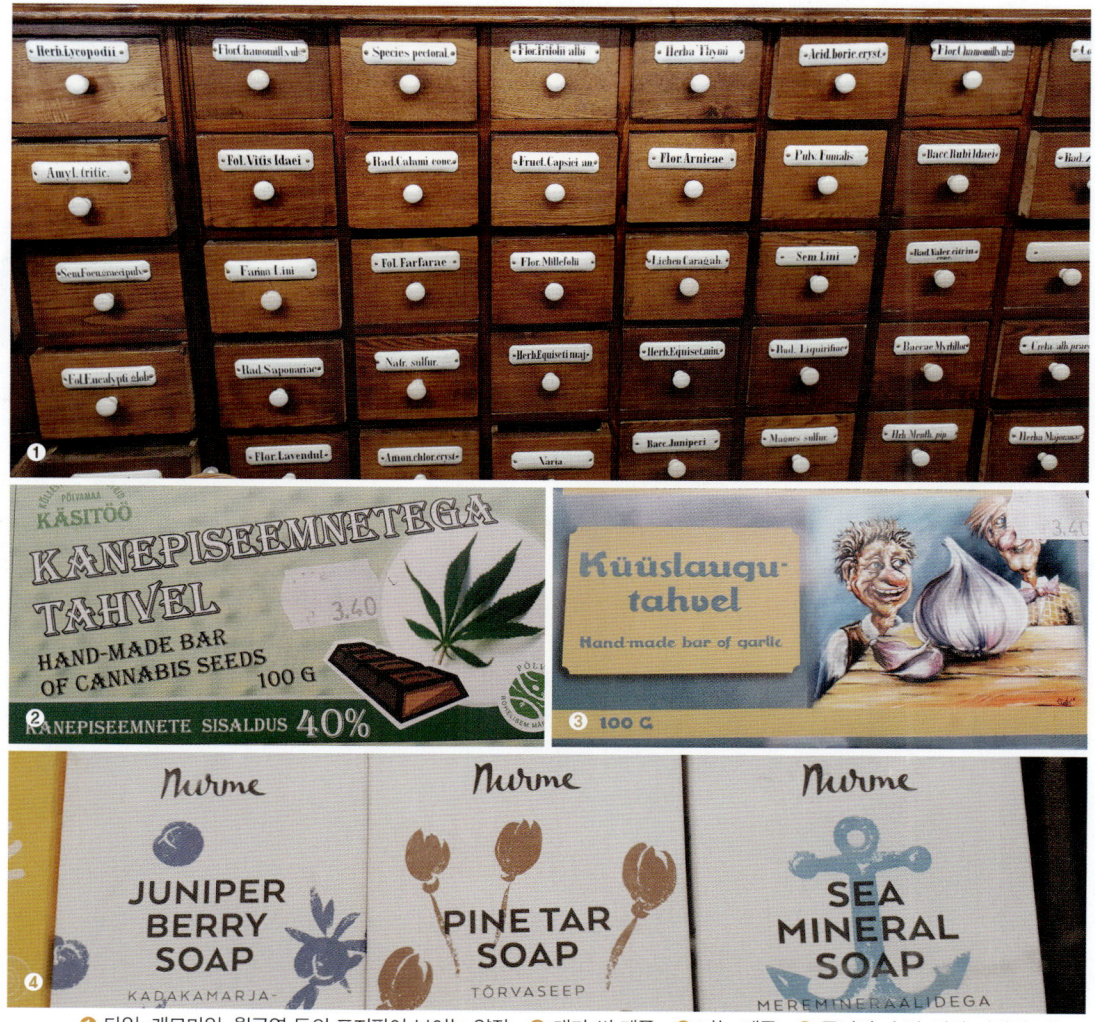

❶ 타임, 캐모마일, 월귤엽 등의 표지판이 보이는 약장 ❷ 대마 씨 제품 ❸ 마늘 제품 ❹ 주니퍼, 송진, 바다 미네랄 비누

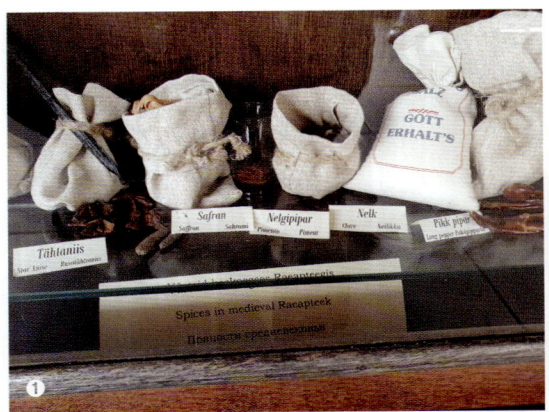
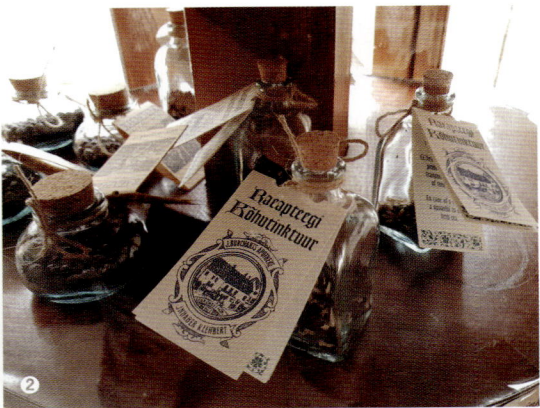

❶ 오래전부터 약국에서 팔던 사프란, 정향, 회향 약재 ❷ 약국에서 판매 중인 약초 제품

약국 내 박물관의 약병 전시물. 계피 약병도 보인다. ◐

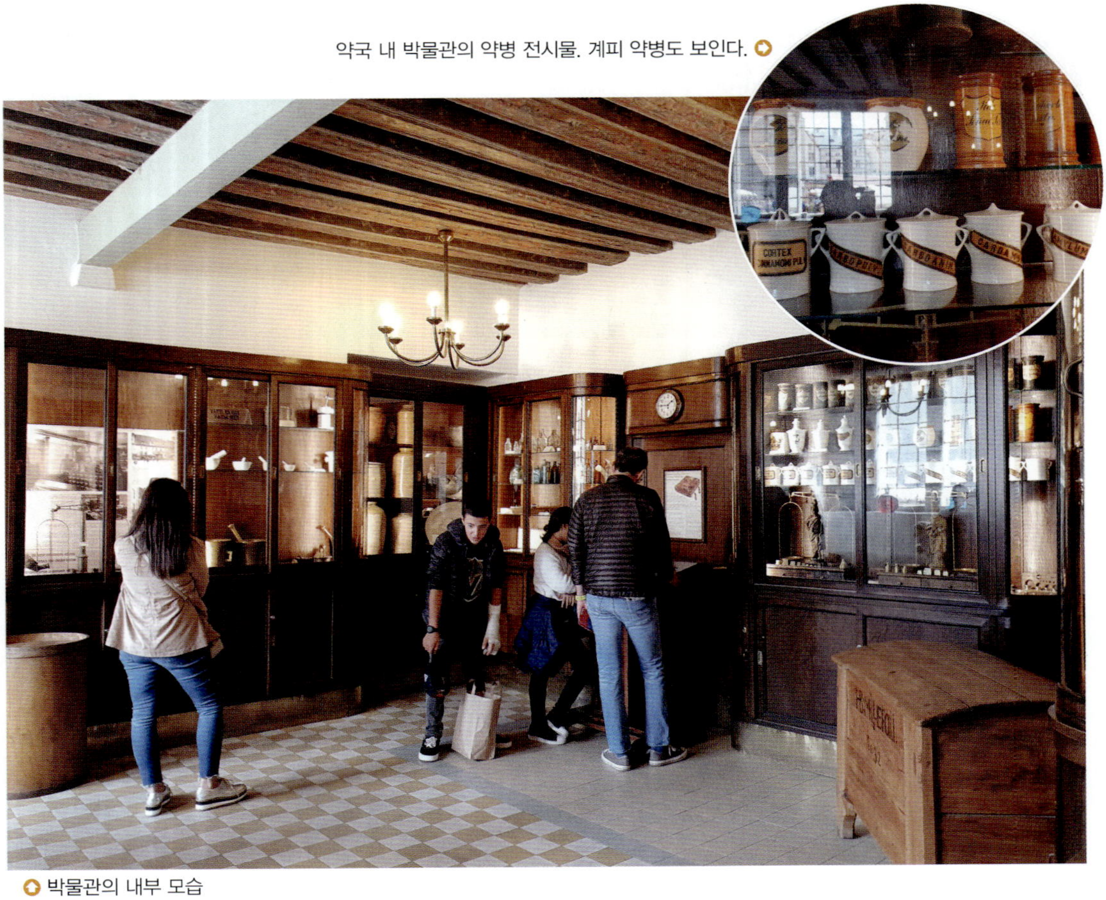

◐ 박물관의 내부 모습

박물관에는 예전에 쓰던 약병이 전시되어 있는데 그중에는 계피 약병도 보인다.

쥐오줌풀, 세인트존스워트, 홉

잠깐의 시간을 얻은 필자는 다른 생각할 겨를도 없이 약국 내부의 이곳저곳에 카메라를 들이대며 촬영했고 눈에 보이는 약과 책도 급히 구입했다. 귀국 후 차분히 살펴보니 약재 하나는 주니퍼 열매였다. 약국 홈페이지에는 주니퍼 열매를 매일 한 개씩 먹으면 감기나 복통 치료에 좋고, 주니퍼 차는 신장과 방광 질환에 도움을 준다고 적혀 있다. 또 하나는 시계초, 쥐오줌풀, 홉, 세인트존스워트, 멜리사 허브가 섞여 있는 진정 약재다. 스트레스를 받았을 때나 잠자기 전에 먹으면 안정 효능이 있다고 설명하고 있다. 쥐오줌풀(길초근)은 히스테리 치료에, 그리고 세인트존스워트(서양고추나물)는 우울증 치료에 좋은 약초다. 맥주의 향미료로 사용하는 홉도 불면증 치료에 도움된다.

같은 책을 두 권이나 샀던 《허브이야기》 도서에는 레아프테크 약국에서 널리 사용했던

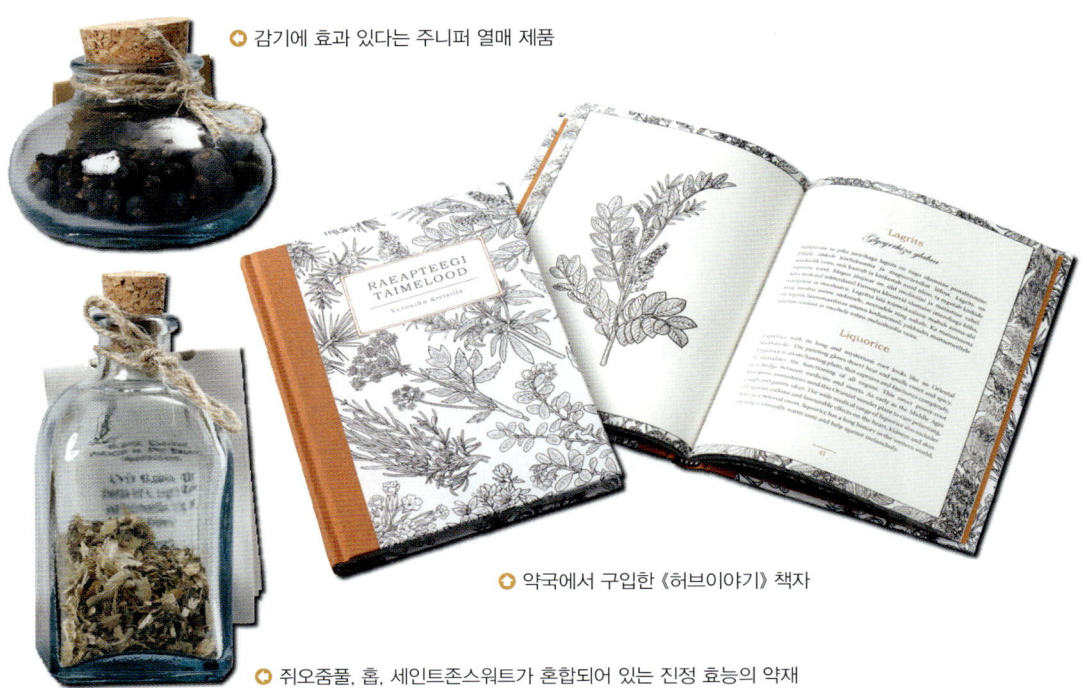

◯ 감기에 효과 있다는 주니퍼 열매 제품

◯ 약국에서 구입한 《허브이야기》 책자

◯ 쥐오줌풀, 홉, 세인트존스워트가 혼합되어 있는 진정 효능의 약재

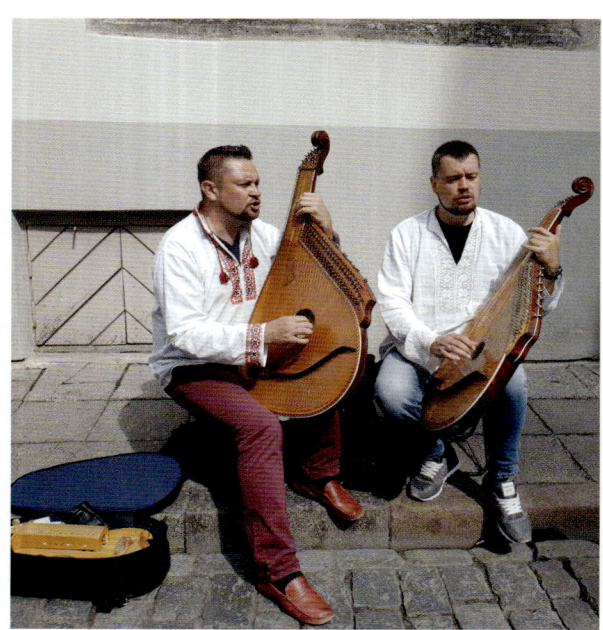
○ 구시가지 언덕길에서 만난 연주자들

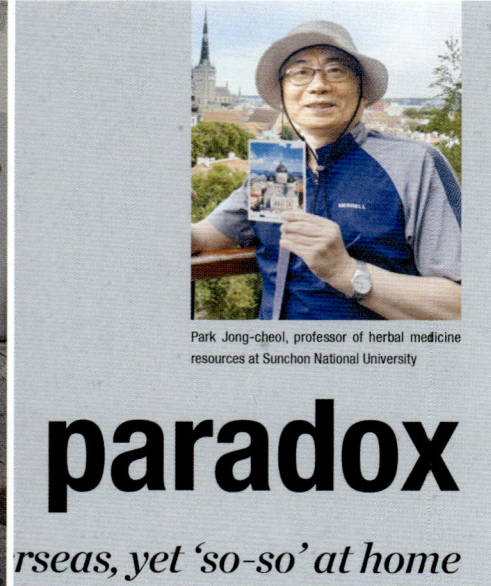
○ 탈린의 구시가지를 배경으로 한 필자 사진이 한국의 영자 신문에 실렸다.

약초이자 향신료 식물들이 소개되어 있다. 그중에는 유럽에서 널리 활용되고 있는 세이지(*Salvia officinalis* L.)와 로즈마리(*Rosmarinus officinalis* L.)도 보인다. 세이지는 위장장애, 소화불량 치료에 도움되며 항당뇨, 진경, 구풍 작용이 알려져 있다. 로즈마리는 담즙분비 촉진 작용과 진통, 소화 촉진 효능이 있는 향신료이다.

중세의 약초 가격표

약국 홈페이지의 첫 화면에는 1695년에 약국에서 판매했던 중세시대의 가격표를 소개하고 있다. 가격표에는 54종의 물, 지방 25건, 발삼 32건, 보존제 62건, 128종류의 오일, 팅크 20건, 연고 49건 및 약용차 71건이 기록되어 있다. 그리고 탄 꿀벌(burnt bees), 종마(種馬) 발굽(stallion hoofs), 탄 고슴도치(burnt hedgehogs), 지렁이 오일(earthworm oil), 흰개의 대변(blanched dog faeces) 및 사람의 지방(human fat)과 같은 독특한 제품의 이름도 보인다. 이 가격표는 중세 약초 연구의 매우 중요한 사료가 될 것이다.

한국으로 돌아온 후 중앙일간지와 인터뷰를 했는데 영자지인 그 신문에서 한 면을 통째로 차지하는 기사가 되었다. 그 신문에 탈린 구시가지의 고지대에서 찍었던 필자의 얼굴 사진이 크게 실렸다. 탈린의 약국에서 급히 샀던 약재와 책자는 에스토니아의 귀한 약초 선물이 되어 줬다.

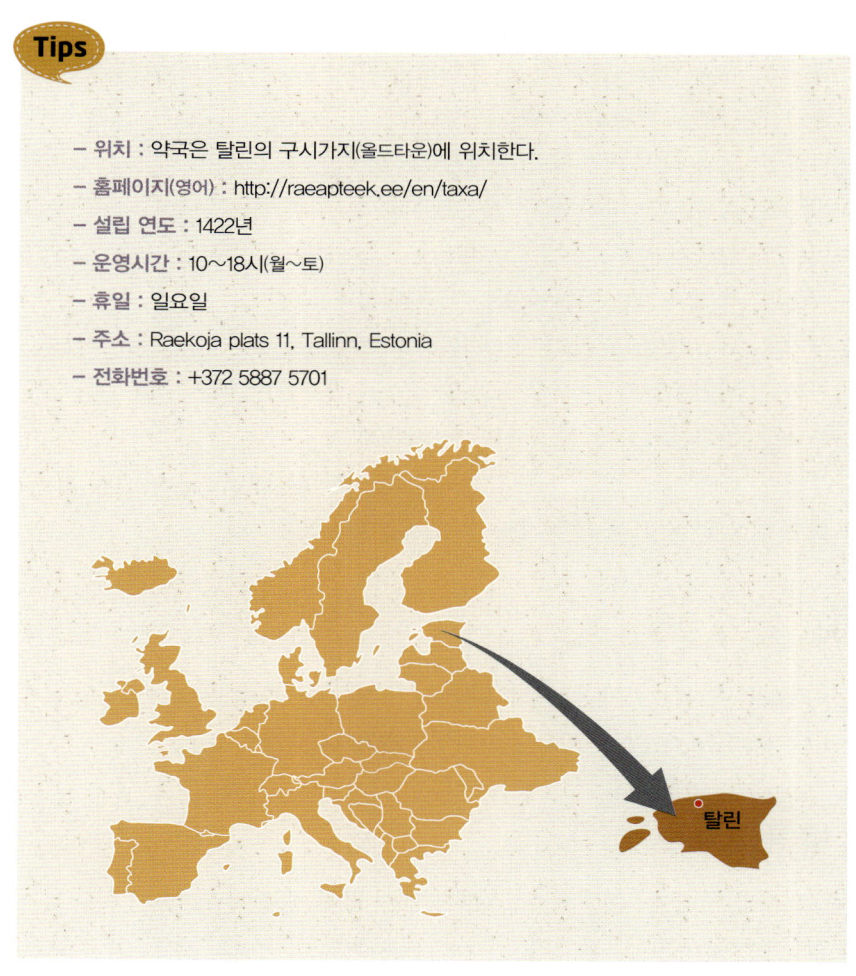

Tips

- 위치 : 약국은 탈린의 구시가지(올드타운)에 위치한다.
- 홈페이지(영어) : http://raeapteek.ee/en/taxa/
- 설립 연도 : 1422년
- 운영시간 : 10~18시(월~토)
- 휴일 : 일요일
- 주소 : Raekoja plats 11, Tallinn, Estonia
- 전화번호 : +372 5887 5701

참고문헌

한국

- 박종철, 생약 한약 기능식품 통섭사전, 푸른행복(2011)
- 박종철, 일본 약용식물 한방약 도감, 푸른행복(2011)
- 박종철, 약이 되는 열대과일, 푸른행복(2013)
- 박종철, 중국 약용식물과 한약, 푸른행복(2014)
- 박종철, 향신료 백과, 푸른행복(2014)
- 박종철, 약초 한약 대백과, 푸른행복(2015)
- 박종철, 식품 약초 한약 백과, 푸른행복(2017)
- 박종철, 한국의 약초, 푸른행복(2018)
- 박종철, 세계의 약초 어디에 있는가, 신일서적(2019)
- 배기환, 천연약물도감, 교학사(2019)
- 안덕균, 한국본초도감, 교학사(2008)
- 주영승, 운곡본초도감, 도서출판 우석(2018)
- 주영승, 서영배, 추병길, 본초감별도감, 한국한의학연구원(2014)
- 최고야, 한약학명목록(관속식물편), 도서출판 우석(2013)

중국

- 國家藥典委員會, 中華人民共和國藥典, 中國醫藥科技出版社(2010)
- 中華本草編委會, 中華本草, 上海科學技術出版社(1999)

그 밖의 자료

- 산림청 국가생물종지식정보시스템 홈페이지(www.nature.go.kr)
- 식품의약품안전처 홈페이지(www.mfds.go.kr)
- 위키피디아 홈페이지(www.wikipedia.org)

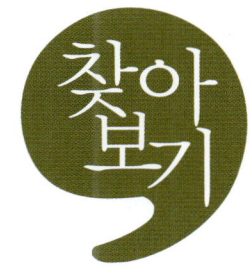

ㄱ

가든 세이지 • 173
가시엉겅퀴 • 161
갈레트 • 265
갈바눔 • 189
감국 • 22
감나무 • 94, 333
감람나무 • 316, 348
감마리놀렌산 • 148
감초 • 129, 376
강황 • 55, 82, 154, 377
개고사리 • 200
개똥쑥 • 21
개맨드라미 • 21
개산초 • 22
개살구나무 • 309
검엽용혈수 • 245
젠티아나 • 228
겨우살이 • 124
겨울세이버리 • 299
경엽남자두 • 298
계관화 • 21
계피 • 128, 222, 385
고려인삼 • 369
고지황 • 199
곡기생 • 125
골고사리 • 200
골풀 • 22
공꽃 • 298
곽향 • 21

광엽정공등 • 358
괴각 • 41, 319
괴미 • 319
괴화 • 39, 319
구기자(나무) • 21, 128, 140
구당귀 • 279
구백영 • 146, 191
권삼 • 146
궐마 • 191
귤 • 129
그린 아니스 • 129
근대 • 310
금련화 • 148
금불초 • 163
금은화 • 94
금잔화 • 146, 190, 300
기린갈 • 245
길초근 • 298, 365, 385
까마중 • 22
꽈리 • 140

ㄴ

나도승마 • 189
나도좀개구리밥 • 25
나미조 • 35
남가새 • 22
남천 • 22
넓은잎쥐오줌풀 • 22
네팔양지꽃 • 199
노란용과 • 126

노랑어리연꽃 • 25
노스카핀 • 280
눈개승마 • 22
눈양지꽃 • 191
뉴질랜드 월계수 • 247
능소화 • 206, 232
니겔라 • 146, 190

ㄷ

다솔 • 246
다투라 • 21, 279
단삼 • 257
단설필국 • 191
달맞이꽃 • 192
당광나무 • 327
당근 • 192
당삼 • 21
대계 • 258
대마 • 383
대시계 • 148
대엽차전 • 146
대청류 • 22
데코루스 목서 • 157
도라지 • 22
독말풀 • 21, 279
독일가문비나무 • 167
독활 • 21, 278
돌소리쟁이 • 22
동백나무 • 247
둥굴레 • 22
드래곤 허브 • 299
디기탈리스 • 22, 93, 148
딜 • 111, 308
따루위 • 140
띠 • 22

ㄹ

라바르바룸대황 • 146
라벤더 • 34, 95, 128, 247, 257, 299

라임 • 129
람부탄 • 115
러브풍로초 • 148
레몬 • 157, 308
레몬밤 • 300
로즈마리 • 300, 308, 386
로켓 • 239
루 • 24
루바브 • 48
루바브대황 • 146
루콜라 • 239
루틴 • 319
루피너스 • 357
루핀 • 357
리아트리스 • 363

ㅁ

마 • 21
마가목 • 358
마늘 • 383
마디풀 • 48
마리골드 • 146, 148, 190, 300
마리아엉겅퀴 • 137, 140, 153
마삭줄 • 21
마인 • 21
마제련 • 26
마조람 • 137, 190
마편초 • 22
만다린오렌지 • 157
만삼 • 21
매괴화 • 363
매발톱나무 • 34
맥문동 • 21, 157
맥문아재비 • 246
멜리사 • 385
명자나무 • 33, 34
모과 • 34
모르핀 • 280
모시대 • 207

목적 • 21
목적류 • 26
목향유 • 34
몰약 • 286
몰약수 • 288
무궁화 • 55
무늬큰질경이 • 146
무화과(나무) • 101, 247, 307
묵밭소리쟁이 • 22
물상추 • 25
미국능소화 • 206, 232
미국자리공 • 22, 279
미나리아재비 • 365
민트 • 111, 128, 129

ㅂ

바나나 • 112
바질 • 137, 308
바칼라오 • 329
박새 • 199
박태기나무 • 174
반문목적 • 26
발삼 • 55
방울토마토 • 111
배초향 • 21
배추 • 102
백굴채 • 21, 140
백급 • 21
백리향 • 137
백선 • 21
백수련 • 25
백자단 • 157
백지 • 199
백합 • 256
백후추 • 127
버베나 • 129
버베리 • 34
범꼬리 • 146
베르가모트 • 256

베토니 • 148
병솔나무 • 246
보리지 • 148
보통샐서피 • 200
복숭아 • 102
부들 • 22
부처꽃 • 148
분홍당아욱 • 148
분홍바늘꽃 • 167
불가리스장구채 • 163, 365
불수과 • 101
붉은용과 • 126
붉은인동 • 192
붉은토끼풀 • 163
브라질구아바 • 157
블루 수국 • 93
비트 • 310
비파나무 • 22, 125
뿔양귀비 • 300

ㅅ

사과나무 • 208
사요테 • 101
사프란 • 104, 127, 129, 264, 367, 383
사향초 • 137
산모 • 140
산사나무 • 129
산엽파라문삼 • 200
산장 • 140
살구(나무) • 22, 309
삼 • 21
삼각초 • 228
삼나무 • 34
삼백초 • 22
상기생 • 125
샐비어 • 93
샐비어 비리디스 • 66
생강 • 222
생이가래 • 25

서양고추나물 • 385
서양두송 • 153
서양배 • 111
서양톱풀 • 190, 299
서양회향 • 140
석류(나무) • 101, 247
선복화 • 163
성탄매괴 • 228
세르필룸백리향 • 299
세엽익모초 • 298
세이버리 • 137, 140
세이지 • 22, 140, 173, 298, 307, 315, 386
세인트존스워트 • 190, 300, 385
세지수선국 • 34
센나 • 140
셀러리톱 소나무 • 246
셈페르비붐 텍토룸 • 191
소럴 • 24, 140
소리쟁이 • 22
소엽맥문동 • 21, 157
소자 • 117
소철 • 23, 247
소화자초 • 199
속새 • 21
손바닥선인장 • 157
솔라눔 둘카마라 • 191
솔체꽃 • 148
솜다리 • 215
쇠뜨기류 • 26
쇠뜨기말풀 • 25
쇠비름 • 23
수레국화 • 23, 24
수련 • 93
수마치 • 25
수면 체리 • 280
수선화 • 267
수염패랭이꽃 • 23
수영 • 23, 24
술패랭이꽃 • 21

스테비아 • 137
시계꽃 • 192
시계초 • 385
시나린 • 121, 332
시베리아살구 • 309
시호 • 34
실론계피 • 128
실버 세이지 • 298
쓴국화 • 190
쓴쑥 • 153, 299

ㅇ

아네모네 • 93
아니스 • 129, 140
아니스히섭 • 298
아루굴라 • 239
아르메니아살구 • 309
아마(인) • 23, 55, 153, 190, 237, 310
아마존 백합 • 290
아미 • 281, 300
아보카도 • 101, 111, 331
아선약 • 290
아슈와간다 • 280
아스피린 • 137
아욱 • 129
아위 • 189, 277, 301
아이리스 • 93
아이비 • 34
아졸라 필리쿨로이데스 • 26
아티초크 • 45, 48, 111, 121, 140, 298, 331
아편 • 280
안젤리카 • 199, 281
알로에 • 140
알로에 아보레센스 • 157
알프스민들레 • 148
알프스 장미 • 181
애기똥풀 • 21, 140
앵무새깃 • 26
야생딸기 • 153

약수소 • 191
약용대황 • 140
양귀비 • 279, 364
양유향 • 155
애로 • 190, 299
엉겅퀴 • 257
에델바이스 • 168, 213, 239
에키나시아 • 125, 148, 181, 257
에키나시아 안구스티폴리아 • 148, 190
에플록세이트 • 301
여로 • 199
여름세이버리 • 190
여우구슬 • 48
여정실 • 328
여지(핵) • 101, 110, 115, 117, 123, 331
연꽃 • 25, 93
예루살렘세이지 • 34
오레가노 • 140, 190
오렌지 • 129
오이풀 • 21, 146
올레산 • 349
올레안드린 • 314
올레유로핀 • 349
올리브(나무) • 104, 237, 247, 316, 326, 347
용과 • 126
용담 • 199
용안(육) • 115, 117
용혈수 • 245
우단담배풀 • 256
운남납매 • 34
운향 • 23, 24
울금 • 82, 154
울트라마린 • 72
원엽소석적 • 157
월계수 • 128
월귤엽 • 383
웜우드 • 153, 299
유럽너도밤나무 • 266
유럽작약 • 153

유럽쥐오줌풀 • 298, 364
유럽큰고추풀 • 191
유칼립투스 • 55, 376
유향 • 286
윤엽왕손 • 148
율무 • 23
으름덩굴 • 19
이란곽향 • 199
익모초 • 22, 298
인동덩굴 • 94
인삼 • 55, 128, 369
인카나타 시계초 • 146
일본조팝나무 • 34
잇꽃 • 21

자란 • 21
자리공 • 279
자벽 • 34
자위 • 233
자일란 • 339
자일로스 • 339
자일리톨 • 339
자작나무 • 337, 357, 363, 364
자주개자리 • 23
자형피 • 174
자형화 • 174
자홍주 • 35
자화고오두 • 168
작약 • 33, 93
장각두 • 154
장엽대황 • 189
장회향 • 24, 140
재스민 • 155
접시꽃 • 300
정공등 • 358
정향 • 222, 383
제니 • 207
조구등 • 290

찾아보기 393

조밥나물 • 365
주니퍼 • 23, 153, 320, 383, 385
주형오두 • 55, 146
줄사철나무 • 34
중국댕강나무 • 35
중국자주받침꽃 • 157
중치모당귀 • 279
쥐오줌풀 • 298, 365, 385
지로우가키 • 94
지유 • 21, 146
진교 • 199
진달래 • 94
진퍼리까치수염 • 199
질경이 • 140
찔레꽃 • 33

차나무 • 247
차이브 • 140, 299
차이오티 • 101
차전자 • 140
참나리 • 256
참담자리꽃나무 • 228
참당귀 • 21, 199
참여로 • 199
창질경이 • 23, 146
처녀고사리 • 25
처빌 • 137
천서협미 • 35
천선과나무 • 34
청금석 • 72
청호 • 21
체리모야 • 126, 331
체리월계수 • 34
초롱꽃 • 23
초피나무 • 22
츠베치게 • 309
치커리 • 23, 140, 191
침향 • 288

카네이션 • 93
카더몬 • 127
카둔 • 140, 153, 298
카라카 • 246
카로브나무 • 154
카시아 센나 • 191
칸나 • 93
칼라 릴리 • 26
칼리코 꽃 • 35
캄보디아용혈수 • 245
캐러웨이 • 23, 24, 140
캐모마일 • 128, 190, 383
캐슈넛 • 310
캥거루발톱 • 246
커리플랜트 • 64
커먼 세이지 • 173
커민 • 146, 300
컴프리 • 192
케르메스 참나무 • 246
켈린 • 301
코데인 • 280
코르크참나무 • 246
콜라나무 • 290
콜라드 • 310
크루지아나빅토리아수련 • 298
큰쪙의비름 • 23, 34
큰지느러미엉겅퀴 • 148
클리페올라타톱풀 • 299
키나 • 55
키위 • 111

타라곤 • 299
타임 • 128, 137, 298, 383
탕구트대황 • 146
태산목 • 157
탠지 • 93, 190
탱자나무 • 23

털디기탈리스 • 190, 299
털마삭줄 • 21
털부처꽃 • 140
테바인 • 280
토목향 • 21, 146
톱지네고사리 • 200
튤립 • 93

ㅍ

파슬리 • 111, 308
파시플로라 루테아 • 146
파에야 • 104, 264, 367
파파베린 • 280
파파야 • 331
팔각회향 • 128
팔랑개비국화 • 24
패랭이꽃 • 21
팬지 • 93
페널 • 128
페뉴그리크 • 140, 278
페레그리나 작약 • 34
페퍼민트 • 300
편축 • 48
포도 • 95
포르투갈월계수 • 34
포스카르스키아나 초롱꽃 • 157
포엽순자 • 35
포텐틸라 에렉타 • 148, 153
프렌치 타라곤 • 299
피라칸사 • 35
피버퓨 • 300
필발 • 127

ㅎ

하고초 • 22
한련 • 300
한련화 • 23, 148
합지수 • 288
해당화 • 363

해바라기 • 82, 221, 257
해총 • 155
행인 • 309
향모 • 23
헬리오트로프 • 64
헬리옵시스 • 93
혈갈 • 245
협죽도 • 55, 66, 125, 183, 237, 313, 327
호로파 • 140, 278
호주흑목 • 157
홉 • 385
화란국화 • 300
화목피 • 357
화피 • 337, 357
회곽향 • 137, 298
회향 • 21, 298, 383
회화나무 • 39, 197, 237, 298, 319
후추 • 222
흑수당귀 • 199
흑후추 • 127
흰독말풀 • 279
흰쑥 • 66
흰용과 • 126
히르카니쿰곽향 • 300
히말라야 인디고 • 34
히섭 • 137
히페리시초 • 190, 300

Abelia chinensis • 35
Acacia melanoxylon • 157
Achillea clypeolata • 299
Achillea collina • 299
Achillea millefolium • 190
Achillea nobilis • 299
Aconitum lycoctonum • 168
Aconitum napellus • 55, 146
Adenophora remotiflorus • 207
Agastache foeniculum • 137, 298
Agastache rugosa • 21
Aichryson tortuosum • 246
Akebia quinata • 19
Alcea rosea • 300
Allium schoenoprasum • 299
Aloe arborescens • 157
Aloe conifera • 290
Aloe fragilis • 290
Aloe swynnertonii • 290
alpine rose • 181
Ammi visnaga • 281, 300
Anemone blanda • 168
Anemone narcissiflora • 168
Angelica amurensis • 199
Angelica archangelica • 199, 281
Angelica biserrata • 279
Angelica dahurica • 199
Angelica gigas • 21
Angelica pubescens f. biserrata • 279
Anigozanthos flavidus • 246
Apodasmia similis • 246
Aquilegia alpina • 169
Aralia continentalis • 278, 279
Aralia cordata • 21
Aralia cordata var. continentalis • 279
Aristolochia littoralis • 35
Artemisia absinthium • 153, 299
Artemisia annua • 21

Artemisia dracunculus • 299
Artemisia stelleriana • 66
artichoke • 331
Aruncus dioicus • 22
Asplenium scolopendrium • 200
Aster alpinus • 168
Athyrium niponicum • 200
avocado • 331
Azolla filiculoides • 26

bacalao • 329
Berberis amurensis • 34
Berberis dictyophylla • 35
Berberis vulgaris • 34
bergamot • 256
Betonica officinalis • 191
Betula platyphylla • 357
blacknidine • 364
blacknine • 364
Bletilla striata • 21
Borago officinalis • 148
Bupleurum fruticosum • 34

C

Calendula officinalis • 146, 190, 300
Callistemon speciosus • 246
Callitriche stagnalis • 25
Calycanthus chinensis • 157
Campanula istriaca • 300
Campanula poscharskyana • 157
Campanula punctata • 23
Campanula pyramidalis • 300
Campsis grandiflora • 206, 232
Campsis radicans • 206, 232
Cannabis sativa • 21
Carthamus tinctorius • 21
Carum carvi • 23
Cassia senna • 191

Celosia argentea • 21
Centaurea cyanus • 23
Centaurea ragusina • 300
Ceratonia siliqua • 154
Cercis chinensis • 174
Chaenomeles speciosa • 33
Chamaemelum nobile • 190
Chelidonium majus • 21
cherimoya • 331
Chimonanthus yunnanensis • 34
Cichorium intybus • 23, 191
Cinchona succirubra • 55
Cinnamomum cassia • 223
Cirsium eriophorum • 228
Cirsium japonicum var. ussuriense • 257
Cirsium spinosissimum • 161
Citrus limon • 157
Citrus reticulata • 157
codeine • 280
Codonopsis pilosula • 21
Coix lacryma-jobi • 23
Cola acuminata • 290
Cola anomala • 290
Cola nitida • 290
Commiphora molmol • 288
Commiphora myrrha • 288
Commiphora simplicifolia • 286
Common Sage • 173
common salsify • 200
Corynocarpus laevigatus • 247
Cotoneaster bullatus • 35
Cotoneaster dammeri • 157
Crocus sativus • 104
Cryptomeria japonica • 34
Cuminum cyminum • 300
Curcuma longa • 82, 154
Cycas revoluta • 23
Cynara cardunculus • 153, 298
Cynara scolymus • 45, 121

cynarin • 121, 332
Cypripedium calceolus • 169

D

Daemonorops draco • 245
Daphne alpina • 169
Daphne striata • 169
Datura metel • 279
Datura stramonium • 22, 279
Daucus carota • 192
Delphinium elatum • 169
Dendranthema indicum • 22
Dianthus barbatus subsp. barbatus • 23
Dianthus carthusianorum • 169
Dianthus chinensis • 21
Dianthus superbus • 21
Dictamnus albus • 21
Digitalis ferruginea • 299
Digitalis grandiflora • 228
Digitalis lanata • 148, 190, 299
Digitalis lutea • 148
Digitalis mertonensis • 299
Digitalis purpurea subsp. purpurea • 22
Dimocarpus longan • 115
Dioscorea batatas • 21
Dracaena cambodiana • 245
Dracaena cochinchinensis • 245
Dracaena draco • 245
Dracocephalum ruyschiana • 169
Drimia maritima • 155
Drosera rotundifolia • 169
Dryas octopetala • 228
Dryopteris atrata • 200

E

Echinacea angustifolia • 148, 190
Echinacea purpurea • 125, 148, 181
Echinops ritro • 298
efloxate • 281, 301

Elsholtzia stauntonii • 34
Ephedra major • 199
Epilobium angustifolium • 167
Equisetum ferrissii • 26
Equisetum hyemale • 21
Equisetum hyemale var. affine • 26
Equisetum variegatum • 26
Eriobotrya japonica • 22, 125
Eruca sativa • 239
Erycibe obtusifolia • 358
Erycibe schmidtii • 358
Eucharis amazonica • 290
Euonymus fortunei • 34

Fagus sylvatica • 266
Ferula assafoetida • 189, 277
Ferula gummosa • 189
Ficus erecta • 34
Foeniculum vulgare • 298
Foeniculum vulgare subsp. vulgare • 21
Fragaria vesca • 153

Galette • 265
Garden Sage • 173
Gentiana acaulis • 169, 199, 228
Gentiana asclepiadea • 199, 228
Gentiana clusii • 228
Gentiana cruciata • 199
Gentiana dahurica • 199
Gentiana pannonica • 228
Gentiana punctata • 228
Gentianella aspera • 228
Geranium robertianum • 148
Glaucium flavum var. aurantiacum • 300
Gossypium indicum • 19
Gratiola officinalis • 191

Hakea laurina • 246
hawthorn • 129
Hedera helix • 34
Helichrysum italicum • 64
Heliotropium arborescens • 66
Helleborus niger • 228
Hepatica nobilis • 228
Hieracium pilosella • 148
Hieracium umbellatum • 365
Hierochloe odorata • 23
Hippuris vulgaris • 25
Hylocereus megalanthus • 126
Hypericum perforatum • 190, 300
Hyssopus officinalis • 137

Imperata cylindrica • 22
Indigofera heterantha • 34
Inula britannica var. japonica • 163
Inula helenium • 21
Isatis tinctoria • 22

Jasminum officinale • 155
Juncus effusus • 22
Juniperus communis • 153, 320
Juniperus communis var. saxatilis • 23

Karaka • 247
kermes • 246
khellin • 281, 301
Kirengeshoma koreana • 189
Kleinia madagascariensis • 290
Knautia arvensis • 148

Lavandula angustifolia • 34, 299

Lemna minor • 26
Leontopodium alpinum • 213
Leontopodium coreanum • 215
Leontopodium nivale • 168
Leontopodium nivale subsp. alpinum • 213
Leonurus sibiricus • 22, 298
Levisticum officinale • 279
Liatris spicata • 363
Ligustrum lucidum • 327
Lilium bulbiferum • 228, 235
Lilium lancifolium • 256
Lilium martagon • 228
Linum usitatissimum • 23, 153, 190, 237
Litchi chinensis • 115
Lithospermum officinale • 199
Lonicera x heckrottii • 192
Lupine • 357
Lupinus • 357
Lupinus mutabilis • 140
Lupinus polyphyllus • 357
Lycium chinense • 21
Lysimachia ciliata • 199
Lysimachia davurica • 199
Lysimachia ephemerum • 199
Lysimachia fortunei • 199
Lysimachia nemorum • 199
Lysimachia verticillaris • 199
Lythrum salicaria • 140, 148

Magnolia grandiflora • 157
Magnolia kobus • 19
Majorana hortensis • 190
mallow • 129
Malva silvestris • 148
mandarin • 129
Medicago sativa subsp. sativa • 23
Melissa officinalis • 300
Mentha x piperita • 300

Monarda didyma • 256
morphine • 280
Myriophyllum aquaticum • 26
myrrh • 288

Nandina domestica • 22
Nelumbo nucifera • 25
Nephelium lappaceum • 115
Nerium indicum • 313
Nerium oleander • 125, 183, 237
Nicotiana africana • 247
Nigella sativa • 146, 190
Norway spruce • 167
noscapine • 280
Nymphaea alba • 25
Nymphoides peltata • 25

Oenothera biennis • 192
Olea europaea • 237, 316
oleandrin • 314
oleic acid • 349
oleuropein • 349
Onopordum acanthium • 148
Ophiopogon jaburan • 246
Ophiopogon japonicus • 21, 157
Opuntia ficus-indica • 157
Orchis ustulata • 169
Origanum vulgare • 190
Osmanthus decorus • 157
Osteomeles subrotunda • 157
oyster plant • 200

Paella • 104, 367
Paeonia lactiflora • 33
Paeonia officinalis • 153
Paeonia peregrina • 34

papaverin • 280

Papaver somniferum • 279

papaya • 331

Paris quadrifolia • 148

Passiflora caerulea • 192

Passiflora incarnata • 146

Passiflora lutea • 146

Phlomis fruticosa • 34

Phyllocladus aspleniifolius • 246

Phyteuma comosum • 235

Phyteuma orbiculare • 235

Phytolacca americana • 22

Picea abies • 167

Pimpinella anisum • 140

Piper nigrum • 223

Pistacia lentiscus • 155

Pistia stratiotes • 25

Plantago arenaria • 146

Plantago lanceolata • 23, 146

Plantago major • 146

Platycodon grandiflorum • 22

Polygonatum odoratum • 22

Poncirus trifoliata • 23

Portulaca oleracea subsp. oleracea • 23

Potentilla anserina • 191

Potentilla erecta • 148, 153

Potentilla nepalensis • 199

Primula auricula • 169, 228

Prunella vulgaris • 22

Prunus armeniaca • 22

Prunus laurocerasus • 34

Prunus lusitanica • 34

Psidium guineense • 157

Pulsatilla alpina • 169

Pyracantha coccinea • 35

Quercus coccifera • 246

Ranunculus japonicus • 365

Rehmannia elata • 199

Rheum palmatum • 189

Rheum rhabarbarum • 48, 146

Rheum rhaponicum • 146

Rhododendron hirsutum • 228

Rhodothamnus chamaecistus • 228

Rosa multiflora • 33

Rosa pendulina • 181

Rosmarinus officinalis • 300, 386

Rumex acetosa • 23

Rumex conglomeratus • 22

Rumex crispus • 23

Rumex obtusifolius subsp. obtusifolius • 22

Ruta graveolens • 23

rutin • 319

saffron • 264

Salvia africana • 298

Salvia argentea • 299

Salvia bulleyana • 299

Salvia farinacea • 299

Salvia hierosolymitana • 299

Salvia horminum • 66

Salvia indica • 298

Salvia miltiorrhiza • 257

Salvia napifolia • 299

Salvia nubicola • 299

Salvia officinalis • 22, 173, 298, 299, 315, 386

Salvia regeliana • 299

Salvia roemeriana • 299

Salvia verticillata • 299

Salvia viridis • 66

Salvinia natans • 25

Sanguinaria canadensis • 235

Sanguisorba officinalis • 21

Satureja hortensis • 190

Satureja montana • 299
Satureja montana subsp. variegata • 299
Satureja visianii • 299
Saururus chinensis • 22
Sedum spectabile • 23, 34
Sempervivum tectorum • 191
Silene vulgaris • 163, 365
Silybum marianum • 153
Solanum dulcamara • 146, 191
Solanum nigrum subsp. nigrum • 22
Sophora japonica • 39, 237, 319
Sorbus commixta • 358
spiniest thistle • 161
Spiraea japonica • 34
Spiraea myrtilloides • 34
St. John's wort • 190, 300
Stachys officinalis • 148
Symphytum officinale • 192
Syzygium aromaticum • 223

Tanacetum parthenium • 191, 300
Tanacetum vulgare • 190
Teucrium flavum • 300
Teucrium hircanicum • 199, 300
thebaine • 280
Thelypteris palustris • 25
Thymus serpyllum • 299
Thymus vulgaris • 298
Trachelospermum asiaticum • 21
Trachelospermum jasminoides • 21
Tragopogon porrifolius • 200
Tribulus terrestris • 22
Trifolium pratense • 163
Trigonella foenum-graecum • 278
Tropaeolum majus • 23, 148, 300
Typha latifolia • 22

ultramarine • 72
Uncaria gambir • 290
Uncaria sinensis • 290
Uncarina decaryi • 290
Uncarina grandidieri • 290
Uncarina leptocarpa • 290

Valeriana fauriei • 365
Valeriana officinalis • 298, 365
Valeriana officinalis subsp. sambucifolia • 22
Veratrum nigrum • 199
Verbascum densiflorum • 256
Verbascum epixanthinum • 256
Verbascum olympicum • 256
Verbascum phlomoides • 256
Verbascum pulverulentum • 256
Verbascum speciosum • 256
Verbascum thapsus • 256
Verbena officinalis • 22
Viburnum davidii • 35
Victoria cruziana • 298

Withania somnifera • 280

xylan • 339

Zantedeschia aethiopica • 26
Zanthoxylum piperitum • 22
Zanthoxylum planispinum • 22
Zingiber officinale • 223
zwetschge • 309

| 저자 발행도서 |

식약처가 공인한 542종 한약(생약)·약용식물
약초 한약 대백과

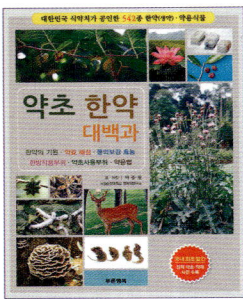

국내 최초로 대한민국 식품의약품안전처(식약처)에서 인정하는 모든 한약(생약)의 효능을 정리하고 해당 한약과 약용식물의 사진을 함께 게재하여 우리나라에서 처음으로 선보이는 책이다.
정부의 두 가지 공정서[대한민국약전, 대한민국약전외한약(생약)규격집]에 수재된 542종 한약(생약)의 명칭과 약용식물명, 기원, 그리고 이들의 한방 성미(性味)와 귀경(歸經)을 정리하고 약효해설과 약용법을 실어 독자 여러분들께 정확한 한방 정보를 제공하고자 했다. 각 한약의 동의보감과 방약합편 수재 여부도 조사하여 자료로서 활용도가 높도록 하였다.
각 항목마다 저자가 직접 촬영한 생생한 약용식물 사진은 물론 한약 사진도 함께 곁들였다. 즉 식약처에서 인정하는 한약의 식물학적 특성을 시각적으로 보여주기 위해 살아있는 식물의 다양한 모습을 풍부하게 실어 편집한 것이다.

박종철 지음 / 1,192쪽 / 4×6배판 / 올 컬러 / 값 86,000원

식약처가 공인한
식품 약초 한약 백과

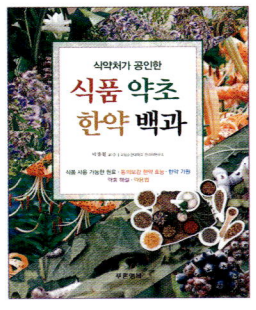

이 책은 대한민국 식품의약품안전처(식약처)에서 공인하는 한약(생약)과 약용식물 그리고 식품에 사용할 수 있는 원료를 정리하여 선보이는 책이다. 동의보감 탕액편에 수록된 풀, 나무, 과일, 채소, 곡식의 효능과 해당 한약과 약용식물 사진도 함께 게재하여 백과로서 활용도가 높도록 하였다. 한약(생약)의 정부 공정서인 대한민국약전과 대한민국약전외한약(생약)규격집에 수재된 의약품 중에서, 150종의 한약(생약)의 명칭, 약용식물명, 기원, 한방 성미(性味), 귀경(歸經), 약효해설 및 약용법을 실었다. 각 항목마다 저자가 직접 촬영한 약용식물 사진은 물론 한약 사진도 함께 곁들였다. 즉 식약처에서 인정하는 한약의 식물학적 특성을 시각적으로 보여주기 위해 살아있는 식물의 다양한 모습을 실어 편집한 것이다. 동의보감 한약에서는 713종의 약용 풀, 나무, 과일, 채소, 곡식의 효능과 이에 해당하는 한약 및 약용식물 사진을 곁들여 독자 여러분들께 정확한 한방 정보를 제공하고자 했다. 또한 식약처에서 인정하는 식품 사용이 가능한 4,894종의 원료를 수록했다. 즉 식품공전에 소개된 식품에 사용할 수 있는 원료인 식물 3,680종, 동물 941종, 미생물 69종, 기타 15종 그리고 식품에 제한적으로 사용할 수 있는 원료인 식물 145종, 동물 8종, 미생물 27종, 기타 9종을 이 책에 게재했다.

박종철 지음 / 992쪽 / 4×6배판 / 올 컬러 / 값 62,000원

약차 제조법, 식약처 인정 약초·한약, 동의보감 약초·한약의 효능 수록
사계절 동의보감 약초 약차

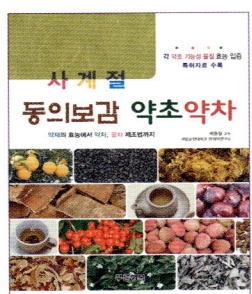

이 책은 32종의 한약과 약초(약용식물)의 효능 그리고 이를 이용하여 만들 수 있는 한방 건강약차의 제조법에 대해 기술하였다. 그리고 식약처가 인정한 한약(약용식물) 50종의 기원, 약효해설, 약용법을 소개했다.
또한, 동의보감이 간직해 온 약이 되는 나무 158종과 풀 266종의 효능에 대해서도 소개하여 한약과 건강식품에 관심 있는 분들의 제품 개발과 연구에까지도 도움을 드리고자 했다.
갈피마다 풍부하게 수록된 약초와 한약의 사진들은 독자 여러분들의 이해를 돕는 데 많은 도움이 될 것이라 기대한다.

박종철 지음 / 528쪽 / 4×6배판 / 올 컬러 / 값 32,000원

요리와 약으로 쓰는
향신료 백과

전 세계에서 요리와 약재로 사용하는 향신료 135가지에 대하여 사용부위, 요리 및 이용법, 약효에 대해 상세히 수록한 향신료 백과이다. 우리나라에서 처음으로 선보이는 향신료 효능 전문서적으로서, 저자가 10여 년 동안 수집한 방대한 사진 자료와 함께 상세하게 해설을 함으로써 '향신료 도감'으로서도 손색이 없다.
총 3개의 장으로 구성된 이 책에는 97종의 향신료와 38종의 향기가 나는 한약 등 135종의 향(香)식물을 수록하였고, 각 식물들의 재배지, 효능, 요리법, 약용법을 소개했다. 또한 국내, 국외의 향신료와 허브를 화보로 편집하여 시각적인 이해도 도왔다. 아울러 향이 있는 식물 중에는 식품으로 사용하지 않는 약용식물과 향기가 나는 한약(방초, 芳草)도 함께 게재하여 가급적 다양한 한방 정보를 제공하고자 했다.

박종철 지음 / 496쪽 / 4×6배판 / 올 컬러 / 값 32,000원

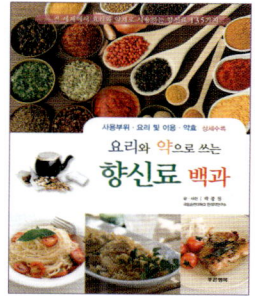

건강에 좋고 영양성분도 풍부한
약이 되는 열대과일

필리핀, 베트남, 태국, 인도네시아, 캄보디아, 라오스, 미얀마, 프랑스, 스페인, 일본, 그리고 한반도 등에서 건강에 좋은 데다가, 영양성분도 풍부한 열대과일 81종을 조사하여 저술한 책이다. 열대과일의 약리작용과 한방 효능, 그리고 식용법을 저자가 직접 촬영한 사진과 함께 알기 쉽게 소개하고 있다. 각 나라마다 부르는 열대과일의 이름도 소개하고 있다.
우리나라에서 처음으로 선보이는 열대과일의 효능을 설명한 이 책을 통해 식품 분야는 물론 한의약 분야의 학생을 포함한 과학자와 실무에 종사하는 분들께도 도움이 되길 바란다.

박종철 지음 / 408쪽 / 4×6배판 / 올 컬러 / 값 28,600원

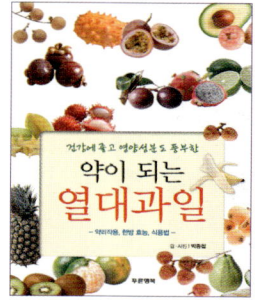

약용식물원·한약시장과 재배지·한의약대학 수록
중국약용식물과 한약

이 책을 통해 중국에서 접할 수 있는 한약에서부터 희귀한 남방 약용식물에 이르기까지 주요 재배지와 약용식물원, 한약시장 등 한약의 전반을 이루는 현장을 만날 수 있다. 더불어 중국의 한약전시관, 한의약대학, 한방약국, 한약축제 등을 찾는 여정도 수록하였다.
시샹반나 열대식물원, 시샹반나 남약원, 하이난성 약용식물원 등 약용식물원 17곳, 막대한 한약물동량을 실감케 하는 안궈 한약시장, 광저우 한약시장을 포함한 8군데의 한약시장 그리고 감초, 마황, 삼칠, 서양삼, 대황 등 19곳의 한약 재배지를 안내하였다. 티베트의 전통의약책인 『사부의전』을 비롯한 장(藏)문화 3곳도 티베트 인근 지역에서 그리고 일본과 한국의 전시관을 통해 만날 수 있다.

박종철 지음 / 568쪽 / 4×6배판 / 올 컬러 / 값 29,800원

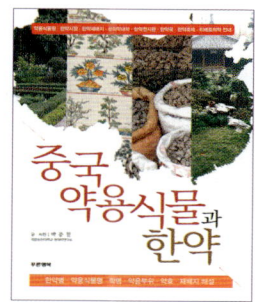

| 저자 발행도서 |

대표적인 일본의 약용식물원과 한방약 자료 총망라
일본 약용식물 한방약도감

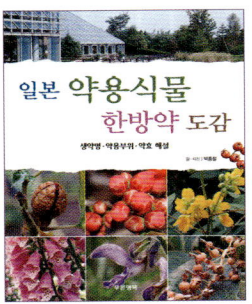

이 책은 일본의 대표적인 약용식물원과 한방약자료관, 전시 중인 희귀식물 등을 도감 형식으로 소개하여 일본의 자연 식물을 관찰하고 여행을 겸할 수 있도록 하였다. 저자가 수년 동안 현지에서 직접 촬영한 수천 장의 사진 중 800여 장을 추리고 자료를 정리하였으며, 일본 약용식물원이나 한방자료관 탐방 및 연구를 위한 지침서 또는 안내서가 거의 없는 실정에서 자료로서의 가치가 크다고 하겠다.

아울러 이 책에 나오는 20여 곳을 직접 찾아가볼 수 있도록, 각 약용식물원이나 한약자료관 등의 인터넷 홈페이지 주소와 약도를 게재하였다. 특히 일본 한방 관련 기관과 약대 홈페이지를 게재하여 독자들이 일본 한약 자료 등을 쉽게 찾아볼 수 있도록 하였다.

박종철 지음 / 448쪽 / 4×6배판 / 올 컬러 / 값 28,000원

식약처가 인정하는 463종 약초의 약효·동의보감 효능·약용법을 정리한
한국의 약초

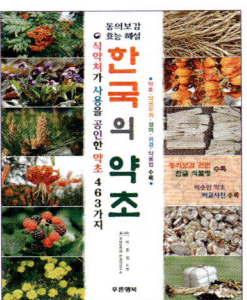

이 책은 우리나라에서 처음으로, 식약처에서 공인하는 약용식물 가운데 국내에서 자라는 약초 463종의 효능을 정리하고, 각 약용식물과 그 한약 사진을 함께 게재한 서적이다. 그리고 한자로 된 약초의 한방 효능을 모두 우리말로 알기 쉽게 해석하여 병기한 점이 이 책의 가장 큰 특징이자 자랑이다.

의약품 공정서에 수재된 한약(생약) 가운데 우리나라에서 자라는 약초의 기원, 식물 해설, 한방 성미(性味)와 귀경(歸經), 약효해설 그리고 약용법을 실어 독자 여러분들께 정확한 한방 정보를 제공하고자 한 것이다. 각 한약은 동의보감 효능의 번역문과 원문도 소개하여 자료로서의 활용도를 높였다.

박종철 지음 / 1,048쪽 / 4×6배판 / 올 컬러 / 값 58,000원

아시아·유럽·아메리카·아프리카의 약초와 향신료·열대과일 106종의 효능 및 이용법 수록
세계의 약초와 향신료

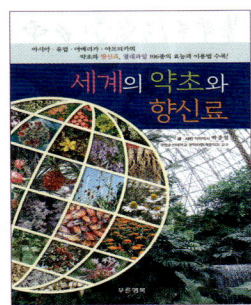

이 책은 '세계의 약초 특별전'에서 전시된 다양한 약초와 향신료·열대과일의 효능 및 이용법 등을 상세한 사진과 함께 수록하고 있다.

책에서 소개하는 식물은 육종용, 쇄양, 유향, 침향, 몰약, 아위 같은 세계의 희귀 약재와 가시오갈피나무, 강황, 만삼, 바위솔, 참당귀 등의 약초 그리고 레몬그라스, 월계수, 재스민 같은 향신료와 나한과, 두리안, 백향과 등의 열대과일이다.

또한 이 책에는 체코의 카를대학교 식물원, 오스트리아의 잘츠부르크대학교 식물원, 크로아티아의 자그레브 식물원, 인도네시아의 보고르 식물원을 포함하는 12개 나라의 식물원 23곳도 소개하고 있다.

박종철 지음 / 336쪽 / 신국판 / 올 컬러 / 값 22,000원